U0348383

临床神经病理学
经典与疑难病例荟萃

——全国神经病理读片讨论会 20 周年纪念专辑

中华医学会病理学分会脑神经病理学组
全国神经病理读片讨论会组织委员会   编著

科学技术文献出版社
SCIENTIFIC AND TECHNICAL DOCUMENTATION PRESS

·北京·

图书在版编目（CIP）数据

临床神经病理学经典与疑难病例荟萃：全国神经病
理读片讨论会20周年纪念专辑 / 中华医学会病理学分会
脑神经病理学组，全国神经病理读片讨论会组织委员会编
著. -- 北京：科学技术文献出版社，2024.10.
ISBN 978-7-5235-1831-1

Ⅰ. R741.02

中国国家版本馆 CIP 数据核字第 2024HV7227 号

临床神经病理学经典与疑难病例荟萃——全国神经病理读片讨论会20周年纪念专辑

策划编辑：郭　蓉　　责任编辑：郭　蓉　　责任校对：张吲哚　　责任出版：张志平

出　版　者	科学技术文献出版社	
地　　　址	北京市复兴路15号　　邮编　100038	
编　务　部	(010) 58882938，58882087（传真）	
发　行　部	(010) 58882868，58882870（传真）	
邮　购　部	(010) 58882873	
官方网址	www.stdp.com.cn	
发　行　者	科学技术文献出版社发行　全国各地新华书店经销	
印　刷　者	北京地大彩印有限公司	
版　　　次	2024 年 10 月第 1 版　2024 年 10 月第 1 次印刷	
开　　　本	889×1194　1/16	
字　　　数	726千	
印　　　张	29.75	
书　　　号	ISBN 978-7-5235-1831-1	
定　　　价	228.00元	

编委名单

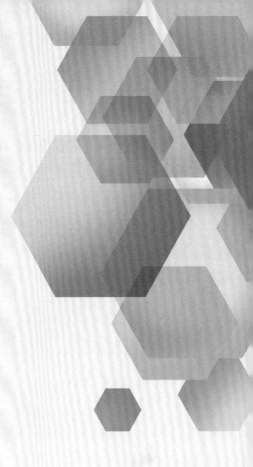

编　委（按姓氏拼音排序）

卞修武　陆军军医大学第一附属医院

常　青　首都医科大学附属北京天坛医院 / 北京市神经外科研究所

陈　铌　四川大学华西医院

丛玉玮　哈尔滨医科大学附属第一医院

杜　俊　北京医院

杜尊国　复旦大学附属华山医院

付伟伟　青岛大学附属医院

付永娟　首都医科大学宣武医院

龚　静　四川大学华西医院

桂秋萍　解放军总医院第一医学中心

何妙侠　海军军医大学附属长海医院

胡婉明　中山大学肿瘤防治中心

霍　真　北京协和医院

晋　薇　解放军总医院第一医学中心

柯昌庶　华中科技大学同济医学院附属同济医院

孔令非　河南省人民医院

李　智　中山大学孙逸仙纪念医院

李海南　广东三九脑科医院

李南云　解放军东部战区总医院

李月红　河北医科大学第二医院

刘东戈　北京医院

娄　蕾　河北医科大学第二医院

卢德宏　首都医科大学宣武医院

牟　坤　山东大学齐鲁医院

朴月善　首都医科大学宣武医院

戚基萍　哈尔滨医科大学附属第一医院

齐雪岭　首都医科大学三博脑科医院

曲丽梅　吉林大学白求恩第一医院

邵立伟　解放军总医院第七医学中心

孙翠云　天津医科大学总医院

滕梁红　首都医科大学宣武医院

汪　寅　复旦大学附属华山医院

王　蔚　解放军南部战区总医院

王　舟　山东第一医科大学附属省立医院

王行富　福建医科大学附属第一医院

王雷明　首都医科大学宣武医院

王鲁平　解放军总医院第七医学中心

王瑞芬　上海交通大学医学院附属新华医院

吴　楠　解放军东部战区总医院

吴海波　中国科学技术大学附属第一医院（安徽省立医院）

熊　佶　复旦大学附属华山医院

徐玉乔　空军军医大学第一附属医院

许晶虹　浙江大学医学院附属第二医院

姚小红　陆军军医大学第一附属医院

姚志刚　山东第一医科大学附属省立医院

于士柱　天津医科大学总医院

曾　敬　中山大学肿瘤防治中心

张　声　福建医科大学附属第一医院

张本炎　上海交通大学医学院附属瑞金医院

张红燕　郑州大学第一附属医院

张明辉　广东省人民医院

张学斌　天津市环湖医院

赵大春　北京协和医院

赵瑞皎　河南省人民医院

郑丹枫　北京大学医学部／北京大学第三医院

钟延丰　北京大学医学部／北京大学第三医院

朱海青　南京医科大学附属脑科医院

祝　峥　海军军医大学第二附属医院

其他参编人员（按姓氏拼音排序）

程园园　崔　黎　杜世璇　段泽君　范冲竹　方　芳　付雨桐

高　敏　何　磊　贺晓娟　胡　豪　胡培珠　胡小木　克祯彧

李　侠　林　勇　刘　幸　卢艳花　陆俊良　罗文君　马继伟

马小梅　邵琪琪　沈冰滢　宋　坤　苏晓丽　滕永亮　王　娟

王　哲　王　征　王立峰　王胜男　王月娥　夏　岩　许素素

闫　旭　阎晓玲　张　慧　张　蒙　张　钰　张安莉　张劲松

郑巧妍

序　言

　　秉承"学习、交流、合作、提高"的宗旨，中华医学会病理学分会脑神经病理学组和全国神经病理读片讨论会（以下简称"神经病理读片会"）组织委员会在全国范围内开展了二十二届高质量、高水准的病理读片交流活动。长期以来，"神经病理读片会"坚持理论知识与临床实践并重、肿瘤与非肿瘤性病变兼顾的原则，形成了亮丽的临床病理品牌，在全国病理学术交流和技术推广方面发挥了引领作用，备受学界推崇。"神经病理读片会"不仅普及了神经病理知识，大幅提升了我国神经病理诊断水平的同质化，更培养出一批年富力强的神经病理学专家，活跃在全国各地医院的神经系统疾病的诊疗工作中。

　　由于脑组织结构的复杂性和神经系统疾病的多样性，神经病理诊断具有其独特性和挑战性，而精准诊疗时代又对病理医师的"最后诊断"提出更高的要求。一方面，分子遗传学的研究进展及分子检测技术的普及催生了分子病理指标与组织病理学的整合诊断，并广泛应用于神经系统肿瘤等疾病诊断，这就要求病理医师在夯实组织病理学诊断功底的同时，不断学习和创新分子病理技术；另一方面，随着神经内、外科技术尤其是手术机器人技术的发展和应用，越来越多的立体定向活检小标本被送至病理科。因此，除了肿瘤性病变，病理医师还将面对各种各样的非肿瘤性病变。每年一度的"神经病理读片会"这一交流形式刚好打破了各单位病例数受限及经验不足的瓶颈，供片单位提供的大量典型和疑难病例拓宽了病理医师的思路及视野，也为人才培养、提升诊断水平提供了教学资源。

　　基于上述工作积累，我们编撰了《临床神经病理学经典与疑难病例荟萃：全国神经病理读片讨论会20周年纪念专辑》一书。本书由来自全国30多家供片单位，具有丰富实战经验的临床神经病理骨干精心编写完成。书中大多数是经典和疑难的病例，内容充实、图文并茂、紧跟前沿，相信这些生动的病例对神经内外科医师、病理医师、神经影像医师及神经放化疗医师均有很高的学习和参考价值，最终使广大患者受益。

值此全国神经病理读片讨论会 20 周年暨脑神经病理学组成立 15 周年之际，我们殷切期望神经病理中青年专家和广大病理医师发扬传承、创新及团结合作的精神，向"下一代诊断病理学"迈进，在神经系统疾病的个体化诊疗技术研究和临床实践中发挥更重要的作用，在国际上发出更多更大的中国声音，为健康中国、科技强国做出神经病理人应有的贡献！

中国科学院院士

陆军军医大学第一附属医院病理科主任

卞修武　教授

2024 年 8 月 18 日

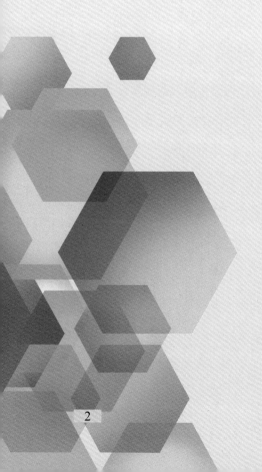

前　言

近年来，随着分子生物学技术的发展和病理检测技术的进步，神经病理诊断，尤其是整合组织学和分子信息的整合诊断在临床实践中彰显的作用日趋重要，临床神经内外科、放疗科、化疗科以及肿瘤科等对神经病理的最终诊断提出了更高的要求。当前国内各病理科存在神经病理亚专科发展不均衡、脑活检病例逐渐增多、神经病理医师诊断水平存在差异、神经肿瘤分子检测能力参差不齐等情况，在一定程度上对神经病理的诊断造成困难，也制约了神经病理医师的培养和神经病理诊断水平的提高。临床神经病理读片会集中了全国多家医院的临床病例资源，为病理医师学习专业病理及提高诊断水平提供了一个非常好的平台，也有效地促进了国内神经病理的学术交流与人才培养。

以徐庆中教授、罗麟教授、张福林教授和黄文清教授等为首的老一代神经病理学家曾在全国范围内发起并组织了多次全国神经病理含义读片活动，这一活动为普及神经病理知识，提高国内神经病理诊断水平做出了积极的贡献。2004 年后卢德宏教授、卞修武教授、于士柱教授和汪寅教授等进一步传承及发扬了临床神经病理读片会的内容及形式，并提出了"学习、交流、合作、提高"的宗旨。该活动得到了包括世界卫生组织（Word Health Organization，WHO）神经系统肿瘤分类的编委 J.M.Kros 教授、中里洋一教授、高桥均教授以及中华医学会病理学分会众多病理学家等国内外病理同道的热烈响应和指导。读片会同时邀请了神经科医师和神经影像医师到会点评指导，有力地促进了国内临床神经病理医师综合水平的提高。该活动已经成为中华医学会病理学分会学组活动中的一个亮点。

今年适逢神经病理读片会举办 20 周年，过去的 20 年中我们共组织举办了二十二届全国神经病理读片会。我们在 2014 年读片会举办 10 周年之际出版了《临床神经病理学经典与疑难病例荟萃：全国神经病理读片讨论会 10 周年纪念专辑》。为纪念全国神经病理读片会举办 20 周年，我们再次甄选出 85 例经典与疑难病例并正式出版。这些病例主要选自 2016 年以后加入了分子信息的读片讨论会病例，病例内容涉及神经系统肿瘤、中枢神经系统感染、神经系统脱髓鞘病变、难治性癫痫、脑血管病、神经系统退行性病变等。每一个病例都包含临床资料、影像学、组织学和免疫组织化学图片、分子检测结果、最终的临床病理诊断和简要的分析及讨论，并附有参考文献。本书内容丰富、图文并茂，可供病理医师、神经内外科医师、神经影像学医师、神经放化疗科医师在临床实践中参考。肿瘤病例的诊断是根据当时的诊断标准进行的，根据 2021 年 WHO 中枢神经系统肿瘤的诊断标准有的诊断需要订正，我们在讨论部分进行了针对性的讨论分析，目的在于想展示神经病理诊断逐步发展以及大家对相关疾病认识的过程。

鉴于出版时间紧迫，也受编者的专业知识所限，文中难免有不足甚至错误的地方，敬请广大读者批评指正。

中华医学会病理学分会脑神经病理学组

全国神经病理读片讨论会组织委员会

2024 年 8 月

目 录

CONTENTS

第一章
胶质瘤、胶质神经元肿瘤和神经元肿瘤

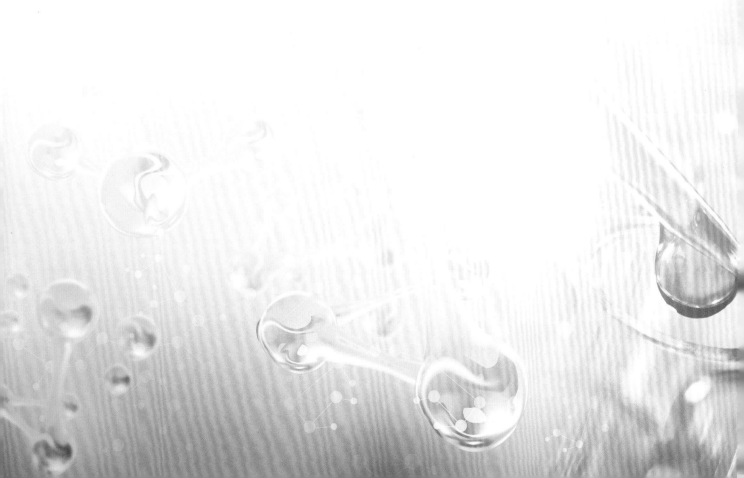

病例 1 女，34 岁，右侧颞叶占位

第一次入院（2016 年 4 月 26 日）

【临床资料】

患者，女，34 岁。主诉"突发头晕 1 个月"。

现病史：患者 1 个月前突发头晕，非天旋地转感，未伴恶心、呕吐，休息后缓解，外院头颅 CT+增强示右侧颞叶占位性病变，现患者为求进一步诊治而来我院。

既往史：无。

家族史：无明确家族史。

查体：生命体征平稳，神志清楚，神经系统检查阴性。

辅助检查：头颅 MRI 示右侧颞叶可见团状长 T_1 长 T_2 高 FLAIR 为的主异常信号，边界尚清，其内可见实性成分，呈稍长 T_1 稍长 T_2 低 FLAIR 为主信号，周围可见环形等 T_1 信号，病变边界尚清，增强扫描其内未见明显强化。右侧大脑脚受压变形。中线结构基本居中（图 1-1）。

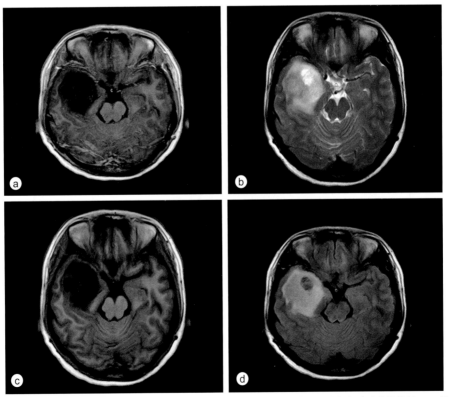

病变位于右侧颞叶，右侧大脑脚受压，中线结构居中。a. 轴位 T_1 扫描呈低信号，周围呈环形等信号；b. 轴位 T_2 呈高信号；c. 增强 T_1 未见明显强化；d. FLAIR 高信号为主。

图 1-1 第一次手术前头部 MRI 检查所见

行右侧颞叶开颅病灶切除术。

【病理结果】

大体所见：送检破碎不整形脑组织，大小共 4 cm × 4 cm × 5 cm，质地中等，灰白色，血运不丰富。

镜下所见：组织学表现为破碎脑组织间可见少许肿瘤细胞弥漫性分布，以肥胖型星形细胞为主，细胞密度中等，轻度异型，未见明确核分裂、坏死及小血管增生（图 1-2）。

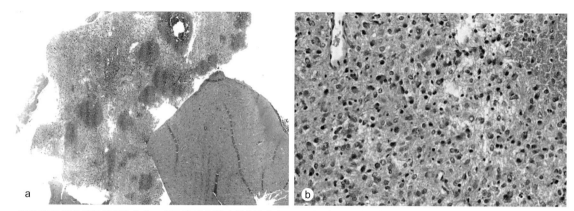

a. 破碎脑组织旁见肿瘤细胞分布，细胞密度中等（低倍放大）；b. 以肥胖型星形细胞为主，细胞异型性不明显（高倍放大）。

图 1-2　光学显微镜观察所见（HE 染色）

免疫组化检查：GFAP（＋）、Olig-2（＋）、p53（过表达）、ATRX（表达缺失）、Syn（＋）、NeuN（－）、EMA（－）、Ki-67 增殖指数（约 3%＋）（图 1-3）。

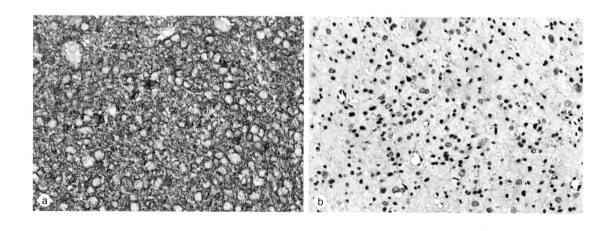

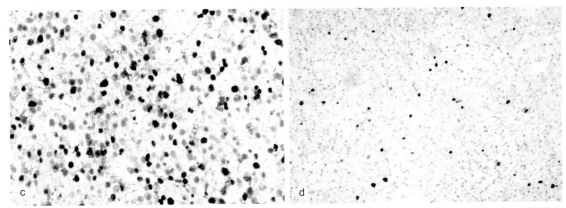

a. 肿瘤细胞弥漫强阳性表达 GFAP（高倍放大）；b. 肿瘤细胞 ATRX 表达缺失（高倍放大）；c. 肿瘤细胞过表达 p53（高倍放大）；d. 肿瘤细胞 Ki-67 增殖指数约为 3%（低倍放大）。

图 1-3　免疫组织化学染色（EnVision 二步法）

分子病理结果：IDH1 R132H 突变［聚合酶链反应（polymerase chain reaction，PCR）］。

病理诊断（整合诊断）：（右侧颞叶占位）星形细胞瘤，IDH 突变型，中枢神经系统（central nervous system，CNS）WHO 2 级。

第二次入院（2020 年 10 月 30 日）

【临床资料】

现病史：患者 4 年前因右侧颞叶占位于我院行右侧颞叶占位性病变切除术，4 个月前无明显诱因出现左侧肢体麻木，未予特殊处理，15 天前无明显诱因出现头痛，主要位于双侧额颞部，呈胀痛，间断发作，一般持续半小时，休息后可缓解，伴恶心、呕吐，不伴肢体抽动或无力，无头晕，无视物模糊，无发热、意识障碍，无记忆力下降。2016 年 4 月曾就诊于我院，查头部 MRI 示右侧额颞部术后改变，残腔周围少许胶质细胞增生，其内缘见实质性肿块，考虑为肿瘤复发，未给予治疗。今患者为求进一步诊治而来我院。

查体：生命体征平稳，神志清楚，神经系统检查阴性。

辅助检查：头颅 MRI 示右侧额颞部局部骨质不连续，右侧颞叶可见残腔，呈 T_1 稍低、FLAIR 及 T_2 高信号，增强扫描呈花环状强化；残腔内缘可见一团块状 T_1 混杂、T_2 及 FLAIR 等/低信号影，大小约 5.0 cm × 4.7 cm × 5.7 cm（前后径 × 左右径 × 上下径），增强扫描呈轻-中度不均匀强化，邻近硬脑膜增厚，右侧侧脑室受压变形变窄，肿块周围可见大量水肿信号，中线左移约 0.9 cm。蝶鞍扩大，鞍底下陷，鞍内脑脊液增多，垂体受压变扁（图 1-4）。

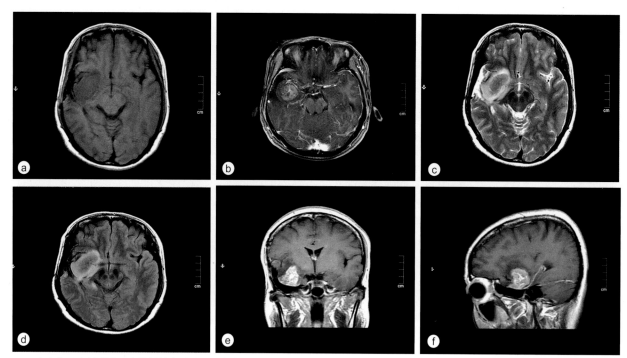

病变位于右侧颞叶，病灶周围水肿明显，中线左移 0.9 cm。a. 轴位 T_1 呈稍低信号，残腔内缘可见一团块状混杂信号；b. 轴位 T_1 增强呈轻 - 中度不均匀强化；c. 轴位 T_2 呈高信号，病灶周围水肿明显，残腔内缘可见一团块状 T_2 等 / 低信号影；d. 轴位 T_2 FLAIR 呈高信号，残腔内缘可见一团块状等 / 低信号影；e. 冠状位 T_1 增强扫描呈花环状强化，残腔内缘见一混杂信号；f. 矢状位 T_1 增强呈轻 - 中度不均匀强化。

图 1-4　第二次手术前头部 MRI 检查所见

行右侧颞叶开颅病灶切除术。

【病理结果】

大体所见：送检手术切除标本为脑组织 2 块，大小共 5.0 cm × 3.5 cm × 1.5 cm，切面实质灰白灰红质脆。

镜下所见：组织学表现为肿瘤细胞弥漫性分布，细胞排列密集，中等大小，细胞核呈卵圆形或多角形，核深染，细胞异型性明显，细胞质稀少，部分区域肿瘤细胞排列呈流水样，具有原始神经外胚层肿瘤形态特征，核分裂易见。局灶可见微血管增生及坏死（图 1-5）。

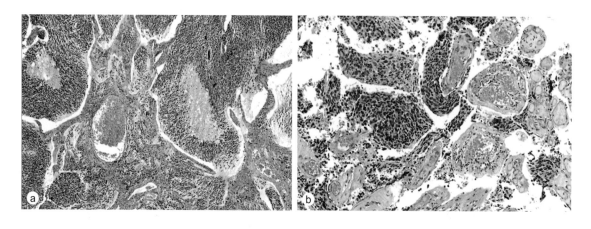

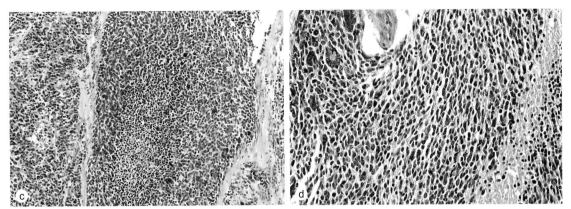

a. 肿瘤部分区域可见坏死（低倍放大）；b. 肿瘤部分区域可见小血管增生及血管内皮增生（低倍放大）；c. 肿瘤细胞弥漫分布，排列密集（中倍放大）；d. 细胞具有原始神经外胚层肿瘤形态特征，细胞异型性明显，核分裂易见（高倍放大）。

图 1-5 光学显微镜观察所见（HE 染色）

免疫组化检查：GFAP（-）、Olig-2（+）、p53（过表达）、ATRX（表达缺失）、Syn（+）、CD56（+）、CD99（+）、NeuN（-）、EMA（-）、S-100（个别细胞+）、H3K27M（-）、Ki-67 增殖指数（约 80%+）（图 1-6）。

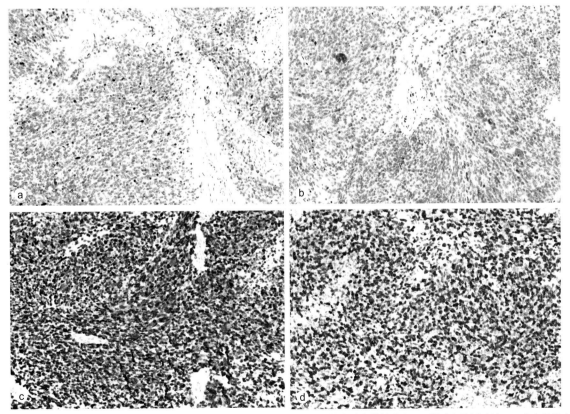

a. 肿瘤细胞散在阳性表达 Olig-2（中倍放大）；b. 肿瘤细胞 ATRX 表达缺失（中倍放大）；c. 肿瘤细胞过表达 p53（中倍放大）；d. 肿瘤细胞 Ki-67 增殖指数约为 80%（中倍放大）。

图 1-6 免疫组化检查（EnVision 二步法）

分子病理结果：IDH1 R132H 突变（PCR），*TERT*、*C228T*、*C250T* 未检测到突变（PCR），*PTEN* 基因缺失（FISH），*CDKN2A* 基因未缺失（FISH）（图 1-7）。

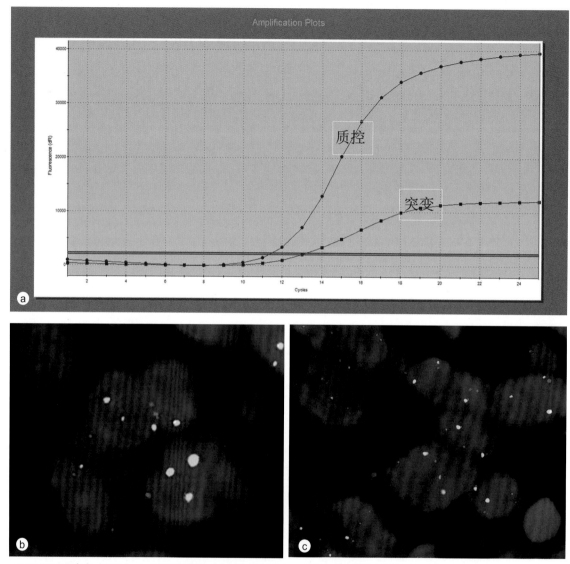

a. IDH1 R132H 突变（PCR）；b. *PTEN* 基因杂合性缺失（FISH）；c. *CDKN2A* 基因未缺失（FISH）。

图 1-7　第二次手术切除标本基因检测

病理诊断（整合诊断）：（右侧颞叶占位）星形细胞瘤，IDH 突变型，CNS WHO 4 级。

【讨论】

2021 年 WHO 发布 CNS 肿瘤分类（第 5 版，以下简称新版肿瘤分类）将星形细胞瘤，IDH 突变型归入成人型弥漫性胶质瘤的框架下，并根据组织学形态和分子特征分为 3 个级别，即 CNS WHO 2 ~ 4 级。新版肿瘤分类使用 CNS WHO 4 级星形细胞瘤，IDH 突变型的名称取代第 4 版修订版中（glioblastoma，GBM）IDH 突变型的诊断名称。IDH 突变型胶质母细胞瘤常伴有低级别星形细胞瘤病史，而 IDH 野生型胶质母细胞瘤多为原发，病史短、预后差，且两者具有不同的驱动基因和分子特征，IDH 突变型胶质母细胞瘤的预后明显优于 IDH 野生型胶质母细胞瘤，故新版分类不再将其纳入胶质母细胞瘤的范畴。

在成人患者中，*IDH* 突变是浸润性胶质瘤的分子标志。在星形细胞瘤中，*IDH1/IDH2* 突变常伴有 α 地中海贫血/智力低下（*ATRX*）和 *TP53* 突变，导致 ATRX 核表达缺失，p53 蛋白核表达比例常大于 10%。在少突胶质细胞瘤中伴随 1p/19q 共缺失。2 级星形细胞瘤的特点为由分化良好的星形细胞组成，有微囊样的纤维间质，具有低增殖活性。目前尚未确定星形细胞瘤 3 级的阈值，组织学识别主要依赖核的特征，包括细胞核增大、细胞核轮廓不规则、染色质分布不均匀、染色过深、核仁不明显、核分裂可见等，且 3 级星形细胞瘤细胞表现为更高的细胞密度和明显的核异型性。4 级星形细胞瘤组织学形态表现为分化更差，明显增加的核分裂，且伴有微血管增生和坏死等特征。此外，无论组织学级别如何，一旦出现 *CDKN2A/B* 纯合性缺失的分子改变，即可诊断为弥漫性星形细胞瘤，IDH 突变型，CNS WHO 4 级。值得一提的是，罕见的幕下 IDH 突变型星形细胞瘤、原发性错配修复基因缺陷 IDH 突变型星形细胞瘤（primary mismatch repair deficient IDH-mutant astrocytoma，PMMRDIA）和少突胶质肉瘤是 IDH 突变型胶质瘤的新亚型。其中原发性错配修复基因缺陷 IDH 突变型星形细胞瘤的临床预后最差，这些新亚型的 *ATRX* 突变发生率均有明显降低。与 IDH 突变型星形细胞瘤的参考队列相比，幕下 IDH 突变型星形细胞瘤 *IDH1* 罕见位点或 *IDH2* 突变的频率更高，因此会导致 IDH1-R132H 免疫组化检测阴性，需提醒注意。

本例患者为中年女性，肿瘤位于右侧颞叶，为二次复发病例。首次发病时肿瘤组织学表现为破碎脑组织间肿瘤细胞弥漫分布，以肥胖型星形细胞为主，细胞异型性小，密度中等，未见核分裂、坏死及小血管增生，免疫组化检查结果显示，肿瘤细胞表达 GFAP、Olig-2，发生 p53 异常表达和 ATRX 的缺失，Ki-67 增殖指数约为 3%；分子病理结果显示具有 IDH1 R132H 突变。组织学形态、免疫表型及分子特征均为典型病例。患者于 4 年后复发，复发时肿瘤组织学表现为肿瘤细胞弥漫性分布，肿瘤细胞异型性明显，排列密集呈流水样，核分裂易见，具有原始神经外胚层肿瘤形态特征，可见小血管增生及坏死，最终诊断为星形细胞瘤，IDH 突变型，CNS WHO 4 级。本例在组织形态上应与以下病变进行鉴别。①IDH 野生型胶质母细胞瘤：好发人群为中老年人，细胞多形性及异型性更加显著，具有胶质母细胞瘤的分子特征（如 *EGFR* 扩增、+7/-10、*TERT* 启动子突变等）。据报道，具有原始神经外胚层肿瘤成分的胶质母细胞瘤是一种罕见的（<1%）胶质母细胞瘤亚型，以"小蓝圆"细胞为主，排列呈流水样或 Homer-Wright 菊形团，其临床行为与治疗结果与传统胶质母细胞瘤相似，但具有较高的脑脊液传播风险。②胚胎性肿瘤：可表现为典型的"小蓝圆"细胞肿瘤，常可形成典型的 Homer-Wright 菊形团，且主要发生部位为小脑。③儿童型弥漫性高级别胶质瘤，弥漫性大脑半球胶质瘤：具有广泛的形态学谱，可以表现为细胞多形性、活跃的核分裂与微血管增生的胶质母细胞样改变，也可以表现为胞质稀少、未分化的"小蓝圆"细胞组成的高密度原始神经外胚层肿瘤样改变。④幕上室管膜瘤：组织形态学特点为肿瘤细胞排列疏密不均，可见菊形团结构，免疫组化 EMA 呈核旁点状阳性，分子检测通常有 *ZFTA* 基因融合等。

一部分 IDH 突变型弥漫性胶质瘤患者最终会发生高级别转化，导致生长迅速，生存期缩短。本例患者为星形细胞瘤 IDH 突变型，CNS WHO 2 级发展至星形细胞瘤 IDH 突变型，CNS WHO 4 级，发生了肿瘤的高级别转化。*RB* 通路的破坏、*CDKN2A/B* 的纯合性缺失、*CDK4* 或 *CDK6* 的扩增及 10q 或 *PTEN* 基因的杂合性缺失是低级别胶质瘤高级别转化过程中的常见事件。有统计结果显示肿瘤进展到 3 级的患者的生存期为 3.0 年，而进展到 4 级的患者仅为 0.8 年。

（河北医科大学第二医院　李月红　娄　蕾　付雨桐）

参考文献

［1］LOUIS D N，PERRY A，WESSELING P，et al. The 2021 WHO classification of tumors of the central nervous system：a summary［J］. Neuro Oncol，2021，23（8）：1231-1251.

［2］MILLER J J，GONZALEZ CASTRO L N，MCBRAYER S，et al. Isocitrate dehydrogenase（IDH）mutant gliomas：a Society for Neuro-Oncology（SNO）consensus review on diagnosis，management，and future directions［J］. Neuro Oncol，2023，25（1）：4-25.

［3］DONABEDIAN P，TUNA I，RAHMAN M，et al. Glioblastoma with a primitive neuroectodermal component：two cases with implications for glioblastoma cell-of-origin［J］. Clin Imaging，2021，73：139-145.

［4］NOMURA M，SAITO K，AIHARA K，et al. Publisher correction：DNA demethylation is associated with malignant progression of lower-grade gliomas［J］. Sci Rep，2019，9（1）：7935.

［5］TOM M C，PARK D Y J，YANG K，et al. Malignant transformation of molecularly classified adult low-grade glioma［J］. Int J Radiat Oncol Biol，Phys，2019，105（5）：1106-1112.

病例2 女，40岁，左额顶颞叶占位

【临床资料】

患者，女，40岁。主诉"胶质瘤术后10年余，言语不清2周余"。

现病史：患者10年前因"突发晕厥检查发现颅内占位性病变"，于我院行"开颅肿瘤切除术"，术后病理诊断为"左侧额叶少突胶质细胞瘤（WHO 2级）"。术后规律复查头颅CT。2周前无明显诱因出现言语不清，右侧肢体无力，行走欠平稳，行头颅MRI检查提示"胶质瘤复发"而收入院。

既往史：左侧额叶少突胶质细胞瘤手术史，乙型病毒性肝炎、肝囊肿病史，无外伤史，预防接种史不详。

家族史：无明确家族史。

查体：患者神志清，精神可，计算力及定向力正常，记忆力无明显异常。双侧瞳孔等大等圆，直径约3 mm，对光反射灵敏，语言欠清晰。伸舌居中，对称，颈软，无抵抗。左上肢肌力 V级，右上肢肌力Ⅲ级，左下肢肌力 V级，右下肢肌力Ⅳ级，肌张力不高。双侧 Babinski 征及 Gordon（−），深浅反射正常，腱反射存在。

辅助检查：原发肿瘤头颅 MRI 示左侧额叶病灶 FLAIR 呈高信号。复发肿瘤头颅 MRI 增强示左侧额顶颞叶肿胀，呈花环样强化，内见团片状低信号影，病变周围呈指状长 T_1 信号影，病变累及胼胝体膝及体部，局部病变呈结节样突破脑实质向脑外生长，左侧侧脑室受压变形，中线结构受压右移，额骨骨质被破坏（图2-1）。

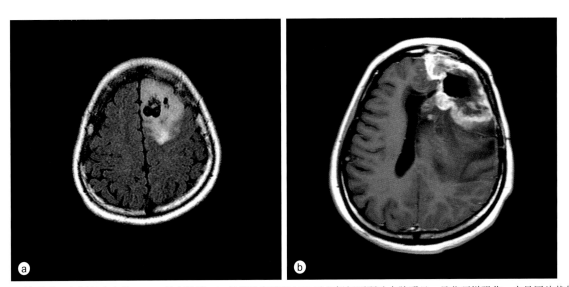

a. 原发肿瘤：左侧额叶病灶 FLAIR 呈高信号；b. 复发肿瘤增强 MRI 示左侧额顶颞叶水肿明显，呈花环样强化，内见团片状低信号影，病变周围呈指状长 T_1 信号影，累及胼胝体膝及体部，左侧侧脑室受压变形，病变局部呈结节样突破脑实质向脑外生长，额骨骨质被破坏。

图2-1 头部MRI检查

行左侧额顶颞叶开颅病灶切除术。

【病理结果】

大体所见：第二次（本次）手术切除组织标本为不整形脑组织，大小约为 2.5 cm × 2 cm × 2 cm，切面灰白、灰红，质韧，与周围硬脑膜粘连。

镜下所见：原发肿瘤组织学表现为肿瘤细胞形态单一、密度中等，呈弥漫浸润性生长，核呈圆形，可见核周空晕，核分裂象罕见，未见坏死及微血管增生（图 2-2）。

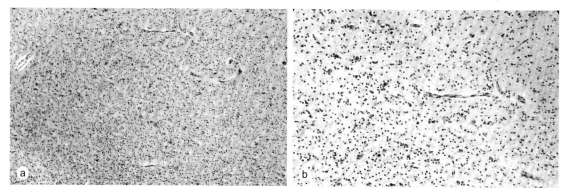

a. 肿瘤细胞形态单一、密度中等，呈弥漫浸润性生长（低倍放大）；b. 核圆，可见核周空晕，核分裂象罕见，未见坏死及微血管增生（中倍放大）。

图 2-2　光学显微镜观察所见（HE 染色）

复发肿瘤组织学表现为高级别肉瘤样特征，肿瘤细胞呈梭形束状排列，细胞密集，核异型性明显，核大小不一，浓染，核分裂象易见。局灶可见坏死，在梭形细胞中观察到少量相间排列的胶质细胞（图 2-3）。

免疫组化检查：原发肿瘤中 GFAP、Olig-2、SOX10 和 S-100 蛋白均为阳性，IDH1 R132H 阳性表达，ATRX 未见表达缺失，p53 核阳性率为 5%（野生型），H3K27me3 阴性，Ki-67 增殖指数为 5%。

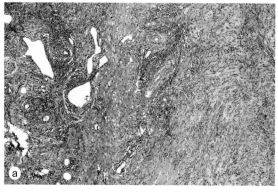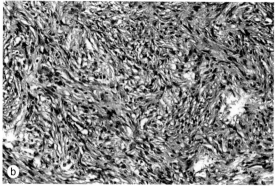

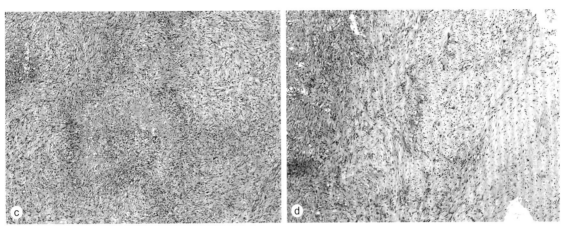

a. 肿瘤细胞呈梭形束状排列，高级别肉瘤样特征（低倍放大）；b. 细胞密集，核异型性明显，核分裂象易见（高倍放大）；c. 局灶可见坏死（中倍放大）；d. 梭形细胞中可见胶质细胞（中倍放大）。

图 2-3 光学显微镜观察所见（HE 染色）

复发肿瘤中梭形肿瘤区域 IDH1 R132H 阳性（突变型）、GFAP 阴性，而网状纤维特殊染色阳性，相比之下，胶质细胞区域 GFAP 阳性、IDH1 R132H 阴性，且缺乏网状纤维染色。梭形肿瘤细胞区域 Olig-2、SOX10、S-100 蛋白、EMA、PR、CD34、SSTR2、STAT6、SMA、Desmin、MyoD1 和 Myogenin 均为阴性；ATRX 未见表达缺失，p53 核阳性表达高达 20%，H3K27me3 阳性，Ki-67 增殖指数高达 20%（图 2-4）。

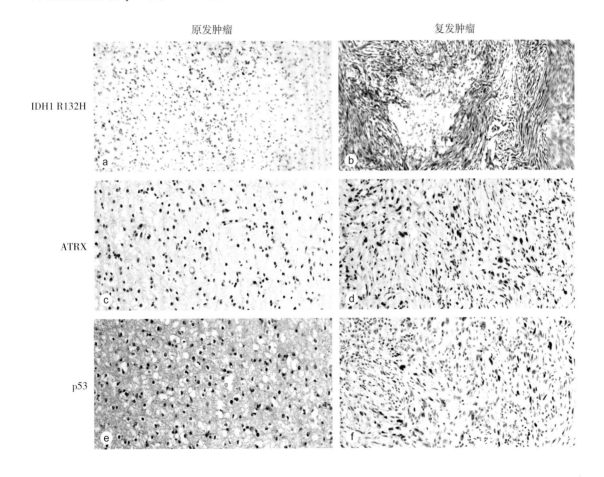

原发肿瘤　　　　　　　　　　复发肿瘤

IDH1 R132H

ATRX

p53

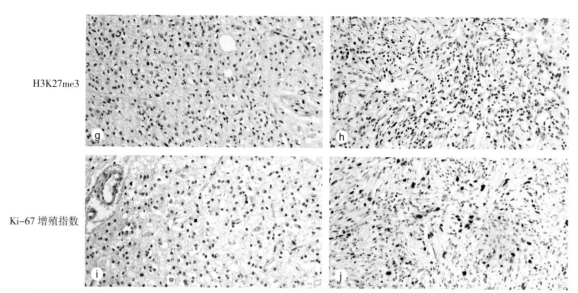

a、b. 原发肿瘤与复发肿瘤 IDH1 R132H 均阳性；c、d. 原发肿瘤与复发肿瘤 ATRX 均阳性；e、f. 原发肿瘤 p53（5%）野生型，复发肿瘤 p53（20%）突变型；g、h. 原发肿瘤中 H3K27me3 阴性，复发肿瘤中 H3K27me3 阳性；i、j. Ki-67 增殖指数，原发肿瘤为 5% 表达，复发肿瘤约为 20% 表达。

图 2-4　免疫组织化学染色（EnVision 二步法，中倍放大）

分子病理结果：FISH 分析显示，原发肿瘤示 1p/19q 共缺失，*CDKN2A/B* 未见缺失；复发肿瘤中未检测到 1p/19q 共缺失，而 *CDKN2A/B* 示纯合性缺失。（RT-PCR）于原发和复发肿瘤中均检测到 IDH1 R132H 突变及 *TERT* 启动子突变（*C250T*）。

病理诊断（整合诊断）：原发肿瘤：（左额叶）少突胶质细胞瘤（*IDH* 突变和 1p/19q 缺失，WHO 2 级）；复发肿瘤：（左额顶颞叶）少突胶质肉瘤（WHO 4 级）。

【讨论】

2021 年世界卫生组织 WHO 第 5 版中枢神经系统肿瘤分类（WHO CNS 5）进一步强化了对胶质瘤进行分子检测以助于肿瘤精准诊断。少突胶质细胞瘤仍然以 *IDH* 突变同时 1p/19q 共缺失作为其明确分子特征，WHO CNS 5 将少突胶质细胞瘤进行统一命名分级，分级为 2 级、3 级，3 级不再使用"间变性"这一术语，同时除了组织学的分级标准包括核分裂象、坏死和（或）微血管增生，*CDKN2A* 纯合性缺失作为 3 级少突胶质细胞瘤的独立分级标准。我们报告的这个病例，原发为少突胶质细胞瘤，复发转变为以梭形肿瘤细胞为主要特征的少突胶质肉瘤（IDH 突变型，WHO 4 级）。这类病例十分罕见，目前仅见 Rodriguez 等报道 7 例及 Suwala 等报道 24 例少突胶质肉瘤为系统性报道，其他均为个例报道。

本病例为起源于 2 级少突胶质细胞瘤的肉瘤样肿瘤，经组织学检查，复发肿瘤显示两种不同的成分，包括高度肉瘤样区和少数胶质成分呈镶嵌排列。胶质肉瘤作为主要鉴别诊断，然而，只有梭形细胞区域部分有 IDH1 R132H 表达，而胶质区域没有 IDH1 R132H 表达，因此认定该胶质成分为肿瘤内的正常组织。其他鉴别诊断包括间变性脑膜瘤、恶性孤立性纤维性肿瘤及其他类型的肉瘤等，本病例 IDH1

R132H 免疫组化阳性及病史缩小了其鉴别诊断范围，此外一组间叶源性肿瘤的阴性标志物有助于鉴别相似肿瘤。

免疫组化检测原发和复发肿瘤细胞 IDH1 R132H 免疫组化均为阳性，ATRX 未见表达缺失。原发肿瘤 p53 阳性约 5% 为野生型，而复发肿瘤 p53 阳性表达增高（约 20%）。原发肿瘤中 H3K27me3 染色阴性，而复发肿瘤中 H3K27me3 染色阳性。原发肿瘤 Ki-67 增殖指数约为 5%，而在复发肿瘤中 Ki-67 表达增高阳性指数达 20%。胶质瘤中免疫组化 p53 阳性＞10% 提示 *TP53* 突变，该复发病例中 p53 阳性率约为 20%，但 Suwala 等报道的 12 例少突胶质肉瘤中 11 例免疫组化 p53 核强阳性，但仅有 2 例检测到 *TP53* 突变，提示 *TP53* 突变不是少突胶质肉瘤中 p53 阳性表达的主要机制。Feller 等报道，组蛋白表观蛋白质组学分析将少突胶质细胞瘤与 IDH 突变型星形细胞瘤区分，并显示少突胶质细胞瘤中 H3K27me3 较少表达。同 Suwala 等文献报道一致，不同于少突胶质细胞瘤，我们所报道的复发病例中少突胶质肉瘤 H3K27me3 阳性表达，表明肿瘤复发过程中组蛋白表观遗传学改变并参与肿瘤进展。

1p/19q 共缺失是少突胶质细胞瘤主要分子特征之一，同时 *CDKN2A/B* 是 IDH 突变型胶质瘤的独立预后因素，Suwala 等报道的 24 例少突胶质肉瘤中仅 5 例（20.8%）1p/19q 未见共缺失，19 例（79.1%）均检测到共缺失；9 例 *CDKN2A/B* 未见纯合性缺失，15 例均检测到纯合性缺失。因此认为 1p/19q 共缺失及 *CDKN2A/B* 纯合性缺失是少突胶质肉瘤的重要分子特征。本病例中原发少突胶质细胞瘤 FISH 检测 1p/19q 共缺失，而复发少突胶质肉瘤未见 1p/19q 共缺失，检测到 *CDKN2A* 纯合性缺失。同时在我们的病例中，RT-PCR 显示在原发和复发肿瘤中均检测到 *TERT* 启动子突变。原发肿瘤为三阳性胶质瘤（*TERT* 启动子突变，*IDH* 突变和 1p/19q 共缺失），支持少突胶质细胞瘤诊断，总体存活率较高。复发肿瘤检测到 *TERT* 启动子和 *IDH* 基因的突变，但未伴随 1p/19q 共缺失，这是相对罕见的，在本病例中，患者二次手术后 4.5 个月死亡，提示预后差。

少突胶质肉瘤作为 IDH 突变型胶质瘤的罕见形态，大部分来自少突胶质细胞瘤的复发病例，具有不同于其他肿瘤的独特分子特征。推荐诊断标准：①肉瘤样形态；② *IDH* 突变；③ *TERT* 启动子突变和（或）1p/19q 共缺失，或独特的 DNA 甲基化谱。这一类独特病例的认识为 WHO 胶质瘤分类中 NEC（未分类）诊断的分析和总结提供了思路。原发肿瘤和复发肿瘤的形态学、免疫组化和分子分析结果不同，决定了不同的预后。因此，对于复发的胶质瘤应进行分子检查以调整治疗策略。

（青岛大学附属医院　夏　岩　付伟伟）

参考文献

[1] LOUIS D N，PERRY A，WESSELING P，et al. The 2021 WHO classification of tumors of the central nervous system：a summary [J]. Neuro Oncol，2021，23（8）：1231-1251.

[2] SHIRAHATA M，ONO T，STICHEL D，et al. Novel，improved grading system（s）for IDH-mutant astrocytic gliomas [J]. Acta Neuropathol，2018，136（1）：153-166.

［3］RODRIGUEZ F J，SCHEITHAUER B W，JENKINS R，et al. Gliosarcoma arising in oligodendroglial tumors（"oligosarcoma"）：a clinicopathologic study［J］. Am J Surg Pathol，2007，31（3）：351－362.

［4］SUWALA A K，FELIX M，FRIEDEL D，et al. Oligosarcomas，IDH－mutant are distinct and aggressive［J］. Acta Neuropathol，2022，143（2）：263－281.

［5］Feller C，M Felix，T Weiss，et al. Histone epiproteomic profiling distinguishes oligodendroglioma，IDH－mutant and 1p／19q co－deleted from IDH－mutant astrocytoma and reveals less tri－methylation of H3K27 in oligodendrogliomas［J］. Acta Neuropathol，2020，139（1）：211－213.

病例 3　女，23 岁，枕叶占位

【临床资料】

患者，女，23 岁。主诉"颅脑肿瘤活检术后 7 年，头痛伴左眼视物模糊 2 个月"。

现病史：2009 年第 1 次因"头痛头晕"于外院发现"枕叶占位"（图 3-1a），行"肿瘤穿刺活检术"，病理提示"炎性肉芽肿"，未给予进一步诊疗。2011 年起无明显诱因下突发意识丧失，伴双眼上翻、口吐白沫、牙关紧闭、四肢抽搐、大小便失禁等，发作 3 ~ 5 分钟自行缓解，无法回忆当时情况，于当地医院口服"丙戊酸钠"改善症状，上述症状每个月发作 1 ~ 2 次。2016 年术前近 2 个月患者出现阵发性头痛，以晨起明显，呈钝痛，持续时间长，日间活动后症状无明显改善，头痛发作时偶尔伴有恶心呕吐，呕吐少量胃内容物，并出现左眼视物模糊，视力渐进性下降。MRI 示"左侧枕叶占位，考虑胶质瘤或室管膜瘤可能"（图 3-1b）。

既往史：无。

家族史：无明确家族史。

查体：患者发育正常，意识清醒，理解力、计算力等正常，左眼鼻侧、右眼颞侧偏盲，双眼光反射正常。其余神经专科检查未发现异常。

辅助检查：2009 年头颅 MRI 示左侧枕叶占位，T_1WI 等低信号，T_2WI 高信号，局灶强化伴水肿，占位效应轻。考虑感染性病灶？胶质瘤？ 2016 年头颅 MRI 示左侧枕叶占位，体积为 5.3 cm × 4 cm × 4.4 cm，T_1WI 呈低信号，T_2WI 呈高信号，T_2 FLAIR 呈低信号，部分病灶 DWI 呈高信号，增强扫描明显强化，邻近脑膜可见强化。

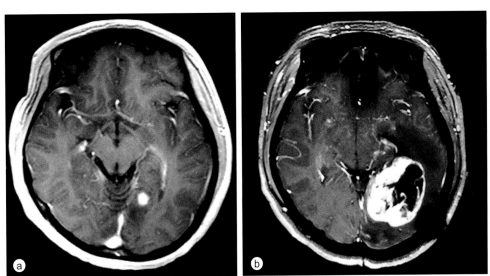

a. 2009 年头颅 MRI 示左侧枕叶占位，占位效应轻。考虑感染性病灶？胶质瘤？ b. 2016 年 MRI 显示左侧枕叶占位，增强后明显强化伴局部囊变及坏死。

图 3-1　头颅 MRI

【病理结果】

大体所见：灰白色碎组织，体积约 2.5 cm × 2.0 cm × 1.0 cm，切面灰白、灰红，质地稍韧。

镜下所见：肿瘤组织呈浸润性生长，细胞弥漫成片，黏附性较差，大部分区域细胞形态较一致，肿瘤细胞体积较大，呈上皮样或横纹肌样，胞质丰富、呈嗜酸性，泡状核，有明显的核仁，核分裂易见，可见微血管增生（图 3-2a）；少部分肿瘤细胞异型性明显，细胞体积大，形成巨细胞（图 3-2b）。细胞核分裂象易见，可见大片地图样坏死和肾小球样血管增生。

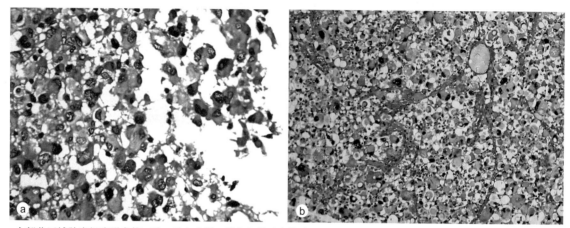

a. 大部分区域肿瘤细胞形态较一致，呈上皮样、横纹肌样（高倍放大）；b. 少部分区域肿瘤细胞体积大，呈多形性巨细胞形态，异型明显，个别细胞核内可见包涵体（中倍放大）。

图 3-2　光学显微镜观察所见

免疫组化检查：上皮样细胞和巨细胞 GFAP、S-100、Syn、Olig-1、Vimentin、INI1 均阳性（图 3-3），CK（p）、IDH1 R132H、TTF-1、Myoglobin、p53、CD34、CD68 均阴性，EMA 部分细胞阳性，Ki-67 增殖指数约为 10%。网状纤维染色显示巢状阳性。

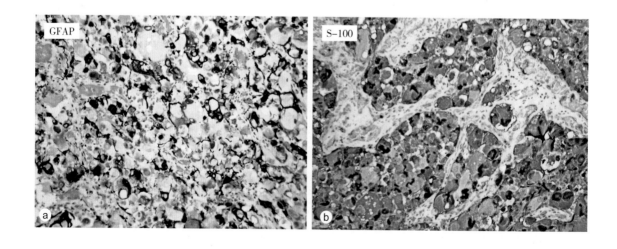

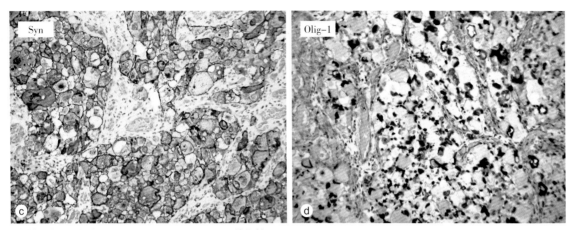

上皮样细胞和巨细胞 GFAP、S-100、Syn、Olig-1 均阳性。

图 3-3　组织化学及免疫组织化学染色（EnVision 二步法）

分子病理结果：DNA 测序 BRAF V600E 突变，*IDH1/IDH2* 基因呈野生型。FISH 检测 *CDKN2A/B* 基因呈纯合性缺失。

病理诊断（整合诊断）："左枕叶"高级别胶质瘤，WHO 4 级；根据免疫组化标记结果及分子检测结果，首先考虑上皮样胶质母细胞瘤（epithelioid glioblastoma，eGBM），不排除间变型多形性黄色瘤型星形细胞瘤（anaplastic pleomorphic xanthoastrocytoma，APXA），两者需要鉴别。回顾 2009 年该患者外院左枕叶占位穿刺病理标本，经会诊后诊断为多形性黄色瘤型星形细胞瘤（pleomorphic xanthoastrocytoma，PXA），WHO 2 级。

【讨论】

eGBM 是 2016 年 WHO 中枢神经系统分类中提出的胶质母细胞瘤的一种新的变异型。好发于青少年和儿童的大脑表浅部位，组织学特征为弥漫分布的上皮样细胞、横纹肌样细胞，细胞黏附性差，缺乏神经毡，细胞浆丰富，呈嗜酸性，细胞核偏位，核分裂象活跃，可见微血管增生和坏死，少数病例可见多形性黄色星形细胞瘤样的瘤巨细胞甚至细胞浆脂质空泡等。分子检测常有 BRAF V600E 突变。eGBM 侵袭性强，预后差。

APXA WHO 3 级，已作为一个独特的肿瘤实体添加到 2016 年 WHO 中枢神经系统肿瘤分类中，而不是过去具有间变性特征的 PXA 的描述性亚型。APXA 通常发生于儿童和中青年人的大脑表浅部位，组织学表现为肿瘤细胞多形性，细胞形态呈星形细胞或梭形细胞或单核巨细胞或多核巨细胞等，细胞和细胞核大小差别很大，可见核内包涵体。部分肿瘤细胞浆内含脂质，呈大小不等的空泡状，部分病例可见多少不等的上皮样细胞，间质中可见多少不等的嗜酸性颗粒小体和淋巴细胞。APXA 通常表现为在保留 PXA 的所有诊断性组织学特征基础上，肿瘤细胞有丝分裂活跃（≥ 5 个 /10 HPF）和（或）存在地图样坏死，微血管增生不常见。APXA 网状纤维染色显示随着恶性程度的增加，网状纤维染色显示片段状或完全消失。APXA 的间变特征可以在首次诊断时或复发时出现，提示 APXA 可以从低级别进展为高级别。然而，一些在首次切除时表现出间变特征的肿瘤在复发时偶尔表现出 WHO 2 级肿瘤的特征，这可能反映了肿瘤的异质性。与经典的 WHO 2 级 PXA 相比，初诊和复发时均表现为 APXA，可能表现为较小的多形性和更广泛的浸润模式。虽然目前文献中尚未对 PXA 进行间变的组织学特征研究，但小细胞、纤维样和上皮样、横纹肌样转化已有报道。APXA 的患者的存活率明显低于 PXA 患者。坏死可以存在，但在没有有丝分裂活性增加的情况下其意义尚不清楚。

eGBM 可能与 APXA 和伴有局灶间变的 PXA 具有重叠特征。部分 APXA 具有上皮样病理特征，甚至和 eGBM 有重叠的分子改变（如 BRAF V600E 突变）。因此 APXA 和 eGBM 鉴别诊断有时候很困难，但是 eGBM 强调大部分区域呈上皮样，APXA 则是少数区域肿瘤细胞呈上皮样；组织学 APXA 常见多少不等的嗜酸性颗粒小体和淋巴细胞；网状纤维染色 APXA 显示单个肿瘤细胞基膜阳性。在本病例中大部分区域肿瘤细胞呈上皮样，少数区域呈 APXA 样形态，未见明确嗜酸性颗粒小体，网状纤维染色显示肿瘤细胞巢状分布，不围绕单个细胞，CD34 免疫组化呈阴性，*IDH1*/*IDH2* 野生型，*CDKN2A/B* 基因纯合性缺失，均提示目前肿瘤为上皮样胶质母细胞瘤。

在 eGBM 和 APXA 和 PXA 恶性进展之间的关系需要进一步研究。这些可能是同一个肿瘤发展谱系。BRAF V600E 突变在 PXA 常见，在 eGBM（约 50%）比其他类型 GBM 更常见。该突变的预后意义尚不清楚。有病例报告称，来自 PXA 的 eGBM 在两种肿瘤中都带有 BRAF V600E 突变。Sanda Akexandrescu 报告称，所有 5 个具有间变转化的 PXA 组织学表现为经典 PXA 的病灶区域和上皮样区域。在我们的病例中，存在 PXA 复发后进展为 eGBM 伴有部分 APXA 形态的区域。这与文献记载一致。提示本病例的 eGBM 可能来自 7 年前的 PXA 复发发展为胶质母细胞瘤。

综上，我们报告了一例 PXA 在 7 年后复发并进展为具有局灶性 APXA 组织学特征的 eGBM。这两种肿瘤均有 BRAF V600E 突变。这些发现表明 PXA、APXA 和 eGMB 三者之间存在联系，有可能属于同一疾病谱。通过此病例建议对 PXA 患者需要进行长期随访，并仔细分析复发病例的组织学和分子特征以利于了解该疾病谱的病理特征。

（海军军医大学第二附属医院　马小梅）

参考文献

［1］IDA C M，RODRIGUEZ F J，BURGER P C，et al. Pleomorphic xanthoastrocytoma：natural history and long-term follow-up［J］. Brain Pathol，2015，25（5）：575-586.

［2］JELLINGER K.Metastatic oligodendrogliomas：a review of the literature and case report［J］. Acta Neurochir（Wien），2009，151（8）：987.

［3］ALEXANDRESCU S，KORSHUNOV A，LAI S H，et al. Epithelioid glioblastomas and anaplastic epithelioid pleomorphic Xanthoastrocytomas—same entity or first cousins？［J］. Brain Pathol，2016，26（2）：215-223.

［4］TANAKA S，NAKADA M，NOBUSAWA S，et al. Epithelioid glioblastoma arising from pleomorphic xanthoastrocytoma with the BRAF V600E mutation［J］. Brain Tumor Pathol，2014，31（3）：172-176.

病例 4　男，66 岁，左额叶占位

【临床资料】

患者，男，66 岁。主诉"言语不利伴计算能力障碍 2 月余"。

现病史：患者于入院 2 个月前无明显诱因出现言语不利伴计算能力障碍、神志淡漠。近 2 周情况加重伴便秘、失眠。于 2017 年 6 月 13 日至我院就诊，2017 年 6 月 15 日查头颅 MRI 提示左侧颅内占位性病变，遂收入院行手术。术后定期复查头颅 MRI，于术后 7 个月突发肢体抽搐伴意识障碍，同时出现言语不能，右侧肢体无力、麻木较前加重。2018 年 2 月 26 日复查头颅 MRI 示左额顶叶大片状混杂异常信号，增强后见斑片状及环样强化，DWI 呈斑片高信号，考虑肿瘤复发，再次收入院治疗。

既往史：糖尿病。

家族史：家族性糖尿病病史。

查体：首次入院时患者神志淡漠，言语不利，计算能力障碍，定向、定时正常，双眼活动自如，对光反射存在，脑膜刺激征（−），肌力、肌张力正常，四肢肌力Ⅳ级，感觉正常，生理反射正常，病理反射未引出。浅表淋巴结未触及肿大。自发病以来患者神志淡漠，精神可、饮食可，小便正常，体重无明显减轻。

辅助检查：2017 年 6 月 15 日术前头颅 MRI 示脑灰白质界面清楚，左侧额叶见类圆形异常信号肿块影，边界清楚，最大截面大小约 4.3 cm × 6 cm，肿块呈囊实性表现，囊性部分位于周边，实性成分 T_1WI 平扫呈稍低信号，T_2 FLAIR 呈稍高信号，DWI 呈明显高信号，增强后明显强化，边缘呈环形强化，病灶周围见明显水肿信号。肿块占位效应明显，后部脑回挤压变形，左侧侧脑室受压变窄，中线结构稍向右移位（图 4−1）。2018 年 2 月 26 日复查头颅 MRI 示左额顶叶大片状混杂异常信号，呈 T_1WI 及 T_2 FLAIR 低信号为主混杂信号，周围见斑片状水肿信号，增强后见斑片状及环样强化，DWI 呈斑片状高信号，皮层下斑点状 T_2 FLAIR 高信号影。中线右偏，左侧侧脑室受压（图 4−2）。

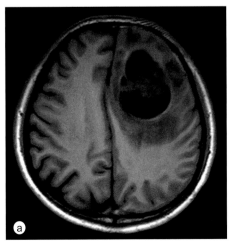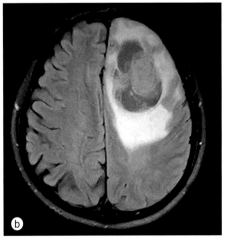

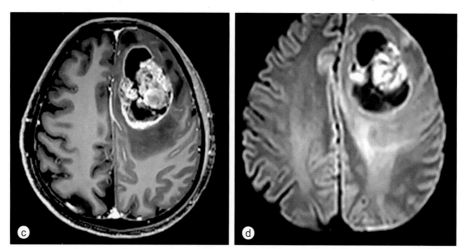

病变位于左侧额叶，呈囊实性，病灶周围水肿明显，伴轻度中线移位。a. 轴位 T_1WI 扫描呈稍低信号；b. 轴位 T_2 FLAIR 呈稍高信号；c. 轴位 T_1WI 增强扫描呈明显强化，边缘呈环形强化，病灶周围见明显水肿信号；d. 轴位 DWI 呈明显高信号。

图 4-1　术前头部 MRI 检查结果

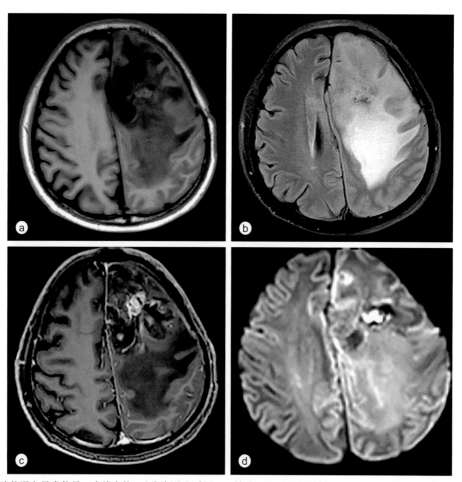

左额顶叶大片状混杂异常信号，中线右偏，左侧侧脑室受压。a. 轴位 T_1WI 扫描呈低信号为主混杂信号；b. 轴位 T_2 FLAIR 呈低信号为主混杂信号，周围见斑片状水肿信号；c. 轴位增强扫描见斑片状及环样强化；d. 轴位 DWI 呈斑片状高信号。

图 4-2　复查头颅 MRI 检查结果

行左侧额叶开颅病灶切除术。

【病理结果】

大体所见：碎组织一堆，大小为 4 cm × 3 cm × 1.5 cm，切面灰白、灰红色。

镜下所见：原发灶肿瘤细胞呈不规则巢团状、条索样排列，被间质丰富的纤维组织分隔，肿瘤细胞巢中央见栅栏状坏死；细胞异型性明显，细胞质少，核质比高，核分裂易见（图 4-3a、图 4-3b）；复发灶肿瘤细胞呈圆形、多边形，细胞质丰富，细胞异型性明显，可见瘤巨细胞，核分裂多见，部分区域可见软骨及骨分化（图 4-3c、图 4-3d）。

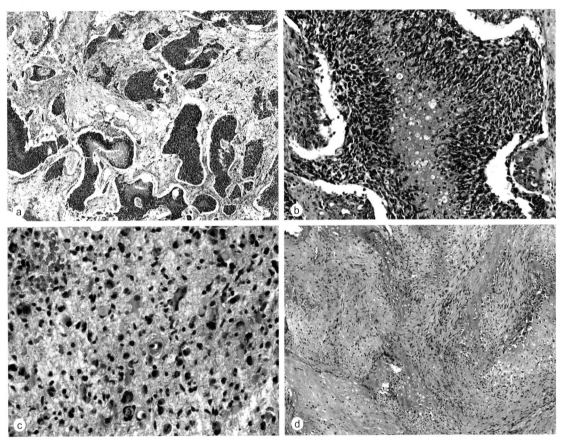

a. 肿瘤细胞呈不规则巢团状、条索样排列，细胞密度高，部分区域细胞巢中央见栅栏状坏死（中倍放大）；b. 细胞异型性明显，核质比高，核分裂易见，细胞质少（高倍放大）；c. 部分区域可见胶质细胞分化，细胞质丰富（高倍放大）；d. 部分区域可见软骨及骨分化（中倍放大）。

图 4-3　光学显微镜观察所见（HE 染色）

免疫组化检查：肿瘤细胞 Syn、TTF-1、CD56、ATRX 呈弥漫阳性，GFAP、Vimentin、EMA、NeuN 呈局灶阳性；p53 约（40%+），Ki-67 增殖指数约为 90%；AE1/AE3、CK5、CK7、NapsinA、P40、CK20、Olig-2、IDH1、CD34 均为阴性；H3K27M 阴性，H3K27me3 阳性表达（图 4-4）。

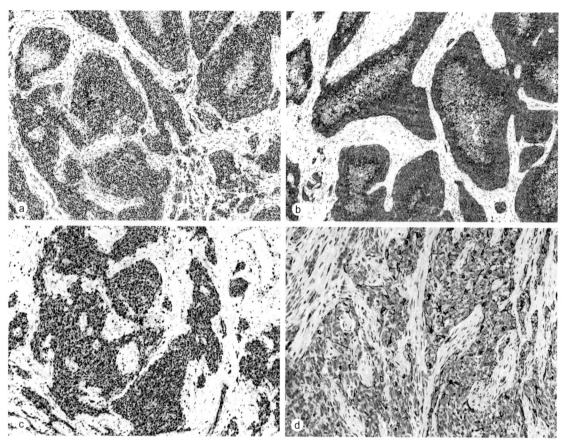

a. 肿瘤细胞弥漫表达 TTF-1（核阳性）（中倍放大）；b. 肿瘤细胞弥漫表达 Syn（膜阳性）（中倍放大）；c. Ki-67 增殖指数达 90%（中倍放大）；d. 少量肿瘤细胞表达 GFAP（高倍放大）。

图 4-4　免疫组织化学染色（EnVision 二步法）

分子病理结果：Sanger 测序法检测 *IDH1/IDH2*、*TERT* 均为野生型；FISH 检测显示存在 7 号染色体的获得和 10 号染色体的丢失，*EGFR* 无扩增（图 4-5）。

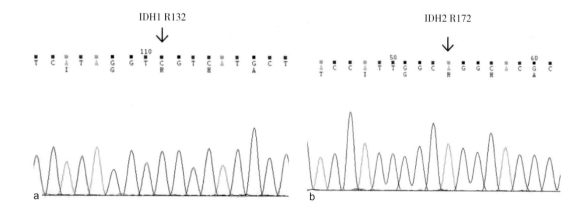

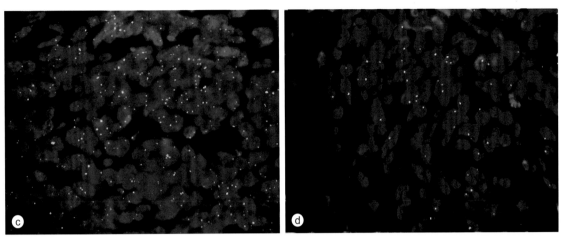

a. Sanger 测序检测 *IDH1* 为野生型；b. Sanger 测序检测 *IDH2* 为野生型；c. FISH 检测存在 7 号染色体获得；d. FISH 检测存在 10 号染色体的丢失。

图 4-5　分子检测

病理诊断（整合诊断）：（左额叶）结合原发肿瘤病理（恶性肿瘤，结合临床全身检查排除转移后，可考虑为原发胶质母细胞瘤），具有原始神经元成分的胶质母细胞瘤，部分区域向软骨、骨样间叶方向分化，IDH 野生型，CNS WHO 4 级。

【讨论】

胶质母细胞瘤是成人颅内恶性肿瘤中最常见的一种，约占所有原发颅内恶性肿瘤的 45% ~ 50%。肿瘤异质性大，常表现为不同的组织学特征。2021 年第 5 版 WHO 中枢神经系统肿瘤分类中将胶质母细胞瘤（IDH 野生型）分为巨细胞胶质母细胞瘤、胶质肉瘤及上皮样胶质母细胞瘤 3 种主要亚型，以及其他几种少见亚型（胶质母细胞瘤伴上皮分化、胶质母细胞瘤伴少突胶质样细胞、小细胞胶质母细胞瘤、具有原始神经元成分的胶质母细胞瘤、颗粒细胞胶质母细胞瘤及重度脂质化胶质母细胞瘤）。本例镜下组织学形态表现为具有原始神经元成分的胶质母细胞瘤。

具有原始神经元成分的胶质母细胞瘤在临床上少见，约占胶质母细胞瘤的 0.5%，临床症状及影像学表现与经典胶质母细胞瘤相似。中位年龄为 59.5 岁，超半数以上的患者位于颞叶，男性多见。影像学表现上，肿瘤边缘不规则，常在较暗的坏死中心区域周围伴环形强化，并伴病灶周边不同程度水肿。临床症状大多与肿瘤位置相关，表现为局灶性神经功能缺损（偏瘫、失语、视野缺损等）或癫痫发作，常伴恶心、呕吐等颅内压增高症状。

与经典胶质母细胞瘤相比，具有原始神经元成分的胶质母细胞瘤还表现出其独特的临床病理特征。组织学上呈界限清楚的高细胞密度结节，细胞分化差，核质比高，核分裂活跃，可伴有与髓母细胞瘤或其他胚胎性肿瘤相似的 Homer-Wright 菊形团和细胞间变等特征。

免疫组化特征包括神经元标志物如 Syn 阳性表达、GFAP 表达减少或缺失及 Ki-67 增殖指数与邻近区域相比显著升高，几乎所有病例 p53 阳性表达。值得注意的是，在德国海德堡大学 Abigail K 等人的研究中 77.8%（14/18）的病例出现 TTF-1 的阳性，因此需与转移性癌（如转移性神经内分泌癌等）鉴别，这些细胞不表达广谱细胞角蛋白（CK-pan）有助于鉴别诊断。此外，这种原始神经元成分也可见于 IDH 突变型高级别星形细胞瘤、H3 G34 突变型弥漫性半球胶质瘤和 H3 K27 变异型弥漫性中线胶质瘤（diffuse midline glioma，DMG）及中枢神经系统胚胎性肿瘤，但这些肿瘤一般不表达 TTF-1，并具有相应的分子改变可与具有原始神经元成分的胶质母细胞瘤鉴别。

具有原始神经元成分的胶质母细胞瘤还具有其独特的 DNA 甲基化谱和分子特征。2021 年德国海德堡大学 Abigail K 等报道组织学特征具有原始神经元成分的胶质母细胞瘤病例具有独特的 DNA 甲基化谱。拷贝数变异及基因测序显示高频 TP53、RB1 及 PTEN 基因改变，半数以上出现了 1 号染色体拷贝数获得，但较少见 7 号染色体获得、CDKN2A/B 纯合性缺失等 IDH 野生型胶质母细胞瘤常见的分子特征。此外，文献报道 MYCN 或 MYC 基因扩增频率增加（40%），MYC 扩增仅见于原始神经元成分中，对原始神经元样形态的克隆转化起到诱导作用。

治疗方面，临床上多采用放疗、替莫唑胺和以铂类为基础的化疗方案。该肿瘤预后差，中位总生存期（overall survival，OS）为 12 个月，约 40% 的患者（4/10）出现软脑膜播散和脊髓转移，肺部播散也有报道。本例患者术后 7 个月复发，术后 10 个月死亡。

本例原发肿瘤镜下几乎完全为原始神经元成分，未见明显胶质母细胞瘤样区域，且免疫组化表达 Syn、TTF-1、p53、GFAP 局灶阳性、Ki-67 增殖指数高达 90%，易误诊为肺小细胞癌脑转移。本病例术后 PET-CT 检查未发现颅外病灶。复发肿瘤呈现经典胶质母细胞瘤背景，且伴有骨及软骨分化。分子检测显示无 IDH1/IDH2 突变且存在 7 号染色体的获得和 10 号染色体的丢失。结合其典型的组织学形态、免疫组化表型及分子遗传学改变，诊断为具有原始神经元成分的胶质母细胞瘤。该亚型少见，具有更高的软脑膜播散和脊髓转移潜能，因此，准确的病理诊断及分型具有重要的临床意义。

（上海交通大学医学院附属新华医院　张　蒙　王瑞芬　王立峰）

参考文献

［1］SUWALA A K, STICHEL D, SCHRIMPF D, et al. Glioblastomas with primitive neuronal component harbor a distinct methylation and copy-number profile with inactivation of Tp53, PTEN, and RB1［J］. Acta Neuropathol, 2021, 142（1）: 179-189.

［2］POYURAN R, CHANDRASEKHARAN K, EASWER H V, et al. Glioblastoma with primitive neuronal component: an immunohistochemical study and review of literature［J］. J Clin Neurosci, 2021, 93: 130-136.

［3］MA Q, LIU L, SUN N, et al. Glioblastoma with a primitive neuronal component: a case report［J］. Oncol Lett, 2023, 26（2）: 341.

［4］PERRY A, MILLER C R, GUJRATI M, et al. Malignant gliomas with primitive neuroectodermal tumor-like components: a clinicopathologic and genetic study of 53 cases［J］. Brain Pathol, 2009, 19（1）: 81-90.

［5］WHO classification of Tumours Editorial Board. WHO classification of central nervous system tumours, 5th ed. Lyon, France: IARC Press, 2021, 39-54.

病例 5 男，68 岁，颅内多发占位

【临床资料】

患者，男，68 岁。主诉"头痛 1 年余，加重伴记忆力下降 1 个月"。

现病史：患者 1 年多前无明显诱因出现头晕，表现为间断性发作，可自行缓解，同时伴有视物模糊，无明显头晕头痛，无恶心呕吐，无心慌气短，语言及感觉功能未见明显异常。门诊 MRI 平扫提示左侧顶枕叶、右枕叶异常信号影，首先考虑缺血。近 1 个月余头晕发作频次增多，并伴有记忆力下降，头部 MRI 强化提示左侧颞顶枕叶、右枕叶、左侧丘脑区、胼胝体压部不均匀异常强化，考虑为占位性病变，为求进一步诊疗入院。

既往史：高血压 20 年，高血脂 3 年余，糖尿病 1 年。

家族史：无明确家族史。

查体：患者发育正常，意识清醒，双侧瞳孔等大等圆，光反应（+），视野粗测正常，双眼球活动自如，未及眼震颤；双侧额纹对称，鼻唇沟对称，伸舌居中，示齿完全，悬雍垂居中，饮水无呛咳，转颈、耸肩有力。面部感觉无减退，颈部无抵抗，脑膜刺激征（-），四肢肌力 V 级，双侧肌张力未及明显异常，双侧腱反射存在，双侧 Babinski 征阴性，全身深浅感觉未见明显异常。

辅助检查：头颅 MRI 示左侧颞顶枕叶、右枕叶、左侧丘脑区、胼胝体压部可见片样长 T_2 信号影，DWI 呈等信号，局部脑回肿胀，脑灰白质界限欠清，双侧额叶皮质下及双侧侧脑室旁可见斑片样长 T_2 信号影，脑室脑池系统形态未见异常，中线结构未见移位。注入对比剂后，左侧顶枕叶、右枕叶部分病变边缘呈花环样强化，病变中心可见片状无强化区。余脑质未见异常强化（图 5-1）。

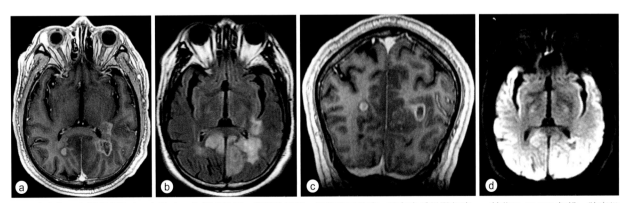

病变位于左侧颞顶枕叶、右枕叶、左侧丘脑区、胼胝体压部，局部脑回肿胀，脑灰白质界限欠清。a. 轴位 T_2 FLAIR 扫描，肿瘤组织呈不均匀信号影；b. 轴位 T_1 增强示左侧顶枕叶、右枕叶部分病变边缘呈花环样强化，病变中心可见片状无强化区；c. 冠状位 T_1 增强示病变区呈花环样强化，病变中心可见片状无强化区；d. 轴位 DWI 呈等信号。

图 5-1 头部 MRI 检查结果

行左侧顶枕叶开颅病灶切除术。

【病理结果】

大体所见：术中见肿瘤位于左顶枕叶皮层下，质稍韧，黄红色混杂，血运中等，包膜不清，与正常脑组织似有假分界。沿肿瘤假边界切除左顶枕肿瘤，见左侧脑室枕角旁肿瘤呈灰红色，烂肉样，血运丰富。送检为灰红色不整形组织，总共大小约 6 cm × 6 cm × 3 cm，切面呈灰黄、灰红色，质地中等。

镜下所见：梭形细胞形态没有描述、肾小球样血管内皮细胞增生。肥胖细胞区：肿瘤细胞具有丰富毛玻璃样嗜酸性细胞质，核偏位，核异型性明显，伴血管周围袖套样淋巴细胞浸润；颗粒细胞区：片状分布的圆形或类圆形细胞，细胞质内弥漫分布粗大的嗜酸性颗粒（图 5-2）。

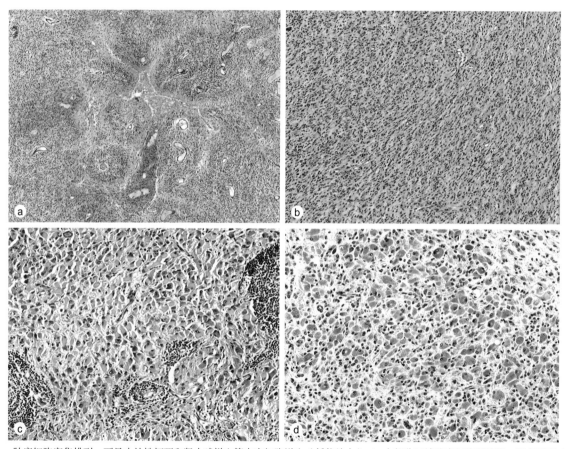

a. 肿瘤细胞密集排列，可见小灶性坏死和肾小球样血管内皮细胞增生（低倍放大）；b. 大部分区域肿瘤细胞呈梭形，密集排列（中倍放大）；c. 部分区域肿瘤细胞体积大，细胞质丰富，核偏位，血管周围淋巴细胞浸润（高倍放大）；d. 部分区域肿瘤细胞体积大，细胞质中富含粗大的红染颗粒状物质（高倍放大）。

图 5-2 光学显微镜观察所见（HE 染色）

免疫组化和特殊染色检查：梭形肿瘤细胞和肥胖细胞弥漫性表达 GFAP 和 Olig-2，IDH1 R132H 阴性，ATRX 无缺失，p53 阴性，S-100 阳性，Vimentin 阳性；颗粒细胞 CD68 阳性表达伴过碘酸希夫染色（periodic acid-schiff staining，PAS）阳性，局灶性肿瘤细胞 EMA 呈核周点状阳性，Ki-67 增殖指数约为 30%（图 5-3）。

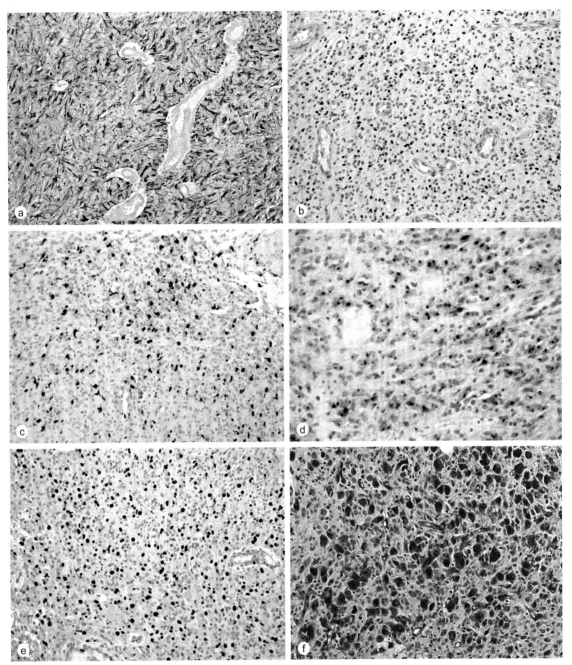

　　a. 梭形肿瘤细胞 GFAP 染色弥漫性细胞质阳性表达（中倍放大）；b. 多数肿瘤细胞 Olig-2 染色细胞核阳性（中倍放大）；c. 颗粒细胞 CD68 染色细胞质阳性表达（中倍放大）；d. 局灶性肿瘤细胞 EMA 核周点状阳性（中倍放大）；e. Ki-67 增殖指数达 30%（中倍放大）；f. 颗粒细胞细胞质 PAS 阳性（高倍放大）。

图 5-3　免疫组织化学（EnVision 二步法）及组织化学染色

　　病理诊断（整合诊断）：（左顶枕叶）胶质母细胞瘤，含颗粒细胞和肥胖细胞成分，伴上皮样分化；CNS WHO 4 级。

【讨论】

胶质母细胞瘤（glioblastoma，GBM）是一种成人型弥漫性星形细胞起源的肿瘤，IDH 野生型和 H3 野生型，具有以下一种或多种组织学特征或遗传学特征：微血管增生、假栅栏状坏死、*TERT* 启动子突变、*EGFR* 基因扩增和 +7/−10 染色体拷贝数变化，CNS WHO 分级为 4 级。GBM 是成人最常见的恶性脑肿瘤，约占所有原发性恶性脑肿瘤的 45% ~ 50%，多见于老年人，好发于大脑半球的皮质下白质，也可以发生于脑干、小脑和脊髓。对于年龄 ≥ 55 岁的患者，只要 IDH1 R132H 免疫组织化学染色阴性，肿瘤组织显示微血管增生、坏死，且非中线部位发生及无低级别胶质瘤病史，则可直接诊断 IDH 野生型胶质母细胞瘤，无须分子检测。

GBM 的组织病理学变化很大，通常表现为肿瘤细胞弥漫浸润性生长，细胞密度高且分化差，细胞呈明显的多形性、核异型性和活跃的分裂活性。GBM 具有组织学形态的高度异质性。肿瘤细胞多形性包括小细胞、未分化细胞、梭形细胞、富于脂质的细胞、颗粒细胞、上皮样细胞和巨细胞等。本例镜下见大部分肿瘤成分主要由梭形细胞构成，部分区域由肥胖细胞构成，小部分区域由颗粒细胞构成，免疫组化染色显示少数肿瘤细胞呈上皮样分化。肥胖型星形肿瘤细胞具有非常丰富的毛玻璃样的细胞质，将深染细胞核挤压到细胞周边，细胞突起呈放射状，粗而短，GFAP 染色一般呈阳性。血管周围淋巴细胞常分布在肥胖型星形细胞区域，在同一肿瘤中的其他区域不明显。肥胖型星形细胞可存在于 IDH 野生型 GBM 和 IDH 突变型的星形细胞瘤中。颗粒细胞具有丰富的颗粒状 PAS 阳性的细胞质，在 GBM 肿瘤中成团分布，免疫组化染色 CD68 阳性、GFAP 和 S−100 弱阳性表达。GBM 肿瘤细胞上皮化生很少见，包括鳞状上皮化生或腺样化生，肿瘤细胞可以表现出鳞状上皮细胞的特征，包括伴有角化珠的上皮细胞漩涡和表达鳞状细胞标志物（如 CK5/CK6）；有些 GBM 含有较多的腺样化生。本例仅见少数肿瘤细胞 EMA 核周点状阳性表达，考虑为星形母细胞瘤样结构形成。

当 GBM 中颗粒状肿瘤细胞广泛存在时，肿瘤被称为颗粒细胞 GBM，属于侵袭性较强、预后较差、具有特殊形态的一种罕见 GBM 类型。其肿瘤细胞特征性的表现为大的圆形或卵圆形细胞呈片状或散在分布，胞质丰富，粗大的嗜酸性颗粒或充满整个胞质，或分布于细胞周边。细胞边界清楚，细胞核呈圆形、卵圆形，大小不一，多偏位，核染色质弥散，可见单个嗜酸性核仁，核分裂象罕见。肿瘤间质血管周围可见多少不等的淋巴细胞浸润，血管内皮细胞无增生，肿瘤内无坏死。现在还不能肯定 GBM 中颗粒状细胞的组织起源，多数学者认为其起源于星形细胞，因颗粒细胞表达 GFAP 和 S−100 蛋白，并显示向经典的 GBM 细胞逐渐过渡的形态学改变。另外，电镜观察显示肿瘤细胞中含有与胶质细胞一致的中间丝，这也支持颗粒状细胞起源于星形细胞的观点。颗粒状细胞由于其体积较大且颗粒较粗，易与一些非肿瘤性病变（如脑梗死、多发性硬化及进行性多灶性白质脑病等）、组织细胞肿瘤相混淆。

GBM 是一种高度异质性肿瘤，其组织学形态呈多样性，有些亚型临床较少见，含有不同成分的 GBM 之间可能有不同的预后。研究发现，瘤内异质性不仅体现在组织形态上异质性区域的共存，而且在表观遗传学和遗传学上也有不同区域特异性染色体畸变、突变和基因表达模式的细胞亚群，这可能导致肿瘤生长、进展和治疗失败，在临床工作中需综合组织学形态与分子特征进行诊断与治疗。

（天津医科大学总医院　于士柱　孙翠云　罗文君）

参考文献

［1］STICHEL D，EBRAHIMI A，REUSS D，et al. Distribution of EGFR amplification，combined chromosome 7 gain and chromosome 10 loss，and TERT promoter mutation in brain tumors and their potential for the reclassification of IDH wt astrocytoma to glioblastoma［J］. Acta Neuropathol，2018，136（5）：793-803.

［2］LOUIS D N，PERRY A，WESSELING P，et al. The 2021 WHO classification of tumors of the central nervous system：a summary［J］. Neuro Oncol，2021，23（8）：1231-1251.

［3］RICHARDSON T E，HATANPAA K J，WALKER J M.Molecular characterization of "true" low-grade IDH-wildtype astrocytomas［J］. J Neuropathol Exp Neurol，2021，80（5）：431-435.

［4］PALLAVAJJALA A，BURGER P C，RODRIGUEZ F J，et al. Granular cell astrocytoma：an aggressive IDH-wildtype diffuse glioma with molecular genetic features of primary glioblastoma［J］. Brain Pathol.2019，29（2）：193-204.

病例 6　男，46 岁，双侧大脑半球多发占位

【临床资料】

患者，男，46 岁。主诉"头晕伴肢体麻木半个月"。

现病史：患者半个月前无明显诱因出现头晕，程度轻，非天旋地转感，偶有轻微头痛，伴左上肢麻木，双下肢轻微麻木及乏力。就诊于当地医院，颅脑 MRI 检查提示"双侧大脑半球多发占位"，胸部 CT "未见异常占位"，为进一步治疗就诊于我院。

既往史、个人史及家族史：无特殊。

查体：患者发育正常，神志清楚，记忆力、定向力及计算力下降，心肺腹查体未及特殊。左上肢及双下肢肌力Ⅴ级，右上肢肌力Ⅴ级，肌张力正常，深感觉、浅感觉、定位觉等正常，未及其他阳性体征。

辅助检查：头颅 MRI 提示右侧额顶枕叶、左侧半卵圆中心–胼胝体–侧脑室多发占位性病变，增强后明显环形、斑片状强化，考虑淋巴瘤可能性大，待排除转移瘤或胶质瘤病（图 6-1）。

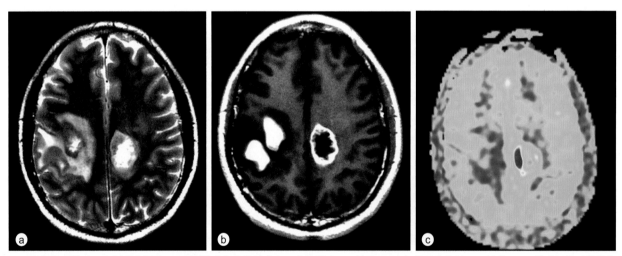

右侧额顶枕叶、左侧半卵圆中心–胼胝体多发占位性病变，水肿明显。a. 轴位 T_2WI 扫描呈高信号；b. 轴位 T_1WI 增强扫描呈结节状强化或环形强化；c. 动脉自旋标记示上右侧额顶叶病灶低灌注，左侧半卵圆中心病灶呈高灌注。

图 6-1　头颅 MRI 检查结果

先后分别行右侧额叶病变活检术及右侧顶枕叶肿瘤部分切除术。

【病理结果】

大体所见：（活检样本）灰白色穿刺组织 3 条，长 0.5 ~ 0.8 cm，直径约 0.1 cm。（手术切除样本）灰白色碎组织一堆，直径共约 1 cm。

镜下所见：活检样本镜下观察，肿瘤细胞为圆形或多边形，片状或散在浸润性生长，细胞体积偏大，形态温和，背靠背排列，胞界清晰，核偏位，为圆形或卵圆形，部分可见核内假包涵体或小核仁，胞质为丰富颗粒状，中心区域淡染，外周区域胞质更为浓集和嗜酸性，罕见核分裂，肿瘤细胞间及血管周围淋巴细胞浸润，未见坏死及微血管增生。手术切除样本镜下观察，大部区域与活检样本组织学形态一致，为富含颗粒的大多边形组织细胞样细胞，其间可见异型的星形肿瘤细胞，小部分区域肿瘤细胞密集排列，圆形或卵圆形不规则，核深染，可见小核仁，核分裂易见，并可见微血管增生及假栅栏状坏死（图6-2）。

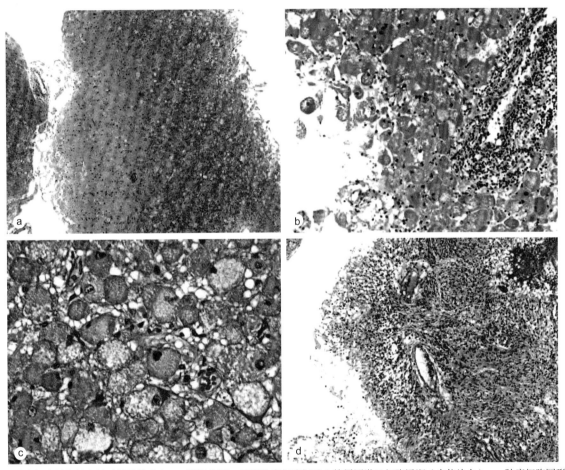

a. 肿瘤细胞浸润性生长（低倍放大）；b. 颗粒细胞、星形肿瘤细胞间及血管周围淋巴细胞浸润（中倍放大）；c. 肿瘤细胞圆形或多边形，体积偏大，形态温和，背靠背排列，胞质突起少而短，胞界清晰，核偏位，圆形或卵圆形，部分可见核内假包涵体或小核仁，胞质丰富颗粒状，中心区域淡染，外周区域胞质更为浓集和嗜酸性（高倍放大）；d. 切除样本中见肿瘤细胞密集排列，细胞圆形或卵圆形不规则，核深染，异型性明显，并可见微血管增生及假栅栏状坏死（中倍放大）。

图6-2　光学显微镜观察所见（HE染色）

免疫组化检查：S-100弥漫阳性，GFAP颗粒细胞胞质阳性或细胞周围阳性，高级别区域弥漫阳性；Olig-2颗粒细胞部分阳性，高级别区域弥漫阳性；CD68阳性，CD163阴性，p53散在强弱不等阳性，H3K27me3及ATRX未见缺失，CD3及CD20小淋巴细胞阳性，TTF-1、BRAF、H3K27M、CD1a、Langerin均为阴性；Ki-67增殖指数颗粒细胞区域约为3%，高级别胶质瘤区域约为40%（图6-3）。

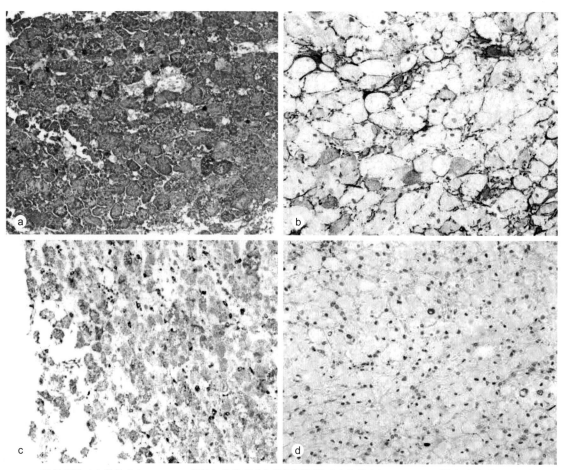

a. S-100 弥漫阳性（中倍放大）；b. GFAP 颗粒细胞胞质或细胞周围阳性（中倍放大）；c. CD68 颗粒细胞胞质阳性（中倍放大）；d. CD163 颗粒细胞阴性（中倍放大）。

图 6-3　免疫组织化学染色

特殊染色结果：PAS 胞质颗粒阳性，PAS 消化染色阴性（图 6-4）。

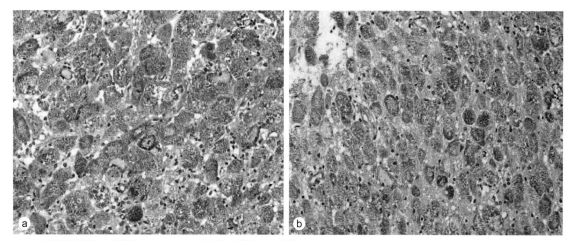

a. PAS 胞质颗粒阳性（中倍放大）；b. PAS 消化染色阴性（中倍放大）。

图 6-4　PAS 特殊染色

分子病理结果：实时荧光定量 PCR 在活检样本及手术切除样本中均检测出 *TERT* 基因启动子（*C228T*）突变，未检测出 IDH1 R132/IDH2 R172 基因突变。活检样本 FISH 未检测出 *EGFR* 基因扩增、7 号染色体获得或 10 号染色体缺失；手术切除样本中高级别区域检测出 *EGFR* 基因扩增、7 号染色体获得和 10 染色体缺失（图 6–5）。

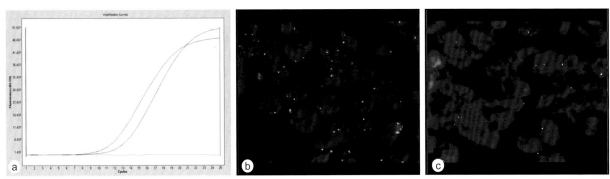

a. 端粒逆转录酶（*TERT*）基因启动子（*C228T*）突变阳性，实时荧光定量 PCR 法；b. *EGFR* 基因扩增阳性（红色信号），7 号染色体获得阳性（绿色信号），荧光原位杂交（高倍放大）；c. 10 号染色体缺失阳性（绿色信号），荧光原位杂交（高倍放大）。

图 6–5　单基因检测结果

病理诊断（整合诊断）：

（右侧额叶/右侧顶枕叶）胶质母细胞瘤，IDH 野生型，CNS WHO 4 级。

分子信息：PCR 检测出 *TERT* 基因启动子（*C228T*）突变；FISH 检测出 *EGFR* 基因扩增、7 号染色体获得及 10 号染色体缺失。

【讨论】

最新的 WHO 中枢神经系统肿瘤分类中除了经典的胶质母细胞瘤外，仅定义了 3 个特殊亚型的胶质母细胞瘤，分别为巨细胞胶质母细胞瘤、胶质肉瘤及上皮样胶质母细胞瘤，同时还描述了一些具有特殊组织学形态特征的胶质母细胞瘤，如小细胞胶质母细胞瘤、伴有原始神经细胞的胶质母细胞瘤、明显脂化的胶质母细胞瘤及颗粒细胞星形细胞瘤/胶质母细胞瘤等。其中颗粒细胞星形细胞瘤/胶质母细胞瘤临床极为罕见，至今世界范围内报道不足百例，由于其形态的特殊性，极易被误诊为富含巨噬细胞的炎症性病变或低级别胶质瘤而误治。

与颗粒细胞相关的肿瘤称为颗粒细胞瘤（granular cell tumours，GCT），颅内的颗粒细胞瘤多发生于神经垂体和漏斗部，而颅内神经垂体外的颗粒细胞肿瘤则在 1973 年第一次被报道。直至 2002 年，Brat 等通过对 22 例脑实质内颗粒细胞瘤的组织学特点、分级及预后等进行分析，正式将脑实质内发生的具有颗粒细胞特征的肿瘤作为一个独立的组织学类型，将其定义为"颗粒细胞星形细胞瘤"（granular cell astrocytomas，GCAs），它在影像学上可呈现出胶质母细胞瘤样的明显环形强化、占位效应及瘤周水肿。组织学特征为片状或散在的大多边形/圆形肿瘤细胞，细胞直径 60 ~ 100 μm，胞质为丰富嗜酸颗粒状，富含溶酶体，核分裂罕见；肿瘤可为纯的颗粒细胞星形细胞瘤，也可混有不同级别的星形细胞肿瘤成分，颗粒细胞与星形细胞成分可有分界，也可相互过渡移行；间质常伴有血管周围或肿瘤细胞间的淋巴细胞浸润。免疫组织化学染色 S-100、CD68、EMA 阳性，GFAP 阳性程度不一，可表现为弥漫片状或灶性弱阳性，也可为散在细胞的弥漫胞质阳性或细胞周围阳性；Olig-2 通常阳性，Ki-67 增殖指数低，特殊染色 PAS 显示胞质颗粒阳性。已有的研究认为颗粒细胞可能是胶质细胞变性的结果，即其本质为胶质瘤，而不同于神经垂体或体部颗粒细胞瘤。

2007 年的 WHO 中枢神经系统肿瘤分类中将颗粒细胞作为胶质母细胞瘤的细胞成分之一进行描述，而 2016 年和 2021 年的 WHO 中枢神经系统肿瘤分类中颗粒细胞相关的胶质母细胞瘤则作为胶质母细胞瘤的一种独特的组织学形式，称为颗粒细胞星形细胞瘤/胶质母细胞瘤。自肿瘤被定义至今，陆续有一些个案报道及个别的大宗病例分析，其中国外报道约 91 例，国内报道仅 2 例。Vizcaino 等对 GCA 的临床病理特征及分子遗传学特征进行了总结分析，发现 GCA 的分子遗传学特征与原发性胶质母细胞瘤广泛重叠，包括 TERT 基因启动（C228T）突变（约 69%）、EGFR 基因变异（约 23%）、10 号染色体单体、7 号染色体获得、NF1 和 TP53 基因突变、CDKN2A/B 缺失等，同时不伴有 IDH1/IDH2、H3F3A、BRAF、CIC 及 ATRX 等基因突变。该研究还评估了 CD68、CD163、HAM56、IBA-1 等的免疫组化表达方式，其中大部分病例 CD68 弥漫阳性，少部分灶阳性/弱阳性，而组织细胞/小胶质细胞标志物 CD163、HAM56、IBA-1 均为阴性。本例免疫组化形式与已有报道相似，同时单基因检测结果显示颗粒细胞星形细胞瘤区域 TERT 基因启动子突变，但未检测出 7 号染色体获得、10 号染色体缺失或 EGFR 基因扩增；但含有胶质母细胞瘤的区域除 TERT 基因（C228T）突变外，还检测出 EGFR 基因扩增、7 号染色体获得以及 10 号染色体缺失。

颗粒细胞星形细胞瘤/胶质母细胞瘤多发生于大脑半球，以额颞叶为主，可单部位或多中心发病，临床症状主要取决于病变部位。疾病年龄分布较广，中位年龄 57.8 岁。男女比例为 1.7：1，稍倾向于男性，组织学分级可为 2 级、3 级或 4 级。已报道的研究分析表明肿瘤预后差，中位生存期＜12 个月；诊断时 60 岁以上者存活率低于 60 岁以下的患者，且 WHO 中枢神经系统肿瘤分类中组织学分级、颗粒细胞丰富程度、性别及肿瘤细胞增殖指数等均与生存率无显著相关性。其治疗与胶质母细胞瘤相似，以手术联合放化疗的综合治疗为主。

鉴别诊断。①脱髓鞘疾病：细胞胞质肥皂泡样而非颗粒状，血管周围巨噬细胞聚集，可见多核的反应性星形细胞，免疫组化 CD68、CD163 阳性。②感染：其内为胞质泡沫状的巨噬细胞，伴有血管内皮细胞增生、肿胀、肥大，以病变皮层受累为著，免疫组化巨噬细胞标志物单克隆抗体（HAM56）阳性。③进行性多灶性白质脑病（progressive multifocal leukoencepha-lopathy，PML）：影像学检查强化及占位效应均不显著，细胞密度小，多灶性脱髓鞘，脱髓鞘病灶周围的细胞核内见酒红色包涵体，血管周围淋巴细胞少，JC 病毒（John Cunningham Virus，JVC）感染相关者可通过免疫或原位杂交检测 SV40 进行诊断及鉴别诊断。④鞍区颗粒细胞瘤：细胞形态温和，颅内病变基本局限于神经垂体或鞍区，Ki-67 表现为低增殖活性，免疫组化染色示 TTF-1 阳性。⑤经典的浸润性星形细胞瘤：浸润生长的肿瘤细胞胞质少、均质，CNS WHO 分级为 3～4 级者核分裂多见且 Ki-67 增殖指数高，细胞异型性明显。

综上所述，颗粒细胞星形细胞瘤/胶质母细胞瘤作为胶质母细胞瘤的一种独特的组织学形式，临床罕见，多发性病变影像学上有时难以与淋巴瘤、转移癌或结核瘤等相鉴别。活检组织表现为单一的巨噬细胞样形态时极易被误诊为炎症性或富含巨噬细胞的其他病变而延误治疗，组织学形态上颗粒细胞比泡沫状组织细胞更大、更多边形、更不规则、更颗粒状，PAS 阳性，免疫组化示 CD68 阳性而 CD163 阴性，再结合其他免疫组化和基因检测等有助于诊断及鉴别诊断。目前报道病例数较少，总体预后差，其温和的细胞形态与侵袭性生物学行为极不匹配，将来这一类型的肿瘤是否会被 WHO 中枢神经系统肿瘤分类接受为类似于其他 3 个独立组织学亚型的胶质母细胞瘤尚未可知。

（广东三九脑科医院　范冲竹　李海南）

参考文献

［1］LOUIS D，ALDAPE K D，CAPPER D，et al. WHO Classification of Tumours of Central Nervous System Tumours［M］. 5th Edition；Vol.6.Lyon（France）：International Agency for Research on Cancer，2021：228-231.

［2］MARKESBERY W R，DUFFY P E，COWEN D. Granular cell tumors of the central nervous system［J］. J Neuropathol Exp Neurol，1973，32（1）：92-109.

［3］BRAT D J，SCHEITHAUER B W，MEDINAFLORES R，et al. Infiltrative astrocytomas with granular cell features（granular cell astrocytomas）a study of histopathologic features，grading，and outcome［J］. Am J Surg Pathol，2002，26（6）：750-7.

［4］M A VIZCAINO，DOREEN N P，MING Y，et al. Granular cell astrocytoma：an aggressive IDH-wildtype diffuse glioma with molecular genetic features of primary glioblastoma［J］. Brain Pathol，2019，29（2）：193-204.

［5］AYMA B，AZRA B，SAIRA J，et al. Granular cell astrocytoma［J］. J Ayub Med Coll Abbottabad，2023，35（1）：158-160.

病例 7 男，2 岁，颅内多发病变

【临床资料】

患儿，男，2 岁。主诉"走路轻度跛行 3 个月、发现颅内占位 5 天"。

现病史：患儿 3 个月前开始出现走路轻度跛行及持物不稳。行头颅 MRI 检查发现右额顶叶、基底节区、胼胝体及双侧半卵圆中心异常信号。

既往史：身体健，无特殊。

家族史：无明确家族史。

查体：患儿发育正常，意识清醒，仅有轻度跛行及持物不稳。

辅助检查：头颅 CT 示胼胝体、右侧基底节区、放射冠、半卵圆中心及额叶、顶叶皮层下见大片状低密度影，病变密度尚均匀，边缘清晰；头颅 MRI 示：胼胝体、右侧基底节区、放射冠、半卵圆中心及额叶、顶叶皮层下病变 T1WI 为低信号，T2WI 为高信号，FLAIR 病变中央为低信号，周围为高信号。增强扫描后，病变大部分未见强化，局部见线样强化。（图 7-1）。

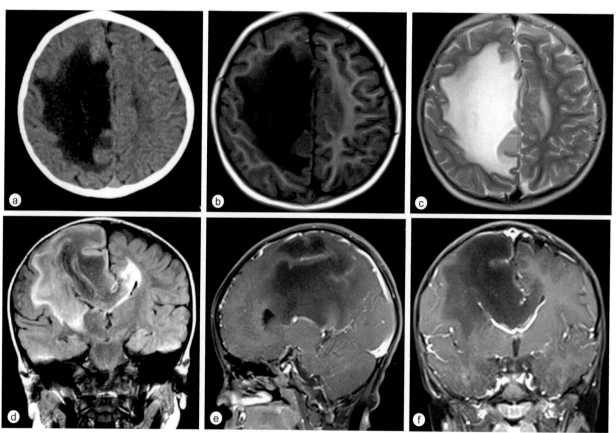

右侧额顶叶、基底节区、胼胝体及双侧半卵圆区可见多发病灶。a. CT 扫描呈低密度；b. 轴位 T_1WI 扫描呈低信号；c. 轴位 T_2WI 扫描呈高信号；d. 冠状位 FLAIR 病变中央为低信号，周围为高信号；e. 矢状位 T_1WI 增强扫描局部见线样强化；f. 冠状位 T_1WI 增强扫描局部见线样强化。

图 7-1 头部 CT 及 MRI 检查

行右侧顶叶脑穿刺活检。

【病理结果】

镜下所见：脑组织中肿瘤细胞弥漫性生长，细胞密度较稀疏，细胞体积大小较一致，有轻度异型性，伴黏液变性及微囊变，其间散在少许神经元成分；未见明确核分裂象、微血管增生或坏死（图7-2）。

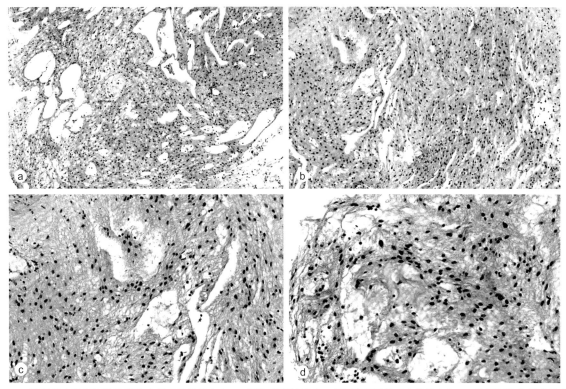

a、b.脑组织中肿瘤细胞弥漫性生长（低倍放大）；c.细胞密度较稀疏，有轻度异型性（中倍放大）；d.肿瘤细胞有轻度异型性，伴黏液变性及微囊变，其间可见个别神经元成分，未见明确核分裂象、微血管增生或坏死（高倍放大）。

图7-2　光学显微镜观察所见（HE染色）

免疫组化检查：肿瘤细胞表达GFAP，并在神经丝（neurofilament，NF）阳性的轴索间浸润性生长，可见个别残存的NeuN（+）神经元。肿瘤细胞Olig-2（少量细胞+），CD34（-）；Ki-67增殖指数约为2%（图7-3）。

分子病理结果：二代测序（next-generation sequencing，NGS）检测到*MYB-PCDHGA1*基因融合，FISH检测到*MYB*基因重排；DNA甲基化聚类分析显示聚类为"低级别胶质瘤，MYB/MYBL1变异型"（图7-4）。

病理诊断（整合诊断）：（顶叶）儿童型弥漫性低级别星形细胞瘤，考虑为弥漫性星形细胞瘤，MYB/MYBL1变异型，NEC。备注：根据2021年第5版WHO中枢神经系统肿瘤分类，该病理诊断为弥漫性星形细胞瘤，MYB/MYBL1变异型；CNS WHO分级为1级。但鉴于该例影像学显示病灶弥漫，累及范围较为广泛，建议结合临床综合制定治疗方案。

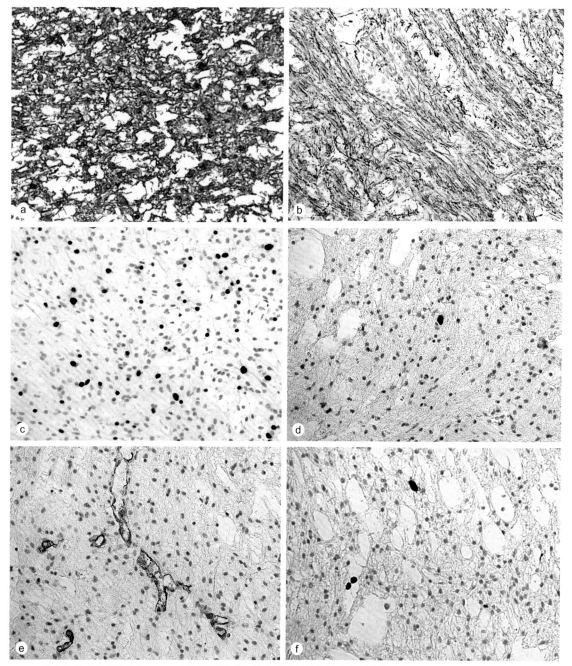

a. GFAP 染色阳性（高倍放大）；b. NF 标记显示肿瘤细胞在轴索间浸润性生长（高倍放大）；c. 肿瘤细胞 Olig-2（少量细胞 +）（高倍放大）；d. 个别残存的 NeuN（+）神经元（高倍放大）；e. 肿瘤细胞 CD34（-）（高倍放大）；f. Ki-67 增殖指数约为 2%（高倍放大）。

图 7-3　组织化学及免疫组织化学染色（EnVision 二步法）

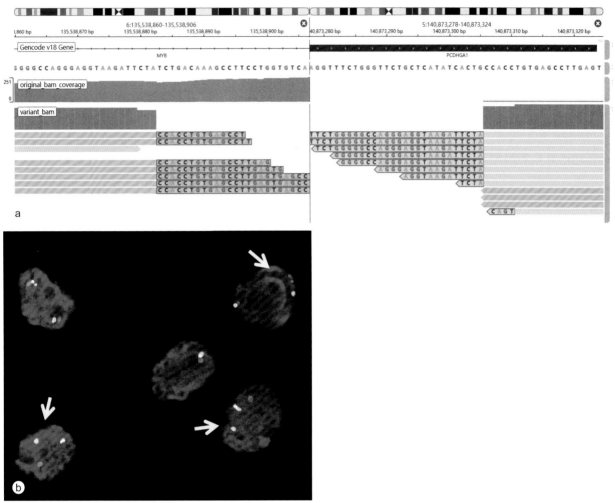

a. 二代测序检测到 *MYB-PCDHGA1* 基因融合；b. 荧光原位杂交使用 MYB 断裂探针检测到 *MYB* 基因重排阳性（箭头所示，高倍放大）。

图 7-4　分子检测

【讨论】

MYB 或 MYBL1 变异型弥漫性星形细胞瘤是一类具有单一组织学形态和弥漫性生长方式的星形细胞瘤，同时伴有 *MYB* 或 *MYBL1* 基因改变，CNS WHO 分级为 1 级。Blümcke 等曾以"癫痫相关的同形性星形细胞瘤"的名称首先报道。该肿瘤在临床中较为罕见，仅占儿童型弥漫性低级别胶质瘤的 2% 左右。该类型肿瘤多见于儿童和青少年。肿瘤常累及大脑皮层与皮层下浅表部位，好发于颞叶，其次为额叶和枕叶。临床上主要表现为儿童起病的长期难治性/顽固性癫痫发作。影像表现病灶边界尚可，常为 T_1 低信号，T_2、FLAIR 呈高或混杂信号。通常增强后无强化，可出现囊性变。

该肿瘤病理形态上表现为胶质背景中有单形性星形胶质样肿瘤细胞弥漫浸润。肿瘤细胞密度较低，细胞核呈卵圆形或短梭形，核仁不明显，染色质呈细颗粒状，缺乏核分裂象；无血管内皮增生和坏死。偶尔单形性肿瘤细胞可围绕血管周围分布，需要与血管中心性胶质瘤（angiocentric glioma，AG）鉴别。免疫组织化学显示肿瘤细胞 GFAP 呈阳性表达，但不表达 Olig-2、CD34、MAP2 和

NeuN，Ki-67 增殖指数较低。分子特征为存在 *MYB* 或其家族成员 *MYBL1* 的结构域重排，其伴侣基因主要包括 *PCDHGA1*、*MMP16*、*MAML2* 等，也有 *RAD51B*、*ZFHX4* 及 *TOX* 等报道，但通常没有 AG 的 *MYB-QKI* 融合形式，也缺乏弥漫性儿童型高级别胶质瘤或成人型弥漫性胶质瘤常见的分子改变。

该肿瘤类型在组织形态学上与其他类型的胶质瘤有交叉或重叠，因此需要与神经节细胞胶质瘤（ganglioglioma，GG）、成人弥漫性星形细胞瘤、血管中心性胶质瘤等相鉴别。GG 在增生的胶质背景中可见到不成熟的神经元，CD34 染色呈云雾状或弥漫性表达，通常伴有 BRAF V600E 突变或促分裂原活化的蛋白激酶（mitogen-activated protein kinase，MAPK）通路相关基因改变；成人 IDH 突变型星形细胞瘤存在 *IDH* 突变，IDH 野生型且组织学表现为低级别胶质瘤时需要检测是否存在胶质母细胞瘤的分子改变如 *TERT* 启动子突变、*EGFR* 扩增、7 号染色体获得/10 号染色体缺失等，或者检测是否存在其他特殊分子改变。另外 *MYB/MYBL1* 变异型弥漫性星形细胞瘤的细胞形态较温和，有时需要与反应性胶质细胞增生相鉴别。

目前研究数据显示，该类型肿瘤手术切除后基本可控制癫痫发作，很少有复发，预后良好。本病例形态上表现为单一组织学形态和弥漫性生长方式，且具有 *MYB* 基因融合（*MYB-PCDHGA1* 融合），但是在临床影像学上表现为病灶累及范围较广，且手术切除难度大，需要结合临床情况制定诊疗方案。该病例活检后进行了额颞叶肿瘤手术切除，术后行化疗治疗，目前患者状态良好，还在进一步随访中。

（首都医科大学宣武医院　王雷明　朴月善）

参考文献

［1］WEFERS A K, STICHEL D, CORAS R, et al. Isomorphic diffuse glioma is a morphologically and molecularly distinct tumour entity with recurrent gene fusions of MYBL1 or MYB and a benign disease course［J］. Acta Neuropathol, 2020, 139（1）: 193-209.

［2］CHIANG J, HARRELD J H, TINKLE C L, et al. A single-center study of the clinicopathologic correlates of gliomas with a MYB or MYBL1 alteration［J］. Acta Neuropathol 2019, 138（6）: 1091-1092.

［3］SUH Y Y, LEE K, SHIM Y M, et al. MYB/MYBL1: QKI fusion-positive diffuse glioma［J］. J Neuropathol Exp Neurol, 2023, 82（3）: 250-260.

［4］杜尊国, 汪寅, 熊佶. 第 5 版 WHO 中枢神经系统肿瘤分类儿童型弥漫性低级别胶质瘤解读［J］. 中华病理学杂志, 2022, 51（11）: 1090-1093.

病例 8　男，24 岁，左侧颞叶占位

【临床资料】

患者，男，24 岁。主诉"发现颅内占位 1 周"。

现病史：患者 1 周前于当地医院拟行鼻中隔手术前行头颅 CT 发现左侧颞叶占位病变，无头晕头痛、恶心呕吐、视物重影、言语不能、口角歪斜、偏瘫抽搐、便尿失禁等，为进一步诊治行头颅 MRI 增强提示左侧颞叶占位，遂就诊于我院脑外科。

既往史：既往一般健康状况良好，无癫痫病史。

家族史：否认家族性遗传病史。

查体：患者发育正常，一般情况良好，神经系统查体无明显阳性体征。自发病以来患者饮食、睡眠可，大小便正常。

辅助检查：头颅 MRI 平扫＋增强：左侧颞叶可见一囊实性异常信号影，大小约为 3.4 cm × 3.9 cm，T_1WI 呈等低信号，T_2WI 呈等高信号，弥散未见受限，囊壁较厚，且厚度不均，信号欠均匀，未见钙化灶，周围脑白质轻度水肿。增强后病灶实性部分可见明显强化，囊变区未见强化（图 8-1）。

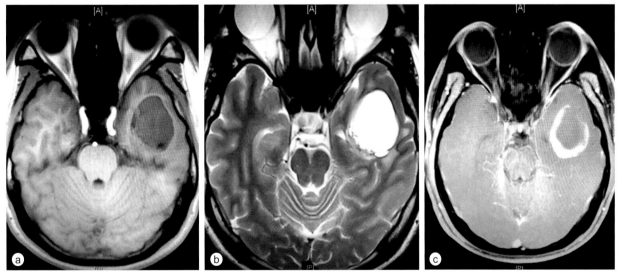

病灶位于左侧颞叶，囊实性占位，周围轻度水肿，未见明显中线移位。a. T_1WI 平扫呈等低信号；b. T_2WI 平扫呈等高信号；c. T_1WI 增强扫描实性部分可见明显强化，囊变区未见强化。

图 8-1　头颅 MRI 平扫＋增强结果

入院行左侧颞叶病灶切除术，术中分离颞极后方 4.5 cm 处皮层下约 1 cm 见肿瘤，肿瘤呈囊性，内含黄色囊液，囊壁呈灰红色，质地稍韧，血供尚可，和周围水肿脑组织边界尚清。

临床神经病理学经典与疑难病例荟萃
——全国神经病理读片讨论会 20 周年纪念专辑

【病理结果】

大体所见：送检灰白色组织 2 块，大小共 4 cm × 2.5 cm × 2 cm，切面见一囊腔，直径为 2 cm，壁厚 0.1 cm，内容物已流失，其余切面为灰白色，实性，质中。

镜下所见：低倍镜下肿瘤呈囊性改变，肿瘤细胞围绕大小血管；部分区域为双极长梭形细胞，呈放射状、束状排列，形成施万细胞样结节，部分区域为上皮样细胞，呈片状排列，浸润性生长；核分裂罕见，未见坏死（图 8-2）。

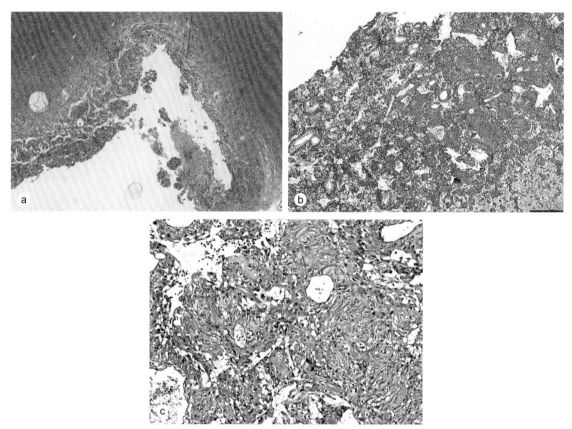

a. 低倍镜下肿瘤呈囊性改变（低倍放大）；b. 低倍镜下肿瘤细胞围绕血管周围生长（低倍放大）；c. 高倍镜下部分区域细胞为长梭形，呈放射状、束状排列，形成施万细胞样结节，部分区域细胞为上皮样，呈片状排列（高倍放大）。

图 8-2　光学显微镜所示（HE 染色）

免疫组化检查：肿瘤细胞呈 Vimentin、GFAP、Olig-2、Nestin、S-100、SOX10、CD99、CD56、D2-40 阳性表达，EMA 呈部分阳性表达，不表达 SSTR2、PR、NeuN、NSE、HMB45、SMA、CD31 及 CD34；IDH1 R132H 及 p53 均呈野生型，Ki-67 增殖指数较低，约为 3%（图 8-3）。

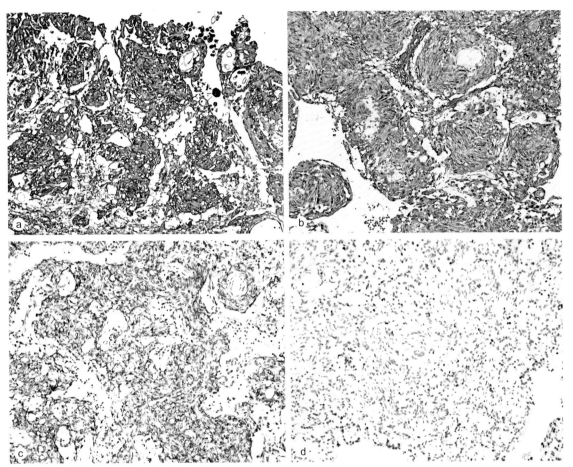

a. Vimentin 标记显示肿瘤细胞呈阳性（高倍放大）；b. GFAP 肿瘤细胞呈胞质阳性（高倍放大）；c. D2-40 标记显示肿瘤细胞胞质阳性或核旁点状阳性（高倍放大）；d. Ki-67 增殖指数较低，约为 3%（高倍放大）。

图 8-3 免疫组织化学染色结果（EnVision 二步法）

分子病理结果：*IDH1/IDH2* 基因野生型（Sanger 测序法），*BRAF* 基因野生型（Sanger 测序法），*MYB-QKI* 融合基因（阳性细胞比率＝4%）、*KIAA1549-BRAF* 融合基因（阳性细胞比率＝2%）及 *MN1* 重排（断裂信号阳性细胞比率＝2%）检测均为阴性。

病理诊断（整合诊断）：（左侧颞叶）低级别胶质细，组织学考虑为血管中心性胶质瘤（WHO 1 级）。

【讨论】

血管中心性胶质瘤（angiocentric glioma，AG）是一种罕见的生长缓慢的低级别胶质瘤，好发于儿童和青少年，常以难治性癫痫为主要临床表现，其他常见症状为头痛和视力障碍。2007 年 WHO 中枢神经系统肿瘤分类首次将其归入神经上皮来源肿瘤，由于其增生潜能低下，完全切除后可明显改善症状，无须术后辅助放化疗，且肿瘤无复发，故 CNS WHO 分级为 1 级。AG 通常发生于大脑皮质浅部，以额叶、顶叶最常见，近年来有报道脑干部位也可发生。

AG 的影像学表现具有一定的特征性，病变多位于幕上皮层及皮层下区，多为实性肿块，可见囊变、钙化、边界清楚，在 MRI 中 T_2WI 及 FLAIR 上多为稍高及高信号，但在 T_1WI 上信号多变，以低信号多见，但亦可见等或高信号，这可能与肿瘤出血、钙化有关，增强多为无或轻度强化，肿瘤周围多无或轻度水肿。有文献报道 86 例 AG 头颅 MRI 均显示肿瘤呈 T_1WI 低信号，$T_2WI/FLAIR$ 高信号，其中个别病例呈不同程度的强化表现。本病例中病灶影像学表现呈单发的囊实性灶，T_1WI 呈等低信号，T_2WI 呈等高信号，弥散未见受限，增强后病灶实性部分可见明显强化，囊变区并未见强化，此外部分病例可出现邻近侧脑室的蒂状结构蔓延和营养不良性钙化，这可能有一定诊断价值，但本例未发现类似改变。Aguilar 等报道 AG 的组织学级别越高，肿瘤的 MRI 强化越明显，这一点需要积累更多的病例资料来证实。AG 与其他影像学相似的大脑皮质肿瘤如胚胎发育不良性神经上皮肿瘤（dysembryoplastic neuroepithelial tumor，DNT）、毛细胞型星形细胞瘤等依然需要通过病理学检查进行鉴别。

AG 在光镜下的经典组织学特征为肿瘤细胞部分呈短梭形，较一致，呈流水样弥漫性分布；部分为均一的双极细胞，以血管为中心，沿血管轴呈放射状或环状排列，形成血管周围假菊形团结构。多数肿瘤细胞核细长，染色质为细颗粒状，核仁不明显，无核分裂象，Ki-67 增殖指数较低，一般小于 5%。肿瘤组织一般缺乏明显微血管增生及坏死。本病例镜下可见肿瘤组织界限不清，在脑实质中广泛形成不同密度的肿瘤细胞病灶，肿瘤细胞多数为短梭形，有轻度异型，围绕血管生长，部分区域细胞为双极长梭形细胞，呈环状、放射状或束状排列，形成施万细胞样结节，部分区域细胞为上皮样，呈片状分布。免疫组化染色结果显示肿瘤细胞表达胶质细胞标记，不表达神经元、脑膜瘤、上皮、黑色素等标记，因此考虑为低级别胶质瘤。主要鉴别诊断：①室管膜瘤，二者具有相似的病理形态、免疫表型及超微结构，鉴别诊断相对困难；但绝大多数 AG 好发于大脑皮质浅层，与室管膜细胞瘤多见于脑室内壁或脊髓中央管不符。②毛细胞型星形细胞瘤，二者均为低级别胶质瘤，均可发生囊性变，且病理形态有一定重合性，毛细胞型星形细胞瘤镜下肿瘤背景中常见 Rosenthal 纤维，常有 *KIAA1549-BRAF* 基因融合，但 *MYB-QKI* 基因融合被认为是 AG 的遗传学特征。

遗传学表现上，几乎所有的 AG 都携带 *MYB* 基因的重排。*MYB* 基因拷贝数改变或基因融合多位于染色体 6q23，最常与 *QKI* 融合，与中间区域缺失相关。较为罕见的是 *MYB* 与 *ESR1*、*PCDHGA1* 或其他基因融合或扩增。已报道 2 例 AG 患者同时具有 *MYB-QKI* 融合和 BRAF V600E 突变。在 DNA 甲基化谱研究中，AG 与其他含有 *MYB* 改变的肿瘤，如儿童型弥漫性星形细胞瘤和弥漫性星形细胞瘤，可见 *MYB* 或 *MYBL1* 的聚集或接近。*MYB-QKI* 具有致癌性，其主要通过 *MYB* 负调控结构域缺失、肿瘤抑制因子 *QKI* 功能性缺失和增强子易位，形成 *MYB-QKI* 等位基因并表达从而导致肿瘤发生。与几乎所有儿童低级别胶质瘤一样，*MYB* 也可能激活 MAPK 信号转导通路。研究显示，伴有 *MYB* 改变的肿瘤中 MAPK 通路的激活率高于其他低级别胶质瘤，其中包括 BRAF V600E 突变的肿瘤。本例 AG 中基因检测未发现 *MYB-QKI* 基因融合，其他基因融合或扩增改变等有待进一步分析。

综上所述，AG 是一种常以癫痫起病、缓慢生长为表现的低级别脑肿瘤，治疗首选手术切除，且疗效较好。大多数患者术后无癫痫再发作、肿瘤复发、进展及死亡。当 AG 伴有其他复杂的病理形态如星形细胞瘤、室管膜瘤或高增殖指数等则预后较差。本例患者无癫痫发作史，术后随访目前一般情况良好，无复发及其他症状，因此，本病组织形态上考虑为血管中心性胶质瘤，整合病理诊断为低级别胶质瘤。

（海军军医大学附属长海医院　卢艳花　胡　豪　何妙侠）

参考文献

［1］WU P B，FILLEY A C，MILLER M L，et al. Benign glioma［J］. Adv Exp Med Biol，2023，1405：31-71.

［2］GONZALEZ-QUARANTE L H，FERNÁNDEZ CARBALLAL C，AGARWAL V，et al. Angiocentric glioma in an elderly patient：case report and review of the literature［J］. World Neurosurg，2017，97：755.e5-755.e10.

［3］WANG H，ZHU J，ZHU P，et al. Angiocentric glioma：a case report and review of the literature［J］. J Clin Neurosci，2021，94：179-185.

［4］LIAN F，WANG L M，QI X L，et al. MYB-QKI rearrangement in angiocentric glioma［J］. Clin Neuropathol，2020，39（6）：263-270.

［5］FULLER L D，PRAYSON R A.Molecular immunohistochemical profile of angiocentric glioma［J］. J Epilepsy Res，2020，10（2）：79-83.

［6］SUH Y Y，LEE K，SHIM Y M，et al. MYB/MYBL1：：QKI fusion-positive diffuse glioma［J］. J Neuropathol Exp Neurol，2023，82（3）：250-260.

病例 9　女，31 岁，右侧颞叶占位

【临床资料】

患者，女，31 岁。主诉"发作性意识模糊、发笑 3 月余"。

现病史：患者 3 月余前被家人发现无明显诱因下发作性意识模糊，发笑、发声，持续不到 1 分钟缓解，目前共发作 10 余次。患者为求进一步诊治至我院门诊就诊，收入功能神经外科。

既往史：无特殊病史。

家族史：无明确家族史。

查体：神清，言语流利，视力、视野粗测正常，视乳头边界清晰，瞳孔等大等圆，脑膜刺激征阴性，肌力、肌张力正常，病理征未引出。

辅助检查：头颅 MRI 平扫提示左侧颞叶见片状稍长 T_1、稍长 T_2 异常信号，边缘欠清。DWI 序列呈稍低信号，病灶区等低灌注。T_2 FLAIR 序列上，左侧颞叶见片状高信号（图 9-1）。

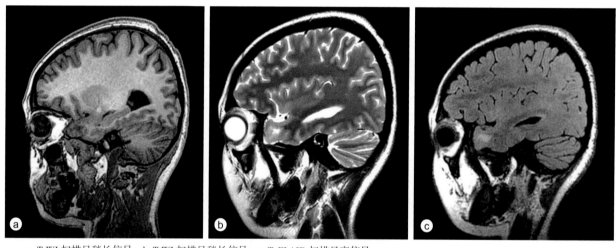

a. T_1WI 扫描呈稍长信号；b. T_2WI 扫描呈稍长信号；c. T_2FLAIR 扫描呈高信号。

图 9-1　头部 MRI 检查示病变位于左侧颞叶，边缘欠清

行左侧颞叶病灶切除术。

【病理结果】

大体所见：送检灰白色脑组织 1 块，大小为 4 cm × 3 cm × 2 cm，切面大部分为质软脑组织，部分区域为灰白色，质地稍韧。

镜下所见：肿瘤与正常脑组织界限不清，呈弥漫性、浸润性生长。肿瘤细胞有异质性、多形性，可见少突胶质细胞瘤样细胞（oligodendroglioma-like cells，OLC）区域，并可见星形胶质细胞、梭形细胞及少量多核瘤巨细胞，细胞核大小不等，形态不一呈圆形、卵圆形、梭形，单核或多核，核深染

或为空泡状，未见明确核分裂象，肿瘤细胞胞质丰富，空淡透亮或为嗜酸性。未见嗜酸性颗粒小体及 Rosenthal 纤维。肿瘤组织内见丰富分枝状小血管，未见微血管增生及坏死（图 9-2）。

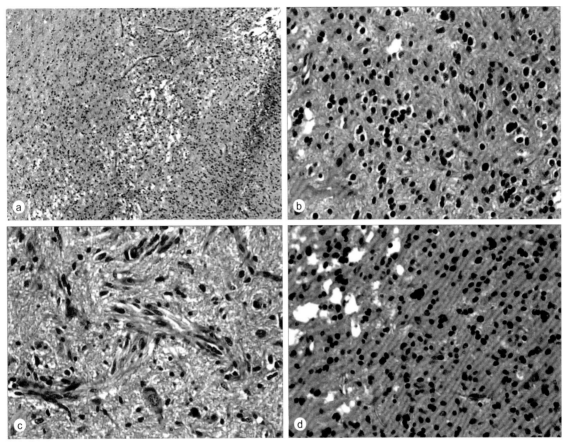

a. 肿瘤与正常脑组织界限不清，呈弥漫性、浸润性生长（低倍放大）；b. 肿瘤细胞呈 OLC 样或星形细胞样（高倍放大）；c. 肿瘤细胞呈梭形（高倍放大）；d. 肿瘤细胞核大小不等，形态不一呈圆形、卵圆形，单核或多核（高倍放大）。

图 9-2　光学显微镜观察所见（HE 染色）

免疫组化检查：肿瘤细胞弥漫性强阳性表达 CD34，且肿瘤周围脑组织内可见 CD34 阳性的分枝状神经元。GFAP、Olig-2、Vimentin、S-100 和 Syn 呈不同程度阳性表达，ATRX、H3K27me3 未见缺失表达，IDH1 R132H、H3K27M、NeuN 和 EMA 均阴性。Ki-67 增殖指数低，约为 1%（图 9-3）。

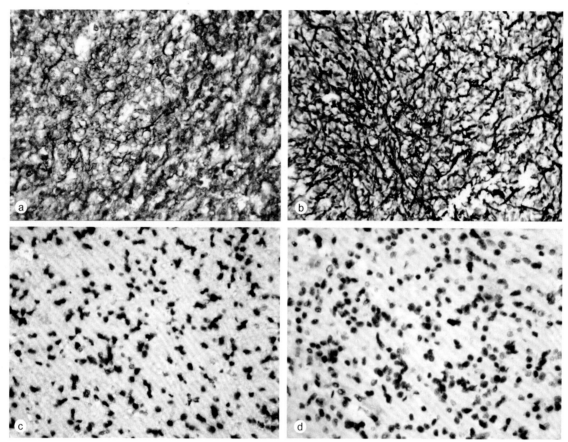

a. 肿瘤细胞弥漫强阳性表达 CD34（高倍放大）；b. 肿瘤细胞强阳性表达 GFAP（高倍放大）；c. 肿瘤细胞强阳性表达 Olig-2（高倍放大）；d. Ki-67 增殖指数约为 1%（高倍放大）。

图 9-3　免疫组织化学染色（EnVision 二步法）

分子结果：BRAF V600E 基因突变，*IDH*、*TERT* 未见突变，*MGMT* 启动子未见甲基化，1p/19q 染色体完整。

病理诊断（整合诊断）：（左侧颞叶）青少年多形性低级别神经上皮肿瘤（CNS WHO 1 级）。

【讨论】

青少年多形性低级别神经上皮肿瘤（polymorphous low-grade neuroepithelial tumor of the young, PLNTY）为 2017 年 Huse JT 等首次报道，是一种具有少突胶质细胞瘤样成分、肿瘤细胞异常表达 CD34 和 MAPK 通路改变的致癫痫性低级别神经上皮肿瘤。2021 年 WHO CNS 肿瘤分类（第 5 版）中收录新增，将其归类于儿童型弥漫性低级别胶质瘤中，定义为 1 级。因其镜下为弥漫性、浸润性生长模式，且瘤细胞呈多形性，易被误诊为高级别肿瘤而导致不必要的过度治疗。

PLNTY 好发于儿童和年轻人，成年人亦可发生，文献报道年龄范围为 4～57 岁，多数发生于第 2 和第 3 个十年，平均为 16 岁，无明显性别倾向。国内于 2020 年首次报道，患者多因癫痫发作而就诊，癫痫病史可长达 20 余年，部分为头痛、头晕等非特异性表现；80% 累及颞叶，多位于右侧，常累及中央/后下区，额叶、顶叶、枕叶及第三脑室亦可发生，多位于皮层或皮层下，T₂ 高信号，FLAIR 高信号，呈椒盐样，增强无强化或轻度强化，突出的肿瘤中央钙化高度提示 PLNTY，常见囊性变，无瘤周水肿。本例患者有癫痫病史，肿瘤位于左侧颞叶。

PLNTY 镜下特征性表现为肿瘤浸润性生长方式，肿瘤细胞呈多形性改变且总是伴有 OLC，肿瘤细胞总是强阳性表达 CD34。肿瘤弥漫性、浸润性生长表现为与周围脑组织界限不清，常不出现成人型胶质瘤中的神经元周围浸润、血管周围浸润、软脑膜下浸润等继发结构。肿瘤的多形性改变表现为肿瘤细胞的排列方式和肿瘤细胞本身的多形性。常见的排列方式包括中等密度的肿瘤细胞弥漫浸润，可形成多囊、微囊样和围绕血管形成花环样或乳头状结构等。肿瘤细胞中总能找到 OLC，数量多少不等，细胞膜界限清楚，具有明显的核周空晕，其他类型细胞可为梭形星形细胞、单核细胞、多核细胞或巨细胞等组成，细胞核呈圆形、椭圆形、梭形或不规则形等，部分肿瘤细胞核呈空泡状，可见小核仁，核分裂象罕见，少数报道核分裂可达 3 ~ 4 个/10 HPF。90% 以上的患者间质内可见不同程度的钙化，可为散在微小钙化，或较大的钙化灶，甚至形成骨化。通常缺乏坏死、微血管增生、黏液样微囊、神经细胞菊形团和 Rosenthal 纤维，偶尔可出现肥胖细胞、神经节细胞和嗜酸性颗粒小体。总之，当组织学出现浸润性生长，可见 OLC 成分，细胞核呈多形性而非异型，且有钙化时，强烈提示 PLNTY 的诊断。

免疫组织化学显示肿瘤细胞不同程度表达 GFAP 和 Olig-2，GFAP 可为局灶或斑片状，CD34 总是呈弥漫性强阳性表达，且肿瘤周围脑皮质内也可见散在 CD34 阳性的分枝状神经元。CD34 在成年正常哺乳动物中枢神经系统，以及其他神经免疫或神经变性性疾病中通常不表达，但可表达于胶质神经前体细胞，有学者推测 PLNTY 中 CD34 阳性的分枝状神经元可能代表了发育受阻或失调的神经元前体细胞，PLNTY 这类肿瘤可能起源于这些异常的神经元细胞，从而引起慢性癫痫发作，大约 50% 长期癫痫的患者相关肿瘤可以出现局灶性肿瘤细胞表达 CD34，而在无癫痫发作的胶质肿瘤患者中很少表达。部分 PLNTY 可表达 BRAF V600E 蛋白，这些病例常与 BRAF V600E 突变有关。不表达 HuC/HuD、NeuN、Syn、嗜铬粒蛋白和 IDH1 R132H、EMA 等标记，ATRX 常保留表达。

PLNTY 的遗传学特征为涉及 MAPK 信号通路的分子改变，不伴有 *IDH1/IDH2* 突变、1p/19q 缺失和 p53 过度表达。目前报道的常见基因改变有 BRAF V600E 突变、*FGFR3-TACC3* 融合、*FGFR2* 融合（伴侣基因包括 *KIAA1598*、*CTNNA3*、*INA*、*MPRIP* 等），个别病例为 *QKI-NTRK2*、*KIAA1549-BRAF*、*PAK5-Q337R* 基因融合。值得注意的是，所有这些分子改变都不是 PLNTY 所特有的，比如，有研究发现，部分胶质母细胞瘤中具有 *FGFR3-TACC3* 融合基因，其常见的形态特征表现为栅栏状排列的单形性卵圆形核、神经内分泌样毛细血管网、具有等长胞质突起的血管周围假菊形团、常见微钙化和间质纤维组织增生，常伴有染色体拷贝数改变（7 号染色体获得和 10 号染色体丢失）和高频 *TERT* 突变。有意思的是，BRAF V600E 突变更常见于成年人，而融合基因则多见于儿童，且 *BRAF* 的改变与其他基因组事件相互排斥，本例患者即为成人 BRAF V600E 突变。总之，PLNTY 伴有多种分子遗传学的改变，在无法进行甲基化检测时，仍然需要结合其独特的组织形态学表现做出病理诊断。

PLNTY 主要需与以下肿瘤进行鉴别。①毛细胞型星形细胞瘤：典型组织学表现为双相型，即由含 Rosenthal 纤维的双极细胞致密区和伴微囊、嗜酸性颗粒小体的多极细胞疏松区组成，常出现 OLC，可出现核大、退行性异型及多核瘤巨细胞，间质常伴钙化，遗传学表现为 *BRAF-KIAA1549* 融合或 BRAF V600E 突变，极易混淆，但 PLNTY 浸润性生长、缺乏双相结构，免疫组化弥漫表达 CD34，具有鉴别意义。②多形性黄色瘤形星形细胞瘤：可有 CD34 阳性表达及 BRAF V600E 突变，与本病例难以鉴别，但 PXA 瘤细胞多形性更为显著，可见巨怪细胞、黄色瘤样细胞、网状纤维染色阳性，遗传学常有 CDKN2A/B 的纯合性缺失。③神经节细胞胶质瘤：DNA 甲基化聚类分析显示 PLNTY 与 GG 最接近，临床表现、影像学表现二者类似，分子层面均可出现 BRAF V600E 突变，但 PLNTY 形态学通常缺乏明显的神经元分化证据，且部分病例表现为 FGFR 基因重排。④胚胎发育不良性神经上皮肿瘤：单纯型通常可见皮质内多结节及特征性的黏液湖内漂浮神经元结构，较易鉴别；复杂型可呈弥漫浸润性生长，缺乏特征性胶质神经元结构，容易误诊，事实上，部分复杂型 DNT 被重新分类为 PLNTY。DNT 分子改变宽泛，常见 FGFR1 基因融合、BRAF V600E 突变。⑤儿童型弥漫性低级别胶质瘤（BRAF V600E 突变亚型）：此类型罕见，预后较好，CNS WHO 分级未定，组织学由分化较好的胶质细胞组成，可出现软脑膜下弥漫浸润，具有 OLC 形态的病例常有 7 号染色体获得和 10 号染色体丢失，容易被误诊为 IDH 野生型胶质母细胞瘤，诊断此类肿瘤需排除 IDH 及 H3 突变、CDKN2A/B 的纯合性缺失。⑥少突胶质细胞瘤：因常有钙化，术前影像难以区分，镜下肿瘤细胞较单一，核缺乏多形性，常可见弥漫浸润的二级结构如软脑膜下侵犯、血管周围侵犯、神经元周围浸润。免疫标记 CD34 阴性，基因检测 IDH 突变和染色体 1p/19q 联合缺失。⑦透明细胞型室管膜瘤：可见血管周围假菊形团或室管膜菊形团，瘤细胞表达 GFAP，EMA 核旁点状阳性，通常不表达 Olig-2。⑧透明细胞型脑膜瘤，好发于年轻人桥小脑角和马尾，为多角形细胞弥漫片状排列，间质常见宽窄不等的胶原纤维分隔，细胞质内可见玻璃样小体，PAS 呈强阳性，瘤细胞表达 PR、SSTR2 等，分子遗传学示 SMARCE1 突变。

与其他低级别神经上皮肿瘤相似，PLNTY 表现为惰性的生物学行为，临床病程相当于良性肿瘤（CNS WHO 1 级），大部分患者手术完全切除肿瘤后临床症状可有效缓解，癫痫发作减轻或发作频率降低。个别具有 FGFR3-TACC3 融合基因且涉及 TP53、ATRX、PTEN 和 TEK 体细胞突变（复发时 RB1 突变）的病例在术后 17 个月发生了恶性转化，组织学表现呈胶质母细胞瘤样形态。Tateishi 等研究发现，BRAF V600E 突变的 PLNTY 肿瘤细胞相对容易受到达拉非尼和曲美替尼的影响。Jain 研究发现，在混合性胶质神经元肿瘤中使用曲美替尼和依维莫司可以抑制 FGFR2-INA 的驱动致癌信号生长。因此针对 MAPK 通路的靶向分子治疗可能适用于肿瘤位于手术不可切除区域或者肿瘤呈进展性的 PLNTY 患者。

总之，对 PLNTY 的认识仍然有限，其分子遗传学特征及致瘤机制尚未完全阐明，有待进一步积累病例和深入研究。

（南京医科大学附属脑科医院　宋　坤　王　娟）

参考文献

［1］HUSE J T，SNUDERL M，JONES D T，et al. Polymorphous low-grade neuroepithelial tumor of the young（PLNTY）：an epileptogenic neoplasm with oligodendroglioma-like components，aberrant CD34 expression，and genetic alterations involving the MAP kinase pathway［J］. Acta Neuropathol，2017，133（3）：417-429.

［2］LOUIS D N，PERRY A，WESSELING P，et al. The 2021 WHO classification of tumors of the central nervous system：a summary［J］. Neuro Oncol，2021，23（8）：1231-1251.

［3］JOHNSON D R, GIANNINI C, JENKINS R B, et al. Plenty of calcification: imaging characterization of polymorphous low-grade neuroepithelial tumor of the young ［J］. Neuroradiology, 2019, 61（11）: 1327-1332.

［4］CHEN Y, TIAN T, GUO X, et al. Polymorphous low-grade neuroepithelial tumor of the young: case report and review focus on the radiological features and genetic alterations ［J］. BMC Neurol, 2020, 20（1）: 123-129.

［5］IDA C M, JOHNSON D R, NAIR A A, et al. Polymorphous low-grade neuroepithelial tumor of the young（PLNTY）: molecular profiling confirms frequent MAPK pathway activation ［J］. J Neuropathol Exp Neurol, 2021, 80（9）: 821-829.

［6］RIVA G, CIMA L, VILLANOVA M, et al. Low-grade neuroepithelial tumor: unusual presentation in an adult without history of seizures ［J］. Neuropathology, 2018, 38（5）: 557-560.

［7］葛荣, 方虹斐, 常玉青, 等. 年轻人多形性低级别神经上皮肿瘤的临床病理学分析 ［J］. 中华病理学杂志, 2020, 49（11）: 1131-1135.

［8］BITAR M, DANISH S F, ROSENBLUM M K. A newly diagnosed case of polymorphous low-grade neuroepithelial tumor of the young ［J］. Clin Neuropathol, 2018, 37（4）: 178-181.

［9］GUPTA R, LUCAS C G, WU J, et al. Low-grade glioneuronal tumors with FGFR2 fusion resolve into a single epigenetic group corresponding to 'Polymorphous low-grade neuroepithelial tumor of the young' ［J］. Acta Neuropathol, 2021, 142（3）: 595-599.

［10］SURREY L F, JAIN P, ZHANG B, et al. Genomic analysis of dysembryoplastic neuroepithelial tumor spectrum reveals a diversity of molecular alterations dysregulating the MAPK and PI3K/mTOR pathways ［J］. J Neuropathol Exp Neurol, 2019, 78（12）: 1100-1111.

［11］DEB P, SHARMA M C, TRIPATHI M, et al. Expression of CD34 as a novel marker for glioneuronal lesions associated with chronic intractable epilepsy ［J］. Neuropathol Appl Neurobiol, 2006, 32（5）: 461-468.

［12］BIELLE F, DI STEFANO AL, MEYRONET D, et al. Diffuse gliomas with FGFR3-TACC3 fusion have characteristic histopathological and molecular features ［J］. Brain Pathol, 2018, 28（5）: 674-683.

［13］TATEISHI K, IKEGAYA N, UDAKA N, et al. BRAF V600E mutation mediates FDG-methionine uptake mismatch in polymorphous low-grade neuroepithelial tumor of the young ［J］. Acta Neuropathol Commun, 2020, 8（1）: 139-146.

［14］PHILLIPS J J, GONG H, CHEN K, et al. The genetic landscape of anaplastic pleomorphic xanthoastrocytoma ［J］. Brain Pathol, 2019, 29（1）: 85-96.

［15］FUKUOKA K, MAMATJAN Y, RYALL S, et al. BRAF V600E mutant oligodendroglioma-like tumors with chromosomal instability in adolescents and young adults ［J］. Brain Pathol, 2020, 30（3）: 515-523.

［16］ELLISON D W, HAWKINS C, JONES D T W, et al. cIMPACT-NOW update 4: diffuse gliomas characterized by MYB, MYBL1, or FGFR1 alterations or BRAF V600E mutation ［J］. Acta Neuropathol, 2019, 137（4）: 683-687.

［17］张丽, 姚志刚, 连芳, 等. SMARCE1 在透明细胞型脑膜瘤中的诊断意义 ［J］. 中华病理学杂志, 2020, 49（3）: 234-238.

［18］BALE T A, SAIT S F, BENHAMIDA J, et al. Malignant transformation of a polymorphous low grade neuroepithelial tumor of the young（PLNTY）［J］. Acta Neuropathol, 2021, 141（1）: 123-125.

［19］JAIN P, SURREY L F, STRAKA J, et al. Novel FGFR2-INA fusion identified in two low-grade mixed neuronal-glial tumors drives oncogenesis via MAPK and PI3K/mTOR pathway activation ［J］. Acta Neuropathol, 2018, 136（1）: 167-169.

病例 10 女，20 岁，小脑上部占位

【临床资料】

患者，女，20 岁。主诉"走路重心不稳伴语言不清 1 个月，发现小脑占位 1 个月"。

现病史：患者 1 月余前无明显诱因出现走路重心不稳，伴言语不清，现不能自主行走，无头痛头晕，无恶心呕吐，无视力下降、视野缺损，1 个月前就诊于我院神经内科门诊，行颅脑 MR 平扫提示小脑上部病变并桥小脑萎缩。现患者为求进一步手术治疗而收入院。

既往史：无特殊病史。

家族史：无明确家族史。

查体：意识清醒，言语迟缓，听力正常，双侧额纹对称，双侧鼻唇沟对称，伸舌居中，示齿充分，双侧瞳孔等大，直径为 2.5 mm，对光反应灵敏，辐辏反射正常，粗测视力、视野正常，眼球活动正常。双手轮替试验尚可，指鼻试验一般，左手指鼻试验稍差于右手，双下肢跟膝胫试验差。浅感觉正常，四肢肌力 V 级，肌张力正常，Babinski 未引出，颈部无抵抗感。

辅助检查：颅脑 MRI 增强扫描示小脑上部团片状长 T_1 信号影，未见明显强化，临近脑桥、小脑体积减小，小脑脑沟增宽，幕上脑实质未见明显异常信号影，脑室系统未见明显异常，脑裂未见明显增宽或变窄，中线结构居中，小脑上部病变并桥小脑萎缩（图 10-1）。

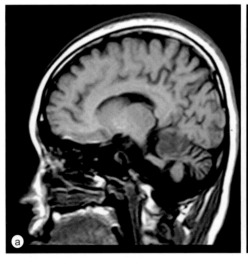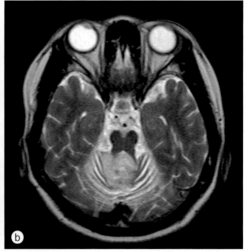

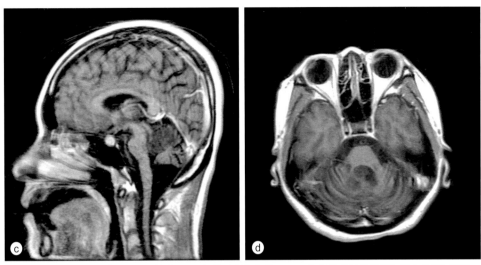

a. 矢状位 T₁WI 扫描呈片状长 T₁ 信号影；b. 轴位 T₂WI 扫描呈稍高信号；c、d. 矢状位及轴位增强扫描未见明显强化。

图 10-1　头部 MRI 检查示病变位于小脑上部

行后正中入路小脑肿瘤切除术。

术中所见：术中见肿物位于小脑上蚓部，边界不清，色灰，质韧，血运丰富，显微镜下完整切除。

【病理结果】

大体所见：灰白灰红组织多块，总体积为 3.8 cm × 2.5 cm × 1.5 cm。

镜下所见：肿瘤以小脑髓质内生长为主，与灰质分界不清，呈浸润性生长，并沿软脑膜播散，分化好的胶质细胞呈短梭形或卵圆形，形态较一致，密度中等无明显异型，核分裂象不易找见（图 10-2）。

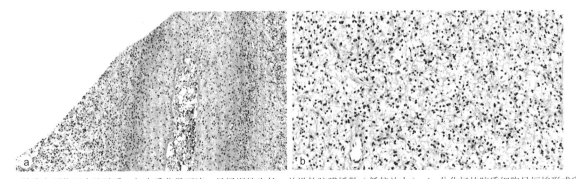

a. 肿瘤主要位于小脑髓质，与皮质分界不清，呈浸润性生长，并沿软脑膜播散（低倍放大）；b. 分化好的胶质细胞呈短梭形或卵圆形，形态较一致，密度中等，无明显异型，核分裂象不易见（中倍放大）。

图 10-2　光学显微镜观察所见（HE 染色）

免疫组化检查：肿瘤细胞 GFAP、Olig-2、Syn 和 S-100 蛋白均为阳性表达，p53 阳性 3%（野生型），ATRX、H3K27me3 未见缺失表达，IDH1 R132H、BRAF V600E 及 H3K27M 均为阴性表达，CD34 阴性，NeuN 显示皮层神经元分布，NF 显示皮层神经纤维，Ki-67 增殖指数约为 3%（图 10-3）。

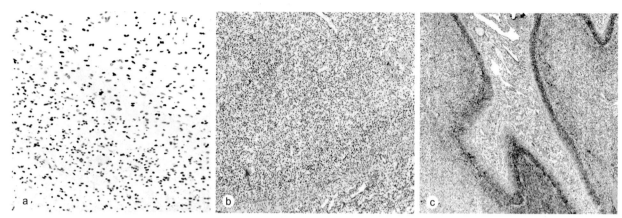

a. Olig-2 肿瘤细胞阳性表达，并弥漫浸润破坏皮层（中倍放大）；b. NeuN 显示皮层神经元，部分区域减少（箭头所示，低倍放大）；c. NF 显示皮层神经纤维，部分区域被破坏减少（低倍放大）。

图 10-3　组织化学及免疫组织化学染色（EnVision 二步法）

分子病理结果：*BRAF-LUC7L2* 融合（exon8：exon11），丰度为 30.97%；*CDKN2A/B* 未见纯合性缺失。

病理诊断（整合诊断）：（小脑）儿童型弥漫性低级别胶质瘤，MAPK 通路变异型（*BRAF-LUC7L2* 融合）。

【讨论】

2021 年第 5 版 WHO 中枢神经系统肿瘤分类首次提出儿童型弥漫性低级别和高级别胶质瘤的概念，其中儿童型弥漫性低级别胶质瘤包括 *MYB* 或 *MYBL1* 变异型弥漫性星形细胞瘤、血管中心型胶质瘤、青少年多形性低级别神经上皮肿瘤、MAPK 通路变异型弥漫性低级别胶质瘤。

MAPK 通路变异型弥漫性低级别胶质瘤是指一种具有弥漫性星形细胞或少突胶质细胞形态的 *IDH/H3* 野生型和 *CDKN2A/B* 纯合性缺失的低级别胶质瘤。多发生于儿童，在成年人中偶见，男女发生比例约为 1∶1，肿瘤多见于大脑半球，呈浸润性生长。临床通常表现为癫痫发作等症状，取决于肿瘤的发生部位。

在组织病理学上，MAPK 通路变异型弥漫性低级别胶质瘤可呈低级别弥漫性星形细胞瘤（diffuse astrocytoma，DA）样或少突胶质细胞瘤（oligodendroglioma，OD）样，肿瘤常呈浸润性生长模式，但肿瘤细胞的异型性相对较小，核分裂象罕见，不存在血管内皮的增生或坏死。

MAPK 通路变异型弥漫性低级别胶质瘤的分子特征是编码 MAPK 通路相关蛋白的基因发生致病性改变，包括 *FGFR1* 酪氨酸激酶结构域重复、*FGFR1* 突变和 BRAF V600E 突变等，分别为 *FGFR1*-TKD-ITD 型、*FGFR1* 突变型和 BRAF V600E 突变型。部分文献报道不同的组织学类型有不同的分子特征倾向。*FGFG1* 基因改变多见于低级别星形细胞瘤样形态的肿瘤，主要与青少年多形性低级别神经上皮肿瘤（CD34 弥漫强阳性）及成人少突胶质细胞瘤（*IDH* 突变和 1p/19q 共缺失）鉴别；*BRAF* 基因突变多见于低级别少突胶质细胞瘤样形态，分化好的胶质细胞弥漫分布于胶质纤维背景中，主要与毛细胞型星形细胞瘤、神经节细胞胶质瘤、多形性黄色瘤型星形细胞瘤和 IDH 突变型星形细胞瘤。

本病例形态学可考虑的鉴别诊断包括毛细胞型星形细胞瘤、弥漫性软脑膜胶质神经元肿瘤（diffuse leptomeningeal glioneuronal tumor，DLGNT）、IDH 突变型星形细胞瘤及弥漫性中线胶质瘤（伴 H3K27 改变）。同所有儿童型弥漫性低级别胶质瘤鉴别诊断思路相同，首先要排除局限性胶质瘤、胶质神经元肿瘤及高级别胶质瘤。

本病例形态学表现呈弥漫浸润性生长模式，Olig-2、NF及NeuN表达模式均显示肿瘤侵犯及破坏皮层，不支持局限性胶质瘤，同时未见双极毛发样细胞、致密区和稀疏区、Rosenthal纤维、嗜酸性颗粒小体等特征，可排除毛细胞型星形细胞瘤。分子特征为 *BRAF-LUC7L2* 融合，未见 *IDH* 及 *H3* 基因改变，结合低级别胶质瘤形态特征，可排除 IDH 突变型星形细胞瘤及弥漫性中线胶质瘤（伴 H3K27 改变）。

MAPK 通路变异型弥漫性低级别胶质瘤需与 MAPK 通路相关的 DLGNT 鉴别。DLGNT 是一种罕见的混合性胶质神经元肿瘤，好发于儿童和青少年，成人少见，男性稍多，以弥漫性软脑膜生长为特点，多数表现为低级别的生物学行为，在光学显微镜下可见分化好的胞质透亮的少突胶质细胞样肿瘤细胞在软脑脊膜内呈弥漫性和巢团状生长，并沿蛛网膜下腔播散，可累及脑或脊髓实质。免疫组化检查可表现 GFAP（灶+），分子特征为 1p 缺失、1p/19q 共缺失和 MAPK 信号通路基因改变（*BRAF-KIAA1549* 融合最常见）。而本病例病灶以小脑白质为主，部分累及软脑膜，同时 DLGNT 罕见 *BRAF* 同 *KIAA1549* 之外其他基因的融合。

脑肿瘤中 *BRAF* 基因融合以 *BRAF-KIAA1549* 融合最常见，常见的融合断裂点为 exon9 或 exon10，同时文献报道脑肿瘤中 *FAM131-BRAF*、*SRGAP3-RAF1*、*RNF130-BRAF*、*CLCN6-BRAF*、*MKRN1-BRAF*、*GNAI1-BRAF* 等多种不同基因的 *BRAF* 融合，均保留完整的 *BRAF* 激酶结构域 exon11-exon18。本例检测到 *BRAF-LUC7L2* 融合（exon8：exon11），未见文献报道。

虽然 MAPK 通路变异型弥漫性低级别胶质瘤的 CNS WHO 级别暂未设定，但其生物学行为及预后优于成人型 IDH 野生型 DA/OD。

（青岛大学附属医院　沈冰滢　付伟伟）

参考文献

［1］DU Z G, WANG Y, XIONG J.［The introduction of pediatric-type diffuse low-grade gliomas in 2021 WHO classification of tumors of the central nervous system（5th edition）］［J］. Zhonghua Bing Li Xue Za Zhi, 2022, 51（11）：1090-1093.

［2］TU J H, WANG L M, LIU L, et al.［Clinicopathological features of diffuse leptomeningeal glioneuronal tumor］［J］. Zhonghua Bing Li Xue Za Zhi, 2021, 50（8）：876-881.

［3］HEIJINK D S, URGUN K, SAV A, et al. A case of primary diffuse leptomeningeal gliomatosis predominantly involving the cervical spinal cord and mimicking chronic meningitis［J］. Turk Neurosurg, 2012, 22（1）：90-94.

［4］MESSIAEN J, CLAEYS A, SHETTY A, et al. Generation of patient-derived models from a metastatic pediatric diffuse leptomeningeal glioneuronal tumor with KIAA1549：BRAF fusion［J］. Acta Neuropathol, 2022, 144（4）：793-797.

［5］PURKAIT S, MAHAJAN S, SHARMA MC, et al. Pediatric-type diffuse low grade gliomas：histomolecular profile and practical approach to their integrated diagnosis according to the WHO CNS5 classification［J］. Indian J Pathol Microbiol, 2022, 65（Supplement）：S42-S49.

病例 11　男，17 岁，右侧丘脑占位

【临床资料】

患者，男，17 岁。主诉"5 个月前无明显诱因出现右眼斜视，且症状逐渐加重"。

现病史：患者 5 个月前无明显诱因出现右眼斜视，未予重视，后症状逐渐加重，至当地医院就诊，头颅 MRI 增强发现右侧丘脑占位，海绵状血管瘤可能。为进一步治疗，来院就诊，行 MET－MR 提示右侧丘脑占位。

既往史：10 年前行腹股沟疝修补手术。

家族史：否认家族性遗传病史。

查体：患者神志清楚，认知功能未见明显异常，右眼外斜视；双侧视野无缺损，无眼球运动障碍，双侧瞳孔等大等圆，对光反应灵敏。神经系统查体无明显阳性体征。自发病以来患者饮食、睡眠可，大小便正常。

辅助检查：头颅 MRI 增强示右侧丘脑小片异常信号，呈 T_1WI 高低混杂信号，T_2WI 高低混杂信号，弥散不受限，增强后内部部分强化（图 11-1）。

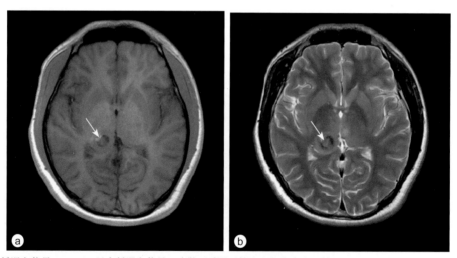

a. T_1WI 呈高低混杂信号；b. T_2WI 呈高低混杂信号，弥散不受限（箭头所指为病变区域）。

图 11-1　头颅 MRI 平扫+增强示右侧丘脑小片异常信号灶

手术所见：患者行右侧丘脑肿瘤切除术，术中探查至脑皮层下约 4 cm，见肿瘤边界不清，周围可见陈旧性出血，质地偏韧，瘤内血供丰富。

【病理结果】

大体所见：送检灰白色碎组织一堆，大小共 1.5 cm × 1 cm × 0.3 cm。

镜下所见：肿瘤细胞为不规则形、类圆形，呈少突样细胞，细胞质空亮，细胞分布密度不均匀，部分区域排列较密集，呈弥漫片状；部分区域排列稀疏，局灶见较多钙化，间质小血管轻度增生伴多灶性出血（图 11-2）。

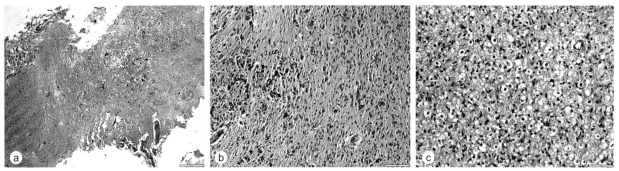

a. 低倍镜下肿瘤细胞密度分布不均匀，局灶见多灶出血及较多钙化（低倍放大）；b. 高倍镜下部分区域肿瘤细胞密度较高，间质小血管轻度增生（中倍放大）；c. 高倍镜下部分区域肿瘤细胞类圆形，呈少突样细胞胞浆空亮，弥漫分布（高倍放大）。

图 11-2　光学显微镜所示（HE 染色）

免疫组化检查：肿瘤细胞呈 GFAP、Olig-2、Vimentin、S-100、Nestin、INI1、ATRX、H3K27M 阳性表达，CD34 灶性表达，H3K27me3 表达下调；肿瘤细胞不表达 NeuN、NSE、MGMT、CD99、CD20、CD3、CD68、CD163、CD38、CD1a、Langerin；IDH1 R132H 及 p53 均呈野生型，Ki-67 增殖指数为 10% ~ 20%（图 11-3）。

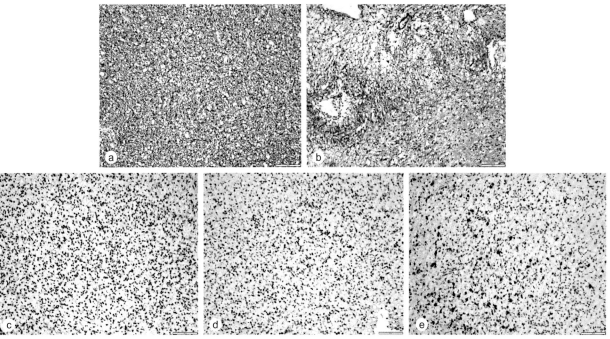

a. GFAP 肿瘤细胞呈胞质阳性（高倍放大）；b. CD34 肿瘤细胞灶性表达（高倍放大）；c. H3K27M 肿瘤细胞呈胞核阳性（高倍放大）；d. H3K27me3 肿瘤细胞表达下调（高倍放大）；e. Ki-67 增殖指数较高，热点区约为 20%（高倍放大）。

图 11-3　免疫组织化学染色结果（En Vision 二步法）

分子病理结果：BRAF V600E 突变（Sanger 测序法），*IDH1/IDH2* 野生型（Sanger 测序法），*TERT* 基因野生型（Sanger 测序法），1p/19q 无共缺失（FISH 法），*CDKN2A/B* 无纯合性缺失（FISH 法），*MGMT* 启动子甲基化阴性（焦磷酸测序法，平均甲基化水平＝2%）。

病理诊断（整合诊断）：（右侧丘脑）儿童型弥漫性胶质瘤，NEC（CNS WHO 分级：待定）；组织学类型：儿童型弥漫性中线胶质瘤伴 H3K27 改变（DMG，H3K27M-mutant）。

【讨论】

H3K27M 突变型弥漫性中线胶质瘤为 2016 版 WHO 中枢神经系统肿瘤分类新列出的胶质瘤类型，不论其组织学分级如何，只要伴有 H3K27M 突变均归为 CNS WHO 4 级。2021 版 WHO 中枢神经系统肿瘤分类又将其更名为弥漫性中线胶质瘤，伴 H3K27 改变。根据 DMG 生物学特征包括甲基化特征、基因表达、基因突变等，以及临床相关性包括年龄、肿瘤部位及临床预后等进一步分成 4 种亚型：① H3.3K27M/I 突变型；② H3.1K27 或 H3.2K27 突变型；③ *H3* 野生型伴 *EZHIP* 过表达；④ *EGFR* 突变型。

DMG 主要好发于儿童及青少年，常位于脑干、脑桥及双侧丘脑，而成人主要发生在单侧丘脑或脊髓，罕见发生于松果体区、下丘脑和小脑等中线部位。基于大型尸检病例的观察发现约 40% 的 DMG 可伴有软脑膜受累，以及丘脑、颈髓甚至额叶的弥漫性播散。多数患者的病史较短，常小于 2 个月，常表现为颅神经麻痹、长束征（如锥体束损伤）和共济失调三联征。丘脑 DMG 常见的初始症状包括颅内高压和运动或感觉障碍。DMG 无特殊遗传易感性，特殊情况下如利－弗劳梅尼综合征或错配修复缺陷时可能易发 DMG。

影像学上，MRI 显示 DMG 肿瘤中心常位于脑桥，通常不对称，累及脑桥 50% 以上表面，包绕基底动脉，或浸润中脑、小脑脚和小脑半球。发生于丘脑的 DMG 可位于单侧或双侧，后者常见 *EGFR* 突变。病变表现为 T_1WI 低或等信号和 T_2WI 高信号，FLAIR 序列和增强对比差异较大。本病例患者较年轻，肿瘤位于右侧丘脑，呈 T_1WI 高低混杂信号，T_2WI 高低混杂信号，弥散不受限，增强后内部部分强化，影像学首先考虑高级别胶质瘤。

DMG 术中常可见肿瘤组织弥漫性浸润和瘤周水肿，显微镜下肿瘤细胞弥漫性浸润脑实质，大多数细胞较小且呈单形性，也可为多形，显示可见星形细胞样、毛细胞样、少突细胞样、上皮样细胞等形态，少量核分裂象多见，如在 *EGFR* 突变型 DMG 中可有核分裂，无 Rosenthal 纤维和嗜酸性颗粒小体。本病例术中可见肿瘤组织压迫脑实质。显微镜下肿瘤细胞分布疏密不等，细胞形态多样，部分区域呈少突胶质细胞样弥漫分布，并见大量散在钙化及出血。本例应与其他中线部位的肿瘤进行鉴别，包括毛细胞型星形细胞瘤、神经节细胞胶质瘤和伴有 *MYB* 或 *MYBL1* 改变的弥漫性星形细胞瘤、非典型畸胎样/横纹肌样瘤（atypical teratoid/rhabdoid tumour，AT/RT）和伴多层菊形团的胚胎性肿瘤等。

免疫表型上，DMG 肿瘤细胞通常表达 Olig-2、MAP2 和 S-100，EGFR 突变型通常为 GFAP 阳性，但 Olig-2 和 SOX10 常阴性。Syn 染色突出了背景中浸润的神经毡，但肿瘤细胞常阴性。H3K27M 呈弥漫性核强阳性或"斑驳状"核阳性，H3K27me3 表达缺失，可有 p53 突变型表达，ATRX 缺失突变等，并与 *IDH1* 突变互斥。H3K27M 和 H3K27me3 抗体组合可作为辅助诊断，H3K27M 核阳性染色，结合 H3K27me3 核表达缺失能帮助发现单个肿瘤细胞浸润。尽管在具有 H3K27I 突变或 *EZHIP* 过表达的 DMG 中未观察到 H3K27M 染色，但这些病例可以通过 H3K27me3 免疫染色的核缺失表达来识别。研究发现个别 H3K27M 突变型 DMG 可出现 H3K27me3 正常表达，并且部分 H3K27me3 表达缺失的 DMG 并不一定会出现 H3K27M 突变。此外，EZHIP（CXorf67）抗体可用于检测 EZHIP 过表达，其通常在 H3K27M 改变的 DMG 中不存在，同时可行分子测序检测 H3K27M 从而进一步明确诊断。同样，CDKN2A 和（或）CDKN2B 缺失、TERT 启动子突变和 MGMT 启动子甲基化代表 DMG 中的罕见表现。迄今为止，这类肿瘤的生物学和预后仍不清楚，因此建议使用"伴有 H3K27M 突变的弥漫性半球胶质瘤，NEC"。

本例 DMG 的免疫组化表达较为特殊，H3K27M 呈核阳性染色，而 H3K27me3 表达呈下调趋势，分子检测 BRAF V600E 基因呈突变型，显示 BRAF V600E 和 H3K27M 共突变。最新一项研究显示罕见的 H3.3K27M 与 BRAF 或 FGFR1 改变并存的患者往往有更好的预后。另一项研究分析了一组 H3K27 改变的胶质瘤病例，发现 BRAF 和（或）FGFR1 突变的儿童和成人 H3K27 改变的 DMG 病例，其肿瘤组织的异质性大，常伴有混合弥漫-局限性分布和钙化，均出现了 H3K27me3 的表达缺失。该项研究支持 H3K27 和 BRAF/FGFR1 共改变的 DMG 可能为一种新亚型，且认为 BRAF V600E 和 FGFR1 是 H3K27 改变的 DMG 较为独立的预后标志物。但本病例 H3K27me3 呈低表达而不是缺失表达，因此还需要进行 H3K27M 分子检测来明确。

DMG 预后差，与发生部位无关，2 年生存率小于 10%。本例患者术后 3 个月出现步态不稳伴大小便失禁，MRI 检查提示右侧丘脑术后复发可能，侵犯第三脑室及中脑导水管，予以左侧侧脑室腹腔分流术后半年死亡。

（海军军医大学第一附属医院　卢艳花　胡　豪　何妙侠）

参考文献

［1］SMITH H L, WADHWANI N, HORBINSKI C.Major features of the 2021 WHO classification of CNS tumors［J］. Neurotherapeutics，2022，19（6）：1691-1704.

［2］KUROKAWA R, KUROKAWA M, BABA A, et al. Major changes in 2021 world health organization classification of central nervous system tumors［J］. Radiographics，2022，42（5）：1474-1493.

［3］NAKANO Y, YAMASAKI K, SAKAMOTO H, et al. A long-term survivor of pediatric midline glioma with H3F3A K27M and BRAF V600E double mutations［J］. Brain Tumor Pathol，2019，36（4）：162-168.

［4］AUFFRET L, AJLIL Y, TAUZIÈDE-ESPARIAT A, et al. A new subtype of diffuse midline glioma, H3 K27 and BRAF/FGFR1 co-altered：a clinico-radiological and histomolecular characterisation［J］. Acta Neuropathol，2023，147（1）：2.

病例 12　男，6 岁，脑干左侧及桥小脑角占位

【临床资料】

患儿，男，6 岁。主诉"间断头痛 4 个月，发现双眼斜视伴步态不稳 1 个月"。

现病史：患儿于 4 个月前开始无明显诱因出现间歇性头痛，持续数分钟后可自行缓解，于当地医院查头颅 CT，未发现明显异常（患儿家长自述，未见 CT 报告），予对症治疗后好转。1 个月前，家长发现患儿双眼向右侧斜视，左眼外展受限，同时伴有头向右侧偏转及步态不稳，遂于当地医院就诊，行增强头颅 MRI 提示脑干左侧及桥小脑角占位性病变，为进一步检查及治疗入院。

既往史：体健。

家族史：无明确家族史。

查体：患儿发育正常，意识清楚，言语流利，查体合作。头部稍向右侧偏斜，双侧瞳孔等大等圆，直径为 3 mm，对光反射灵敏。双眼向右侧斜视，左侧眼球外展受限。脑膜刺激征（-），脊神经根刺激征（-），各组颅神经正常，肌力、肌张力正常，感觉正常，生理反射正常，病理反射未引出。浅表淋巴结未触及肿大。自发病以来患儿饮食、睡眠可，大小便正常，体重无明显减轻。

辅助检查：头颅 MRI 示脑干左侧及桥小脑角囊实性占位性病变，呈 T_1 低信号、T_2 高信号，可见不规则强化，脑干明显受压移位（图 12-1）。

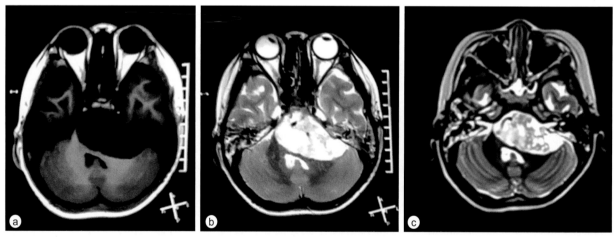

病变位于脑干左侧及桥小脑角，呈囊实性区域实性，脑干明显受压移位。a. 轴位 T_1WI 扫描呈低信号；b. 轴位 T_2WI 扫描呈高信号；c. 轴位 T_1WI 增强扫描呈不规则强化。

图 12-1　头部 MRI 检查结果

行开颅脑干左侧及桥小脑角病灶切除术。

【病理结果】

大体所见：手术切除组织标本为不规则脑组织，大小约 1.5 cm × 1 cm × 0.5 cm，质软。

镜下所见：组织学表现为肿瘤组织弥漫浸润性生长，与周围脑组织无界限，瘤细胞疏密不均，低-中等密度，灶区较密集，细胞质红染或透亮呈少突样，核呈圆形、椭圆形，部分杆状，有一定异型性，局部可见核分裂象，间质可见明显血管内皮细胞增生呈肾小球样结构，局部形成"血管墙"样结构，并见黏液样背景及灶状坏死（图 12-2）。

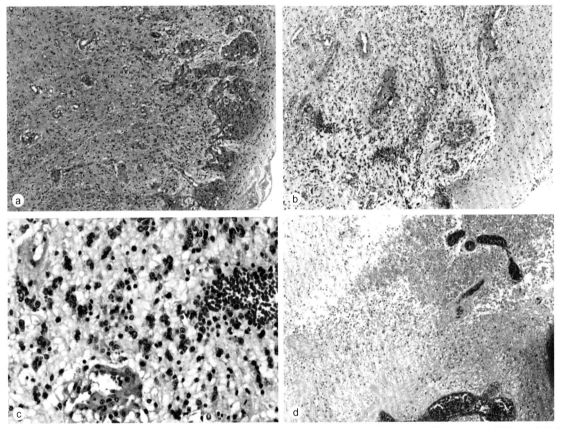

a. 瘤细胞密度低-中等，小血管增生，血管内皮增生呈肾小球样（中倍放大）；b. 局部细胞密度增高，见黏液背景（中倍放大）；c. 细胞密度增高区域细胞质空亮呈少突样，细胞核有一定异型性，可见核分裂象（高倍放大）；d. 可见坏死（中倍放大）。

图 12-2 光学显微镜观察所见（HE 染色）

免疫组化检查：GFAP、Olig-2（+），S-100、SOX10（+），IDH1 R132H（-，未突变），ATRX（+），p53（+70%），H3K27me3（肿瘤细胞-），H3K27M（-），EZHIP（-），Ki-67 增殖指数约为 40%（图 12-3）。

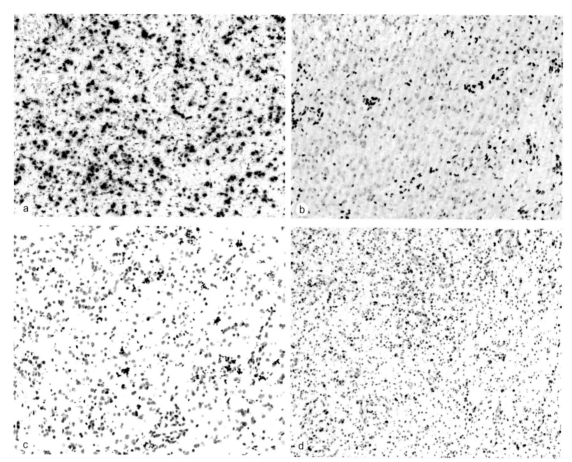

a. Olig-2 肿瘤细胞胞核阳性（中倍放大）；b. H3K27me3 阴性（内对照血管内皮阳性）（中倍放大）；c. H3K27M 阴性（中倍放大）；d. Ki-67 增殖指数达 40%（中倍放大）。

图 12-3　免疫组织化学染色（EnVision 二步法）

　　分子病理结果：① FISH 检测到 *BRAF* 基因分离信号阳性细胞比例为 20%，提示 *BRAF* 融合阳性；② BRAF V600E 未见突变；③中枢神经系统肿瘤全基因组 DNA 甲基化聚类分析结果提示该肿瘤为弥漫性中线胶质瘤，*H3K27* 改变；④ Sanger 测序显示 *EGFR* 第 20 号外显子有异常插入片段，提示突变；⑤ NGS 测序显示 *TP53* 突变，*BRAF* 未见融合（图 12-4）。

　　病理组织学诊断：儿童型弥漫性胶质瘤，NOS，CNS WHO 3～4 级。

　　病理整合诊断：弥漫性中线胶质瘤，H3K27 改变，*EGFR* 突变型，CNS WHO 4 级。

　　随访：术后 1 年随诊出现远处脊髓转移，患儿病危，术后 1 年 4 个月死亡。

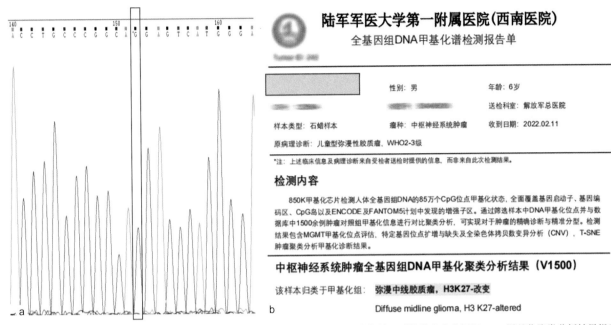

a. Sanger 测序显示 *EGFR* 第 20 号外显子有异常插入片段，提示突变；b. 中枢神经系统肿瘤全基因组 DNA 甲基化聚类分析结果提示该肿瘤为弥漫性中线胶质瘤，H3K27 改变。

图 12-4　分子病理检测结果

【讨论】

　　弥漫性中线胶质瘤，*H3K27* 改变，是一种罕见的中枢神经系统肿瘤，特点是弥漫性浸润生长，伴 H3p.K28me3（K27me3）缺失，通常是组蛋白 H3 亚型之一的 H3c. 83A＞Tp.K28M（K27M）替代、EZHIP 异常过表达或 *EGFR* 突变。其属于 CNS WHO 4 级肿瘤，包括 4 个亚型：弥漫性中线胶质瘤，H3.3K27 突变型；弥漫性中线胶质瘤，H3.1K27 或 H3.2K27 突变型；弥漫性中线胶质瘤，H3 野生型伴 EZHIP 过表达；弥漫性中线胶质瘤，*EGFR* 突变型。

　　DMG 好发于儿童和青少年，性别无差异，*EGFR* 突变型 DMG 最常发生于儿童，中位年龄为 7 ～ 8 岁；H3.3 K28M（K27M）突变型 DMG 和伴 EZHIP 过表达的 H3 野生型 DMG 在儿童患者最常见于 7 ～ 8 岁，而 H3.1 K28M（K27M）或 H3.2 K28M（K27M）突变型 DMG 发生在更年幼患者中（中位年龄：约 5 岁）；儿童型 DMG 主要发病部位为脑干或脑桥，或双侧丘脑；青少年和成人 DMG 主要发生在单侧丘脑或脊髓；也可发生于松果体区、下丘脑和小脑等罕见部位；40% 的病例可见软脑膜受累，以及累及丘脑、颈髓甚至额叶的弥漫性扩散。本例患儿 6 岁，属于 *EGFR* 突变型 DMG 好发年龄，发病部位在脑干左侧及桥小脑角，与文献相符。

　　影像学方面，MRI 发现，发病部位为脑干或脑桥的 DMG，可累及其表面的 50% 以上，常不对称，经常包绕基底动脉，可浸润中脑、小脑脚和小脑半球；发生于丘脑的肿瘤可为单侧或双侧，发生于双侧者在 *EGFR* 突变亚型中更常见。病变表现为 T_1 低或等信号和 T_2 高信号，但 FLAIR 序列和对比增强模式可存在相当大的差异，大部分肿瘤没有对比增强。大体上，肿瘤呈弥漫性、浸润性生长，可导致解剖结构扩大和变形，肿瘤实质可见出血或坏死。本例头颅 MRI 示脑干左侧及桥小脑角囊实性占位性病变，呈 T_1 低信号和 T_2 高信号，可见不规则强化，脑干明显受压移位。

组织学形态方面，DMG 呈弥漫性、浸润性生长，大多数肿瘤细胞较小且形态单一，但也可以是多形的，可见星形细胞样、毛细胞样、少突胶质细胞样、巨细胞样、未分化或上皮样细胞；有丝分裂象常见，可见到微血管增生和（或）坏死，但这些特征都不是诊断所必需的，且它们不是生存期的独立预测因素；通常无 Rosenthal 纤维和嗜酸性颗粒小体。*EGFR* 突变型 DMG，常可见有丝分裂象，但坏死或微血管增生罕见。本例分子特征提示 *EGFR* 突变型 DMG，细胞密度疏密不等，多数部位形态较温和，局部细胞密度较高，可见明显的城墙样微血管增生和局部坏死，可见核分裂象，具有高级别胶质瘤的组织学特征，除了文献报道的相似组织学形态，本例可见大量微血管内皮增生及灶状坏死。

免疫表型方面，DMG 通常表达 Olig-2、MAP2 和 S-100，而 GFAP 的免疫反应不一，*EGFR* 突变亚型通常为 GFAP 阳性，但可能 Olig-2 和 SOX10 阴性。神经丝和突触素染色突出了背景神经毡，肿瘤细胞为阴性。H3K28M（K27M）和 H3K28me3（K27me3）抗体的组合作为诊断辅助手段是非常有效的，H3K28I（K27I）突变或 H3 野生型伴 EZHIP 过表达的 DMG 中 H3K28M（K27M）染色阴性，但 H3K28me3（K27me3）肿瘤细胞核为阴性，可以进一步做 EZHIP（CXorf67）免疫组化或进一步行分子检测；此外，约 50% 的病例存在 *TP53* 突变，15% 的病例存在 ATRX 表达缺失。本例 *EGFR* 突变型 DMG 符合常规免疫组化表型，此外，本例 *EGFR* 突变型 DMG 免疫组化 Olig-2 及 SOX10 阳性，另外可见 p53 高表达，NGS 测序显示 *TP53* 突变，与免疫组化结果相符。

EGFR 突变型 DMG 在遗传学上定义为染色体带 7p11.2 上 *EGFR* 致癌基因的异常，大多数肿瘤在编码细胞内酪氨酸激酶结构域的外显子 20 内存在小的框内插入/复制，部分肿瘤在编码部分细胞外结构域的外显子中存在错义突变，最常见的是 p.A289T 或 p.A289V，罕见 *EGFR* 基因扩增。本病例是 *EGFR* 外显子 20 内存在小的框内插入。此外，FISH 检测到 *BRAF* 基因分离信号阳性细胞比例为 20%，提示 *BRAF* 融合阳性。根据 NCCN 指南及其他研究，FISH 用于石蜡包埋的组织切片，可以使用跨越基因的 3 探针混合物检测异常 BRAF，正常细胞显示 2 个大信号，具有 BRAF 融合的细胞将在两大信号之一附近显示出第三个较小信号，对应于额外的激活片段和激酶结构域，第三个较小的信号可能很难检测到，且阈值标准不统一。由于第三信号与正常的 BRAF 信号非常接近、切片导致信号损失或其他 FISH 特定变量，许多细胞会产生模糊的第三信号；同时 FISH 方式也无法确定具体融合变体。RNA 测序是检测融合的更精准方式，建议优先选择 RNA 测序进行分子检测，本病例 RNA 测序（NGS）进一步验证 *BRAF* 基因融合阴性，提示一方面要正确解读分子报告，诊断时结合其他分子检测综合分析，必要时使用不同分子检测方法进一步验证；另一方面由于 DMG 是最近两年提出来的实体肿瘤，对其认识不充分，而且最近有研究揭示了 DMG 的一种新亚型——H3K27 改变的 DMG，同时伴有 *BRAF/FGFR1* 共改变，这需要更多的样本进一步研究其可能的尚未认识的新分子改变。

EGFR 突变亚型的 DMG 需要与以下肿瘤进行鉴别：①伴有间变特征的毛细胞星形细胞瘤，好发于青少年，多见于幕下，影像学界限清楚，多表现为囊壁伴附壁结节，增强后囊壁及附壁结节见强化，组织形态具有双相特点，通常含有 Rosenthal 纤维致密区域与黏液变疏松区域相间，间变区域可见细胞密度增加和栅栏状坏死，核分裂活跃，免疫组化示 H3K27me3 表达无缺失，分子遗传学野生型 *EGFR* 等位

基因和常见的 *KRAS G12R* 突变，通常伴随 *BRAF* 突变或融合。②弥漫性儿童型高级别胶质瘤，H3 野生型和 IDH 野生型，*MYCN* 亚型，肿瘤细胞密度高，除了有胶质瘤形态，还可见类似胚胎性肿瘤形态，免疫组化示 GFAP 在散在细胞中表达，神经元标志物（如神经丝）也可以表达，免疫组化示 H3K27me3 表达无缺失，且甲基化特征与弥漫性儿童型高级别胶质瘤 *MYCN* 亚型一致。③伴有毛细胞样特征的高级别星形细胞瘤（high-grade astrocytoma with piloid features，HGAP），该类肿瘤有明确的 DNA 甲基化谱特征，确诊需行 DNA 甲基化聚类分析，好发于成年人，患者平均年龄为 40 岁，好发于小脑，呈局限性生长特征，组织形态具有毛细胞样特点，还可以表现为胶质母细胞瘤形态、多形性黄色瘤型星形细胞瘤样形态、上皮样胶质母细胞瘤形态，分子遗传学特征为 *BRAF*、*NF1* 变异，ATRX 蛋白缺失，*CDKN2A/B* 纯合性缺失。本例 FISH 分子检测虽有 *BRAF* 融合（分离信号为 20%），但是 RNA 测序未见 *BRAF* 融合，此外，本例患儿免疫组化 H3K27me3 表达缺失，中枢神经系统肿瘤全基因组 DNA 甲基化聚类分析结果提示该肿瘤为弥漫性中线胶质瘤，H3K27 改变；Sanger 测序示 *EGFR* 突变。

DMG 预后差，2 年生存率＜10%，且由于肿瘤位置，手术选择有限；诊断时患者年龄（＜3 岁或＞10 岁）、更长的症状潜伏期（＞24 周）和综合治疗是生存期较长的预测因素，*TP53* 突变已被证明与放射抵抗相关；*EGFR* 突变型双丘脑胶质瘤儿童的中位生存期为 10～14 个月，大多数儿童在 2 年内死亡。本病例具有 *TP53* 突变，患儿术后 1 年出现了远处脊髓转移，1 年 4 个月死亡，提示了这一肿瘤的侵袭性特征。

H3K27 改变的 DMG 是一种罕见的 CNS WHO 4 级肿瘤，呈弥漫性、浸润性生长，属于侵袭性、恶性肿瘤，需要与其他低级别或局限性胶质肿瘤进行鉴别，从而使患者得到及时有效的治疗。

（解放军总医院第七医学中心　邵立伟　王鲁平）

参考文献

［1］LOUIS D，ALDAPE K D，CAPPER D，et al. WHO Classification of Tumours of Central Nervous System Tumours［M］. 5th Edition；Vol.6.Lyon（France）：International Agency for Research on Cancer，2021：228-231.

［2］NCCN Guidelines Version 1.2023 Central Nervous System Cancers，2021.

［3］HORBINSKI C.To BRAF or not to BRAF：is that even a question anymore？［J］. J Neuropathol Exp Neurol，2013，72（1）：2-7.

［4］AUFFRET L，AJLIL Y，TAUZIÈDE-ESPARIAT A，et al. A new subtype of diffuse midline glioma，H3 K27 and BRAF/FGFR1 co-altered：a clinico-radiological and histomolecular characterisation［J］. Acta Neuropathol，2023，147（1）：2.

病例 13　男，60 岁，丘脑占位

【临床资料】

患者，男，60 岁。主诉"右侧肢体麻木 1 月余"。

现病史：患者无明显诱因出现右侧肢体麻木，无头痛、头晕、恶心、呕吐、四肢抽搐、肌力减退等伴随症状。

既往史：既往体健。

家族史：无家族史。

辅助检查：头颅 MRI 示丘脑混杂信号占位性病变（箭头所示），范围约 30 mm × 32 mm × 61 mm，边界尚清，T_1 稍高信号，T_2 高信号，周围少许水肿，增强后实性部分强化，囊壁轻度强化（图 13-1）。

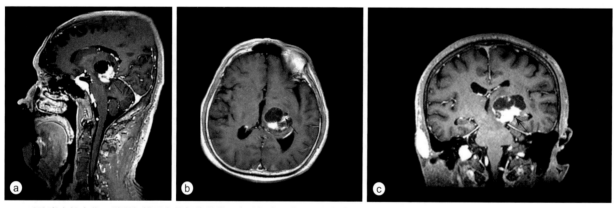

丘脑囊实性占位，增强扫描示实性部分强化，囊壁轻度强化。a. 矢状位 T_1+ 强化结果；b. 轴位 T_1+ 强化结果；c. 冠状位 T_1+ 强化结果。

图 13-1　头部 MRI 结果

患者后于全身麻醉下行开颅肿瘤切除术，术中见肿瘤位于丘脑，肿瘤几乎全部切除，术后体征平稳，患者术后 11 个月随访恢复良好，无进展。

【病理结果】

大体所见：灰白脑样碎组织一堆，大小共 1.5 cm × 1.5 cm × 0.5 cm。

镜下所见：椭圆形、长梭形瘤细胞弥漫分布，瘤细胞核呈轻度异型，核染色均匀，无核仁，无核分裂象，可见个别怪异核（黑色箭头）。间质内见大量 Rosenthal 纤维（黄色箭头）弥漫分布（图 13-2）。

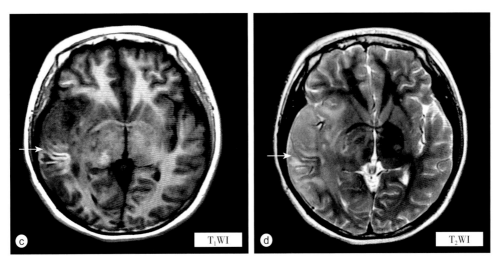

大脑额颞顶枕叶及基底节区、侧脑室旁见大片状稍长 T_1、稍长 T_2 信号，FLAIR 序列呈高信号，增强扫描呈轻度不均匀强化，边界不清（箭头所示）。a. 轴位 FLAIR 序列呈高信号；b. 轴位增强扫描呈轻度不均匀强化；c. 轴位 T_1WI 扫描呈长稍 T_1 信号；d. 轴位 T_2WI 扫描呈稍长 T_2 信号。

图 14-1　头部 MRI 检查结果

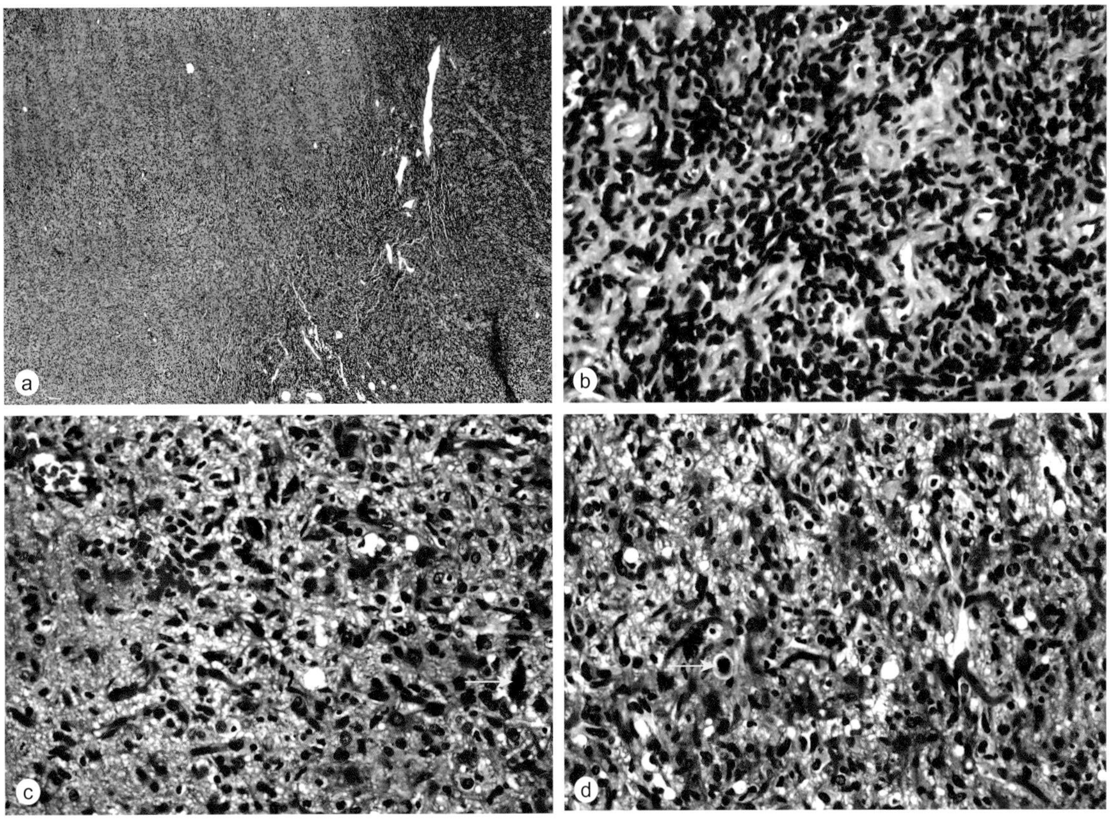

a. 肿瘤密度稀疏不均（低倍放大）；b. 细胞密度高的区域富含血管，细胞密集，细胞核质比例高，核深染，部分区域肿瘤细胞围绕血管有排列成假菊形团趋势（高倍放大）；c. 细胞稀疏区肿瘤细胞细胞质红染，核圆形或短梭形，其内可见核深染的瘤巨细胞（箭头所示，高倍放大）；d. 即使在细胞稀疏区，核分裂象仍易找到（箭头所示，高倍放大）。

图 14-2　光学显微镜观察所见（HE 染色）

免疫组化检查：肿瘤细胞 GFAP 阳性，Olig-2 阴性，ATRX 表达丢失，p53 呈突变型表达。突变特异性抗体 H3.3 G35R（G34R）阳性，Ki-67 增殖指数约为 70%（图 14-3）。

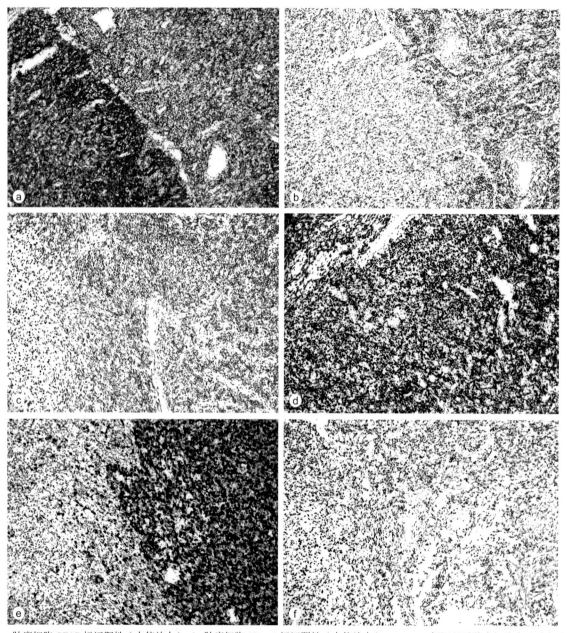

a. 肿瘤细胞 GFAP 标记阳性（中倍放大）；b. 肿瘤细胞 Olig-2 标记阴性（中倍放大）；c. ATRX 标记显示肿瘤细胞表达丢失（中倍放大）；d. p53 标记显示肿瘤细胞呈突变型表达（中倍放大）；e. Ki-67 增殖指数约为 70%；d. 突变特异性抗体 H3.3 G35R（G34R）阳性（中倍放大）。

图 14-3　免疫组织化学染色（EnVision 二步法）

分子病理结果：Sanger 测序结果显示 *H3F3A* 第 34 位密码子由 GGG 突变为 AGG，从而使编码的氨基酸由甘氨酸变为精氨酸。*IDH1/IDH2* 基因测序为野生型。

病理诊断：（右侧大脑半球）弥漫性半球胶质瘤，H3 G34 突变型（CNS WHO 4 级）。

【讨论】

H3.3 编码基因 *H3F3A* 和 *H3F3B* 错义点突变与肿瘤密切相关。儿童型弥漫性高级别胶质瘤中 *H3F3A* 基因的突变热点有 2 个，分别为 K27M、G34R/V。但 G34 突变型弥漫性半球胶质瘤并未与 H3 K27 突变型弥漫性中线胶质瘤一起收录入 2016 版 WHO 中枢神经系统肿瘤分类中成为一个独立的类型。随着研究的深入，发现该类肿瘤具有独特的临床病理特征、分子改变及甲基化谱，现已被 2021 版 WHO 中枢神经系统肿瘤分类收录。

H3 G34 突变型弥漫性半球胶质瘤，好发于儿童与年轻人，中位年龄为 15 ~ 19 岁，男女比例为 1.4∶1，男性稍占优势。发病部位为大脑半球，以颞顶叶最多。影像学上往往有明显的占位效应，常伴有强化及瘤周水肿，与其他非中线部位的高级别胶质瘤类似。组织学形态上，H3.3 G34 突变型弥漫性半球胶质瘤形态可以表现为胶质母细胞样，细胞密度高，核分裂活跃，往往有栅栏状坏死及微血管增生。也可以类似于胚胎性肿瘤，肿瘤细胞小而深染，细胞质少，有时可见 Homer-Wright 菊形团。但这两种组织形态的肿瘤从临床病理特点、免疫表型、分子改变到预后都没有显著差异。免疫表型上，肿瘤细胞大多 GFAP 阳性，Olig-2 阴性，大部分病例 ATRX 表达丢失，p53 呈突变型表达。突变特异性抗体 H3.3 G35R（G34R）阳性，Ki-67 增殖指数通常较高。超过 94% 的病例突变特异性抗体 H3.3 G35R（G34R）阳性，少部分为 H3.3 G35V（G34V）阳性。超过 2/3 的肿瘤 *MGMT* 启动子甲基化。H3 G34 突变型弥漫性半球胶质瘤预后不良，中位总生存期为 18 ~ 22 个月。

本病例为青少年，发病部位为大脑半球。影像学表现为右侧大脑额颞叶、顶叶、枕叶、基底节区及侧脑室旁多处异常信号，中线结构略左移，单从影像学表现上很难与其他高级别胶质瘤区分。免疫表型 GFAP 阳性、Olig-2 阴性，ATRX 表达缺失、p53 呈突变型表达，突变特异性抗体 H3.3 G35R（G34R）阳性，免疫表型符合 H3 G34 突变型弥漫性半球胶质瘤，后续分子检测也证实了这一诊断。有意思的是，本例肿瘤组织形态上有异质性，一部分区域细胞密度高，细胞呈单形性，类似于胚胎性肿瘤；另一部分区域细胞有多形性，可见核分裂象，呈高级别胶质瘤形态。肿瘤组织内未见微血管增生和栅栏状坏死，也证实了该疾病的诊断中，微血管增生和栅栏状坏死并不是必须具备的条件。

H3 G34 突变型弥漫性半球胶质瘤有时会累及中线部位，此时需与 H3 K27 变异型弥漫性中线胶质瘤相鉴别。H3 K27 变异型弥漫性中线胶质瘤是一种浸润性中线胶质瘤，伴有 H3 K28me3（K27me3）缺失，通常有一种组蛋白 H3 基因突变（H3c. 83A＞T，K27M）或 *EZHIP* 异常过表达或 *EGFR* 突变（CNS WHO 4 级）。两者形态上有重叠，但文献研究表明 G34 突变型的弥漫性半球胶质瘤发病中位年龄稍长于 H3 K27 变异型弥漫性中线胶质瘤。当然两者的发病部位也不相同，H3.3K27 突变型弥漫中线胶质瘤主要见于脑干、丘脑和脊髓，而 H3.3G34 突变型弥漫性半球胶质瘤多见于大脑半球。免疫表型上除 EGFR 突变亚型的弥漫性中线胶质瘤 Olig-2 可能阴性外，绝大多数 H3 K27 变异型弥漫性中线胶质瘤 Olig-2 阳性，并且 ATRX 的表达丢失率（约 15%）显著低于 G34 突变型的弥漫性半球胶质瘤，加上相对特异的 H3K27me3 表达缺失，两者的鉴别并不困难。其他类型的儿童型高级别胶质瘤，如婴儿型大脑半球胶质瘤、H3 和 IDH 野生型弥漫性高级别胶质瘤也应纳入鉴别诊断。婴儿型大脑半球胶质瘤是一种发生于低龄儿童（大多数小于 1 岁）的累及大脑半球的高级别胶质瘤，常伴有 *NTRK*、*ALK*、

ROS1 或 *MET* 基因融合。IDH 野生型弥漫性高级别胶质瘤是一种发生于儿童、青少年、青年人的高级别胶质瘤,不伴 *H3* 及 *IDH1/IDH2* 基因改变。此外,G34 突变型的弥漫性半球胶质瘤尚需与成人型高级别胶质瘤鉴别,高级别星形细胞瘤具有 *IDH1/IDH2* 基因突变,而胶质母细胞瘤往往伴有 *TERT* 启动子突变等分子改变,三者不难鉴别。G34 突变型的弥漫性半球胶质瘤部分病例组织学形态类似于胚胎性肿瘤,甚至形成假菊形团,也需与胚胎性肿瘤、幕上室管膜瘤相鉴别。胚胎性肿瘤与幕上室管膜瘤与该肿瘤分子改变不同,可借助于不同的抗体染色(INI1、L1CAM、YAP1 等)及分子检测予以区分。

　　本例患者为青少年,发病部位为大脑半球,组织学上兼具有弥漫性高级别胶质瘤和胚胎性肿瘤形态,免疫表型 GFAP 阳性、Olig-2 阴性、ATRX 表达缺失、p53 呈突变型表达,这些关键信息提示需进一步加染组蛋白突变特异性抗体 G34R、G34V。免疫组化染色结果 G34R 阳性、G34V 阴性,证实其为弥漫性半球胶质瘤,H3 G34 突变型。本类型的胶质瘤临床症状、影像学及组织学形态并不特异,提示今后在遇到青少年或年轻人大脑半球肿瘤时要考虑到 G34 突变型的弥漫性半球胶质瘤这一鉴别诊断。因其存在潜在的治疗靶点,故将 G34 突变型的弥漫性半球胶质瘤与其他类型的肿瘤区分开来具有重要的临床意义。

(空军军医大学第一附属医院　李　侠　徐玉乔)

参考文献

　　[1] SCHWARTZENTRUBER J, KORSHUNOV A, LIU X Y, et al. Driver mutations in histone H3.3 and chromatin remodelling genes in paediatric glioblastoma [J]. Nature, 2012, 482 (7384): 226-231.

　　[2] KORSHUNOV A, CAPPER D, REUSS D, et al. Histologically distinct neuroepithelial tumors with histone 3 G34 mutation are molecularly similar and comprise a single nosologic entity [J]. Acta Neuropathol, 2016, 131 (1): 137-146.

　　[3] HU W, DUAN H, ZHONG S, et al. High frequency of PDGFRA and MUC family gene mutations in diffuse hemispheric glioma, H3 G34-mutant: a glimmer of hope? [J]. J Transl Med, 2022, 20 (1): 64.

病例 15 男，26岁，多脑叶病变

【临床资料】

患者，男，26岁。主诉"视物成双5个月，记忆力减退伴乏力1个月"。

现病史：患者于2021年11月中旬突感双眼外展位时视物成双，眼前晃动感，呈持续性。2022年3月突感近时记忆力减退，思维迟缓，忘记自己手机密码，发短信不认识字母，呈波动性发作，发作时伴浑身乏困，右手持笔不稳，字迹变差，穿衣速度减慢，有自身不稳感。

既往史：无。

家族史：无明确家族史。

查体：患者发育正常，意识清醒，言语清晰，思维力、理解力、记忆力稍下降，定向力及计算力未见异常。粗测嗅觉未见异常。眼底检查未窥入。双眼睑无下垂，双眼球各方向运动自如，双眼外展位时复视，可见水平眼震；小脑共济失调，闭目难立（Romberg）征强阳性，一字步试验阳性；余无特殊。

辅助检查：头颅 MRI 示双侧大脑半球对称，左侧侧脑室旁、双侧尾状核头、壳核、背侧丘脑、双侧海马、颞岛叶明显肿胀，左侧为著，呈等 T_1 稍长 T_2 信号，FLAIR 呈稍高信号，DWI 未见明显弥散受限，增强扫描未见明显强化。各脑室、脑池大小形态未见异常，中线结构居中，幕下小脑、脑干、垂体无异常（图15-1）。

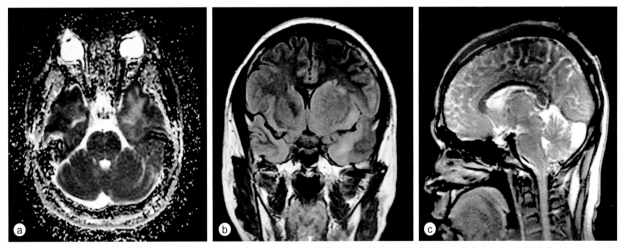

左侧侧脑室旁、双侧尾状核头、壳核、背侧丘脑、双侧海马、颞岛叶明显肿胀并异常信号。a. 轴位 ADC；b. 冠状位 FLAIR；c. 矢状位 T_2WI。

图15-1 头部 MRI 检查结果

行左侧颞叶开颅病灶切除术。

【病理结果】

大体所见：手术切除标本为不整形脑组织 2 块，大者体积为 3.5 cm × 2 cm × 1 cm，小者体积为 1.5 cm × 1 cm × 0.6 cm，切面质稍韧、灰黄色、鱼肉状、无边界。

镜下所见：组织学表现为肿瘤沿脑表及软脑膜弥漫生长，波及范围广，与周围脑组织界限不清。局灶伴室管膜样分化，肿瘤细胞密度高，核异型性显著，核分裂活跃，未见坏死及微血管增生等现象（图 15-2）。

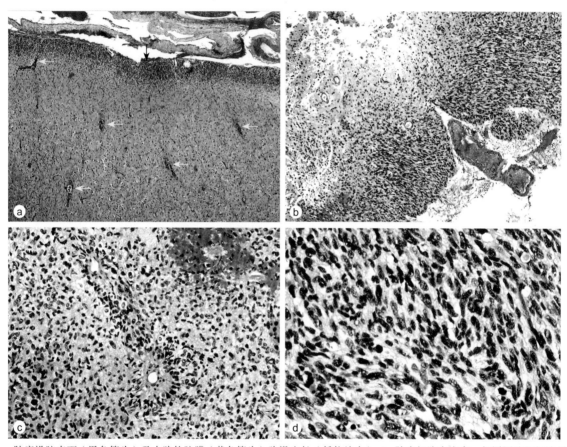

a. 肿瘤沿脑表面（黑色箭头）及内陷软脑膜（黄色箭头）弥漫生长（低倍放大）；b. 肿瘤细胞密度高，与周围脑组织边界不清（中倍放大）；c. 局部可见室管膜样（黑色箭头）分化，形成菊形团样结构（高倍放大）；d. 肿瘤细胞密度高，核异型性显著，核分裂活跃（高倍放大）。

图 15-2　光学显微镜观察所见（HE 染色）

免疫组化检查：GFAP（+），S-100（+），Vimentin（+），ATRX（+），EMA（局部核旁点状+），Olig-2（+，菊形团-），Syn（+），NeuN（-），CD34（少许细胞质+），EGFR（+），p53（强+，突变型），H3K27M（-），H3K27me3（+），Ki-67 增殖指数（约 60%）（图 15-3）。

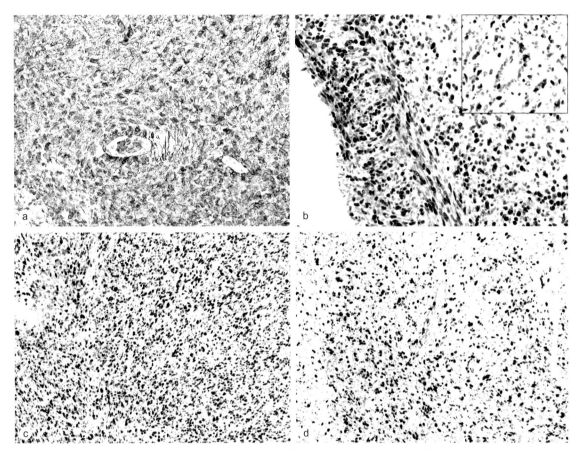

a. GFAP 标记显示肿瘤细胞阳性（高倍放大）；b. Olig-2 标记显示肿瘤细胞阳性，而菊形团样结构阴性（插入图，高倍放大）；c. p53 标记显示肿瘤细胞弥漫强阳性（中倍放大）；d. Ki-67 增殖指数达 60%（中倍放大）。

图 15-3　免疫组织化学染色（EnVision 二步法）

分子病理结果：NGS 检测到 *EGFRVIII* 基因突变，*ATRX* 和 *TP53* 基因错义突变，*SEMA3A* 基因突变，*CDKN2A/2B* 的纯合性缺失。未检测到 *IDH1* 和 *IDH2* 基因突变，1p 和 19q 的共缺失，*BRAF* 基因突变与融合，H3.3 与 H3.1 氨基酸位点突变，*TERT* 启动子基因突变，7 号染色体获得与 10 号染色体缺失（先声诊断）。

病理诊断（整合诊断）：（左颞叶）弥漫性儿童型高级别胶质瘤，H3 及 IDH 野生型，受体酪氨酸激酶（receptor tyrosine kinase，RTK）亚型。

【讨论】

弥漫性儿童型高级别胶质瘤，H3 及 IDH 野生型，是一种具有恶性组织学特征的弥漫性胶质瘤，通常发生于儿童、青少年及青年人，分子特征表现为组蛋白 H3、*IDH1*、*IDH2* 野生型，CNS WHO 4 级。DNA 甲基化谱将其分为 3 个亚型：RTK1 型、RTK2 型和 MYCN 型。可累及整个大脑、脑干和小脑。

目前尚无确切的流行病学特征，已发表的文献认为该肿瘤好发于儿童。RTK1 型：累及幕上（82%）和幕下/脑干（18%）；RTK2 型：主要累及幕上（96%）；MYCN 型：累及幕上（86%）和幕下/脑干（14%）。放射治疗后产生的胶质瘤，以及在种系错配修复缺陷的情况下，主要见于 RTK1 亚型。

该肿瘤临床特征缺乏特异性，通常表现为癫痫、运动或感觉障碍。影像学特征与其他高级别胶质瘤相似，MRI 通常显示为具有占位效应的对比增强肿瘤。肿瘤界限较清，只有轻微的病灶周围水肿和均匀的造影剂增强。其他影像学特征尚未报道。

大体上，肿瘤在脑实质弥漫性浸润导致脑结构增大和扭曲，以及软化和变色，伴有出血及坏死区。组织学改变为典型的胶质母细胞瘤样形态（核分裂活跃、微血管增生和坏死）或原始的未分化形态。神经胶质分化区和原始分化区常在同一标本中发现。在某些病例中，可能缺乏血管内皮增生和坏死。肿瘤通常至少局灶性表达 GFAP 和（或）Olig-2。与其他两种分子亚型相比，MYCN 型弥漫性儿童型高级别胶质瘤，可表现为双相模式、弥漫性浸润模式和富于细胞的界限清楚的结节样模式。肿瘤通常由具有明显核仁的大细胞组成，并可能表现为梭形细胞和上皮样细胞的混合。然而，MYCN 型常不表达胶质标志物，而表达神经元标志物。所有肿瘤均应表达 H3K27me3。

该肿瘤中常见的改变包括 *PDGFRA* 扩增或突变、*TP53* 突变、*NF1* 改变、*EGFR* 扩增或突变或 *MYCN* 扩增。RTK1 型多见 *PDGFRA* 扩增（33%），RTK2 型多见 *EGFR* 扩增（＞50%）和 *TERT* 启动子突变（约 64%）；MYCN 型多见 *MYCN* 扩增（50%）。与结构性错配修复缺陷综合征（constitutional mismatch repair dificiency syndrome，CMMRD）或林奇综合征相关的肿瘤通常为 RTK1 型。在 CMMRD、林奇综合征或利·弗劳梅尼综合征中产生的胶质瘤应与散发型弥漫性儿童型高级别胶质瘤区分。

本病例的组织学表现符合上述特点，肿瘤细胞密度高，核异型性显著，核分裂活跃，未见坏死及微血管增生。比较特殊的是其沿脑表及软脑膜弥漫性浸润，具有大脑胶质瘤病的生长方式，并伴有室管膜样分化。根据患者的年龄和肿瘤的位置，主要的鉴别诊断如下。①婴儿型半球胶质瘤：该肿瘤发生于儿童早期，几乎都在出生 1 年内发病，通常与受体酪氨酸激酶融合，主要包括 *NTRK* 基因、*ROS1*、*ALK* 或 *MET* 的融合，肿瘤呈高级别形态，通常富于细胞，与邻近脑实质有明确界限，并累及软脑膜，细胞呈星形至梭形，可有明显异质性，常见核分裂象、栅栏状坏死及微血管增生，可有室管膜分化或双相结构。形态学与本例有较多相似之处，但本例并未检测到相关基因改变。②婴儿促结缔组织增生性节细胞胶质瘤/星形细胞瘤：该肿瘤是良性的胶质神经元肿瘤或胶质细胞肿瘤，主要发生于婴儿的大脑半球，通常小于 2 岁，由 MAPK 通路激活驱动，由星形细胞和神经元混合组成或仅有星形细胞成分，伴有广泛的结缔组织增生，通常含有未分化的胚胎样肿瘤灶，具有典型的 *BRAF* 基因的改变。而本病例为高级别肿瘤，且未检测到 *BRAF* 基因的改变。③弥漫性中线胶质瘤：该肿瘤为浸润性中线胶质瘤，H3 K28me3（K27me3）缺失，通常是 H3K27M 在组蛋白 H3 亚型中替代，*EZHIP* 异常过表达，或 *EGFR* 突变。虽然本例检测到 *EGFRVIII* 基因突变，易与 *EGFR* 突变型 DMG 混淆，但本病例中 H3K27me3 完全保留，且 Olig-2 阳性，并累及多个脑叶，因此排除 DMG 的诊断。④胶质母细胞瘤：一种成人型弥漫性星形细胞瘤，通常为老年人，IDH 野生且 H3 野生，具有一种或多种组织学或遗传学特征（微血管增生、坏死、*TERT* 启动子区突变、*EGFR* 基因扩增、+7/-10 染色体拷贝数改变），本病例未见上述改变。⑤中枢神经系统胚胎性肿瘤：该肿瘤具有胚胎性形态及免疫学表现，即密集排列的未成熟细胞片，以及 Syn 和 Olig-2 不同程度的表达，GFAP 和 Vimentin 通常阴性。⑥髓母细胞瘤：该肿瘤常发生于后颅窝，通常是 Olig-2 阴性，而本病例大多数肿瘤细胞表达该标记。

该肿瘤侵袭性较强，2 年生存率为 23.5%，中位总生存期为 17.2 个月。其中 MYCN 型预后最差（中位生存期为 14 个月），RTK1 型预后中等（中位生存期为 21 个月），RTK2 型预后较好（中位生存期为 44 个月）。与成人型高级别胶质瘤不同的是，血管内皮增生和（或）坏死并不能预测预后。

虽然 RTK2 型预后相对最好，但本病例呈大脑胶质瘤病的生长方式，病变弥漫，治疗困难，预后不良。与成人型 GBM 不同，其发病年龄较轻，微血管增生与坏死可不显著，最常见的基因变异为 *PDGFRA* 与 *EGFR*，可能伴有 CMMRD（可从免疫治疗获益），NGS 检测对于弥漫性儿童型高级别胶质瘤的诊断与分型具有重要作用与意义。

（空军军医大学第一附属医院　克祯彧　徐玉乔）

参考文献

［1］KORSHUNOV A，SCHRIMPF D，RYZHOVA M，et al. H3 -/IDH - wild type pediatric glioblastoma is comprised of molecularly and prognostically distinct subtypes with associated oncogenic drivers ［J］. Acta Neuropathol，2017，134（3）：507 - 516.

［2］CHEN S，LI X.Targeting EGFR Ⅷ for treatment of glioblastoma：from molecular mechanisms to clinical strategies ［J］. Zhong Nan Da Xue Xue Bao Yi Xue Ban，2019，44（11）：1281 - 1286.

［3］LU D，SHANG G，HE X，et al. Architecture of the Sema3A/PlexinA4/Neuropilin tripartite complex ［J］. Nat Commun，2021，12（1）：3172.

［4］HIGGINS D M O，CALIVA M，SCHROEDER M，et al. Semaphorin 3A mediated brain tumor stem cell proliferation and invasion in EGFR Ⅷ mutant gliomas ［J］. BMC Cancer，2020，20（1）：1213.

病例 16 女，14 岁，鞍上区占位

【临床资料】

患儿，女，14 岁。主诉"头晕头痛半个月伴视力下降 1 周"。

现病史：半个月前，患儿无明显诱因出现头晕头痛，伴恶心呕吐，无肢体活动障碍，无智力及身体发育障碍，无小便过多等情况。近 1 周头痛症状逐渐加重，并伴有视力下降，遂至当地医院就诊，行头颅 MRI 示鞍上区占位。

既往史：身体健康，无特殊。

查体：左眼 0.3，右眼仅感光，左眼视野颞侧偏盲，右眼视野无法配合。余无特殊。

辅助检查：头颅 MRI 示鞍上、脚间池、右侧眼眶内视神经走行区可见不规则肿块影（箭头所示），呈稍长 T_1 稍长 T_2 信号；垂体显示清晰未见明显异常。增强扫描示鞍上、脚间池、右侧眼眶内视神经走行区病变呈不均匀边缘或结节状强化，大小约为 3.6 cm × 4.0 cm × 3.3 cm（左右径 × 前后径 × 上下径）（图 16-1）。

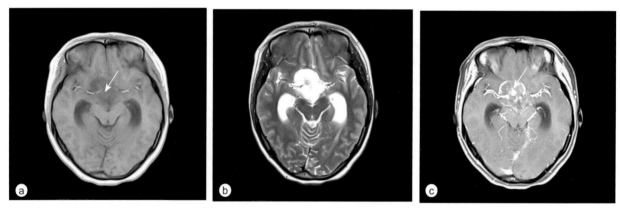

a. 轴位 T_1WI 扫描呈稍长 T_1 信号；b. 轴位 T_2WI 扫描呈稍高信号；c. 轴位 T_1 增强扫描呈不均匀边缘或结节状强化。

图 16-1 头颅 MRI 检查结果

术中所见：术中见肿瘤起源于右侧视神经及视交叉，向后上方长至脚间窝，右侧颈内动脉、大脑中动脉 M1 段及大脑前动脉 A1 段被肿瘤推压移位。肿瘤呈灰褐色，质软，边界不清。

【病理结果】

大体所见：手术切除组织标本为灰黄灰红碎组织一堆，大小共约 2.5 cm × 1.5 cm × 0.3 cm，质软。

镜下所见：肿瘤位于脑实质内，与周围脑组织分界不清；肿瘤细胞弥漫分布，中等密度，背景黏液变；瘤细胞小–中等大小，呈圆形、卵圆形或短梭形，细胞质透亮，部分细胞胞浆红染；瘤细胞核主要呈圆形，部分有一定异型，可见核分裂象；瘤组织内血管丰富，血管内皮显著增生，部分呈肾小球样，坏死不明确（图 16-2）。

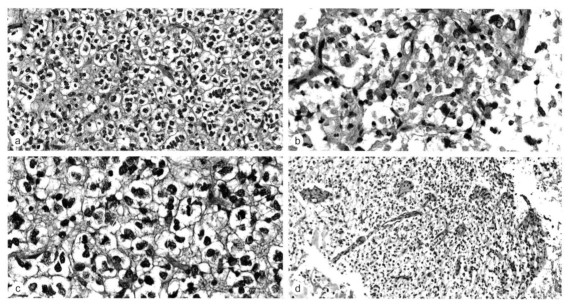

a. 肿瘤细胞小–中等大小，呈圆形或卵圆形，细胞质透亮（中倍放大）；b. 部分肿瘤细胞细胞质红染（中倍放大）；c. 瘤细胞核主要呈圆形，部分有一定异型，可见核分裂象（箭头所示，高倍放大）；d. 瘤组织内血管丰富，血管内皮显著增生，部分呈肾小球样（低倍放大）。

图 16-2　光学显微镜观察所见（HE 染色）

免疫组化检查：肿瘤细胞 GFAP（＋），S-100（部分＋），Olig-2（＋），ATRX（＋），p53（10% 弱＋），MLH1（＋），MSH2（＋），MSH6（＋），PMS2（＋），H3K27M（－），H3K27me3（＋），EMA（－），Syn（＋），TTF-1（－），CD34（－），INI1（＋），SMARCA4（＋），Ki-67 增殖指数约为 40%（图 16-3）。

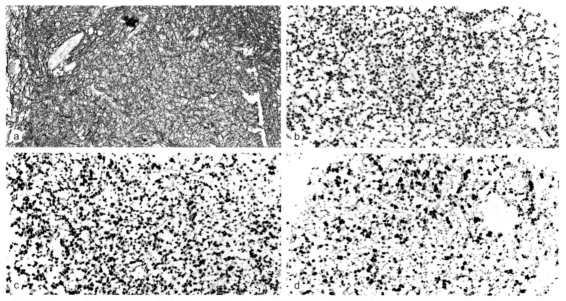

a. 肿瘤细胞 GFAP 阳性表达（低倍放大）；b. 肿瘤细胞 Olig-2 阳性表达（低倍放大）；c. 肿瘤细胞 ATRX 阳性表达（低倍放大）；d. Ki-67 增殖指数约为 40%（低倍放大）。

图 16-3　免疫组织化学染色（EnVision 二步法）

分子病理检测结果：NGS 检测到 *PDGFRA* 扩增；未检测到 *IDH1/IDH2*、*ATRX*、*TP53*、*H3F3A/HIST1H3B/HIST1H3C K28M*、*H3F3A G35R/V*、*TERT* 启动子、BRAF V600E 等基因突变，未检测到 1p/19q 杂合性缺失，+7/−10 号染色体无异常，未检测到 *EGFR* 扩增，*MGMT* 基因启动子无甲基化，未检测到 *KIAA1549-BRAF* 融合。

病理诊断（整合诊断）：（鞍上区）弥漫性儿童型高级别胶质瘤，H3 及 IDH 野生型，RTK1 型。

治疗及随访：患者后续进行了放疗+替莫唑胺化疗及贝伐珠单抗+替莫唑胺化疗，并定期复查。术后 1 年头颅 MRI 示延髓、双侧小脑延髓沟区、双侧小脑半球、第四脑室区多发异常信号伴条片状强化，考虑为脑膜脑转移。暂未行进一步治疗。

【讨论】

2021 年 6 月 29 日，WHO 中枢神经系统肿瘤分类第 5 版分类发布，这是将分子信息和组织学特征结合起来对中枢神经系统肿瘤进行的第二次分类更新，分类中出现了更多以分子定义的病理类型，并引入了新的肿瘤类型和亚型。第 5 版 WHO 中枢神经系统肿瘤分类将弥漫性胶质瘤分为"成人型"和"儿童型"，分类虽然有年龄倾向，但并非只发生于成人或儿童中，而是将临床特点、组织学特征及分子信息整合起来进行的分类，不同的"成人型"或"儿童型"弥漫性胶质瘤亚型其分子特征不同，从而其生物学行为及预后也有所差异。儿童型弥漫性胶质瘤分为低级别和高级别，各有 4 个亚型，其中弥漫性儿童型高级别胶质瘤分为：①弥漫性中线胶质瘤，伴 H3 K27 变异型；②弥漫性半球胶质瘤，H3 G34 突变型；③弥漫性儿童型高级别胶质瘤，H3 及 IDH 野生型；④婴儿型半球胶质瘤。通过 DNA 甲基化聚类分析，弥漫性儿童型高级别胶质瘤 H3 及 IDH 野生型显示出与成人胶质母细胞瘤完全不同的聚类表现，并且有明确的分子特征。根据分子特征，将弥漫性儿童型高级别胶质瘤 H3 及 IDH 野生型分为 3 个亚型，RTK1 型、RTK2 型及 MYCN 型。

弥漫性儿童型高级别胶质瘤 H3 及 IDH 野生型好发于儿童、青少年及青年人，临床特征缺乏特异性，通常表现为癫痫、运动或感觉障碍。RTK1 型累及幕上（82%）和幕下/脑干（18%），RTK2 型主要累及幕上（96%），MYCN 型累及幕上（86%）和幕下/脑干（14%）。影像学表现与其他类型高级别胶质瘤无明显差异，但 MYCN 型通常界限更为清楚，轻度瘤周水肿，对比增强显示均匀强化。本例患者为 14 岁女童，临床表现为无诱因性头晕头痛，伴有视力下降，病变位于鞍上区，MRI 增强扫描显示不均匀强化信号影，其临床信息与文献相符。

弥漫性儿童型高级别胶质瘤 H3 及 IDH 野生型的组织学特征为典型的胶质母细胞瘤样形态或原始未分化胚胎性肿瘤形态，部分病例可缺乏血管内皮增生及坏死。3 个亚型中，RTK1 型的分子特征是 *PDGFRA* 基因扩增，常与结构性错配修复缺陷综合征或林奇综合征相关；RTK2 型的分子特征是 *EGFR* 基因扩增和 *TERT* 基因启动子突变；MYCN 型的分子特征是 *MYCN* 基因扩增和 *IDH2* 扩增。本病例组织学为经典胶质母细胞瘤样形态，可见血管内皮增生，但坏死不明确；免疫组化及分子检测显示为 *PDGFRA* 扩增，不具有 H3K27me3 的表达缺失，没有 *IDH1/IDH2*、*ATRX*、*TP53*、*H3F3A/HIST1H3B/HIST1H3C K28M*、*H3F3A G35R/V*、*TERT* 启动子等基因突变，未检测到 1p/19q 杂合性缺失，+7/−10 号染色体无异常，未检测到 *EGFR* 扩增；因此整合诊断为弥漫性儿童型高级别胶质瘤，H3 及 IDH 野生型，RTK1 型。

弥漫性儿童型高级别胶质瘤 H3 及 IDH 野生型病理上主要需与成人型胶质母细胞瘤、弥漫性中线胶质瘤 H3 K27 变异型、弥漫性半球胶质瘤 H3 G34 突变型及髓母细胞瘤等胚胎性肿瘤鉴别。成人型胶质母细胞瘤虽形态上和弥漫性儿童型高级别胶质瘤 H3 及 IDH 野生型有交叉，但通常有 +7/-10 染色体异常及 *EGFR* 基因扩增的特点，可作为鉴别。H3K27me3 在弥漫性儿童型高级别胶质瘤 H3 及 IDH 野生型中通常保留，可与弥漫性中线胶质瘤 H3 K27 变异型鉴别。ATRX 及 Olig-2 在弥漫性儿童型高级别胶质瘤 H3 及 IDH 野生型中常呈阳性表达，且分子检测 *H3F3A* 无突变，可作为与弥漫性半球胶质瘤 H3 G34 突变型的鉴别点。MYCN 亚型组织学可表现为原始未分化胚胎性肿瘤形态特点，且免疫组化 GFAP 表达较弱而神经元标记阳性表达，造成与髓母细胞瘤等胚胎性肿瘤鉴别困难，如 Olig-2 表达阳性则支持 MYCN 亚型的诊断。当然更为理想的是通过 NGS 或 DNA 甲基化聚类分析进行鉴别诊断。

弥漫性儿童型高级别胶质瘤 H3 及 IDH 野生型侵袭性强，预后较差，两年生存率仅为 23.5%，中位总生存期为 17.2 个月。MYCN 型预后最差，中位无进展生存期为 9 个月，总生存期仅为 14 个月。RTK2 型预后较好，中位总生存期为 44 个月。RTK1 型预后介于 RTK2 和 MYCN 两型之间，中位总生存期约为 21 个月。本例患者术后 1 年头颅 MRI 示延髓、双侧小脑延髓沟区、双侧小脑半球、第四脑室区多发异常信号伴条片状强化，考虑脑膜脑转移。

综上所述，弥漫性儿童型高级别胶质瘤 H3 及 IDH 野生型好发于儿童、青少年及青年人，临床通常表现为癫痫、运动或感觉障碍，组织学为典型的胶质母细胞瘤样形态或原始未分化胚胎性肿瘤形态，部分病例可缺乏血管内皮增生和坏死，根据分子特征分为 RTK1 型（*PDGFRA* 改变）、RTK2 型（*EGFR* 改变和 *TERT* 启动子突变）及 MYCN 型（*MYCN* 扩增），临床侵袭性强，预后较差。

（郑州大学第一附属医院　张红燕）

参考文献

［1］LOUIS D N，PERRY A，WESSELING P，et al. The 2021 WHO classification of tumors of the central nervous system：a summary［J］. Neuro Oncol，2021，23（8）：1231-1251.

［2］WHO Classification of Tumours Editorial Board. World Health Organization classification of tumours of the central nervous system.5th ed. Lyon：IARC Press，2021.

［3］KORSHUNOV A，SCHRIMPF D，RYZHOVA M，et al. H3/IDHwild type pediatric glioblastoma is comprised of molecularly and prognostically distinct subtypes with associated oncogenic drivers［J］. Acta Neuropathol，2017，134（3）：507516.

［4］GIANNO F，GIOVANNONI I，CAFFERATA B，et al. Paediatric-type diffuse high-grade gliomas in the 5th CNS WHO classification［J］. Pathologica，2022，114（6）：422-435.

［5］姚小红，侯仰昊，平轶芳，等. 第 5 版 WHO 中枢神经系统肿瘤分类儿童型高级别胶质瘤解读［J］. 中华病理学杂志，2023，52（2）：112-116.

病例 17　女，6 岁，左侧小脑占位

【临床资料】

患儿，女，6 岁。主诉"突发头痛伴恶心不适 1 月余"。

现病史：患儿 1 月余前无明显诱因突发头痛伴恶心不适。头颅 CT 示小脑混杂密度，考虑出血？占位？头颅 MRI 考虑左侧小脑半球出血性病变（亚急性早期），右侧丘脑陈旧性出血灶。告知家属考虑小脑出血可能性较大，患儿及家属要求出院后观察治疗，告知其相关风险后予以出院，定期复查。3 天前患儿无明显诱因出现头痛伴呕吐。于当地医院查 CT 显示左侧小脑半球混杂密度，考虑为出血性病变，为求进一步治疗收入院。

既往史：无。

家族史：无明确家族史。

查体：患儿神清语利，自主睁眼，应答正确，遵嘱活动，光反射（+）。双眼眼球各项运动到位，角膜反射灵敏。听力正常，面部感觉正常，伸舌居中。左侧肢体共济运动检查欠稳准，右侧肢体共济运动检查稳准。双侧巴宾斯基征（-）。

辅助检查：头颅 CT 示左侧小脑半球可见团片状不均质稍高密度影，其内可见斑片状高密度影，边缘可见环状低密度水肿带，第四脑室受压。右侧丘脑可见类圆形低密度影，边界清晰。头颅 MRI 示左侧小脑半球可见团状混杂信号影，边界清晰，大小约 3.2 cm × 1.9 cm，中心斑片状影，未见确切强化，肿块周围可见少许稍长 T_2 水肿带（图 17-1）。

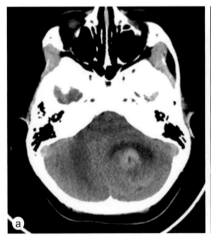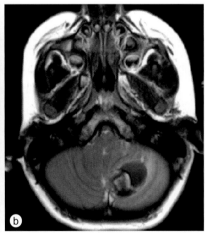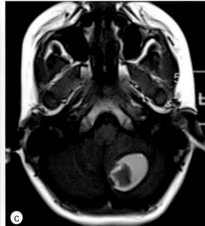

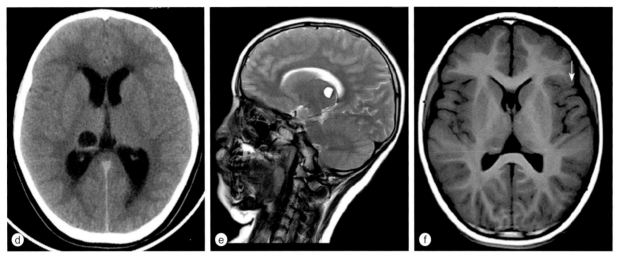

病变位于左侧小脑半球（a~c）和右侧丘脑（d~f），左小脑半球病灶周围轻度水肿，伴第四脑室受压，右侧丘脑处病灶未见确切水肿。a. 轴位 CT 扫描呈不均质稍高密度影；b. 轴位 T_2WI 扫描呈短信号，其内及边缘呈长信号；c. 轴位 T_1WI 增强扫描中心未见强化；d. 轴位 CT 扫描呈类圆形低密度影；e. 矢状位 T_2WI 扫描呈长信号；f. 轴位 T_1WI 增强扫描呈下部轻度强化（箭头所示）。

图 17-1　头部 CT 和 MRI 检查所见

行左侧小脑开颅病灶切除术。

【病理结果】

大体所见：手术切除组织标本为灰红、灰白色破碎组织，共约 2.3 cm × 1.5 cm × 1.0 cm，质地中等，部分呈囊皮样。

镜下所见：组织学示肿瘤实性片状生长，细胞密度中等，细胞间多见大小不等的微囊，局部区域呈黏液样背景；细胞形态较一致，多数细胞内呈空泡状改变，核分裂象易见，偶见核仁；间质血管多为枝芽状薄壁血管，可见瘤内出血及梗死，未见微血管增生和坏死（图 17-2）。

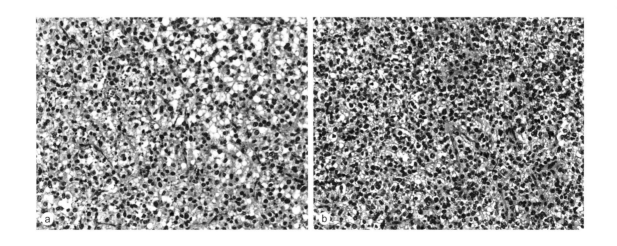

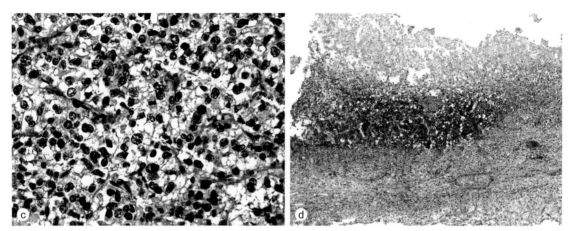

a. 细胞间大小不等的微囊及细胞内空泡状改变，枝芽状薄壁血管（中倍放大）；b. 细胞密集区域（中倍放大）；c. 核分裂象活跃，细胞内呈空泡状改变（高倍放大）；d. 出血梗死囊性变，含铁血黄素沉积（低倍放大）。

图 17-2　光学显微镜观察所见（HE 染色）

免疫组化检查：肿瘤细胞 GFAP（+），NeuN（+），S-100（+），Syn（核旁点状+），CD56（+），Vimentin（+），EMA（核旁点状+），H3K27me3（+），p53（+），Olig-2（-），H3K27M（-），Ki-67 增殖数约为 15%（图 17-3）。

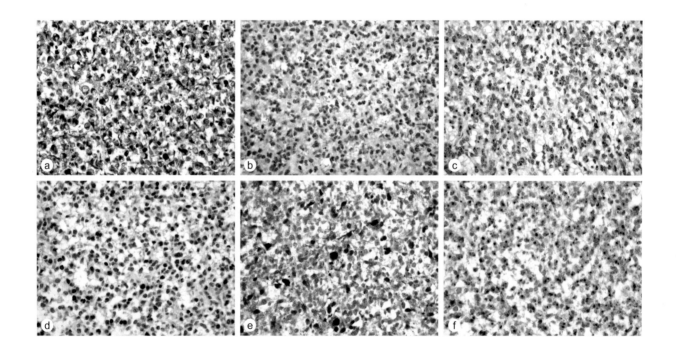

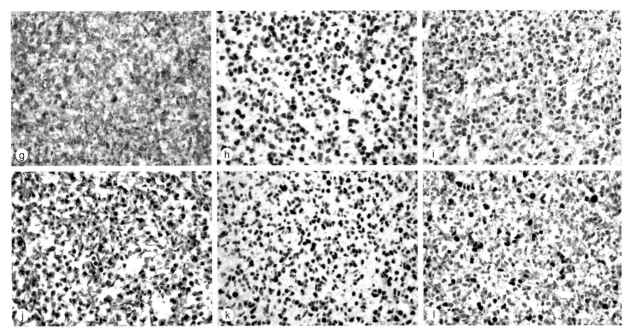

a. GFAP 弥漫性细胞质阳性（高倍放大）；b. Olig－2 阴性（高倍放大）；c. EMA 呈核旁点状阳性（高倍放大）；d. NeuN 阳性（高倍放大）；e. S－100 阳性（高倍放大）；f. Syn 呈核旁点状阳性（高倍放大）；g. CD56 阳性（高倍放大）；h. H3K27me3 细胞核表达无缺失（高倍放大）；i. H3K27M 阴性（高倍放大）；j. Vimentin 弥漫细胞质阳性（高倍放大）；k. p53 多数细胞核蓄积（高倍放大）；l. Ki－67 增殖指数为 15%（高倍放大）。

图 17－3　免疫组织化学染色（EnVision 二步法）

分子病理结果：①针对石蜡组织样本的高通量测序共检出 9 个体细胞突变：*EGFR* 扩增、*TP53* 突变、*ETV1* 融合、*PIK3R2* 突变、*ITGAV* 突变、*G6PD* 突变、*LRP6* 突变、*SLC10A2* 突变和 *RFC3* 突变；②染色体拷贝数分析结果：*EGFR* 扩增，7 号、8 号、16 号染色体扩增，染色体 14q、17p 扩增；③ *MGMT* 位点甲基化分析：*MGMT* 位点未甲基化；④ DNA 甲基化结果：中枢神经系统肿瘤全基因组 DNA 甲基化聚类分析结果将该样本归类于甲基化组——弥漫性儿童型高级别胶质瘤，H3 及 IDH 野生型，RTK2 亚型。

病理诊断（整合诊断）：（左侧小脑半球）弥漫性儿童型高级别胶质瘤，H3 及 IDH 野生型，RTK2 亚型。

随访：随访 5 个月时，患者因头痛不适在当地医院检查，发现右侧丘脑处病灶有所扩大，随后于当地进行右侧丘脑病灶切除术，两次病理切片借至某儿科医院病理科会诊发现，（左侧小脑半球和丘脑肿瘤）符合弥漫性儿童型高级别胶质瘤，H3 及 IDH 野生型，RTK2 亚型。

【讨论】

弥漫性儿童型高级别胶质瘤，H3 及 IDH 野生型是 2021 年 WHO 中枢神经系统肿瘤分类中新引入的一种独立肿瘤类型，其与弥漫性中线胶质瘤，H3 K27 变异型和弥漫性大脑半球胶质瘤，H3 G34 突变型，以及婴儿型大脑半球胶质瘤同属于儿童型弥漫性高级别胶质瘤，CNS WHO 4 级。弥漫性儿童型高级别胶质瘤，H3 及 IDH 野生型好发于儿童、青少年及青年人，可累及幕上大脑、脑干和小脑，根据

DNA 甲基化聚类分析或分子改变的不同又分为 RTK1、RTK2 和 MYCN3 个亚型。3 个亚型均无组蛋白 H3 和 IDH 的改变，其中，RTK1 亚型常见 *PDGFRA* 扩增（33%），RTK2 亚型常见 *EGFR* 扩增（50%）和 *TERT* 启动子突变（64%），MYCN 亚型常见 *MYCN* 扩增（50%）和 *ID2* 扩增。不同的分子亚型患者的预后显著不同，RTK2 亚型患者的生存时间较长（中位生存期 44 个月），RTK1 亚型患者的预后中等（中位生存期 21 个月），MYCN 亚型患者的预后最差（中位生存期 14 个月）；与成人型高级别胶质瘤不同的是血管内皮细胞增生和（或）坏死并不影响预后。

影像学上弥漫性儿童型高级别胶质瘤，H3 及 IDH 野生型主要呈现与其他高级别胶质瘤相似的特征：MRI 通常显示具有肿块效应的对比增强肿瘤，亦可有继发出血、梗死等征象，肿瘤周围可轻微水肿。本例影像学特征不明显，MRI 初印象考虑为出血性病变可能主要因为肿瘤内部大范围的出血梗死囊性变及瘤周无明显水肿，其他需要鉴别的还包括好发于小脑半球的血管母细胞瘤和毛细胞型星形细胞瘤。

显微镜下，弥漫性儿童型高级别胶质瘤，H3 及 IDH 野生型是弥漫性生长的胶质瘤，有丝分裂活跃，可有微血管增生和坏死，MYCN 亚型和 RTK1 亚型可表现为原始胚胎样形态并挤压边界，可形成数个小结节浸润周围脑实质或脑膜。免疫表型上，该类肿瘤至少散在或局灶性表达一种神经胶质标志物〔GFAP 和（或）Olig-2〕，或者表达一种神经元标志物；另外，该类肿瘤应保留 H3 K28me3（K27me3）的表达。本病例在 HE 形态上主要表现为细胞间大小不等的微囊性改变，多数细胞内空泡样改变呈现少突胶质细胞瘤样细胞形态，核分裂象活跃；间质散在较多枝芽状薄壁血管，未见微血管增生和坏死；免疫组化染色示肿瘤细胞弥漫表达神经胶质标志物 GFAP，而不表达 Olig-2（会诊单位免疫组化 Olig-2 少量阳性），同时不同程度表达神经元标志物 NeuN、Syn、S-100 和 CD56，H3K27me3 细胞核保留表达。有文献总结报道，在血管中心型胶质瘤（5 例）、弥漫性儿童型高级别胶质瘤，H3 及 IDH 野生型，RTK2 亚型（5 例）和弥漫性大脑半球胶质瘤，H3 G34 突变型（14 例）中 Olig-2 均为阴性。另外本例的 Syn 和 EMA 的免疫组化染色均呈核旁点状阳性，这在目前已报道的 RTK1 亚型和 MYCN 亚型中未观察到，二者的表达模式在 RTK2 亚型中是否存在特异性，还需要更多病例的验证。在组织病理学上，本病例应与以下几种病变进行鉴别。①弥漫性中线胶质瘤：二者均呈弥漫性高级别胶质瘤形态，但弥漫性中线胶质瘤伴有 H3 组蛋白的变异，免疫组化表现为 H3K27me3 核缺失；②室管膜瘤：组织学的特点是血管周围假菊形团和室管膜菊形团，免疫组化多有 EMA 核旁点状阳性及几乎不表达 Olig-2，然而大部分室管膜瘤不表达神经元标志物；③髓母细胞瘤：好发于儿童小脑，可见 Homer-Wright 菊形团，细胞密度高、细胞质少，免疫组化常表达神经元标志物而较少或仅灶性表达神经胶质标志物；④少突胶质细胞瘤：两者细胞均细胞质透亮，间质散在枝芽状薄壁血管，但少突胶质细胞瘤免疫组化染色 Olig-2 常阳性，并且伴有 1p/19q 联合缺失；⑤ BCL-6 转录共抑制因子（BCL-6 transcriptional corepressor，BCOR）内部串联重复（internal tandem duplication，ITD）的中枢神经系统肿瘤：好发于儿童或青少年，常位于大脑或小脑半球，组织病理学可有特征性的室管膜瘤样血管周围假菊形团形成和丰富的毛细血管网，免疫组化常弥漫表达 BCOR、Vimentin 和 CD56。

RTK2 亚型是弥漫性儿童型高级别胶质瘤，H3 及 IDH 野生型中占比相对较小的亚型，其除了具有频繁的 *EGFR* 扩增和 *TERT* 启动子突变，还可见一些成人胶质母细胞瘤的分子特征，如 *CDKN2A/B* 纯合性缺失（72%）、*TP53* 突变（50%）、10 号染色体缺失（50%）和 7 号染色体获得（28%）；然而，

本型中几乎不发生 *MGMT* 启动子甲基化和 *ATRX* 突变。本病例经高通量测序和染色体拷贝数变异分析均发现存在 *EGFR* 扩增；同时也检出 *TP53* 突变和 7 号染色体获得；*MGMT* 位点甲基化分析显示未甲基化，这些与上述完全相符。其余的一些分子异常，如 *ETV1* 融合、*PIK3R2* 突变、*ITGAV* 突变、*G6PD* 突变、*LRP6* 突变、*SLC10A2* 突变、*RFC3* 突变、8 号染色体扩增、16 号染色体扩增、染色体 14q 和染色体 17p 扩增是否对提示诊断有意义还需大量病例的验证。

（天津医科大学总医院　于士柱　孙翠云　罗文君）

参考文献

［1］KORSHUNOV A，SCHRIMPF D，RYZHOVA M，et al. H3 –/IDH – wild type pediatric glioblastoma is comprised of molecularly and prognostically distinct subtypes with associated oncogenic drivers［J］. Acta Neuropathol，2017，134（3）：507–516.

［2］YAO X H，HOU Y H，PING Y F，et al.［The introduction of pediatric – type diffuse high – grade gliomas in 2021 WHO classification of tumors of the central nervous system（5th edition）］［J］. Zhonghua Bing Li Xue Za Zhi，2023，52（2）：112–116.

［3］TAUZIEDE – ESPARIAT A，DEBILY M A，CASTEL D，et al. The pediatric supratentorial MYCN – amplified high – grade gliomas methylation class presents the same radiological，histopathological and molecular features as their pontine counterparts［J］. Acta Neuropathol Commun，2020，8（1）：104.

［4］ABOUBAKR O，METAIS A，MAILLARD J，et al. Utility of combining OLIG2 and SOX10 IHC expression in CNS tumours：promising biomarkers for subtyping paediatric – and adult – type gliomas［J］. Histopathology，2024，84（5）893–899.

病例 18　女，12 月龄，右侧额顶叶占位

【临床资料】

患儿，女，12 月龄。主诉"活动减少 1 个月"。

现病史：1 个月前家属发现患儿活动减少，右下肢活动减少较对侧明显，头围异常，较同龄人明显增大，遂于当地医院就诊，MRI 示右侧额部巨大占位性病变，增强扫描示边缘环形强化，内部不均匀强化，右侧侧脑室受压，左侧侧脑室明显扩张、积水并脑室旁间质性水肿，考虑肿瘤，遂入我院进一步治疗。

查体：患儿生命体征平稳，神志清楚，反应正常，家属诉近来活动减少。头围增大，双侧瞳孔等大等圆，对光反射灵敏。颈软，四肢肌力、肌张力可，生理反射存在，病理反射未引出。

辅助检查：头颅 CT 示右侧额顶部混杂巨大占位性病变，边界清晰，较大截面约 9.8 cm × 7.6 cm，平扫以稍高密度为主，其内可见点条状高密度影及斑片状低密度影，增强明显不均匀强化，内见小血管影。病灶推挤临近右侧大脑中动脉、双侧大脑前动脉，中线结构局部左偏，右侧侧脑室、第三脑室受压扩张、积水，周边脑实质肿胀，见斑片状低密度影（图 18-1）。

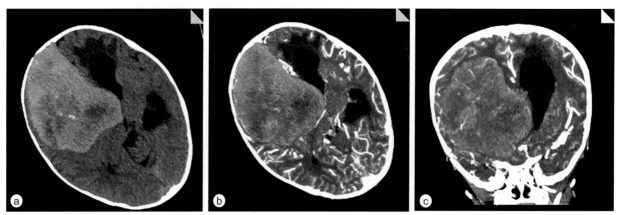

右侧额顶部巨大肿块，边界清楚，内见斑片状低密度影及钙化灶，明显不均匀强化，脑室旁间质性水肿。a. 平扫 CT；b. 轴位增强 CT；c. 冠状位增强 CT。

图 18-1　头部 CT 平扫+增强结果

行右侧额顶叶占位切除术。

手术所见：肿瘤位于右侧额叶内，病变前下方累及前颅底，病变呈灰白鱼肉状，质地软，血供丰富，部分肿瘤组织将胼缘动脉及大脑前动脉包裹，肿瘤与周围脑组织边界不清楚，肿瘤深部与侧脑室沟通。

【病理结果】

大体所见：送检不整形组织 1 块，大小约 2.2 cm × 1.8 cm × 0.5 cm，切面灰白、灰红色。

镜下所见：肿瘤细胞弥漫性分布，细胞较密集，大小较一致，肿瘤细胞呈梭形及短梭形，胞质为嗜酸性，核为圆形或短梭形，核分裂象罕见，可见散在钙化灶，未见微血管增生及坏死（图 18-2a、图 18-2b）。

免疫组化检查：肿瘤细胞表达 GFAP、Olig-2，未见 ATRX、INI1 和 H3K27me3 表达缺失，不表达 EMA、CD34、S-100、ROS1、H3K27M 和 BRAF V600E，p53 阳性率＜10%（提示野生型），Ki-67 增殖指数约为 2%。网状纤维染色结果显示未见网状纤维增加（图 18-2c～图 18-2f）。

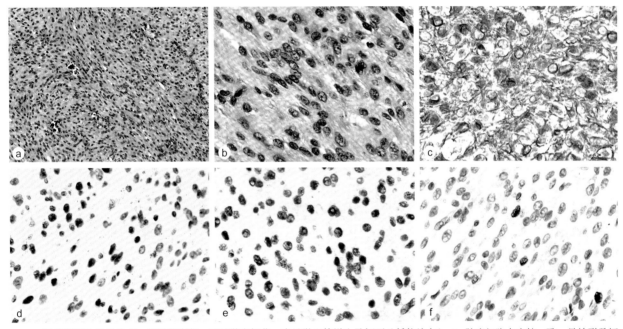

a. 肿瘤细胞弥漫性分布，细胞较密集，可见散在钙化，未见微血管增生及坏死（低倍放大）；b. 肿瘤细胞大小较一致，呈梭形及短梭形，胞质呈嗜酸性，核呈圆形或短梭形，核分裂象罕见（高倍放大）；c. GFAP 弥漫强阳性（高倍放大）；d. Olig-2 阳性（高倍放大）；e. ATRX 表达未见缺失（高倍放大）；f. Ki-67 增殖指数约为 2%（高倍放大）。

图 18-2　光学显微镜观察（a，b）（HE 染色）及免疫组织化学染色（c～f）（EnVision 二步法）

分子病理结果：ROS1 基因分离探针荧光原位杂交（FISH）检测检出 ROS1 基因信号分离（图 18-3），提示 ROS1 基因易位。全外显子高通量基因测序结果显示 EEF1G-ROS1 融合。未检出 IDH1、IDH2、H3 K27 及 H3 G34 突变。

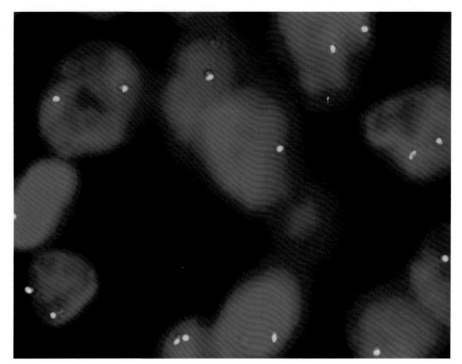

图 18-3　*ROS1* 基因分离探针 FISH 检测显示红绿信号分离，可见单独的绿色信号，
提示 *ROS1* 基因易位（高倍放大）

病理诊断（整合诊断）：婴儿型半球胶质瘤，伴 *EEF1G-ROS1* 融合。

【讨论】

婴儿型半球胶质瘤为第 5 版 WHO 中枢神经系统肿瘤分类（2021）新增的肿瘤类型，与弥漫性中线胶质瘤（H3 K27 变异型）、弥漫性半球胶质瘤（H3 G34 突变型）、弥漫性儿童型高级别胶质瘤（H3 及 IDH 野生型）同归为儿童型弥漫性高级别胶质瘤。

婴儿型半球胶质瘤主要见于 1 岁以内婴儿，甚至可见于新生儿，中位年龄为 2.8 个月。肿瘤位于大脑半球，临床上常因肿瘤压迫神经而引起局灶神经症状，如嗜睡、肢体无力、共济失调而被发现。患儿头围可增大。症状和体征无特异性。MRI 表现为幕上占位，增强扫描多有强化，有时可见软脑膜受累。

婴儿型半球胶质瘤的分子遗传学特征为 RTK 改变，主要有 4 个分子亚型：*NTRK* 基因融合、*ROS1* 基因融合、*ALK* 基因融合和 *MET* 基因融合，本例为 *ROS1* 基因融合。原癌基因 *ROS1* 编码的 ROS1 蛋白属于胰岛素受体家族的受体酪氨酸激酶。*ROS1* 与其他基因发生融合时，其断裂位点较为保守，主要位于 Exon35 和 Exon36，融合基因保留 ROS1 的激酶结构域，导致组成型激酶激活，活化下游信号通路（包括 PI3K/AKT/mTOR、JAK/STAT 和 MAPK/ERK 等），成为致癌驱动因素。本例 *ROS1* 基因的断裂位点位于 Exon35，保留了 ROS1 的激酶结构域。

目前文献报道 *ROS1* 基因的融合伴侣有 14 种，其中最常见的融合形式是 *GOPC-ROS1* 融合（约占 75%）。本例 *ROS1* 基因融合伴侣为少见的 *EEF1G* 基因，该基因位于 11 号染色体（11q12.3），是编码控制蛋白质合成过程的真核延长因子-1（EF-1）复合物的成员。对酵母 EF-1 复合物的结构研究发现，EEF1G 的谷胱甘肽硫转移酶（glutathione S-transferase，GST）样结构域对 EEF1G 的稳定二聚化和真核延长因子-1 复合物的四级结构至关重要。本例的 EEF1G-ROS1 融合基因，也保留了 EEF1G 的 GST 结构域。EEF1G-ROS1 融合基因含有编码 ROS1 的激酶结构域和 EEF1G 的 GST 结构域，EEF1G 的 GST 结构域可能介导激活 ROS1 的激酶活性。

文献报道婴儿型半球胶质瘤病例大部分表现为高级别胶质瘤组织形态，肿瘤细胞片状排列，核分裂象多见，常见栅栏状坏死和微血管增生，少数病例可出现钙化。也有报道称部分 ALK 融合的病例呈低级别胶质瘤组织学形态。本例组织学亦表现为低级别胶质瘤形态，Ki-67 增殖指数极低，这在 ROS1 融合的婴儿型半球胶质瘤中罕见。文献报道 1 例同样具有 EEF1G-ROS1 融合的婴儿型半球胶质瘤，其组织学表现为高级别胶质瘤形态。

大部分婴儿型半球胶质瘤免疫组织化学染色提示表达 GFAP、Olig-2 等胶质细胞分化标记，不表达神经元标志物如 Syn、NeuN 等，ATRX 表达无缺失，Ki-67 增殖指数在 4%~40%。ALK 融合和 ROS1 融合的婴儿型半球胶质瘤可表现为 ALK 或 ROS1 蛋白免疫组织化学阳性。但免疫组化结果不能替代基因检测，该肿瘤的确诊依赖 RTK 家族融合基因的检测。基于 DNA 或 RNA 的高通量测序是确定该类基因改变的主要手段。

鉴别诊断如下。①弥漫性中线胶质瘤，H3 K27 改变型：该肿瘤位于中线部位，组织学可为高级别或低级别形态，有 H3K27me3 蛋白表达缺失。常见分子改变为 H3K27M 突变、EZHIP 过表达或 EGFR 突变，无 RTK 家族基因改变。②弥漫性半球胶质瘤，H3 G34 突变型：该肿瘤通常发生于儿童和青年人，组织学形态类似胶质母细胞瘤或中枢神经系统胚胎性肿瘤，免疫组化 Olig-2 通常为阴性，ATRX 表达缺失，p53 突变型表达；分子改变为 H3 G34R/V 突变，无 RTK 家族基因改变。③弥漫性儿童型高级别胶质瘤，H3 及 IDH 野生型：该肿瘤好发于儿童和青年，发生部位和临床表现缺乏特征性，组织学为胶质母细胞瘤形态，分子特征为 H3 和 IDH 野生型，同时可伴有其他分子改变，包括 PDGFRA 扩增/突变、TP53 突变、NF1 改变、EGFR 扩增/突变或 MYCN 扩增等，无 RTK 家族基因改变。④婴儿促纤维增生性神经节细胞胶质瘤/星形细胞瘤：该肿瘤是 CNS WHO 1 级的低级别神经上皮肿瘤，多发生于 2 岁以内婴幼儿，年龄与婴儿型半球胶质瘤接近。部分婴儿促纤维增生型神经节细胞胶质瘤/星形细胞瘤在影像学及组织学上与低级别形态的婴儿型半球胶质瘤难以鉴别，但婴儿促纤维增生型神经节细胞胶质瘤/星形细胞瘤局限性的生长方式、丰富的网状纤维及 MAPK 信号通路基因改变而罕见 RTK 家族基因改变是其区别于婴儿型半球胶质瘤的主要特点。也有研究报道，在极少数婴儿促纤维增生型神经节细胞胶质瘤/星形细胞瘤中发现 RTK 家族基因改变，对这类疑难病例进行甲基化谱分析有助于鉴别。

该肿瘤的治疗首选手术，以最大限度地切除肿瘤。由于该类肿瘤常为 RTK 家族单个基因驱动，因此患者可能从 RTK 靶向治疗中获益。

对婴儿型半球胶质瘤文献报道的病例尚少，预后资料有限。目前纳入病例数最多的一篇研究显示婴儿型半球胶质瘤的无进展中位生存时间为 13 个月，且不同分子改变预后不同，ALK 融合型的 5 年总生存率较好（53.8%），其次为 NTRK 融合型（42.9%），而 ROS1 融合型患儿预后最差（5 年总生存率为 25%）。本例患儿为 ROS1 融合型，手术切除肿瘤后随访 22 个月，无复发和转移，已显著超过婴儿型半球胶质瘤的无进展中位生存时间，但低级别组织形态的 *EEF1G-ROS1* 融合型婴儿型半球胶质瘤目前仅有本例报道，该类肿瘤的预后因素仍需积累更多的临床和随访资料。

综上所述，婴儿型半球胶质瘤是一类具有 RTK 家族基因改变的特殊类型的胶质瘤，组织学表现多样，不同分子改变可能有不同预后。分子检测对于婴儿型半球胶质瘤的诊断非常重要。

（四川大学华西医院　龚　静　陈　铌）

参考文献

［1］DAVIES K D, DOEBELE R C.Molecular pathways：ROS1 fusion proteins in cancer［J］. Clin Cancer Res，2013，19（15）：4040-4045.

［2］JEPPESEN M G, ORTIZ P, SHEPARD W, et al. The crystal structure of the glutathione S-transferase-like domain of elongation factor 1Bgamma from Saccharomyces cerevisiae［J］. J Biol Chem，2003，278（47）：47190-47198.

［3］GUERREIRO S A S, RYALL S, FUKUOKA K, et al. Alterations in ALK/ROS1/NTRK/MET drive a group of infantile hemispheric gliomas［J］. Nat Commun，2019，10（1）：4343.

［4］高敏，王雷明，朴月善，等.伴有 EEF1G-ROS1 基因融合的婴儿型半球胶质瘤 1 例［J］.中华病理学杂志，2023，52（4）：408-410.

［5］NAKANO Y, TOMIYAMA A, KOHNO T, et al. Identification of a novel KLC1-ROS1 fusion in a case of pediatric low-grade localized glioma［J］. Brain tumor pathology，2018，36（1）：14-19.

［6］DRILON A, JENKINS C, IYER S, et al. ROS1-dependent cancers - biology, diagnostics and therapeutics［J］. Nat Rev Clin Oncol，2021，18（1）：35-55.

［7］WANG A C, JONES D T W, ABECASSIS I J, et al. Desmoplastic infantile ganglioglioma/astrocytoma（DIG/DIA）are distinct entities with frequent BRAFV600 mutations［J］. Mol Cancer Res，2018，16（10）：1491-1498.

病例 19 男，3岁，左侧顶叶巨大占位

【临床资料】

患儿，男，3岁。晨起呕吐后神志不清急诊入院。

现病史：晨起出现呕吐胃内容物2次，家属诉为非喷射样，伴头痛及腹痛，呕吐后出现神志不清，双眼右上凝视，口角流涎，无四肢抖动，无口角歪斜，持续约1小时，有咳嗽咳痰，无发热，无大便次数增多，行头颅 CT 提示左侧顶叶巨大包块，考虑肿瘤合并脑疝，急诊以颅内占位性病变收入院。

辅助检查：左顶枕叶侧脑室旁见一巨大占位影，大小约 54 mm × 74 mm × 60 mm（图 19-1）。

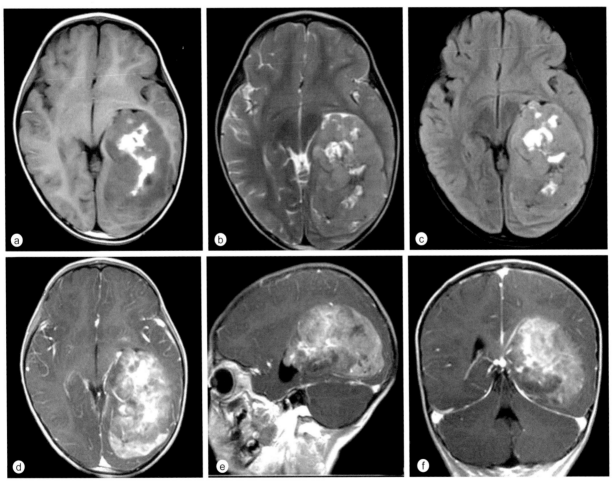

a. T₁WI 高低混杂信号；b. T₂WI 高低混杂信号；c. T₂ FLAIR 其内见多发囊变、出血信号；d. 横切面；e. 矢状位；f. 冠状位增强扫描可见不均匀中度强化，肿块伸至左侧脑室三角区，颞角稍扩张；可见左侧大脑大静脉分支走行于肿块内；左侧丘脑、胼胝体压部左侧份、顶枕叶受压。余脑实质内未见明显异常信号影。

图 19-1 头部 MRI 检查所见

【病理结果】

大体所见：术中见肿瘤呈鱼肉状，血供丰富，肿瘤上方达顶结节，内侧接近中线，后方达枕叶皮层下，侵入左侧侧脑室三角区、枕角及颞角。

送检为灰褐灰白色破碎脑组织一堆，大小为 10 cm×10 cm×1 cm，其中见较大脑组织 3 块，直径为 3～4 cm，见皮质白质分界清，切面灰红、灰白。

镜下所见：肿瘤细胞密度增加，部分肿瘤细胞呈卵圆形，细胞质呈嗜酸性，核偏位，呈横纹肌样，部分细胞呈梭形，呈编织状，细胞呈重度异型性，核分裂象易见，肿瘤细胞呈片状或围血管假乳头状排列，间质局部可见黏液样变性，可见血管内皮增生、片状坏死及假栅栏状坏死（图 19-2）。

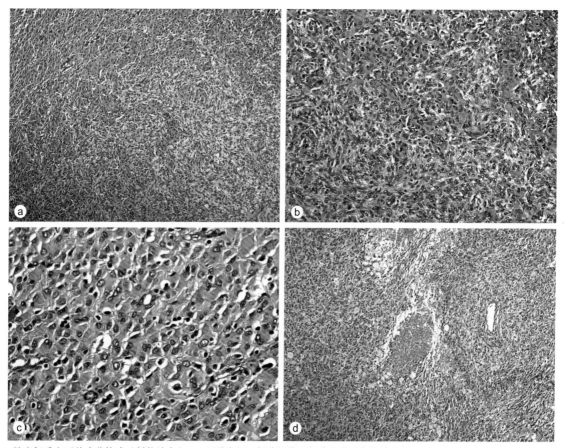

a. 肿瘤似乎由两种成分构成（低倍放大）；b. 两种交织，部分红染，部分蓝染（中倍放大）；c. 部分细胞质丰富、红染，偏位，核异型性明显，核分裂象可见（高倍放大）；d. 部分区域可见坏死（低倍放大）。

图 19-2　光学显微镜观察所见（HE 染色）

免疫组化检查：GFAP（大部分+），Olig-2（大部分+），INI1（部分区域缺失），BRG1（+），Syn（-），CD34（灶+），BRAF（-），S-100（+），CK（-），EMA（部分+），H3K27M（-），IDH1 R132H（-），p53（约 40% 弱+），ATRX（+，未见缺失），SALL4（-），PAN-Trk（-），MyoD1（-），Myogenin（-），Desmin（-），ALK（+），Ki-67 增殖指数（约 30%+）（图 19-3）。

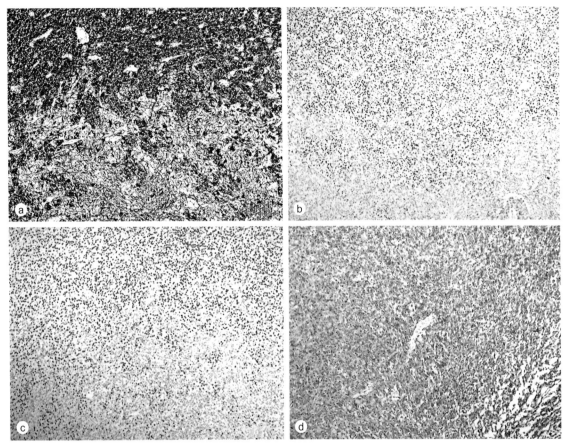

a. GFAP 两部分均呈阳性；b. Olig-2 部分强阳性，部分弱阳性；c. INI1 部分区域出现缺失表达；d. ALK 免疫组化弥漫阳性。

图 19-3　免疫组织化学染色（EnVision 二步法）

分子病理结果：

患者两种不同形态区域（INI/缺失区域和 INI/保留区域）分别送检，两个样本均检测出 *RAD51C* 胚系变异、*ALK-QKI* 融合、*ALK-LOC102724152* 融合及 *ALK* 突变。INI1 缺失区域检测出 *SMARCB1* 变异。

病理诊断（整合诊断）：婴儿型半球胶质瘤，CNS WHO 4 级；组织学分类：儿童型弥漫性高级别胶质瘤。*ALK* 融合阳性伴部分 INI1 缺失（详见分子结果）。

【讨论】

婴儿型半球胶质瘤是一种发生于婴幼儿大脑半球部位的高级别胶质瘤，伴有 RTK 融合，包括 NTRK 家族（*NTRK1/NTRK2/NTRK3*）或 *ROS1*、*ALK*、*MET* 融合。肿瘤通常与邻近的脑实质分界清楚，可累及软脑膜。目前 WHO CNS 肿瘤分类并未给出明确分级。

组织病理学上，其绝大部分呈高级别胶质瘤表现，可见核分裂象、栅栏状坏死和微血管增生，但也有形态学表现为间变性神经节细胞胶质瘤（anaplastic ganglioglioma，AGG）、婴儿促纤维增生性神经节细胞胶质瘤/星形细胞瘤、室管膜瘤和中枢神经系统胚胎性肿瘤。免疫组化上，胶质标记 GFAP 和 Olig-2 阳性，通常不表达神经元标记如 Syn 及 NeuN 等。ALK 免疫染色见于一些伴有 *ALK* 融合的肿瘤中。需要注意的是，pan-NTRK 免疫组化阳性不一定能代表有 *NTRK* 基因融合，因为正常大脑组织中 NTRK 蛋白表达水平很高。

因为该类肿瘤为第 5 版 WHO CNS 肿瘤分类新增类型，目前缺乏关于婴儿型半球胶质瘤预后的前瞻性数据。一般来说，婴儿高级别胶质瘤的预后总体优于儿童和青少年。针对相应靶点的 RTK 小分子抑制剂（如拉罗替尼、恩曲替尼、洛拉替尼、塞瑞替尼等）可能在婴儿半球胶质瘤的治疗中起到很好的效果，但是仍需要大宗样本的数据统计结果。在一项研究中，ALK 重排的婴儿型半球胶质瘤患者的 5 年总生存率似乎优于携带 ROS1 突变的患者（分别为 53.8% 和 25%），NTRK 融合阳性的肿瘤患者的预后中等（5 年总生存率为 42.9%）。

本例需要关注的一个问题是婴儿型半球胶质瘤能不能出现 INI1 的部分缺失？一般来说，INI1 缺失在中枢神经系统常见于非典型畸胎样/横纹肌样瘤，但一般 AT/RT 均为 INI1 完全缺失（少数病例为 BRG1 缺失）而不是部分缺失，另有文献报道在少数胶质母细胞瘤中，可以出现 INI1 的部分缺失。

本例还需要关注 RAD51C 的胚系突变问题，该突变可能与放疗敏感性相关，另有研究表明携带单个致病 RAD51C 变体的女性罹患卵巢癌的风险增加（5.2% ~ 9%）。此外，RAD51C 和乳腺癌风险已有相关研究，但是暂未明确风险等级。NCCN 提示建议对完成生育后 RAD51C 具有致病性变异的女性进行预防性输卵管卵巢切除术（手术切除卵巢和输卵管）。但当前的 NCCN 指南不建议对具有单一致病性 RAD51C 变体的个体进行超出常规人群建议的乳腺癌筛查。本例患者母亲同样也检测出 RAD51C 胚系突变，目前全身检查并未发现明确肿瘤，建议密切随诊。

（中山大学肿瘤防治中心　胡婉明　曾　敬）

参考文献

［1］CLARKE M, MACKAY A, ISMER B, et al. Infant high-grade gliomas comprise multiple subgroups characterized by novel targetable gene fusions and favorable outcomes［J］. Cancer Discov, 2020, 10（7）: 942-963.

［2］PAPUSHA L, ZAYTSEVA M, PANFEROVA A, et al. Two clinically distinct cases of infant hemispheric glioma carrying ZCCHC8: ROS1 fusion and responding to entrectinib［J］. Neuro Oncol, 2022, 24（6）: 1029-1031.

［3］GUERREIRO STUCKLIN A S, RYALL S, FUKUOKA K, et al. Alterations in ALK/ROS1/NTRK/MET drive a group of infantile hemispheric gliomas［J］. Nat Commun, 2019, 10（1）: 4343.

［4］ZUNARELLI E, BIGIANI N, SARTORI G, et al. INI1 immunohistochemical expression in glioblastoma: correlation with MGMT gene promoter methylation status and patient survival［J］. Pathology, 2011, 43（1）: 17-23.

［5］BAGCHI A, ORR B A, CAMPAGNE O, et al. Lorlatinib in a Child with ALK-Fusion-Positive High-Grade Glioma［J］. N Engl J Med, 2021, 385（8）: 761-763.

［6］GARCIA M R, BELL L, MILLER C, et al. A case of infant-type hemispheric glioma with NTRK1 fusion［J］. Child Neurol Open, 2022, 9: 2329048X2211469.

［7］MEREDITH D M, COOLEY L D, DUBUC A, et al. ROS1 alterations as a potential driver of gliomas in infant, pediatric, and adult patients［J］. Mod Pathol, 2023, 36（11）: 100294.

病例 20 女，12 岁，颅内多发占位

【临床资料】

患儿，女，12 岁。主诉"发作性意识不清伴四肢抽搐 3 天"。

现病史：患儿 3 天前无明显诱因出现发作性意识不清，伴四肢抽搐，持续约 1 分钟，双上肢屈曲，双下肢伸直，抽搐结束后逐渐清醒，现有头晕，呈昏沉感，呈持续性，持续不缓解，与体位改变无明显相关，不伴恶心，无呕吐，不伴耳鸣，不伴走路不稳，不伴肢体无力，无讲话不清，无视物模糊，无视物重影，无吞咽困难，无饮水呛咳，无肢体抽搐，无意识不清等。患儿在当地医院就诊，CT 提示脑积水，具体不详，病情无明显好转，遂为进一步诊治来我院就诊，门诊拟"抽搐查因"收入院。患儿自起病以来，食欲好，大小便正常，睡眠可。

既往史、个人史及家族史：无特殊。

查体：患儿发育正常，神志清楚，自主体位，查体合作。心肺腹查体未及特殊。各组颅神经正常，肌力、肌张力正常，深感觉、浅感觉、定位觉、生理反射正常，病理反射未引出。未及其他阳性体征。

辅助检查：头颅 MRI 提示右侧额岛顶叶 - 胼胝体及透明隔弥漫性占位病变，呈长 T_1 长 T_2 异常信号影，增强扫描局部示少许线条状明显异常强化影。右侧侧脑室受压变窄，余脑室系统未见扩张，脑沟、脑裂及脑池未见增宽，中线结构向左侧偏移（图 20-1）。

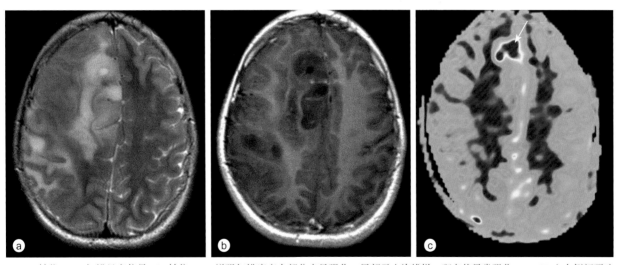

a. 轴位 T_2WI 扫描呈高信号；b. 轴位 T_1WI 增强扫描病变大部分未见强化，局部示少许线样、斑点状异常强化；c. ASL 上右侧额顶叶弥漫性占位性病变呈低灌注为主，局部高灌注（箭头所示）。

图 20-1 右侧额岛顶叶 - 胼胝体及透明隔弥漫性占位病变，伴大片水肿

入院后完善相关检查，于 2021 年 12 月 1 日行手术将肿瘤大部分切除，术后行规范同步放化疗。

【病理结果】

大体检查：灰白色不规则碎块脑组织数小块，大小共计 4 cm × 4 cm × 3.5 cm，切面灰白，未见明显灰白质分界线，质地中等为主，部分质软呈胶冻样。

镜下所见：组织学表现以弥漫浸润性生长为主，累及白质至皮质浅层，瘤细胞组织学呈明显胶质分化，排列方式以相对一致的片状为主，部分区域细胞密度中度增加，部分区域密度重度增加；瘤细胞以圆形为主，局部区域见散在核增大、形态怪异的瘤巨细胞，核分裂易见，但未见微血管增生及坏死（图 20-2）。

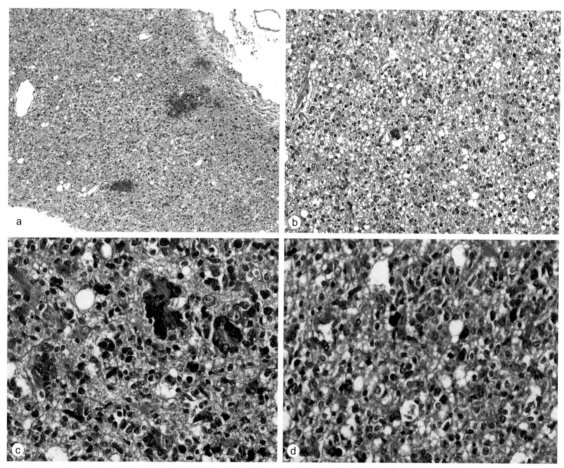

a. 肿瘤细胞浸润性生长，浸润至皮质浅层（低倍放大）；b. 部分区域瘤细胞密度中度增加，瘤细胞圆形为主（中倍放大）；c. 部分区域肿瘤细胞密度重度增加，多核瘤巨细胞多见（高倍放大）；d. 瘤细胞密度重度增加，核分裂多见（高倍放大）。

图 20-2　光学显微镜观察所见（HE 染色）

免疫组化检查：GFAP（＋），Olig-2（＋），IDH1 R132H（＋），ATRX（＋，未见缺失），H3K27me3（＋，未见缺失），p53（－），MSH2（－，表达缺失），MSH6（－，表达缺失），MLH1（＋），PMS2（＋），H3K27M（－），H3.3G34R（－），H3.3G34V（－），MET（－），BRAF V600E（－），ALK（－），EMA（－），SOX11（－），Ki-67 增殖指数约为 75%（＋）（图 20-3）。

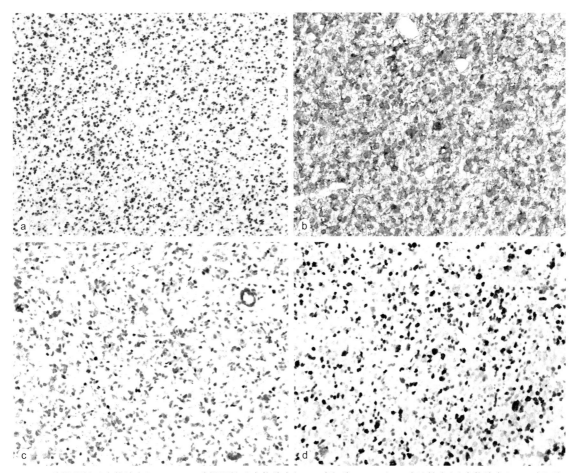

a. Olig-2 弥漫阳性（中倍放大）；b. IDH1 弥漫阳性（中倍放大）；c. 瘤细胞 MSH2（-，表达缺失）（中倍放大）；d. 瘤细胞 Ki-67 增殖指数约为 75%（+）。

图 20-3　免疫组织化学染色

分子病理结果：高通量基因测序结果提示 *MSH2* c. 23777C > T，胚系纯合突变，*IDH1* c. 395G > A；*IDH1* c. 1162C > T；*TP53* c. 817C > t；*TP53* c. 761T > A；*NF* c. 1405A > G；*PDGFRA* c. 685G > A；*EGFR* c. 2873G > A；*NOTCH3* c. 1673G > A 等基因变异。

病理诊断（整合诊断）：（右侧额岛顶叶-胼胝体及透明隔）星形细胞瘤-IDH 突变型；组织学诊断：间变型星形细胞瘤，CNS WHO 3 级。

备注：本病例为原发结构性错配修复缺陷型星形细胞瘤-IDH 突变（primary mismatch repair-deficient IDH-mutant astrocytomas，PMMRDIA），该组肿瘤预后差，类似于胶质母细胞瘤；结合高通量基因测序结果 *MSH2* 为双等位基因胚系突变，本病例符合结构性错配修复缺陷综合征。

随访：术后行规范同步放化疗，2023 年 1 月 19 日（术后 13 个月）复查影像提示肿瘤进展，右侧侧脑室后角旁病变异常强化。于 2023 年 7 月 30 日死亡，总生存时间 20 个月。

【讨论】

第 5 版 WHO 中枢神经系统肿瘤分类将弥漫性胶质瘤分为"成人型"和"儿童型"。前者包括星形细胞瘤-IDH 突变、少突胶质细胞瘤-IDH 突变并 1p/19q 共缺失和胶质母细胞瘤-IDH 野生；后者包括弥漫性低级别胶质瘤和弥漫性高级别胶质瘤两组肿瘤，各组分别包括 4 个肿瘤类型。成人型弥漫性胶质瘤和儿童型弥漫性胶质瘤分别主要发生在成年人或儿童，但并非只发生于成年人或儿童，儿童亦可发生成人型弥漫性胶质瘤。

本例肿瘤细胞累及多脑叶，显微镜下瘤细胞组织学呈明显胶质分化，密度中度至重度增加，呈现浸润性生长方式；瘤细胞排列方式以相对一致的片状为主，未见微囊、菊形团、无核神经毡等特征性结构；瘤细胞以圆形为主，见散在核增大、形态不规则的瘤巨细胞，核分裂易见，但未见微血管增生及坏死，未见炎症细胞。影像学及 HE 染色呈现一个经典的弥漫性胶质瘤特征。免疫组化结果：GFAP（＋），Olig-2（＋），IDH1 R132H（＋），ATRX（＋，未见缺失），H3K27me3（＋，未见缺失），p53（－），H3K27M（－），H3.3G34R（－），H3.3G34V（－），EMA（－），SOX11（－）。基本排除了 H3G34 突变型弥漫性半球胶质瘤、幕上室管膜瘤、弥漫性中线胶质瘤、胚胎性肿瘤等好发于儿童的高级别神经上皮肿瘤。结合 IDH1 R132H（＋），考虑为发生于儿童的星形细胞瘤-IDH 突变。

值得注意的是，对于儿童发生的星形细胞瘤-IDH 突变，要注意鉴别是否为伴有错配修复蛋白缺失，本例 MSH2 和 MSH6 蛋白表达缺失，经高通量测序扩大检测范围提示肿瘤为 *MSH2*c. 2377C ＞ T 双等位基因胚系突变，除此之外还包括 *IDH1*c. 395G ＞ A（p.R132H）突变，*IDH1*c. 1162C ＞ T 突变，*TP53*c. 817C ＞ T 突变，*TP53*c. 761T ＞ A 突变，*NF1*、*EGFR*、*NOTCH1* 等基因出现高频突变，频率均 ＞ 30%，肿瘤突变负荷数值 35.3 Muts/Mb，肿瘤为超突变状态。最终整合病理诊断为：星形细胞瘤-IDH 突变，CNS WHO 3 级，且本例为结构性错配修复缺陷综合征。结合本例诊断及鉴别诊断过程与实践，应当注意以下几点。

1. 有相当一部分的儿童型弥漫性胶质瘤为伴 *IDH* 突变的成人型弥漫性胶质瘤，尤其是位于大脑半球的大龄儿童型弥漫性胶质瘤。据报道，儿童型弥漫性胶质瘤中 9.2% 为 IDH 突变型弥漫性胶质瘤，绝大部分患者大于 10 岁，中位年龄为 16.8 岁，小于 10 岁极其罕见（小于 1%）。组织学表现以 CNS WHO 2 级星形细胞瘤或少突胶质细胞瘤为主。其中以星形细胞瘤-突变多见，占 80.3%（61/76），少突胶质细胞瘤占 19.7%（15/76）。这组肿瘤中 *TP53* 高频率突变，占 92.3%，*ATRX* 突变占 52.9%，*CDKN2A* 纯合缺失占 17.3%，BRAF V600E 突变占 17.3%。因此，在实践工作中，大龄儿童患者的弥漫性胶质瘤，应拓宽鉴别诊断思路，包括儿童型弥漫性低级别胶质瘤、儿童型弥漫性高级别胶质瘤、幕上室管膜瘤、成人型 IDH 突变型弥漫性胶质瘤等。当免疫组化结果为 Olig-2 阳性、p53 过表达、ATRX 表达缺失的情况，应重点评估 *IDH* 基因状态，若 IDH1 R132H 免疫组化阴性，建议使用高通量基因检测充分评估后诊断。

2. 发生于儿童的 IDH 突变型弥漫性胶质瘤，除进一步评估 1p/19q、*CDKN2A/B* 对肿瘤进一步分型、分级以外，行免疫组化染色或基因测序完善 MMR 相关检测非常必要。据报道，儿童 IDH 突变型弥漫性胶质瘤中，*MSH2/MSH6* 突变占比约 16%。PMMRDIA 是一组具有独特 DNA 甲基化特征的 IDH 突变型胶质瘤，好发于青少年，是需要引起临床关注的一组胶质瘤。这组肿瘤组织形态学常呈现为广泛的"间变性"特征，几乎所有 PMMRDIA 均存在 *TP53* 体细胞突变，而 *TERT* 启动子突变和 1p/19q 共缺失罕见；约 60% 的 PMMRDIA 发生超突变，通常为微卫星不稳定，*MGMT* 处于非甲基化状态，该组肿瘤对烷化剂（替莫唑胺）化疗往往是抵抗的，而联合免疫治疗能潜在获益。该组胶质瘤预后很差，生物学行为类似于胶质母细胞瘤，建议按相当于 CNS WHO 4 级处置。因此，在病理诊断实践中，正确甄别该组肿瘤非常重要。建议对年龄小且 *IDH* 突变的病例，必须进行全面检测错配修复蛋白表达情况以筛选 PMMRDIA。

3. 本例诊断过程中，免疫组化结果提示为 IDH1 R132H（+），且 MSH2 和 MSH6 表达缺失，通过扩大检测范围并行胚系分析后明确诊断为 CMMRD。PMMRDIA 是一组与胚系错配修复缺陷紧密相关的一组疾病，因此，实践中通过免疫组化筛选出 PMMRDIA 后，强烈建议扩大检测范围并进行胚系突变分析。胚系错配修复缺陷遗传性综合征包括 CMMRD 和林奇综合征。CMMRD 是由四个错配修复基因（*MLH1*，*PMS2*、*MSH2*、*MSH6*）中一个双等位基因胚系突变引起的常染色体隐性遗传的癌症倾向综合征。CMMRD 多见于儿童或青年人，早期即发生超突变的恶性胶质瘤、中枢神经系统胚胎性肿瘤或多种其他癌症。本例患者即为早期就发生超突变的恶性胶质瘤。林奇综合征也是由常见四个 DNA 错配修复基因之一的致病性的胚系变异或 *EPCAM* 基因缺失引起，需要注意的是，林奇综合征是一种由杂合胚系突变引起的常染色体显性遗传综合征，常见于成年人，与结直肠、子宫内膜、胃、尿路、胆道、脑或皮肤等部位较高的肿瘤患病风险相关，原发性脑肿瘤在林奇综合征中很少见。

综上所述，本例是罕见的儿童 CMMRD，带来以下启示：①儿童亦可发生成人型弥漫性胶质瘤，不可忽视全面评估 *IDH* 基因状态在大龄儿童（≥10 岁）胶质瘤病理诊断中的作用；②对于儿童发生的 IDH 突变型胶质瘤，建议行错配修复蛋白的免疫组化检测以筛查 PMMRDIA，这是一组对烷化剂抵抗、免疫治疗有潜在获益的，预后类似于胶质母细胞瘤的胶质瘤；③对于伴有错配修复缺陷的胶质瘤应当扩大检测范围并行胚系突变分析，以明确其是否为伴有致病性胚系错配修复缺陷遗传综合征，如 CMMRD 或林奇综合征。

（广东三九脑科医院　李海南　中山大学孙逸仙纪念医院　李　智）

参考文献

［1］LOUIS D，ALDAPE K D，CAPPER D，et al. WHO classification of tumours of central nervous system tumours［M］. 5th Edition；Vol.6.Lyon（France）：International Agency for Research on Cancer，2021：452-455.

［2］YEO K K，ALEXANDRESCU S，COTTER J A，et al. Multi-institutional study of the frequency，genomic landscape，and outcome of IDH-mutant glioma in pediatrics［J］. Neuro Oncol，2023，25（1）：199-210.

［3］ALPHONES S，CHATTERJEE U，SINGH A，et al.，Immunohistochemical screening for mismatch repair protein deficiency in paediatric high-grade gliomas - institutional experience and review of literature［J］. Childs Nerv Syst，2021，37（8）：2521-2530.

［4］SUWALA A K，STICHEL D，SCHRIMPF D，et al.，Primary mismatch repair deficient IDH-mutant astrocytoma（PMMRDIA）is a distinct type with a poor prognosis［J］. Acta Neuropathol，2021，141（1）：85-100.

病例 21 男，74 岁，中脑上丘脑占位

【临床资料】

患者，男，74 岁。主诉"反复头晕 4 年，视物双影伴步态不稳加重 2 个月"。

现病史：患者近 4 年有反复头晕症状，呈阵发性发作，休息后稍缓解，近 2 个月感视物双影，步态不稳，较前明显加重。当地医院查头颅增强 MRI 提示"中脑上丘脑病灶，考虑弥漫性中线胶质瘤可能"。患者转至我院诊治，门诊拟"颅内占位性病变"收入院。

既往史：5 年前因"前列腺肿瘤"在当地肿瘤医院行手术治疗，术后病情稳定。发现"2 型糖尿病"1 年，未系统治疗及服药，平素血糖控制不详。

家族史：无明确家族史。

查体：神清，精神软，闭目难立征阳性，其余无殊。

辅助检查：2022 年 8 月 21 日头颅增强 MRI 示中脑上丘脑不规则强化结节，最大轴位大小为 34.9 mm × 19.3 mm，考虑弥漫性中线胶质瘤可能（图 21-1）。

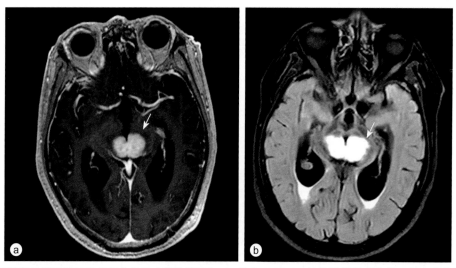

a. 轴位 T₁WI 增强扫描呈明显均匀强化肿块（箭头所示）；b. 轴位 T₂ FLAIR 扫描呈明显高信号，具有占位效应，幕上脑室扩张（箭头所示）。

图 21-1 头颅增强 MRI 检查示病变位于中脑上丘脑

行左侧丘脑立体定向活检术（左侧丘脑病灶为靶点）。

【病理结果】

大体所见：送检穿刺组织一条，大小为 0.7 cm × 0.5 cm × 0.2 cm，质软。

镜下所见：肿瘤呈浸润性生长，细胞密度低-中等，核为圆形、卵圆形，部分不规则，细胞质丰富、呈嗜酸性，部分呈原浆样，核分裂象 0 ~ 1 个/10 HPF，未见明确坏死及血管内皮细胞增生（图 21-2）。

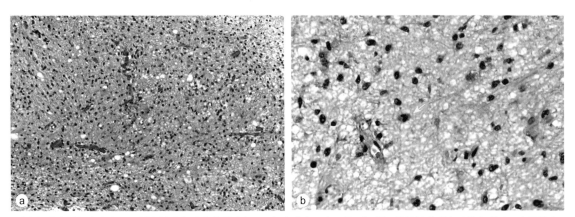

a. 肿瘤细胞中等细胞密度,呈浸润性生长(中倍放大);b. 细胞形态温和,核不规则,偶见核分裂象(箭头所示,高倍放大)。

图 21-2　光学显微镜观察所见(HE 染色)

免疫组化检查:肿瘤表达胶质细胞标记 GFAP、Olig-2,不表达 IDH1 R132H、H3 K27M 及 BRAF VE1,ATRX 及 H3K27me3 核存在,NF 显示部分轴索破坏,CD34 显示血管内皮阳性,p53 呈野生型表达,Ki-67 增殖指数约为 20%(图 21-3)。

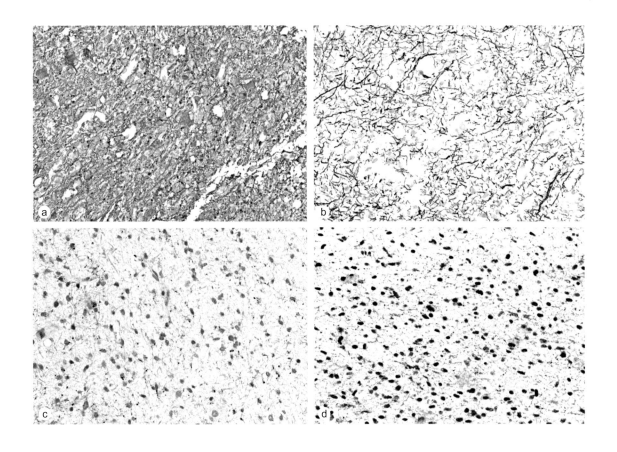

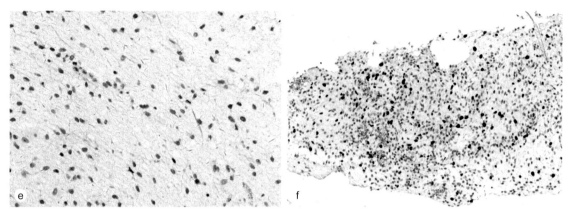

a. 肿瘤细胞 GFAP 弥漫阳性（高倍放大）；b. 神经纤维蛋白 NF 部分破坏，提示肿瘤呈浸润性生长（高倍放大）；c. 肿瘤细胞不表达 IDH1 R132H（高倍放大）；d. 肿瘤细胞 ATRX 核表达未缺失（高倍放大）；e. p53 野生型表达；f. Ki-67 增殖指数约为 20%（中倍放大）。

图 21-3　免疫组织化学染色（ultraView 二步法）

　　分子病理结果：① Sanger 测序。*IDH1* 外显子 4、*IDH2* 外显子 4 野生型，*TERT* 启动子野生型；FISH 检测：*EGFR* 无扩增，*PTEN* 缺失，7 号染色体未发生扩增，10 号染色体未发生整体缺失；② NGS 检测结果。*NF1* 突变 c. 7132_7133insACA（p.Y2377_R2378insN），突变丰度 20.74%；*TSC2* 突变 c. C3472T（p.P1158S），突变丰度 44.59%；*CDKN2A/B* 基因纯合性缺失；未检测到 *IDH1/IDH2*、*ATRX*、*BRAF*、*P53*、*H3F3A* 等基因突变。③ DNA 甲基化谱分类。伴毛样特征的高级别星形细胞瘤（校正分数：0.92）（图 21-4）。

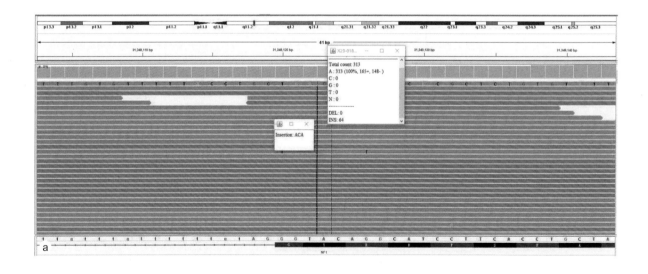

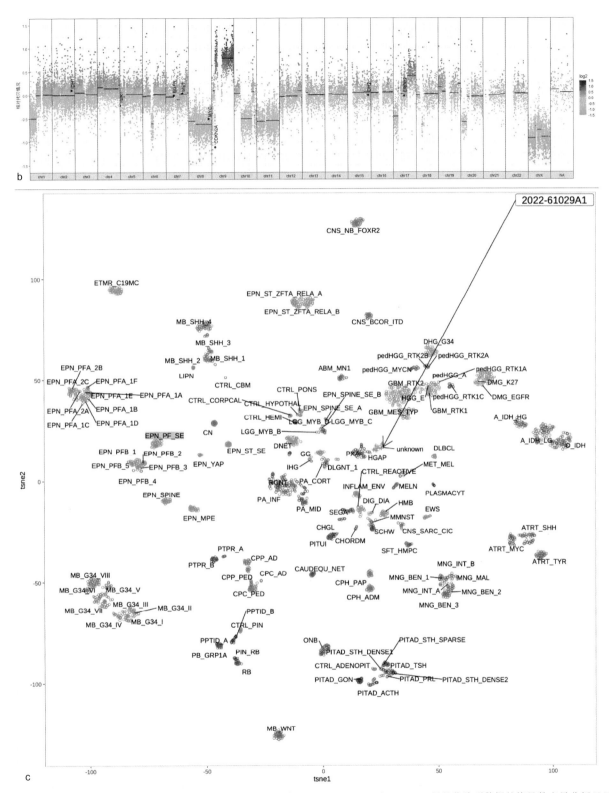

a. 基因组浏览器显示基因 *NF1* 突变 c. 7132_7133insACA（p.Y2377_R2378insN）；b. DNA 甲基化阵列数据的拷贝数变异分析显示 *CDKN2A/B* 基因纯合性缺失，以及染色体 1p、8、11、X 等部分缺失；c. DNA 甲基化谱分析聚类于具有毛样特征的高级别星形细胞瘤（校正分数：0.92）。

图 21-4　NGS 检测及甲基化谱聚类图

病理诊断（整合诊断）：（左侧丘脑立体定向活检）伴毛样特征的高级别星形细胞瘤，CNS WHO 3 级。

后续治疗：患者于术后 1 个月起予以脑瘤区 6MV－X 线 DT54 Gy/27 F 调强放疗 1 个月，按 PTV D95 给量，联合替莫唑胺 140 mg qn 同步化疗 8 周期＋贝伐珠单抗 300 mg 抗血管靶向治疗 4 次。随访至今 15 个月，肿块明显缩小，目前病情稳定（图 21-5）。

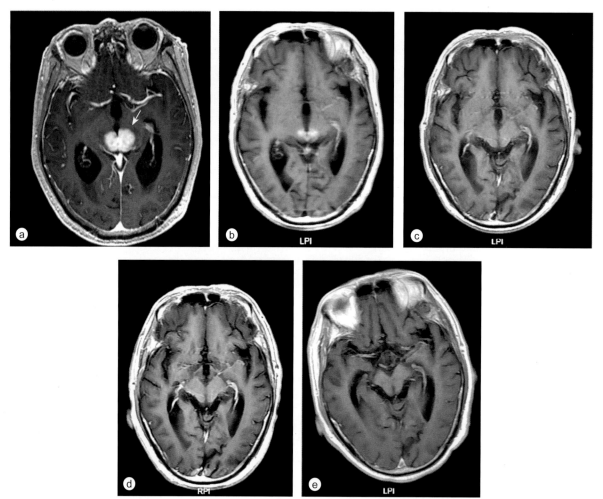

a. 治疗前病灶强化显著（箭头所示）；b. 患者接受治疗后 1 个月，头颅 MRI 示病灶较前明显缩小；c～e. 患者接受治疗后 4 个月、11 个月、14 个月，显示病灶进一步缩小，未见新发灶，中线位置保持。

图 21-5　头颅 MRI 检查示病灶明显缩小

【讨论】

HGAP 是新近认识的一种具有独特 DNA 甲基化谱特征的胶质瘤，通常涉及 MAPK 通路基因改变，同时合并 CDKN2A/B 位点的纯合性缺失和（或）ATRX 突变或 ATRX 核表达缺失。

该病种少见，目前尚无全面的流行病学数据。合并多项研究发现，HGAP 主要发生于成年人，儿童罕见，中位年龄约为 40 岁，无明显性别差异。可发生于中枢神经系统任何部位，最好发于后颅窝，小脑受累常见。临床症状与体征取决于肿瘤累及部位。影像学上，部分病例有环形强化表现，酷似胶质母细胞瘤影像学改变。

HGAP 组织学形态多样，一般表现为中度细胞密度，以及中等细胞多形性的星形细胞瘤。生长模式与胶质母细胞瘤或多形性黄色瘤型星形细胞瘤类似，有时可见到多量细长毛样胞质突起，因而得名"具有毛样特征的高级别星形细胞瘤"。约 1/3 的 HGAP 病例中可以观察到嗜酸性颗粒小体或 Rosenthal 纤维。近 90% 的 HGAP 显示血管改变，呈内皮细胞肥大和（或）多层增生，或肾小球样增生。1/3 肿瘤出现了伴或不伴栅栏状的坏死，约 80% 的肿瘤核分裂象 ≥ 0.42 个/mm^2（相当于 ≥ 1 个/10 HPF，直径 0.55 mm，面积 0.24 mm^2）。免疫组织化学示 IDH1 R132H 阴性，40% ~ 60% 的 HGAP 肿瘤细胞 ATRX 核缺失。

HGAP 致病机制相关的分子改变，主要涉及 3 条通路：① MAPK 通路常由基因突变激活。常见的是 *NF1* 改变、*KIAA1549–BRAF* 融合及 *FGFR1* 突变，BRAF V600E 的发生率低。通常 MAPK 通路上基因改变以互斥的方式发生，目前只在 1 例肿瘤中观察到 *NF1* 改变与 *FGFR1* 突变同时发生。②视网膜母细胞瘤肿瘤抑制蛋白细胞周期通路的失调。约 80% 的肿瘤发生 *CDKN2A/B* 纯合性缺失，部分病例还观察到 *CDK4* 扩增。③端粒维持机制激活。45% ~ 58% 的病例中观察到 *ATRX* 突变和（或）ATRX 表达缺失，在无 *ATRX* 改变的罕见情况下，检测到 *TERT* 启动子突变，且均为 p.C228T 突变。3 条通路改变的先后顺序尚未知，约一半的 HGAP 病例 3 条途径同时发生改变；其余则可检测出一种或两种分子改变，甚至不出现这些分子改变。除上述通路改变外，Patrick J 等还发现少量病例出现 *TP53* 突变和 1 例病例出现 *KANK2–NTRK2* 融合。同时，染色体改变在 HGAP 中十分常见，88% 的病例中发现了 3 种以上的结构畸变，除了最常见的 *CDKN2A/B* 纯合性缺失外，其他可能发挥致病作用的染色体改变包括染色体 12q（27%）、17q（33%）部分获得，染色体 1p（19%）、8p（23%）及 19q（22%）丢失等。本例 *NF1* 突变，*CDKN2A/B* 纯合性缺失，*ATRX* 未突变及 ATRX 表达存在，提示 MAPK 通路激活和视网膜母细胞瘤肿瘤抑制蛋白细胞周期通路的失调，有两条途径参与该肿瘤发生；并且出现 1p、8、11、X 等多条染色体结构畸变。

HGAP 组织学特征谱广泛，分子遗传学改变无诊断特异性，需与包括 IDH 野生型胶质母细胞瘤、多形性黄色瘤型星形细胞瘤、毛细胞型星形细胞瘤（尤其是伴有间变性组织学特征时）等其他多种类型胶质瘤鉴别。目前明确诊断依靠其特征性的 DNA 甲基化谱分析。对组织学表现为间变性毛细胞型星形细胞瘤病例进行 DNA 甲基化谱分类，近 80% 的成人病例为 HGAP；而 31 例年龄 <18 岁的儿童病例中仅 1 例为 HGAP。经组织学诊断的小脑胶质母细胞瘤中，约 1/3 的病例 DNA 甲基化谱分类是 HGAP。本例形态呈浸润性星形细胞瘤，无明显的毛样特征，存在 *NF1* 突变，*CDKN2A/B* 纯合性缺失，组织学和分子改变均无特异性，经 DNA 甲基化谱分析最终诊断为 HGAP，体现出 DNA 甲基化谱检测对该类病种的重要诊断价值。近期研究显示，HGAP 的甲基化聚类簇可进一步划分为 3 个亚组：NF1 组、1 组、2 组，其中 NF1 组与 1 组、2 组相比，中位无进展生存期似乎更短（252 天 *vs.* 565 天、618 天），但总生存期各亚组间未见差异。在 NF1 组中，临床诊断为神经纤维瘤病 1 型的比例更高，进一步差异甲基化基因分析显示，该亚组 NF1 增强子区域高甲基化，RNA 加工相关通路失调，肿瘤微环境改变（非肿瘤性胶质细胞和神经元细胞含量升高）。

关于 HGAP 患者的预后数据有限，5 年总生存率约为 50%。其总生存期短于 CNS WHO 1 级的毛细胞型星形细胞瘤和 CNS WHO 3 级的 IDH 突变型星形细胞瘤患者，长于 IDH 野生型胶质母细胞瘤患者，与 CNS WHO 4 级的 IDH 突变型星形细胞瘤患者大致相当。未发现与预后相关的组织学特征，在缺乏坏死（28 例患者中的 8 例在诊断后 2 年内死亡）或缺乏有丝分裂（10 例患者中的 3 例在 2 年内死亡）的肿瘤患者中也有死亡。46% 的 HGAP 出现 *MGMT* 启动子甲基化，在无烷化剂治疗信息情况下分析，未发现与患者总生存期相关。目前的数据表明 HGAP 的临床行为大致相当于 CNS WHO 3 级，但明确 CNS WHO 分级需要更多数据。本例患者行立体定向脑活检后即进行同步放化疗，治疗效果显著，肿瘤明显缩小，随访至今（15 个月）病情稳定，将继续随访观察。

（浙江大学医学院附属第二医院　许晶虹　许素素）

参考文献

［1］REINHARDT A，STICHEL D，SCHRIMPF D，et al. Anaplastic astrocytoma with piloid features，a novel molecular class of IDH wildtype glioma with recurrent MAPK pathway，CDKN2A/B and ATRX alterations［J］. Acta Neuropathol，2018，136（2）：273－291.

［2］REINHARDT A，STICHEL D，SCHRIMPF D，et al. Tumors diagnosed as cerebellar glioblastoma comprise distinct molecular entities［J］. Acta Neuropathol Commun，2019，7（1）：163.

［3］GARETON A，TAUZIEDE－ESPARIAT A，DANGOULOFF－ROS V，et al. The histomolecular criteria established for adult anaplastic pilocytic astrocytoma are not applicable to the pediatric population［J］. Acta Neuropathol，2020，139（2）：287－303.

［4］CIMINO P J，KETCHUM C，TURAKULOV R，et al. Expanded analysis of high－grade astrocytoma with piloid features identifies an epigenetically and clinically distinct subtype associated with neurofibromatosis type 1［J］. Acta Neuropathol，2023，145（1）：71－82.

病例 22　女，49 岁，左侧额顶叶占位

【临床资料】

患者，女，49 岁。主诉"言语不清伴右侧偏瘫 20 天"入院。

现病史：患者 20 天前无明显诱因出现言语不清，伴右侧肢体无力，头痛，无恶心、呕吐等不适。至当地医院行头颅增强 MRI 提示颅内恶性肿瘤。为求进一步治疗遂转至我院，门诊拟"颅内占位性病变"收入院。

既往史：无特殊。

家族史：无明确家族史。

查体：患者发育正常，意识清醒，地点定向无特殊，近期及远期记忆力正常，无异常行为，无幻觉、失语、失写，步态正常，脑膜刺激征（－），各组颅神经正常，肌力、肌张力正常，感觉正常，生理反射正常，病理反射未引出。浅表淋巴结未触及肿大。

辅助检查：头颅增强 MRI 示左侧额颞叶可见类圆形囊实性结节，呈长 T_1 长 T_2 信号，注射造影剂后结节及边缘可见强化，大小约 7.1 cm × 5.8 cm × 5 cm。其周围有轻度水肿区，呈长 T_1 长 T_2 信号。有占位效应，使邻近脑室、脑池、脑沟变窄、变形和移位，中线结构向右侧移位，其他部位未见异常（图 22-1）。

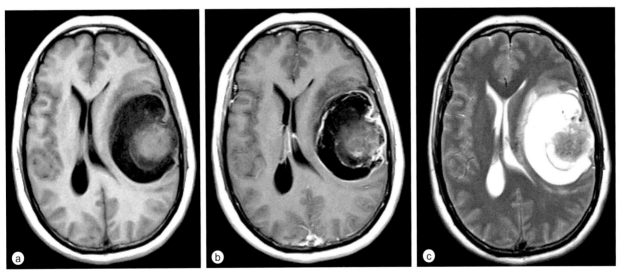

病变位于左侧额颞叶，周围轻度水肿，伴中线移位。a. 轴位 T_1W1 扫描呈长信号；b. 轴位 T_1W1 增强扫描可见结节及边缘强化；c. 轴位 T_2W1 扫描呈长信号。

图 22-1　头部增强 MRI 检查结果

行左侧额叶病灶切除术。

【病理结果】

大体所见：手术切除组织标本为不整形肿块，大小为 5 cm × 4.5 cm × 2 cm，切面灰黄，质软。

镜下所见：肿瘤呈片状生长，见梭形细胞与横纹肌样细胞两种成分区域，以横纹肌样细胞为主，伴大片坏死。梭形细胞呈流水样排列，形态较温和，低度核多形性，核分裂象 6 ~ 8 个/10 HPF；横纹肌样细胞多围绕血管生长，细胞黏附性较差，细胞质丰富，呈嗜酸性，核偏位，染色质深染，核仁清晰，核分裂象 12 ~ 15 个/10 HPF。两种细胞成分区域部分可见边界，部分呈混合性。局部血管周围可见多量淋巴细胞呈"袖套样"浸润，未见嗜酸性颗粒小体及黄色瘤样区域，未见栅栏状坏死及血管内皮增生（图 22-2）。

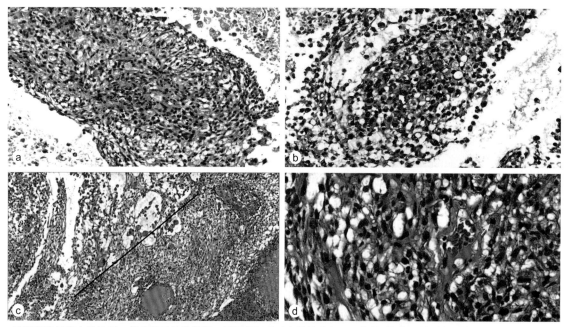

a. 梭形细胞呈流水样排列，伴有淋巴细胞浸润，周围见坏死（中倍放大）；b. 浆样/横纹肌样细胞黏附性差，核偏位，细胞质嗜伊红（中倍放大）；c. 局部区域两种细胞成分可见边界（黑线，低倍放大）；d. 核分裂象（箭头所示，高倍放大）。

图 22-2　光学显微镜观察所见（HE 染色）

免疫组化检查：梭形细胞成分胶质分化标记 GFAP 与 Olig-2 阳性，p53 野生型表达，INI1 存在，Ki-67 增殖指数约为 10%。横纹肌样细胞成分表达 CK（AE1/AE3）、EMA、p53，且 INI1 表达缺失，Ki-67 增殖指数约为 70%。两种成分均表达 BRAF（VE1）及 ATRX 核保留，均不表达 IDH1 R132H 及 CD34，具体检查结果详见图 22-3，表 22-1。

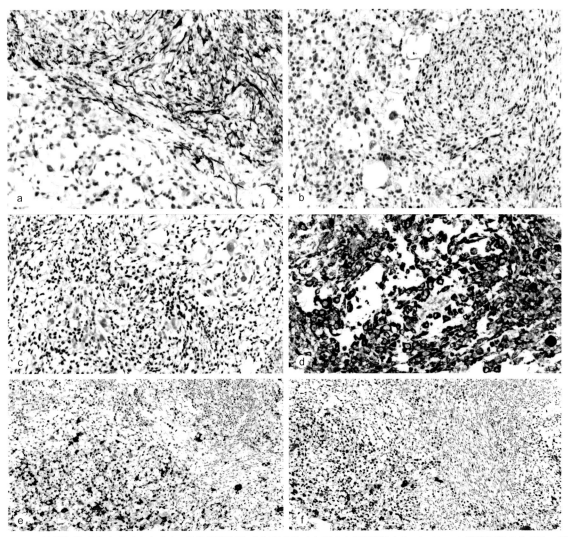

a. GFAP 梭形细胞成分表达（右上角），横纹肌样细胞成分不表达（左下角）（高倍放大）；b. Olig-2 梭形细胞成分表达，横纹肌样细胞成分不表达（高倍放大）；c. INI1 梭形细胞核存在，横纹肌样细胞核缺失（高倍放大）；d. 两种成分均表达 BRAF VE1（高倍放大）；e. Ki-67 增殖指数梭形细胞区域较低（右上角），横纹肌样细胞区域较高（左下角）（高倍放大）；f. p53 梭形细胞成分阴性（右上角），横纹肌样细胞成分强阳性（左下角）（高倍放大）。

图 22-3　免疫组织化学染色（ultraView 二步法）

表 22-1　两种细胞成分免疫组织化学标记表达结果

免疫组化标记	梭形细胞成分	横纹肌样细胞成分
GFAP	+	-
Olig-2	+	-
IDH R132H	-	-
ATRX	存在	存在
p53	野生型	突变型

续表

免疫组化标记	梭形细胞成分	横纹肌样细胞成分
Ki-67	10%	70%
BRAF VE1	+	+
CD34	−	−
Vimentin	+	+
INI1	存在	缺失
EMA	−	+
CK（AE1/AE3）	−	+
Myoglobin	−	+
Desmin	−	−

分子病理结果：RT-PCR 检测显示 BRAF V600E 基因突变阳性；FISH 检测显示 *CDKN2A* 基因纯合性缺失；*EGFR* 基因无扩增，*PTEN* 基因无缺失，未检测到 7 号染色体获得与 10 号染色体缺失；Sanger 测序检测显示 *IDH1*、*IDH2*、*TERT* 启动子基因均为野生型（图 22-4）。

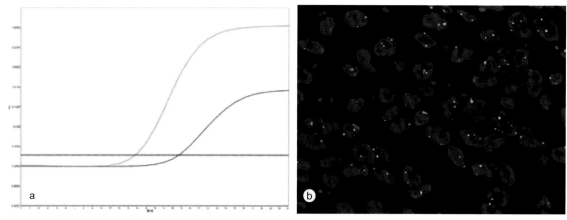

a. BRAF V600E 基因突变检测阳性（RT-PCR）；b. *CDKN2A* 基因纯合性缺失（FISH）。

图 22-4　分子检测

病理诊断（整合诊断）：非典型畸胎样/横纹肌样瘤，CNS WHO 4 级，继发于多形性黄色瘤型星形细胞瘤，CNS WHO 3 级。

【讨论】

AT/RT 由低分化细胞和数量不等的横纹肌样细胞组成的高级别恶性胚胎性肿瘤，具有向神经上皮、上皮和间充质分化的潜能，CNS WHO 4 级。在遗传学上，这些肿瘤的特征为 *SMARCB1*（也称为 *hSNF5*、*INI1* 或 *BAF47*）双等位基因失活或罕见（＜5% 的病例）的 *SMARCA4*（*BRG1*）双等位基因失活。

AT/RT 可以发生在整个神经轴，好发于儿童。发生在幕上的频率随年龄增长而增高，罕见成年人病例往往发生于大脑半球和鞍区。AT/RT 预后总体较差。

　　PXA 是一种好发于儿童及中青年人的局限型胶质瘤，具有大的多形性和多核细胞、梭形细胞和脂质化细胞、致密的细胞周围网状蛋白和大量嗜酸性颗粒小体的形态学特征。分子学以 BRAF V600E 突变（或其他的 MAPK 通路基因改变）伴有 CDKN2A/B 缺失为特点，CNS WHO 分为 2 级和 3 级。肿瘤常位于大脑半球的表面，最常见于颞叶，易累及邻近的软脑膜并形成囊肿。与弥漫性星形细胞瘤相比，其预后相对较好，5 年无复发率为 70.9%，总生存率为 90.4%。

　　中枢神经系统 AT/RT 主要为原发性，多发生在儿童；继发性 AT/RT 少见，主见于成年人。由 PXA 发展而来的继发性 AT/RT 罕见。到目前为止，包括本病例，仅 7 例报道（表 22-2），其中 5 例为 2 级 PXA，2 例为 3 级 PXA。患者以 8~49 岁人群为主，本例 49 岁是迄今为止报道的年龄最大的患者。女性 6 例，男性 1 例。发生部位除 1 例在小脑外，其余均在幕上。经随访的 6 例预后都很差，在术后 8 个月内死亡，本例患者在手术后 2 个月后死亡。

表 22-2　报道的 PXA 继发 AT/RT 病例

病例	年龄	性别	部位	肿瘤组成	INI1	BRAF V600E	CDKN2A/B	INI1 FISH	随访
1	23	男	右额叶	PXA+AT/RT	横纹肌样细胞缺失	未做	未做	22q 缺失	术后 2 周死亡
2	8	女	右额叶	PXA+AT/RT	横纹肌样细胞缺失	阳性	未做	未做	未知
3	13	女	左小脑	PXA+AT/RT	横纹肌样细胞缺失	阳性	未做	未做	5 个月后死亡
4	23	女	左颞叶	PXA+AT/RT	横纹肌样细胞缺失	阳性	未做	未做	8 个月后死亡
5	27	女	左海马区	PXA+AT/RT	横纹肌样细胞缺失	阳性	未做	22q 缺失	5 个月后死亡
6	22	女	枕叶	APX+AT/RT	横纹肌样细胞缺失	阳性	纯合性缺失	22q 缺失	5 个月后死亡
7（本例）	49	女	左额颞叶	APXA+AT/RT	横纹肌样细胞缺失	阳性	纯合性缺失	未做	2 个月后死亡

　　在报道的病例中，PXA 成分都呈典型的组织学形态特点，如多形的星形细胞、黄色瘤样改变、嗜酸性小体。在本病例中，PXA 显示的是以梭形细胞为主，细胞形态温和，肿瘤细胞的多形性不明显，未见嗜酸性小体。免疫组化结果显示 PXA 成分表达胶质分化的标记 GFAP 与 Olig-2，并且有 PXA 的分子特征 BRAF V600E 突变和 CDKN2A 纯合性缺失。据文献报道，继发性 AT/RT 更倾向于发生在 BRAF V600E 突变的肿瘤中，推测 MAPK 信号通路的激活可能与 SMARCB1 缺陷型肿瘤的进展相关，但其分子机制尚不明确。

在遗传学上，转录组和 DNA 甲基化谱将 AT/RT 分为 3 个分子组，即 AT/RT-TYR、AT/RT-SHH 和 AT/RT-MYC。这 3 个分子组在患者发病年龄、发病部位及 *SMARCB1*/22 号染色体改变模式方面具有不同的特点。在 AT/RT-MYC 组中，约 22% 的肿瘤分子特征为 *MYC* 基因和 *HOXC* 基因簇的表达。发病部位更常见于幕上。罕见的脊髓 AT/RT 与成人鞍区的 AT/RT 通常属于这一组。AT/RT-MYC 组与其他两组相比，患者发病年龄更大（中位发病年龄为 27 个月）。已报道的继发性 AT/RT 病例，除了上述前驱病变为 PXA 的病例，还有神经节细胞胶质瘤、室管膜瘤及胚胎发育不良性神经上皮肿瘤等罕见病例的报道。所有前驱病变均保留了 SMARCB1/INI1 蛋白表达。Sumihito Nobusawa 等通过 DNA 甲基化谱分析检测了两例继发性 AT/RT 病例，都聚类在 AT/RT-MYC 组，这与继发性 AT/RT 中 *INI1* 纯合性缺失的发生频率较高和发病年龄较大表现一致。

Christian Thomas 等报道了 3 例 AT/RT 伴有 PXA 分子特征的有趣病例，即 3 例肿瘤均检测出 BRAF V600E 突变与 *CDKN2A* 纯合性缺失的 PXA 分子特征，并且 DNA 甲基化谱聚类在 PXA 组，但其组织形态学表现为 AT/RT 的横纹肌样特点，并有 INI1 的完全性缺失，未找到 PXA 成分。因原发性 AT/RT 不会出现以上分子改变，故推测可能是恶性横纹肌样成分生长迅速，或采样偏差，致未见 PXA 成分。本例 PXA 成分的量较少，主要以横纹肌样成分为主。

综上所述，这是 1 例成年女性的继发于 CNS WHO 3 级 PXA 的 AT/RT，肿瘤具有梭形细胞和横纹肌样细胞两种组织学成分，免疫组织化学亦表现不同，PXA 成分 GFAP 和 Olig-2 表达呈胶质分化，AT/RT 成分胶质分化标记阴性，出现 INI1 核缺失，且有 CK 和 EMA 阳性的上皮分化，Myoglobin 阳性的间质分化。两者均有 BRAF V600E 突变与 *CDKN2A* 纯合性缺失。不同的组织学形态、免疫组织化学表达及分子改变对帮助明确肿瘤的成分和进展非常重要，进而可以指导治疗及预后预测。

（浙江大学医学院附属第二医院　许晶虹　张　慧）

参考文献

［1］CHACKO G, CHACKO A G, DUNHAM C P, et al. Atypical teratoid/rhabdoid tumor arising in the setting of a pleomorphic xanthoastrocytoma［J］. JN J Neurooncol, 2007, 84（2）: 217-222.

［2］DOUGHERTY M J, SANTI M, BROSE M S, et al. Activating mutations in BRAF characterize a spectrum of pediatric low-grade gliomas［J］. NO Neuro-oncology, 2010, 12（7）: 621-630.

［3］JEONG Y J, SUH Y L, HONG S W. Atypical teratoid/rhabdoid tumor arising in pleomorphic xanthoastrocytoma: a case report［J］. N Neuropathology, 2014, 34（4）: 398-405.

［4］UNER M, SAGLAM A, MEYDAN B C, et al. Atypical teratoid/rhabdoid tumor arising in a pleomorphic xanthoastrocytoma: a rare entity［J］. CN Clin Neuropathol, 2017, 36（5）: 227-232.

［5］NOBUSAWA S, NAKATA S, YOSHIDA Y, et al. Secondary INI1-deficient rhabdoid tumors of the central nervous system: analysis of four cases and literature review［J］. VA Virchows Arch, 2020, 476（5）: 763-772.

［6］THOMAS C, FEDERICO A, SILL M, et al. Atypical teratoid/rhabdoid tumor（AT/RT）with molecular features of pleomorphic xanthoastrocytoma［J］. AJSP Am J Surg Pathol, 2021, 45（9）: 1228-1234.

病例 23 女，47 岁，左侧颞叶占位

【临床资料】

患者，女，47 岁。主诉"头痛 1 月余"。

现病史：患者 1 个月前无明显诱因出现反复头痛，以前额为主，为阵发性隐痛，其他无特殊，未予重视，症状缓慢进行性加重。就诊于当地医院行头颅 MRI 检查发现左侧颞叶囊实性占位性病变，为进一步治疗来我院就诊。

既往史：既往体健。

家族史：无明确家族史。

查体：患者发育正常，意识清醒，无定向障碍，无自知力下降，无计算力下降，无失语、失读、失写，姿势、步态正常，脑膜刺激征（−），Kernig 征（−），Brudzinski 征（−），各组颅神经正常，肌力、肌张力正常，感觉正常，生理反射正常，病理反射未引出。浅表淋巴结未触及肿大。自发病以来患者饮食、睡眠可，大小便正常，体重无明显减轻。

辅助检查：头颅 MRI 示左侧颞叶不规则囊实性肿块，大小为 6.2 cm × 4.2 cm × 3.8 cm。实性部分：稍长 T_1 稍长 T_2，DWI 呈高信号，增强后呈花环状强化；囊性部分：长 T_1 长 T_2，内见短 T_2 出血影，不强化周边；环形长 T_2 水肿带。左侧侧脑室稍受压变窄（图 23−1）。

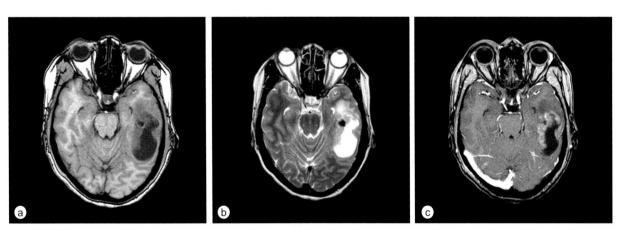

病变呈不规则囊实性肿块，伴左侧侧脑室稍受压变窄。a. 轴位 T_1WI 扫描实性部分呈稍长信号，囊性部分呈长信号；b. 轴位 T_2WI 扫描实性部分呈稍长信号，囊性部分呈长信号，内见短 T_2 出血影，可见环形长 T_2 水肿带；c. 轴位 T_1WI 增强扫描呈花环状强化。

图 23−1 颅脑 MRI 检查见病变位于左侧颞叶

行左侧颞叶开颅病灶切除术。

【病理结果】

术中所见：肿物呈囊实性，血供一般，伴大块钙化，与周围脑组织界限清楚。

大体所见：手术切除组织标本为不整形脑组织，大小为 2 cm × 1.8 cm × 1.2 cm，质中，局部质硬。

镜下所见：组织学表现为与周围脑实质界限清楚的肿瘤性病变，肿瘤细胞为中度异型性，细胞呈立方体或柱状细胞样，细胞界限清楚，细胞质丰富、呈嗜酸性，核呈卵圆形或短梭形，可见假菊形团形成，间质富于血管，部分区域血管壁及间质呈显著玻璃样变，伴坏死，核分裂象多见（图 23-2）。

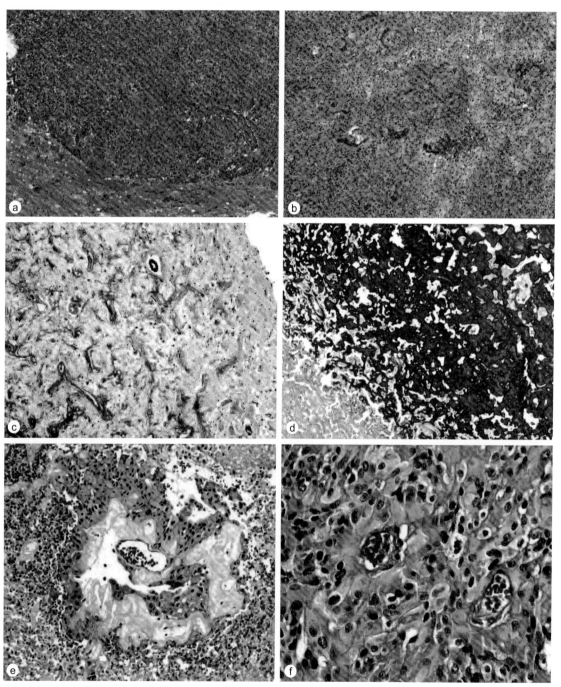

　　a. 肿瘤与周围脑实质界限清楚（低倍放大）；b. 间质富于血管（低倍放大）；c、d. 肿瘤其他区域表现为血管周和间质呈明显玻璃样变（中倍放大）；e. 细胞围绕血管周围生长，血管周围可见无细胞区，管壁玻璃样变，伴坏死（中倍放大）；f. 肿瘤细胞围绕血管呈玫瑰花样、假菊形团结构，细胞呈立方体或柱状细胞样，细胞界限清楚，细胞质丰富、呈嗜酸，核呈卵圆形或短梭形（高倍放大）。

图 23-2　光学显微镜观察所见（HE 染色）

免疫组化检查：肿瘤细胞阳性表达 CD56、EMA、Olig-2、Vimentin、MAP2、ATRX、INI1、BRG1、Nestin；肿瘤细胞阴性表达 GFAP、S-100、CD34、NF、NeuN；Ki-67 增殖指数约为 20%（图 23-3）。

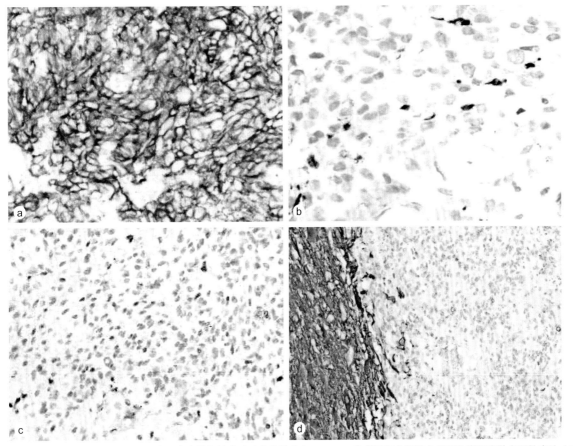

a. CD56 免疫组织化学染色显示肿瘤细胞弥漫阳性表达（高倍放大）；b. EMA 免疫组织化学染色显示肿瘤细胞散在阳性表达（高倍放大）；c. 免疫组织化学染色显示肿瘤细胞局灶散在阳性表达 Olig-2（中倍放大）；d. GFAP 免疫组织化学染色显示脑实质阳性表达，肿瘤细胞阴性表达（中倍放大）。

图 23-3　免疫组织化学染色（EnVision 二步法）

分子病理结果：FISH 检测结果显示 *MN1* 基因重排阳性。

病理诊断（整合诊断）：（左侧颞叶）星形母细胞瘤，*MN1* 改变型。

【讨论】

星形母细胞瘤是一种罕见的、局限的胶质肿瘤，先前，其是否作为一种肿瘤实体存在争议。在 2016 年 WHO CNS 肿瘤分类中其被归类为来源不确定的一种肿瘤类型。随着分子是建立诊断的基础，星形母细胞瘤的诊断基于 *MN1* 的改变。在 2021 年 WHO CNS 肿瘤分类中，确认星形母细胞瘤，伴 *MN1* 改变为一种新的肿瘤实体，归类为局限性星形细胞性胶质瘤中。由于这种肿瘤的罕见性和不可预测的结果，目前用于分级的组织学特征尚未明确定义。大多数神经病理学家将这些肿瘤分为分化良好或间变性/恶性的形式，但目前还没有一个普遍的标准来区分良恶性，即使在低级别和高级别的类别中，其临床特征也是高度可变的。

伴 MN1 改变的星形母细胞瘤主要发生在大脑半球，最常见于额叶和顶叶，也可发生在枕叶和颞叶、胼胝体、小脑、视神经、马尾、中脑、蝶鞍上、脑干和脊髓也有报道，但很罕见。患者出现与受累部位相对应的症状和定位体征，包括头痛、癫痫发作、瘫痪、恶心和呕吐等临床症状。它可以发生在任何年龄，但最常见的是婴儿和中青年人，并且存在明显的女性优势。

影像学上，星形母细胞瘤通常与周围神经组织有明显的边界，常表现为幕上的囊实性肿块。据报道，由于多个囊腔的存在，MRI 上常可见多泡状外观。这种多泡状外观被认为是这种罕见肿瘤的特征。很少或没有血管源性水肿，很少有邻近的脑实质浸润。在大多数情况下可见钙化，更常见的是在实性部分的点状模式。实性成分通常在 T_1 和 T_2 上呈等信号，增强扫描显示病变不均匀强化。囊性区域在液体敏感序列上呈高信号，并表现出促进扩散。没有区分良性和恶性星形母细胞瘤的影像学特征。不典型的影像学表现包括实性肿块伴中央坏死和具有不规则边缘的囊腔。影像学鉴别诊断包括幕上室管膜瘤、星形细胞瘤和非典型畸胎样/横纹肌样肿瘤。YAP1 融合型幕上室管膜瘤也表现为具有囊性区域的异质性肿块。然而，它在年龄较小的儿童中更为普遍，通常年龄小于 3 岁。由于其纤维成分的存在和浸润性生长模式，幕上室管膜瘤的病变周围水肿和微侵袭明显比星形母细胞瘤更明显。高级别星形细胞瘤在儿童中较少发生，但也有与星形母细胞瘤重叠的影像学特征，也可能表现为异质性幕上肿块。与幕上室管膜瘤相似，星形细胞瘤比星形母细胞瘤的肿块效应和病变周围浸润更为显著。AT/RT 也可能表现为大的幕上异质性肿块，在 3 岁左右的年轻儿童中发病率最高。与星形母细胞瘤相比，影像学显示实性囊性肿块，常见出血和强烈的扩散受限。软脑膜播散在 AT/RT 中也很常见，但在星形母细胞瘤中并不常见。本病例的影像学表现为左侧颞叶界限较清楚的囊实性肿块型占位性病变，伴轻度脑室受压，可见瘤周水肿，伴有花环状强化，单从影像学表现上很难与上述疾病鉴别开来。

星形母细胞瘤最显著的组织学特征是有丰富的星形母细胞假菊形团形成和血管周围玻璃样变，肿瘤与周围的脑组织界限清楚。星形母细胞瘤的假菊形团结构被认为是一种诊断标准，但它们可能在不同的区域和病例之间有所不同，有时无法识别。立方体或柱状肿瘤细胞的小梁状排列或假乳头状模式可能代表假菊形团结构。血管周围纤维化和玻璃样变在该肿瘤中很突出，但也可能有所不同。肿瘤细胞呈立方状或柱状，缺乏纤维性突起。肿瘤细胞也可出现不常见的组织形态学，如横纹肌样特征、"小蓝圆"细胞形态、间质黏液变性等。表现为具有侵袭性生物学行为的组织学特征包括有丝分裂活性增加、假栅栏状坏死、高细胞密度、微血管增生和高 Ki-67 增殖指数。较高的 Ki-67 增殖指数也与预后和生存率相关，其临界值为 4%。本病例中星形母细胞瘤的组织学表现符合上述特点：可见丰富的星形母细胞假菊形团形成和血管周围玻璃样变。在组织病理学上，星形母细胞瘤应与以下几种病变进行鉴别。①幕上室管膜瘤：这两种肿瘤都发生在年轻患者中，并有一些共同的病理特征，如肿瘤边界清楚、血管周围假菊形团的存在和 GFAP 免疫反应阳性，但幕上室管膜瘤在血管周围有纤维细胞突起，通常缺乏血管周围玻璃样变，幕上室管膜瘤假菊形团在纤维血管周围区域有不清楚的细胞边界，而星形母细胞瘤假菊形团的柱状、锥形或长方体细胞有明显的边界，并且呈放射状围绕透明变性血管。在幕上室管膜瘤中 GFAP 在血管周围的无细胞区呈弥漫性阳性，而 Olig-2 通常呈阴性。此外，2/3 的幕上室管膜瘤表现出 L1CAM 免疫反应性。并且全基因组测序或 RNA 测序未能显示 MN1 基因重排。②高级别星形细胞瘤：表现为浸润性星形细胞瘤，伴有纤维胶质突起、坏死和微血管增生。免疫组织化学结果显示 IDH1 R132H 呈阳性。

③AT/RT：AT/RT 具有不同的组织病理学和免疫组织化学染色模式，包括横纹肌样细胞，以及"小蓝圆"的细胞成分和可变的间充质或上皮分化灶。免疫组织化学染色通常表现为 Vimentin 和 EMA 阳性，并特征性的表现为 INI1/SMARCB1 或 SMARCA4 的丢失。④血管中心性胶质瘤等。

免疫组织化学结果显示，GFAP 的肿瘤细胞质免疫反应阳性是特征性的，绝大多数肿瘤至少显示局灶性肿瘤细胞核 Olig-2 阳性表达，肿瘤细胞对 EMA 和 D2-40、S-100 也呈阳性。EMA 的阳性可表现为细胞质弥漫的膜性、点状或环状表达。本病例中 CD56 肿瘤细胞显示弥漫阳性表达，EMA、Olig-2 为散在阳性表达，而 GFAP、S-100 为阴性表达，未表现为特征性的 GFAP 的细胞质免疫反应阳性。

MN1 基因的获得性融合在伴 MN1 改变的星形母细胞瘤的致病中起关键性作用，RNA 测序在这些肿瘤中显示了两个特异性的融合基因：MN1-BEND2 和 MN1-CXXC5，BEND2 和 CXXC5 的表达升高表明存在相关信号通路激活的功能获得事件，但目前 MN1 融合驱动肿瘤发展的具体机制尚不清楚。

本病例的组织病理学特点是丰富的星形母细胞假菊形团形成和血管周围玻璃样变，伴坏死，核分裂象多见，表现为间变的组织学形态，患者术后两年复发也进一步验证了本病例的恶性生物学行为。肿瘤细胞未表现为特征性的 GFAP 的细胞质免疫反应阳性。并且，通过 FISH 检测发现了 MN1 基因的重排，最后证实了星形母细胞瘤，MN1 基因重排的诊断。

（福建医科大学附属第一医院　苏晓丽　王行富　张　声）

参考文献

［1］TELEANU D M，ILIEŞIU A，BĂLAŞA A F，et al. Astroblastoma-reviewing literature and one case report［J］. Rom J Morphol Embryol，2018，59（4）：1239-1245.

［2］GOPAKUMAR S，MCDONALD M F，SHARMA H，et al. Recurrent HGNET-MN1 altered（astroblastoma MN1-altered）of the foramen magnum：case report and molecular classification［J］. Surg Neurol Int，2022，13：139.

［3］LOUIS D N，PERRY A，WESSELING P，et al. The 2021 WHO classification of tumors of the central nervous system：a summary［J］. Neuro Oncol，2021，23（8）：1231-1251.

［4］WOOD M D，TIHAN T，PERRY A，et al. Multimodal molecular analysis of astroblastoma enables reclassification of most cases into more specific molecular entities［J］. Brain Pathol，2018，28（2）：192-202.

［5］SUN D，LIU J，XIAO L，Guan H.Recurrent high-grade astroblastoma with MN1-BEND2 fusion in spinal cord and literature review［J］.Clin Neuropathol，2023，42（1）：30-39.

［6］MHATRE R，SUGUR H S，NANDEESH B N，et al. MN1 rearrangement in astroblastoma：study of eight cases and review of literature［J］. Brain Tumor Pathol，2019，36（3）：112-120.

［7］HIROSE T，NOBUSAWA S，SUGIYAMA K，et al. Astroblastoma：a distinct tumor entity characterized by alterations of the X chromosome and MN1 rearrangement［J］. Brain Pathol，2018，28（5）：684-694.

［8］SPRENGER F，DA SILVA E B，Jr，CAVALCANTI M S，et al. Radiology-Pathology and Surgical Correlation in Astroblastoma［J］. AJNR Am J Neuroradiol，2023，44（4）：390-395.

［9］STURM D，ORR B A，TOPRAK U H，et al. New brain tumor entities emerge from molecular classification of CNS-PNETs［J］.Cell，2016，164（5）：1060-1072.

病例 24　男，48 岁，右额叶占位

【临床资料】

患者，男，48 岁。主诉"胶质瘤术后复发"。

现病史：患者 2004 年于外院行左额叶胶质瘤切除术，术后病理示星形细胞瘤，CNS WHO 2 级（未见影像片及切片）。术后行 X–刀治疗，自述因出现左眼睑水肿而中断治疗，后患者定期复查；于 2016 年 9 月复查头颅 CT 提示右额叶占位性病变，可疑复发征象。

既往史：无。

家族史：无明确家族史。

查体：神清语利，双侧瞳孔等大等圆，直径约 3.0 mm，对光反射灵敏，颈软无抵抗。心肺腹未见明显异常。四肢肌张力正常，右侧肢体肌力 V 级，左侧肢体肌力 V 级，右侧肱二三头肌、肌腱反射正常，左侧肱二三头肌、肌腱反射正常；右侧 Babinski 征阴性、Kernig 征阴性，左侧 Babinski 征阴性、Kernig 征阴性。

辅助检查：外院头部 MRI 示可疑右侧额叶肿瘤复发（图 24–1）。

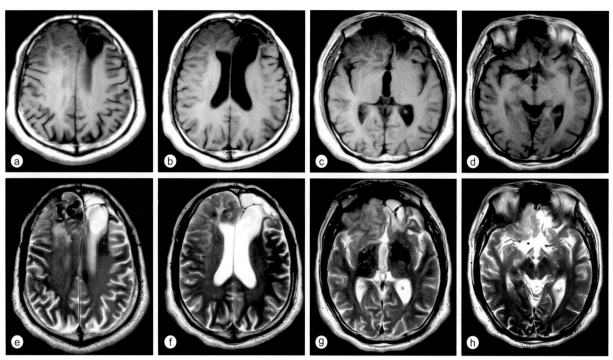

右侧额叶见不规则形混杂信号，中心呈 T_1 稍低 T_2 高信号，周边见迂曲条状 T_1 等 T_2 低信号，周围见片状 T_1 低 T_2 高水肿样信号。

图 24–1　外院头部 MRI 检查结果

行右侧额叶开颅病灶切除术。

【病理结果】

大体所见：手术切除组织标本为不完整脑组织，大小约9 cm × 8 cm × 6 cm，质软切面灰黄、灰红。

镜下所见：组织学表现为纤维组织增生及硬化性间质内弥漫成片分布的肿瘤细胞，呈多边形，核大，异型性明显，可见双核神经节细胞样细胞，偶见瘤巨细胞，核分裂易见，伴胶质细胞增生。部分区域肿瘤细胞呈梭形，交织状排列，亦可见典型的神经节细胞胶质瘤区（CNS WHO 1 级）（图 24-2）。

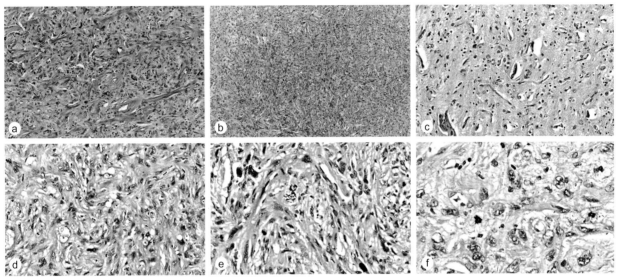

a. 纤维化玻璃样变背景中分布多角形细胞，细胞密度中等，片状分布（中倍放大）；b. 梭形细胞区域，呈交织状排列（低倍放大）；c. 低级别神经节细胞胶质瘤区域（中倍放大）；d. 高级别区域细胞异型性明显，可见双核神经节细胞样细胞（高倍放大）；e. 形态怪异的瘤巨细胞（高倍放大）；f. 核分裂易见（高倍放大）。

图 24-2　光学显微镜观察所见（HE 染色）

免疫组化检查：神经节细胞样肿瘤细胞表达 CD34，沿细胞核周围呈毛刺样分布于胞质；NeuN（＋）、Olig-2（＋）、GFAP（＋）、BRAF V600E（＋）、Syn（灶＋）、S-100（灶＋）、Vimentin（＋）、NF（灶＋）；IDH1 R132H（－）、ATRX（－）、p53（－）、H3K27M（－）、EMA（－）；Ki-67 增殖指数为 20%（图 24-3）。

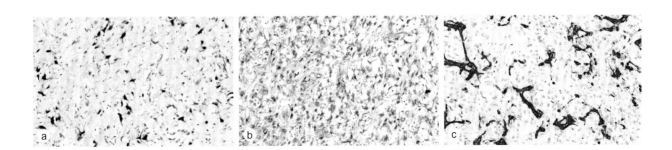

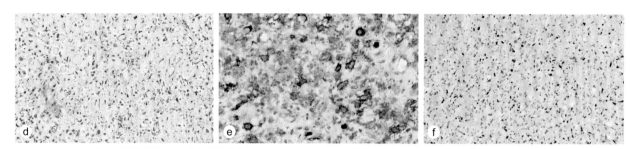

a. NeuN 可见神经元细胞阳性表达（中倍放大）；b. Olig-2 阳性表达（中倍放大）；c. GFAP 阳性表达（中倍放大）；d. BRAF V600E 细胞质阳性表达（低倍放大）；e. CD34 可见细胞浆毛刺样阳性表达（高倍放大）；f. Ki-67 增殖指数为20%。

图 24-3　免疫组织化学染色（EnVision 二步法）

病理诊断：（右侧额叶占位）神经节细胞胶质瘤，组织学分级相当于 CNS WHO 3 级。

【讨论】

节细胞胶质瘤（GG）是一种分化良好、生长缓慢的胶质神经元肿瘤，由肿瘤性神经节细胞和胶质细胞成分混合组成。1979 年第一版 WHO 中枢神经系统肿瘤分类中第一次对 GG 进行了描述。2021 年第 5 版 WHO 中枢神经系统肿瘤分类中，将其归入胶质神经元肿瘤及神经元肿瘤框架下，定义为 CNS WHO 1 级。GG 发病率约占中枢神经系统肿瘤的 1%~3%，多见于儿童和中青年人，大多数肿瘤位于颞叶，也可发生于其他年龄段和中枢神经系统的任何部位，包括小脑、脑干、脊髓及脑室系统内。临床症状因肿瘤大小和部位而异，大脑肿瘤通常与局灶性癫痫病史有关，是低级别癫痫相关肿瘤中最常见的肿瘤。影像学表现多样，通常表现为混合性囊实性结节，病灶多累及皮质。经典影像学特征为轮廓清晰的 T_1 低信号、T_2 高信号囊性结节，伴附壁结节。显微镜下通常表现为浸润性生长模式，常累及脑表。其胶质成分类似于纤维型星形细胞瘤、少突胶质细胞瘤或毛细胞型星形细胞瘤，罕见的胶质成分包括伸长型室管膜瘤。肿瘤组织内可见嗜酸性颗粒小体和 Rosenthal 纤维，血管周围可见淋巴细胞浸润、淋巴袖套形成，常见钙化。肿瘤性神经节成分通常为分化不成熟的神经节细胞，可出现双核或多核的神经节细胞样细胞，表达神经元标志物，如 MAP2、神经丝蛋白、嗜铬粒蛋白 A（chromogranin A，CgA）、突触素等。到目前为止，还没有明确区分肿瘤神经元与正常神经元的特异性标志物。CgA 在正常神经元中的表达通常非常弱或呈阴性，而肿瘤神经元呈弥漫性强表达。胶质成分表达 GFAP、Olig-2。值得注意的是，多达 80% 的 GG 在肿瘤内或邻近皮层中特征性的弥漫或簇状表达 CD34。当出现活跃的核分裂、高 Ki-67 增殖指数、坏死和（或）微血管增生时，将其定义为间变性节细胞胶质瘤（AGG），组织学分级相当于 CNS WHO 3 级，如果缺乏分子检测则无法排除其他高级别胶质瘤亚型。在一项评估了 54 例 AGG 的形态和分子特征的研究中，大多数 AGG 经分子检测后被证实为 PXA 和 IDH 野生型胶质母细胞瘤，尚需要进一步的研究来明确及建立间变性神经节细胞胶质瘤的诊断标准。

大多数 GG 存在 MAPK 通路异常激活，高达 67% 的儿童 GG 患者出现 BRAF V600E 突变。*BRAF* 基因融合在缺乏 *BRAF* 突变的神经节细胞胶质瘤中反复出现，脊髓肿瘤中常以 *KIAA1549* 作为融合基因伴侣，还包括 MAPK 途径激活的多种其他基因改变，如 *RAF1* 基因融合、*KRAS* 突变和失活、*NF1* 突变或缺失等。*NF1* 突变、*KRAS* 突变、*RAF1* 融合等，个别病例同时存在 BRAF V600E 突变和 *CDKN2A* 纯合性缺失及位于中线部位的 GG 同时存在 BRAF V600E 和 *H3K27M* 突变，均提示预后不良，但该部分病例尚需进一步随访观察。

GG 的鉴别诊断包括局灶性皮质发育不良（focal cortical dysplasia，FCD）、青少年多形性低级别神经上皮肿瘤、毛细胞型星形细胞瘤、多形性黄色瘤型星形细胞瘤和其他混合性胶质神经元肿瘤，特别是胚胎发育异常的神经上皮肿瘤。① GG 与 FCD 的区别主要取决于 GG 中存在明确的肿瘤性胶质成分；BRAF V600E 突变或其他 MAPK 通路改变为 GG 的诊断提供了支持；肿瘤性神经元细胞、CD34 特征性表达模式均提示 GG 的诊断。②青少年多形性低级别神经上皮肿瘤是一种惰性肿瘤，肿瘤背景中存在丰富的钙化、CD34 弥漫强阳性，分子改变为 *FGFR2* 或 *FGFR3* 融合；③毛细胞型星形细胞瘤与 MAPK 通路基因改变有关，最常见的是 *KIAA1549-BRAF* 融合；④多形性黄色瘤型星形细胞瘤与 GG 存在类似的胶质成分，且均有淋巴细胞浸润、CD34 表达和 BRAF V600E 突变，然而，多形性黄色瘤型星形细胞瘤中通常没有真正的肿瘤性神经节细胞，且往往存在 *CDKN2A/B* 纯合性缺失；⑤ 40% ~ 80% 的胚胎发育异常的神经上皮肿瘤病例存在 *FGFR1* 突变。

本例为复发病例，肿瘤背景中大片纤维化、玻璃样变区域，分隔肿瘤性神经元细胞或胶质细胞，类似脑膜血管瘤病的组织学形态；部分区域肿瘤细胞呈梭形，交织状排列，细胞异型性明显，核分裂易见；同时能找到典型的神经节细胞胶质瘤区域，双核神经节细胞样细胞，表达神经元标记。

虽然 GG 为惰性肿瘤，预后较好，但仍有复发或恶变的可能，尤其是术前 MRI 示病变强化及周围水肿明显，术后病理检查示细胞增生活跃，无血管内皮细胞增生及坏死，不足以诊断 AGG 的患者，须警惕术后复发、恶变的可能。对于 GG 术后患者，一方面需要加强定期随访意识；另一方面若近期突然发作癫痫或出现头痛及其他神经症状，一定要及时复查薄层 MRI 和增强扫描排除 GG 复发或恶变的可能。

（河北医科大学第二医院　李月红　娄　蕾　杜世璇）

参考文献

［1］LOUIS D N，PERRY A，WESSELING P，et al. The 2021 WHO classification of tumors of the central nervous system：a summary［J］. Neuro Oncol，2021，23（8）：1231-1251.

［2］LOUIS，D N，PERRY A，REIFENBERGER G，et al. The 2016 World Health Organization classification of tumors of the central nervous system：a summary［J］. Acta Neuropathol，2016，131（6）：803-820.

［3］EINHARDT A，PFISTER K，SCHRIMPF D，et al. Anaplastic ganglioglioma-A diagnosis comprising several distinct tumour types［J］. Neuropath Appl Neuro，2022，48（7）：e12847.

［4］PEKMEZCI M，VILLANUEVAMEYER J E，GOODE B，et al. The genetic landscape of ganglioglioma［J］. Acta Neuropathol Commun，2018，6（1）：47.

［5］RYALL S，ZAPOTOCKY M，FUKUOKA K，et al. Integrated molecular and clinical analysis of 1，000 pediatric lowgrade gliomas［J］. Cancer Cell，2020，37（4）：569-583，e5.

病例 25　女，3 岁 10 个月，右颞内侧占位

【临床资料】

患儿，女，3 岁 10 个月。主诉"发作性抽搐 1 年 2 个月"。

现病史：患儿 2 岁 8 个月时晚饭后出现呕吐，随之出现全身无力，小便失禁、意识丧失，双眼上翻、双手握拳，持续数秒抽搐缓解，但意识仍不清，给予地西泮后缓解，发作后无特殊不适。3 岁 3 个月时感腹痛，恶心、呕吐，持续几秒钟后自行缓解，发作后无特殊不适。3 岁 5 个月时看电视或玩耍中双手握拳，双眼发直，嘴唇发紫，流涎，持续十几秒后自行缓解。发作频率 2～3 次/天，或 5～6 天/次。口服丙戊酸钠 3 mL bid，1 个月未发作。3 岁 6 个月至 3 岁 10 个月，每周平均发作 8 次，末次发作时间为 2015 年 3 月 3 日，发作形式同前。目前口服丙戊酸钠 14.5 mL，早 7 mL、晚 7.5 mL，托吡酯 1/4 片，1 日 2 次，为进一步治疗来我院。

既往史：既往体健，无其他特殊。

家族史：无明确家族史。

查体：生命体征平稳，一般状况可，心肺未见明显异常。

辅助检查：间歇期脑电图：慢波增多，右前头出现癫痫样放电。发作期临床：动作终止—轴带肌强直—复杂运动。发作期脑电图：无侧向性。考虑患者为症状性癫痫，致痫灶定位于右颞及内侧结构可能性大。

头颅 CT 示右颞叶内侧肿胀，可见团块状略高信号影，边界不清，内见斑片状钙化影。MRI 示右颞前叶内侧肿胀，可见团块状稍长 T_1、长 T_2 信号，FLAIR 可见稍高信号影，边界不清；增强扫描后，右颞叶内侧病变可见轻度强化影，考虑为低级别胶质瘤可能性大（图 25-1）。

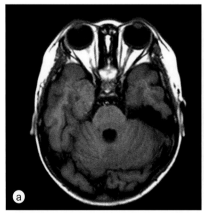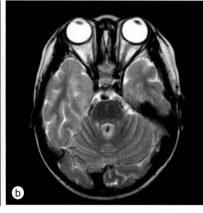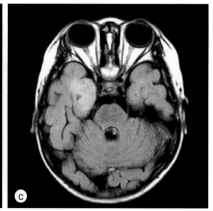

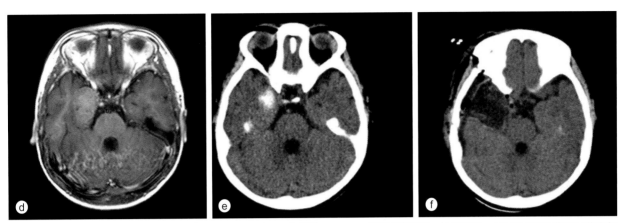

a. 轴位 T_1WI 团块状稍长 T_1 信号影；b. 轴位 T_2WI 示长 T_2 信号影；c. FLAIR 呈稍高信号影，边界不清；d. T_1WI 增强扫描显示病变轻度强化影；e. CT 见右颞叶内侧团块状略高信号，边界不清，有明显斑片状钙化；f. 术后复查 CT，显示病灶完全切除。

图 25-1 头部 CT 及 MRI 检查示病变位于右颞叶

行右额颞开颅右颞前叶及内侧病变切除术，术中见病变主要累及颞极内侧、杏仁核及海马头部，色灰白，质软，血供一般，与脑组织组织边界不清。

【病理结果】

大体所见：（右颞叶）灰粉脑组织一块，大小为 4.5 cm × 4.3 cm × 1.5 cm，间隔 0.5 cm，书页状切开，切面灰白、灰粉，质软，局部略韧，有砂砾感；（右海马）灰红，脑组织一块，大小为 2.5 cm × 2.1 cm × 1.2 cm，切面灰白灰粉，质地略韧；（肿瘤）灰红、不规则组织一堆，大小为 3.6 cm × 2.5 cm × 1 cm，质地略韧。

镜下所见：脑组织内见异常增生的胶质细胞，肿瘤细胞疏密不等，累及脑表、蛛网膜下腔及海马，肿瘤与正常脑组织存在移行区；多数区域细胞密度中等，类似于节细胞胶质瘤样形态特征，核有轻度异型性，其间散在发育异常神经元或神经节样细胞，并伴有散在钙化及分枝状的小血管增生。其中送检的（肿瘤）组织内还可见大小不等、灶状分布的短梭形细胞或双极细胞围绕小血管呈"菊形团"样排列，少数呈流水样或编织状，细胞异型性明显，核分裂象易见（图 25-2）。

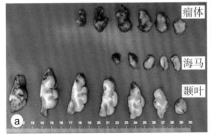
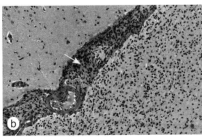
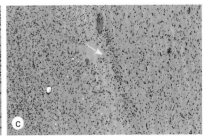

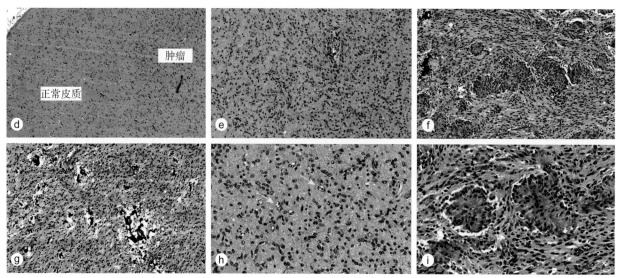

a. 解剖切面显示右侧颞叶、海马，其切面灰白、灰粉，质软，局部略韧，有砂砾感；瘤体灰红、不规则质地略韧。b. 显示肿瘤累及皮质，局部累及软脑膜下（箭头所示，中倍放大）；c. 肿瘤累及海马，残留海马齿状回颗粒细胞层（箭头所示，中倍放大）；d. 显示正常皮质与肿瘤交界移行区，肿瘤区细胞密度明显增高（中倍放大）；e. 显示混合增生的胶质细胞及发育异常的神经元（中倍放大）；f. 梭形编织状肿瘤细胞间见围绕血管排列的大小不等的菊形团结构（中倍放大）；g. 肿瘤间质内散在钙化（中倍放大）；h. 发育异常的神经元（箭头所示，高倍放大）；i. 菊形样排列的细胞异型性明显，核分裂象易见（高倍放大）。

图 25-2　解剖切面及光学显微镜观察所见（HE 染色）

　　免疫组化检查：组织学表现为 GG 样的区域，肿瘤细胞表达 GFAP、Olig-2、S-100、Syn、Nestin，神经节样细胞 NeuN、CgA 阳性表达，MAP-2 和 BRAF V600E 散在阳性，CD34 和 EMA 阴性表达，Ki-67 增殖指数为 3% ~ 5%；组织学呈现为"菊形团"样的区域，肿瘤细胞 S-100、BRAF V600E 强阳性表达，Syn 和 Nestin 部分弱阳性表达，EMA 少数点状阳性，Ki-67 增殖指数为 10% ~ 15%（图 25-3）。

GG 样成分

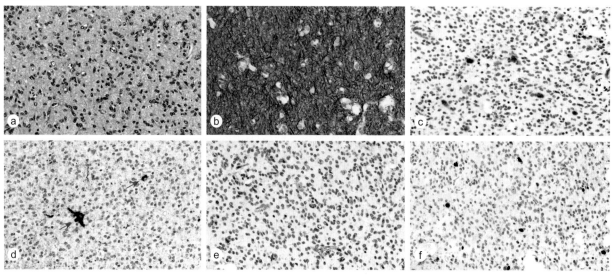

菊形团样异质性成分

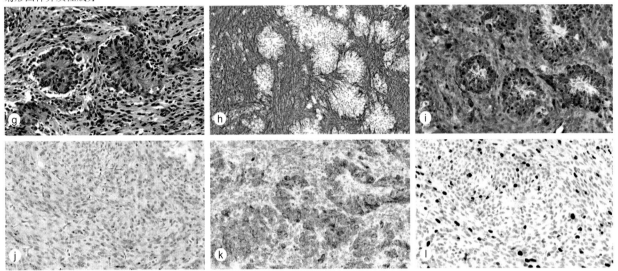

a. 组织学表现为 GG 样区域，增生的肿瘤细胞见散在分布发育异常神经节阳性细胞（HE 染色、高倍放大）；b. GFAP 标记显示肿瘤细胞强阳性表达（高倍放大）；c. NeuN 标记显示神经节样细胞阳性表达（高倍放大）；d. BRAF V600E 标记显示散在少数细胞强阳性表达（箭头所示，高倍放大）；e. CD34 标记显示肿瘤细胞阴性表达（高倍放大）；f. Ki-67 标记显示肿瘤细胞低增殖指数（高倍放大）；g. "菊形团"样异质性肿瘤区域，显示肿瘤细胞围绕血管呈花环状排列，类似于室管膜瘤（HE 染色、高倍放大）；h. GFAP 标记显示菊形团样肿瘤细胞阴性表达（高倍放大）；i. S-100 标记显示肿瘤细胞强阳性表达（高倍放大）；j. EMA 标记显示肿瘤细胞呈点状阳性表达（高倍放大）；k. BRAF V600E 标记"菊形团"样肿瘤细胞强阳性表达（高倍放大）；l. Ki-67 标记显示"菊形团"样肿瘤细胞区增殖指数相对较高（高倍放大）。

图 25-3　免疫组织化学染色（EnVision 二步法）

　　病理诊断：组织学诊断（右颞叶）混合性胶质神经元肿瘤，以神经节细胞胶质瘤成分为主，伴有"菊形团"样异质性成分，CNS WHO 2～3 级。

　　术后 10 月余，复查头部 MRI，右侧颞叶内侧及脑桥右前异常信号，考虑为肿瘤复发。原切口开颅病变切除，见部分病变累及底节区，质地韧，灰白色，血供中等；部分病变位于小脑幕缘内侧，并与后交通动脉、大脑后动脉粘连紧密，镜下将病变分块全切。大体送检为灰白、灰粉破碎组织一堆，直径 1.5 cm，少数组织呈囊皮样，全取制片。镜下观察肿瘤依然呈两种不同排列结构，"菊形团"样排列区和弥漫胶质瘤样排列区（图 25-4）。"菊形团"样区细胞密度较高，围绕血管形成花环状，核分裂象易见，且肿瘤细胞由丰富的网织纤维染包绕。免疫组化检查：肿瘤细胞 Olig-2、Syn、S-100 阳性表达，GFAP 阴性表达，Ki-67 增殖指数为 15%；胶质瘤样区增生的肿瘤细胞密度相对较低，GFAP、Olig-2 免疫呈强阳性表达。病理诊断同第一次术后病理。

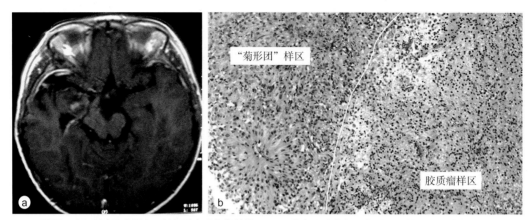

a. MRI T₁WI 增强显示右颞叶肿瘤复发，局部稍高强化信号影；b. HE 染色示肿瘤由"菊形团"样区和胶质瘤样区组成。

图 25-4　头颅 MRI 检查及光学显微镜观察所见

术后 81 个月，全脊髓 MRI 发现脊膜多发异常信号影，考虑为肿瘤种植转移。行胸背后正中入路椎管内占位探查切除术，术中见肿瘤位于髓外脊髓背侧，将脊髓向腹侧推挤，色灰褐，质地略韧，血供一般，局部与脊髓背侧粘连紧密，全切肿瘤。大体送检组织为灰粉色，大小为 4.5 cm × 3.0 cm × 1.5 cm，切面灰粉，质韧。镜下见肿瘤细胞排列呈梭形或由纤细的纤维分隔成巢团状，局部累及神经束。梭形细胞区见多量嗜酸性颗粒小体及 Rosenthal 纤维形成，并见巨怪核细胞及间质内色素沉积；巢团状分布的肿瘤细胞区，瘤细胞细胞质呈泡沫样，核淡染（图 25-5）。免疫组化检查：肿瘤细胞 GFAP、Olig-2、

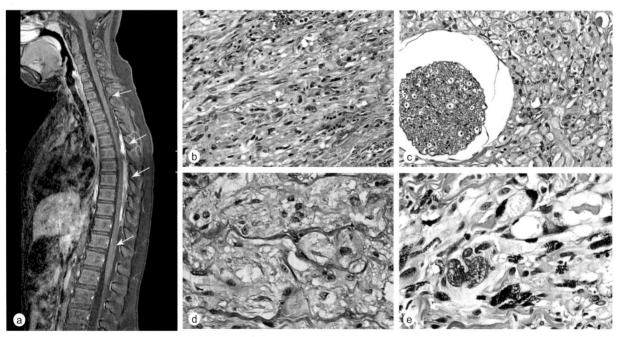

a. MRI T₁WI 增强显示脊膜多发异常强化信号影（箭头所示）；b. HE 染色示梭形排列的肿瘤细胞，间质内散在嗜酸性颗粒小体及 Rosenthal 纤维（高倍放大）；c. 肿瘤细胞累及包绕神经束（高倍放大）；d. 巢团状排列的肿瘤细胞，细胞质呈泡沫样（高倍放大）；e. 明显的巨怪核细胞，间质和细胞内色素颗粒（高倍放大）。

图 25-5　全脊髓 MRI 及光学显微镜观察所见

CD34、BRAF V600E 阳性表达，网织纤维丰富，Ki-67 增殖指数为 2%；FISH 检测示 *CDKN2A* 纯合性缺失，椎管内病理诊断为多形性黄色瘤型星形细胞瘤，BRAF V600E 突变，CNS WHO 2 级。

分子病理结果：FISH 检测示第一次和第三次肿瘤样本均存在 *CDKN2A* 纯合性缺失；NGS（南京世和 425 基因）检测示第一次和第二次颅内肿瘤样本均存在 BRAF V600E 突变，*CDKN2A/B* 纯合性缺失，*BMPR1A* 及 *PTEN* 缺失改变；DNA 甲基化（850k）检测示第一次颅内肿瘤与第三次脊髓播散的肿瘤样本，对比数据库中的肿瘤类型，无监督聚类分析，两次的肿瘤样本均与 PXA 有相似的 DNA 甲基化谱特征。

【讨论】

多形性黄色瘤型星形细胞瘤（PXA）是一种星形细胞肿瘤，具有较大的多形性细胞、梭形细胞和脂化细胞，常伴有大量嗜酸颗粒小体和网状蛋白沉积。并以 BRAF V600E 突变（或其他 MAPK 通路基因改变）及纯合性 *CDKN2A/B* 缺失为特征。

PXA 占原发性 CNS 肿瘤的 0.3%，年发病率 < 0.7 例/10 万人。男女均可发病，无明显性别差异，通常发生于儿童和中青年人，平均诊断年龄为 26.3 岁（中位年龄为 20.5 岁）。病变常发生于大脑浅表部位，累及软脑膜和大脑是其典型的改变。大多数肿瘤（98%）发生在幕上，最常见于颞叶。本例最初病变即是发生在颞叶，累及小脑和脊髓的 PXA 相对少见。

影像学上，PXA 通常位于大脑浅表部位，呈囊性，累及大脑皮层和上覆的软脑膜。CT 显示肿瘤的表现多样性（低密度、高密度或混合密度信号），具有明显的或不均匀的对比度增强，肿瘤囊性部分呈低密度。MRI 显示肿瘤实性部分 T_1 加权像呈低信号或等信号，T_2 加权和 FLAIR 像呈高信号或混杂信号影，囊性部分则与脑脊液呈相同的高信号，对比增强呈中等或明显强化，周围脑组织水肿通常不明显。

PXA 通常表现为囊实性、推挤性生长，周围可见微浸润。肿瘤细胞往往呈梭形、上皮样、多形性和多核星形细胞样，可见富含脂质的黄瘤样细胞、核内假包涵体及显著核仁，淋巴细胞浸润。嗜酸性颗粒状小体是特征改变。网织纤维主要出现在近软脑膜区，大多数 PXA 核分裂活性低，间变时则表现为活跃的核分裂，浸润也更显著，而且随着恶性程度增加，网织纤维可能消失。肿瘤也可呈小细胞型、纤维肉瘤样、上皮样或横纹肌样等不同组织学形态，并可见几种细胞形态混合交织存在。本例中颅内初次病变的肿瘤组织形态学存在很大的异质性，可见类似于节细胞胶质瘤样形态特征，和呈灶状分布的短梭形细胞或双极细胞围绕小血管形成的菊形团，并没有 PXA 典型组织形态学结构，给诊断造成了一定困惑，而且多家医院会诊意见存在差异。颅内复发肿瘤基本保持了初发肿瘤的组织学形态，而脊髓播散转移的肿瘤完全失去了原发肿瘤的组织学表现，呈典型的梭形和由纤细的纤维分隔成巢团状，并见多量嗜酸性颗粒小体及 Rosenthal 纤维，以及巨怪核细胞，巢团状肿瘤细胞富含脂质泡沫样，类似于黄瘤样细胞。免疫组化标记的表达和分子基因型改变也符合 PXA 诊断。通过本例病变的诊断总结发现，在组织学不典型的情况下，PXA 诊断比较困难，在组织病理学上，需要与以下疾病进行鉴别：①节细胞胶质瘤：GG 可以有类似于 PXA 的胶质成分。罕见两种混合性肿瘤病例报告。PXA 和 GG 均表现为嗜酸性颗小粒体形成、淋巴细胞浸润、CD34 表达和 BRAF V600E 突变，但大部分 PXA 中通常没有神经节细胞。*CDKN2A/B* 纯合缺失不考虑 GG 的诊断。②巨细胞胶质母细胞瘤：PXA 往往呈推挤性生长，与周围脑组织有明显的界线，且网状蛋白沉积，肿瘤细胞有明显的多形性，见多核巨细胞、淋巴细胞浸润等特征；而巨细胞胶质母细胞瘤则呈高度浸润性生长，肿瘤细胞为形态较单一、细胞质丰富上皮样，显著的微血管增生和坏死等高级别胶质瘤的特征更加显著。但间变性 PXA 可以具有巨细胞胶质母细胞瘤组织学结构及类似的分子基因学改变，鉴别可能需要借助 DNA 甲基化谱分析。③ HGAP：HGAP 和 PXA 均有常见 MAPK 通路基因改变、*CDKN2A/B* 纯合性缺失，但是 PXA 典型的多形性及黄色瘤样肿瘤细胞在一定程度上可以协助两者在形态学上的鉴别，PXA 常见为 BRAF V600E 突变，而 HGAP 中以 *NF1*、*KIAA1549-BRAF* 融合及 *FGFR1* 基因变异常见，而 BRAF V600E 突变的 HGAP 极少；*ATRX* 异常为 HGAP 常见的遗传事件，但 PXA 罕见存在 *ATRX* 表达缺失或突变，另外两者也具有不同的 DNA 甲基化谱特征，可以协助鉴别。

发病机制上，几乎所有 PXA 都存在 MAPK 通路基因的遗传变异，从而导致该通路异常激活。最常见的是 BRAF V600E 突变，同时存在 9p21.3 位点的抑癌基因 *CDKN2A/B* 纯合性缺失，*CDKN2A/B* 纯合性缺失可能是 PXA 的决定性分子改变。PXA 可能携带 *TERT* 启动子突变或（不太常见的）扩增，这些 *TERT* 改变在间变的 PXA 中更常见。其他基因（*SMARCB1*、*BCOR*、*BCORL1*、*ARID1A*、*ATRX*、*PTEN*、*FANCA*、*FANCD2*、*FANCI*、*FANCM*、*PRKDC*、*NOTCH2*、*NOTCH3*、*NOTCH4* 和 *BCL6*）的改变虽然已被提示，但其发病意义尚不确定。本例初发和第二次颅内复发的肿瘤样本经 NGS 检测，均存在 BRAF V600E 突变，*CDKN2A/B* 纯合性缺失，以及 *BMPR1A* 和 *PTEN* 缺失改变。其中 *BMPR1A* 缺失改变，还未见有文献报道，其缺失的意义还有待于进一步探讨。

（首都医科大学三博脑科医院　齐雪岭　段泽君）

参考文献

［1］LOUIS, D N, A.PERRY, P.WESSELING, et al. The 2021 WHO classification of tumors of the central nervous system：a summary［J］. Neuro Oncol, 2021, 23（8）：1231-1251.

［2］PHILLIPS J J, GONG H, CHEN K, et al. The genetic landscape of anaplastic pleomorphic xanthoastrocytoma［J］. Brain Pathol, 2019, 29（1）：85-96.

［3］VAUBEL R, ZSCHERNACK V, TRAN Q T, et al. Biology and grading of pleomorphic xanthoastrocytoma-what have we learned about it？［J］. Brain Pathol, 2021, 31（1）：20-32.

［4］PEKMEZCI M, VILLANUEVA-MEYER J E, GOODE B, et al. The genetic landscape of ganglioglioma［J］. Acta Neuropathol Commun, 2018, 6（1）：47.

［5］BENDER, K, PEREZ E, CHIRICA M, et al. High-grade astrocytoma with piloid features（HGAP）：the Charite experience with a new central nervous system tumor entity［J］. J Neurooncol, 2021, 153（1）：109-120.

病例 26　男，18 岁，广泛软脑膜及脊膜病变

【临床资料】

患者，男，18 岁。主诉"头痛伴恶心呕吐 2 天"于 2020 年 11 月 13 日入院。

现病史：患者于 2020 年 11 月 11 日上午 7 时余在校上课时无明显诱因出现头痛，以头顶部剧烈胀痛为主，持续不见缓解，伴恶心、喷射状呕吐，呕吐物为胃内容物，四肢乏力、不能行走，无肢体抽搐，无双眼上翻，无大小便失禁。我院头颅 MRI 示脑积水；右侧额颞顶叶皮层肿胀，炎性病变。头颅 CT 示脑积水，双侧额颞叶皮质及邻近脑膜多发钙化灶。

既往史：3 年前患"病毒性脑炎"，无明显诱因出现头痛、头晕伴左侧肢体无力、恶心、呕吐 1 天于 2017 年 9 月 11 日第一次入我院。当时头颅 MRI 示脑积水，右侧额颞顶叶皮层肿胀并异常强化血管，考虑脑膜炎可能。经在我院住院治疗好转后出院。

家族史：家族中无传染病及遗传病病史。

查体：患者嗜睡、烦躁，双侧瞳孔等大等圆，光反应灵敏，双眼球有自主活动，不言语，四肢肌力查体不合作，四肢有自主活动，四肢肌张力正常，腱反射（++），双侧 Babinski 征可疑阳性，颈强直（颌下 4 横指），Kernig 征、Brudzinski 征阴性。

辅助检查：头颅 MRI：①右侧额颞顶叶皮层肿胀，双侧大脑半球软脑膜明显强化，右侧为著，右侧小脑半球结节状强化灶，较前片病灶进展，建议排除中枢神经系统血管炎；②骶 1 ~ 骶 2 椎管内脊膜强化（图 26-1）；③交通性脑积水。脑脊液实验室检查显示脑脊液压力升高，最高值达 400 mmH$_2$O，多次脑脊液培养未检出细菌及真菌。

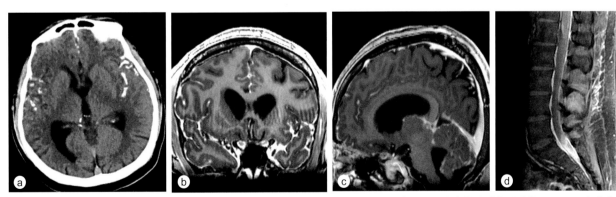

a. CT 示双颞叶皮层及外侧裂池线样钙化；b. MRI-冠状位 T$_1$WI 增强示双颞叶脑表面及脑沟内软脑膜广泛强化；c. MRI-矢状位 T$_1$WI 增强示小脑及四叠体池软脑膜强化；d. 腰椎 MRI 增强示骶 1 ~ 骶 2 椎管内脊膜强化

图 26-1　CT 及 MRI 检查示中枢神经系统广泛软脑膜及脊膜病变

2020 年 12 月 11 日行"右侧颞底、颞极及颞叶后部"病变活检术。

【病理结果】

大体所见：术中可见右侧颞叶软脑膜增生变厚、色白。脑室内可见增生的膜性结构附着于脑室壁。送检右侧颞底、颞极及颞叶后部组织，大小分别为 2.8 cm × 2.8 cm × 0.8 cm、3 cm × 2.5 cm × 1.3 cm 及 3.5 cm × 3.5 cm × 2.5 cm，表面软脑膜血管充盈，切面灰白质界清，质地稍韧。

镜下所见：软脑膜明显增生的血管及纤维组织中可见弥漫分布呈小片状及散在的少突胶质样细胞（oligodtendroglia-like cells，OLC）。少突胶质样细胞特点：细胞圆形，胞质透亮，核圆居中，未见核分裂象。未见微血管增生及坏死。局部肿瘤组织侵犯大脑皮层浅层。软脑膜静脉血管及毛细血管明显增生，扩张充血，大脑皮层浅层可见沿脑回分布的钙化（图 26-2）。大脑皮层神经元排列紊乱，周围胶质细胞增生。

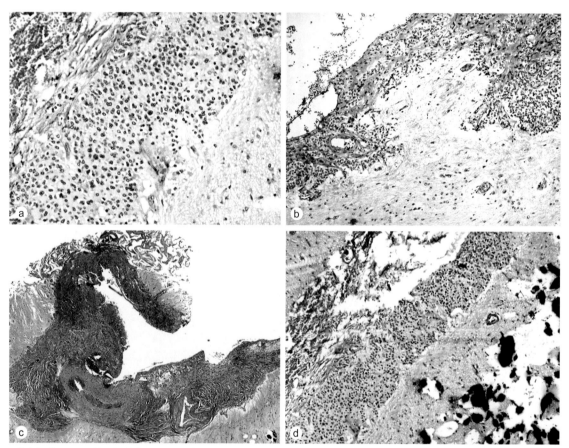

a. 肿瘤细胞呈 OLC 样，细胞为圆形，胞质透亮，核圆居中，未见核分裂象（高倍放大）；b. 肿瘤组织局部侵犯至大脑皮层浅层（中倍放大）；c. 软脑膜明显增厚、纤维化，伴血管明显增生、扩张充血（低倍放大）；d. 大脑皮层浅层可见沿脑回分布的钙化（低倍放大）。

图 26-2 光学显微镜观察所见（HE 染色）

免疫组化检查：肿瘤细胞弥漫阳性表达 Olig-2、S-100、MAP2、Syn、BRAF V600E 等，GFAP 部分肿瘤细胞阳性表达，IDH1 R132H、NeuN、Vimentin、SSTR2、EMA、CK-pan、H3-K27M、CD34、CD68 等均为阴性，Ki-67 增殖指数约为 1%（图 26-3）。

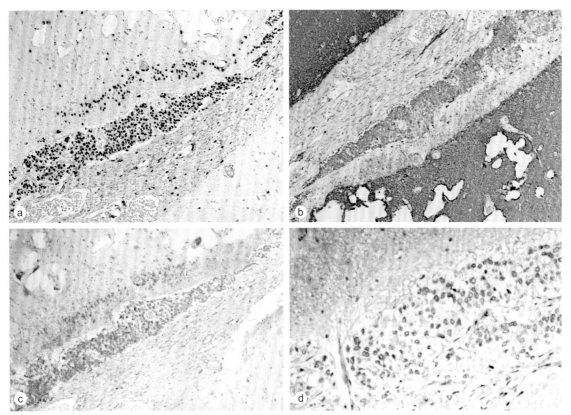

a. 肿瘤细胞 Olig-2 弥漫阳性表达（高倍放大）；b. 肿瘤细胞 Syn 弥漫阳性表达（高倍放大）；c. 肿瘤细胞 BRAF V600E 弥漫阳性表达（高倍放大）；d. 肿瘤细胞 Ki-67 增殖指数为 1%（高倍放大）。

图 26-3　免疫组织化学染色（EnVision 二步法）

分子病理结果：肿瘤细胞 BRAF V600E 突变，未见明确 *KIAA1549-BRAF* 基因融合或单独 1p 缺失或 1p/19q 共缺失。

病理诊断（整合诊断）：（右侧颞底、颞极、颞叶后部组织）软脑膜处明显增生的血管及纤维组织中可见弥漫分布呈小片状及散在的少突胶质样细胞，局部肿瘤组织侵犯大脑皮层浅层，结合临床、影像学、免疫组化标记及分子检测结果，考虑弥漫性软脑膜胶质神经元肿瘤（DLGNT，CNS WHO 未分级）。

【随访】

2023 年 9 月随访，2020 年 12 月 11 日脑组织活检术后被确诊为弥漫性软脑膜胶质神经元肿瘤，行替莫唑胺+维莫非尼治疗，患者接受抗肿瘤治疗后近 3 年以来正常生活，1 个月前开始工作。头颅 MRI 复查结果：以往的病灶未显示，提示病情缓解。

【讨论】

DLGNT 是 2016 年 WHO 中枢神经系统肿瘤分类中新增的混合性胶质神经元肿瘤，CNS WHO 未分级。2021 年第 5 版 WHO 中枢神经系统肿瘤分类将该肿瘤进一步分为 3 个亚型：DLGNT 伴 1q 获得、DLGNT-甲基化类别 1 及 DLGNT-甲基化类别 2。该肿瘤在组织学上具有经典的 OLC 样形态，在早期被诊断为软脑膜神经胶质瘤病、弥漫性软脑膜少突胶质细胞瘤病等。直至 2010 年，Gardiman 等发现这是一类具有独特的影像学特征及组织形态学特征的新的实体型肿瘤，并将其命名为弥漫性软脑膜胶质神经元肿瘤。

DLGNT 罕见，目前全球共报道该肿瘤约 100 余例，国内仅见少数个案报道，其中儿童患者最为多见，成年人患者与儿童患者比例约为 1 : 6.1，且男性患儿略占优势。患者的临床症状多样，包括颅内压升高，如头痛、恶心、视乳头水肿等，以及癫痫发作、神经功能缺损、腹痛、腿痛、运动延迟等。影像学是发现和诊断该病的重要依据，其主要表现为沿脑沟、脑池的弥漫性软脑膜的增厚、强化，及特征性的沿着后颅窝分布的囊性病变，可伴有浅表脑实质病变，通常由脊髓伸至后颅窝，脑干和基底节。本例患者为男性青少年，2017 年 9 月首次出现脑积水、颅高压及癫痫为主的临床症状，入院后经抗病毒、抗癫痫及激素治疗后好转，正常生活学习。2020 年 11 月再次出现类似症状。两次住院治疗，病程长达 3 年余。回顾发病过程，患者由于弥漫性软脑膜的增厚、强化，导致继发性脑积水而出现了头痛、呕吐、癫痫频发等典型症状，MRI 表现为进展性弥漫性软脑膜增厚、强化（虽缺乏脑表面多发小囊变），临床一直将其误诊为病毒性脑炎、中枢神经系统血管炎等疾病。最终采取了脑组织活检，结合临床特征、影像学特征及分子遗传学特征，才得以明确诊断为 DLGNT，为患者的抗肿瘤治疗争取了时间。

DLGNT 组织学形态表现为低-中等密度的少突胶质细胞样肿瘤细胞在软脑膜/脊膜内呈弥漫性或巢片状生长，也可沿蛛网膜下腔播散甚至累及脑或脊髓实质。肿瘤细胞中等大小，为圆形，胞质透亮，核圆居中，核仁不明显。一小部分肿瘤还可能出现明显的神经分化，表现为神经细胞性菊形团、血管周围假菊形团、神经毡岛和（或）神经节细胞等形态。偶见嗜酸性颗粒小体及 Rosenthal 纤维，肿瘤间质内可见促纤维增生及黏液变性。间变性的组织学特征很少见到，包括细胞异型性增加、核分裂象活跃、微血管增生和（或）栅栏状坏死等。本例患者肿瘤细胞异型性不明显，除可见肿瘤组织局部侵犯至大脑皮层浅层外，未见其他间变性特征。患者还出现了类似于斯德奇-韦伯综合征的沿大脑皮层浅层广泛分布的脑回样钙化，推测钙化的出现可能与肿瘤组织长期刺激软脑膜有关，同时也提示肿瘤组织生长缓慢，生物学行为相对惰性。

免疫组织化学标记显示 DLGNT 具有神经元及胶质的双向分化，肿瘤细胞弥漫阳性表达 Olig-2、MAP2、Syn 及 S-100，GFAP 的阳性率较低，仅在不到 50% 的肿瘤细胞中表达，NeuN、NF、EMA 和 IDH1 R132H 通常为阴性。Ki-67 增殖指数一般较低，目前有研究显示，Ki-67 增殖指数升高是间变的证据，当 Ki-67 增殖指数 >4% 则提示预后不良。本例患者肿瘤组织 Olig-2、MAP2、Syn 均为弥漫性阳性表达，GFAP 为部分表达。本例还出现了 BRAF V600E 的阳性表达，提示患者存在 BRAF V600E 突变，与后期的分子检测结果一致。

DLGNT 的分子特征为 MAPK 通路基因变异，最常见为 *KIAA1549-BRAF* 的融合基因，BRAF V600E 基因突变较为少见。50% ~ 60% 的患者同时存在 1p 缺失，而其中约 20% 的患者还可能出现 1p/19q 的共缺失。与 MAPK 通路相关的其他相对少见的基因改变包括 *BRAF* 改变（如 BRAF V600E 突变）、*NTRK1/2/3* 基因融合、*FGFR1* 突变和 *RAF1* 重排等，在目前所报道的病例中均未见 *IDH* 基因突变。DNA 甲基化分析将肿瘤分为 DLGNT-甲基化类别 1 和 DLGNT-甲基化类别 2，在进行了甲基化分析的病例中，小部分 DLGNT-甲基化类别 1 和几乎所有的 DLGNT-甲基化类别 2 中，均发现了 1q 的获得，提示预后不良。本例患者未见典型的 *KIAA1549-BRAF* 基因融合或 1p 缺失、1p/19q 共缺失或 1q 获得，而是出现了较为少见的 BRAF V600E 基因突变。

鉴别诊断如下。①少突胶质细胞瘤：二者组织学形态相似，均有 OLC，但影像学特征及分子改变上存在较大差异，易于鉴别；②毛细胞型星形细胞瘤：两者均可检测到 *KIAA1549-BRAF* 基因融合，但毛细胞型星形细胞瘤生长方式相对局限，缺乏 1p/19q 共缺失；③伴 H3 K27 改变的弥漫性中线胶质瘤：两者均好发于儿童和青少年，且存在弥漫性生长方式，但伴 H3 K27 改变的弥漫性中线胶质瘤常为实性占位性病变，且二者分子遗传学差异较大。还需与具有 OLC 特点的其他 CNS 肿瘤、炎症性病变相鉴别。

大多数 DLGNT 分化良好，组织学上呈低级别形态，少数肿瘤可能会出现间变性特征或存在与预后不良相关的分子改变。绝大多数肿瘤属于惰性，进展缓慢，生存时间较长，极少数病例可急性进展。但由于该肿瘤与其预后相关的数据有限，目前 CNS WHO 没有给予确切分级。根据现有报道的临床数据，DLGNT 和 DLGNT-甲基化类别 1 病例的预后相当于 CNS WHO 2 级肿瘤的预后，且具有间变性特征、存在 1q 获得和（或）DLGNT-甲基化类别 2 病例的预后相当于 CNS WHO 3 级肿瘤的预后。

由于 DLGNT 特殊的生长模式，肿瘤累及范围广泛，完全切除难以实现。研究表明术后辅助化疗可以显著改善预后，最常见的化疗方案是卡铂/长春新碱或替莫唑胺，*MAPK/ERK* 通路的激活则提供了靶向治疗的可能性。本例患者由于存在 BRAF V600E 的突变，因此在使用替莫唑胺的基础上，联合使用 BRAF V600E 突变靶向药物维莫非尼进行治疗。2023 年 9 月随访，患者抗肿瘤治疗后近 3 年以来正常生活，1 个月前开始工作。头颅 MRI 复查结果：以往的病灶未显示，提示病情缓解。

综上所述，脑组织活检是本例 DLGNT 最终的确诊手段，其病理诊断的主要依据是少突胶质样肿瘤细胞侵犯软脑膜的组织病理学特征及弥漫性软脑膜增厚、强化的影像学特征，以及结合临床特征和 MAPK 通路基因变异的分子遗传学特征。

（解放军东部战区总医院　吴　楠　李南云）

参考文献

［1］LOUIS D N，PERRY A，REIFENBERGER G，et al. The 2016 World Health Organization classification of tumors of the central nervous system：a summary［J］. Acta Neuropathol，2016，131（6）：803-820.

［2］LOUIS D N，PERRY A，WESSELING P，et al. The 2021 WHO classification of tumors of the central nervous system：a summary［J］. Neuro Oncol，2021，23（8）：1231-1251.

［3］GARDIMAN M，FASSAN M，ORVIETO E，et al. Diffuse leptomeningeal glioneuronal tumors：a new entity？［J］. Brain Pathol，2010，20（2）：361-366.

［4］WIŚNIEWSKI K，BRANDEL M G，GONDA D D，et al. Prognostic factors in diffuse leptomeningeal glioneuronal tumor（DLGNT）：a systematic review［J］. Child's Nerv Syst，2022，38（9）：1663-1673.

［5］KEMAL D M，OZLEM Y，BARAN Y，et al. Magnetic resonance imaging findings of mixed neuronal-glial tumors with pathologic correlation：a review［J］. Acta Neurol Belg，2018，118（3）：379-386.

［6］RODRIGUEZ F J，PERRY A，ROSENBLUM M K，et al. Disseminated oligodendroglial－like leptomeningeal tumor of childhood：a distinctive clinicopathologic entity［J］. Acta Neuropathol，2012，124（5）：627－641.

［7］SCHNIEDERJAN M J，ALGHAMDI S，CASTELLANO－SANCHEZ A，et al. Diffuse leptomeningeal neuroepithelial tumor：9 pediatric cases with chromosome 1p/19q deletion status and IDH1（R132H）immunohistochemistry［J］. Am J Surg Pathol，2013，37（5）：763－71.

［8］DODGSHUN A J，SANTACRUZ N，HWANG J，et al. Disseminated glioneuronal tumors occurring in childhood：treatment outcomes and BRAF alterations including V600E mutation［J］. J Neurooncol，2016，128（2）：293－302.

［9］DENG M Y，SILL M，CHIANG J，et al. Molecularly defined diffuse leptomeningeal glioneuronal tumor（DLGNT）comprises two subgroups with distinct clinical and genetic features［J］. Acta Neuropathol，2018，136（2）：239－253.

［10］AGUILERA D，CASTELLINO R C，JANSS A，et al. Clinical responses of patients with diffuse leptomeningeal glioneuronal tumors to chemotherapy［J］. Childs Nerv Syst，2018，34（2）：329－334.

病例 27　女，52 岁，小脑占位

【临床资料】

患者，女，52 岁。主诉 "3 年前因小脑占位行射波刀治疗，近 2 个月间断出现头晕伴步态不稳及恶心呕吐"。

现病史：患者 3 年前因右侧小脑占位，MRI 考虑低级别胶质瘤，于当地医院行 3 次射波刀治疗后，未再行其他治疗，每半年定期复查。近 2 个月间断出现头晕伴步态不稳，有恶心呕吐，无头痛，遂来我院，门诊以 "小脑病变" 收入院。

既往史：发育正常，营养可。

家族史：无家族史。

查体：无特殊。

辅助检查：右侧小脑半球见不规则等长 T_1 等长 T_2 混杂信号灶，T_2FLAIR 呈高低混杂信号，DWI 及 ADC 图可见不均匀扩散受限，最大截面约 3.0 cm × 2.8 cm，病灶周围见片状水肿带，增强扫描病灶呈不均匀强化，病灶周围小脑脑沟及邻近枕叶底面见多发结节状异常强化灶，符合右侧小脑恶性肿瘤伴脑膜转移 MRI 表现（图 27-1）。

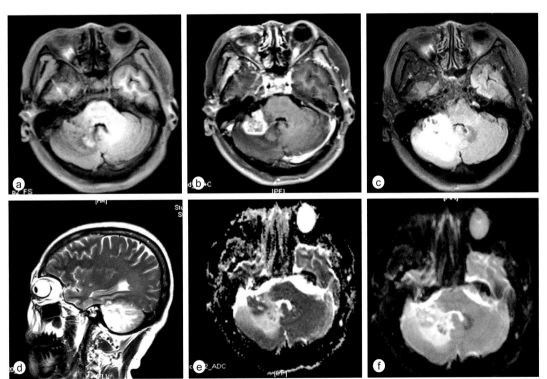

a. 轴位 T_1 FLAIR 等长 T_1 信号；b. 轴位 T_1 FLAIR 增强呈高低混杂信号；c. 轴位 T_2 FLAIR 呈高低混杂信号；d. 矢状位 T_2 呈等长混杂信号；e ~ f. DWI 及 ADC 图呈不均匀扩散受限。

图 27-1　头部 MRI 检查示病变位于小脑

3 年前首次就诊 MRI 显示右侧小脑半球凸面见类圆形肿块，大小约 2.5 cm × 2.0 cm，呈略短 T_1 长 T_2 信号，其内见多发小灶性更长 T_2 信号，T_2FLAIR 呈高低混杂信号，增强扫描略有强化。双侧大脑半球白质区见少许斑片状略长 T_1 略长 T_2 信号，T_2 FLAIR 呈高信号，DWI 呈等信号。右侧小脑半球凸面占位，考虑脑内病变、低级别胶质瘤可能，神经源性肿瘤待排（图 27-2）。

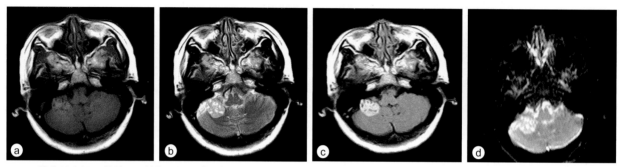

a. 轴位呈略短 T_1 信号；b. 轴位呈长 T_2 信号伴小灶更长 T_2 信号；c. 轴位 T_2 FLAIR 呈高低混杂信号；d. 轴位 DWI 呈等信号。

图 27-2　3 年前首次头部 MRI 所见

行右侧小脑占位切除术。

【病理结果】

大体所见：灰白碎软组织一堆，大小为 3.5 cm × 3 cm × 1.5 cm。

镜下所见：肿瘤位于小脑脑实质内，病灶呈大小不一的结节状分布（图 27-3a，图 27-3b），结节相互独立，结节间由神经胶质组织分隔，结节内肿瘤细胞为体积偏大且散乱分布的神经元样细胞（图 27-3c，图 27-3d）。神经元样细胞核呈卵圆形，核仁明显，胞质为嗜酸性或空泡状，细胞周围基质可见大小不一的空泡。细胞轻度异型，未见病理性核分裂（图 27-3e，图 27-3f）。

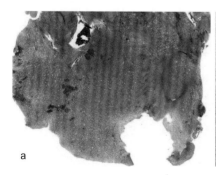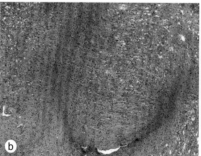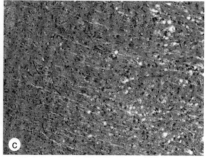

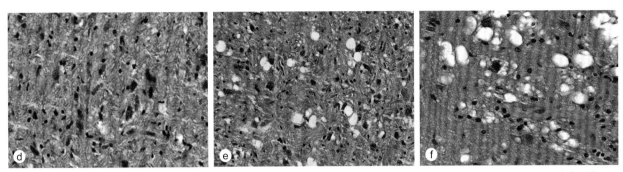

a、b. 可见肿瘤呈大小不一结节样分布（低倍放大）；c、d. 结节间由神经胶质阻隔（低倍放大）；e. 可见结节内散乱分布的神经元样细胞（高倍放大）；f. 神经元样细胞核呈卵圆形，胞质呈嗜酸性或空泡状（高倍放大）。

图 27-3　光学显微镜观察所见（HE 染色）

免疫组化检查显示神经元样细胞 Olig-2 核阳性，MAP2、Syn 及 S-100 细胞质阳性，NeuN 阴性表达；NF 显示神经元样细胞周围的神经胶质阳性表达；CD34 在远隔肿瘤区域局灶性表达；Ki-67 增殖指数约为 2%（图 27-4）。

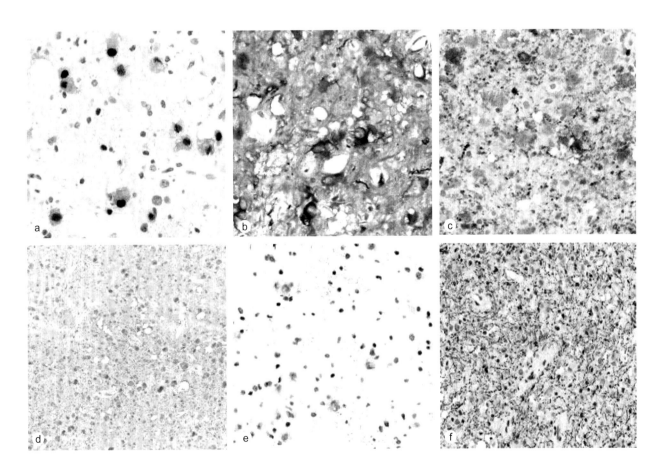

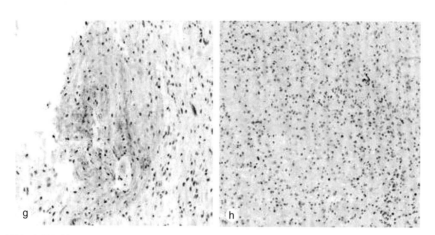

a. Olig-2 神经元样细胞核阳性；b ~ d. MAP2、Syn、S-100 细胞质阳性；e. 神经元样细胞 NeuN 阴性表达；f. NF 神经元样细胞周围的神经胶质阳性；g. CD34 局灶阳性；h. Ki-67 增殖指数约为 2%。

图 27-4　免疫组化检查（高倍放大）

分子病理结果：二代测序结果显示 MAP2K1p.Q56_V60del 第 2 外显子非移码缺失突变［c. 165_179del（p.Q56_V60DEL）］。

病理诊断（整合诊断）：（小脑）多结节和空泡状神经元肿瘤（multinodular and vacuolating neuronal tumor，MVNT）MAP2K1p.Q56_V60del 第 2 外显子非移码缺失突变［c. 165_179del（p.Q56_V60DEL）］，CNS WHO 1 级。

【讨论】

Huse 等在 10 例类似病例中首次描述了 MVNT。截至 2023 年 6 月，15 例小脑病变已被报道，但均未经病理学证实。该病例是目前为止唯一一例经病理证实的发生在幕下小脑的 MVNT。与发生在大脑半球的 MVNT 症状常表现为头痛和癫痫不同的是，该患者最初表现为头晕和步态不稳。MVNT 的典型 CT/MRI 表现是沿脑回轮廓的结节性病变，涉及皮层深层和邻近的白质。此外，T_1 表现为低信号，T_2 和 FLAIR 表现为高信号或等信号，一些患者表现为模糊的波纹状变化，伴有囊性变化。这与当地医院 MRI 检查结果一致。3 年后，本院的 MRI 显示结节周围有水肿的扩大病变，没有囊性改变，这可能是患者放疗后组织修复的原因。组织学表现包括大小不等的结节、结节内散布神经元样细胞、神经元样细胞核呈圆形或呈空泡状；胞质呈嗜酸性，可见囊泡。肿瘤细胞 SOX10、Olig-2 和 HuC/HuD 神经元相关标志物呈阳性，但 NeuN 呈阴性，提示这些神经元样细胞可能是未成熟神经元。Syn 在肿瘤的背景胶质细胞中表达，但在病变结节内呈浅色。因此，有时能清楚地描绘肿瘤结节。CD34 可在远离病变区域处呈斑片状阳性。Ki-67 增殖指数相对较低，表明其具有惰性生物学行为。MVNT 伴有与 *MAPK* 基因、*BRAF* 基因或 *FGFR* 基因相关的基因突变。对于 MVNT 的治疗，如果无症状，MVNT 可以不治疗。如果病变与癫痫发作和头痛等症状有关，可以选择手术切除。

MVNT 具有独特的影像学表现和组织学改变，诊断并不困难。但它仍然需要与 DNT 和 FCD 进行鉴别诊断。DNT 形态上也可以表现为多个结节，但结节内是胞质空泡状的少突胶质细胞，伴有黏液变性。典型的表现包括漂浮在黏液湖中的成熟神经元；免疫组织化学染色显示 NeuN 阳性神经元。FCD 表现出典型的影像学变化，包括从皮层延伸到侧脑室的皮层下异常信号，这些信号逐渐变薄，三角形尖端指向脑室，或者只是皮层或皮层下高信号表现。FCD 神经元排列紊乱，NeuN 染色阳性，易于鉴别。

MVNT 属良性肿瘤，如果影像学形态典型，可以直接诊断，但有必要随访以避免误诊。病理学也有典型表现：在皮层深层及白质浅层中检测到大小不等的结节，细胞内部和周围可见空泡状神经元样细胞，免疫组化 NeuN 神经元样细胞阴性。一些病例伴有 *BRAF*、*MAP1K1* 和 *MAP2K1* 基因的突变。MVNT 具有独特的影像学、病理学和分子特征，准确识别这些特征有助于准确诊断这类良性神经上皮肿瘤，避免误诊或过度治疗。

（山东第一医科大学附属省立医院　马继伟　姚志刚　王　舟）

参考文献

［1］HUSE J T，EDGAR M，HALLIDAY J，et al. Multinodular and vacuolating neuronal tumors of the cerebrum：10 cases of a distinctive seizure-associated lesion［J］. Brain Pathol，2013，23（5）：515-524.

［2］MORASSI M，BAGATTO D.Infratentorial multinodular and vacuolating neuronal tumor or multinodular and vacuolating posterior fossa lesions of unknown significance？clinico-radiologic findings from 2 cases［J］. World Neurosurg，2020，136：58-61.

［3］LECLER A，BAILLEUX J，CARSIN B，et al. Multinodular and vacuolating posterior fossa lesions of unknown significance［J］. AJNR Am J Neuroradiol，2019，40（10）：1689-1694.

［4］AGARWAL A，LAKSHMANAN R，DEVAGNANAM I，et al. Multinodular and vacuolating neuronal tumor of the cerebrum：does the name require review？［J］. AJNR Am J Neuroradiol，2019，40（12）：E69-E70.

［5］ABDELOUAHHAB H，GUEMMI I，BOUAMAMA T，et al. A rare cause of adult's epileptic crisis：Infratentorial multinodular and vacuolating neuronal tumor［J］. Radiol Case Rep，2022，17（12）：4847-4849.

［6］FUKUSHIMA S，YOSHIDA A，NARITA Y，et al. Multinodular and vacuolating neuronal tumor of the cerebrum［J］. Brain Tumor Pathol，2015，32（2）：131-136.

［7］YAMAGUCHI M，KOMORI T，NAKATA Y，et al. Multinodular and vacuolating neuronal tumor affecting amygdala and hippocampus：A quasi-tumor？［J］.Pathol Int，2016，66（1）：34-41.

［8］GONZALEZ-QUARANTE L H，RUIZ-JURETSCHKE F，SOLA VENDRELL E，et al. Multinodular and vacuolating neuronal tumor of the cerebrum.A rare entity.New case and review of the literature［J］. Neurocirugia，2018，29（1）：44-55.

［9］SHITARA S，TOKIME T，AKIYAMA Y.Multinodular and vacuolating neuronal tumor：a case report and literature review［J］.Surg Neurol Int，2018，9：63.

［10］CATHCART S J，KLUG J R，HELVEY J T，et al. Multinodular and vacuolating neuronal tumor：a rare seizure-associated entity［J］. Am J Surg Pathol，2017，41（7）：1005-1010.

［11］NUNES R H，HSU C C，DA ROCHA A J，et al. Multinodular and vacuolating neuronal tumor of the cerebrum：a new "leave me alone" lesion with a characteristic imaging pattern［J］. AJNR Am J Neuroradiol，2017，38（10）：1899-1904.

［12］BAGATTO D，IUS T，PEGOLO E，et al. A multinodular and vacuolating neuronal tumor of the cerebrum（MVNT）with glioma-like appearance［J］. Acta Neurol Belg，2021，121（6）：1851-1854.

［13］TURAN A，TATAR I G，HEKIMOGLU A，et al. Advanced magnetic resonance imaging findings of multinodular and vacuolating neuronal tumor［J］. Turk Neurosurg，2021，31（5）：725－730.

［14］BUFFA G B，CHAVES H，SERRA M M，et al. multinodular and vacuolating neuronal tumor of the cerebrum（MVNT）：a case series and review of the literature［J］. J Neuroradiol，2020，47（3）：216－220.

［15］KAKUTA K，ASANO K，SHIMAMURA N，et al. Dysembryoplastic neuroepithelial tumor of the infratentorial multiple lesions：a case report and review of the literature［J］. NMC Case Rep J，2022，9：89－94.

病例 28　女，31 岁，左侧小脑半球占位

【临床资料】

患者，女，31 岁。主诉"记忆力下降 1 年余"。

现病史：患者 1 年多前无明显诱因出现双眼视物模糊，伴记忆力下降，以近期记忆力下降明显。行头颅 CT 平扫未见确切异常。入院前 1 个月患者无明显诱因出现颈枕部疼痛，为胀痛，呈发作性，位置局限，不向双肩及双上肢放射，伴间断性恶心、呕吐，休息或体位改变后可缓解。外院 MRI 平扫示左侧小脑混杂信号影，小脑扁桃体下疝，伴脑积水。治疗不详。入院前 3 天患者出现一过性意识丧失，伴四肢僵硬，双眼向右上翻，牙关紧闭，持续 1 分钟后自行缓解，醒后不能回忆起当时发作的情况，伴四肢无力。于当地医院行头颅 CT 检查提示左侧小脑半球混杂密度影，伴第四脑室受压变形及幕上脑室系统扩张。头颅 MRI 示左侧小脑半球可见异常信号影，注入强化剂后，肿瘤未见明显强化影，伴继发性小脑扁桃体下疝及幕上系统脑积水，脑室周围间质水肿。为求进一步诊治，就诊于我院。

既往史：20 年前在外院行"左侧膝关节血管瘤切除术"；1 个月前在外院行"双侧乳腺导管内乳头状瘤切除术"，并发现多发结节性甲状腺肿大。

家族史：无明确家族史。

查体：患者精神差，神志清，自动睁眼，对答正确，活动从嘱，格拉斯哥昏迷评分（glasgow coma score，GCS）15 分，双侧瞳孔等大等圆，双侧光反射（＋），眼动自如，可及水平眼震。双侧眼底呈橘红色，视乳头边界模糊，生理凹陷消失，未见明显渗出，A：V＝1：2。双侧额纹对称，颈抵抗（－），四肢肌力 V 级，四肢肌张力无异常。左侧指鼻试验欠稳准，左侧轮替试验笨拙，左侧跟膝胫试验不能完成，Romberg 征不能配合，双侧 Babinski 征（－）。

辅助检查：头颅 MRI 示左侧小脑半球占位，考虑小脑发育不良性神经节细胞瘤，继发小脑扁桃体下疝及梗阻性脑积水伴间质性脑水肿，左侧上颌窦炎并黏膜囊肿。注入强化剂后，肿瘤未见明显强化影（图 28-1）。

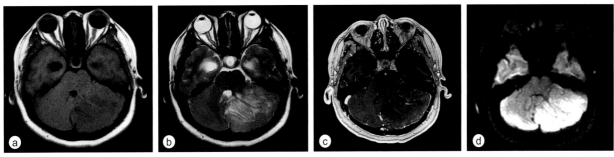

病变表面可见平行排列的条纹或分层，呈"虎纹征"。a. 轴位 T_1WI 扫描病变区呈稍低信号；b. 轴位 T_2WI 扫描病变区呈稍高信号；c. 轴位 T_1WI 增强扫描病变区无明显强化；d. 轴位 DWI 扫描病变区呈高信号。

图 28-1　头部 MRI 检查示病变位于左小脑半球

行左侧小脑开颅病灶切除术。

【病理结果】

大体所见：术中见病变位于左侧小脑半球，患侧小脑明显肿胀，局部蛛网膜增厚，部分小脑组织疝入枕骨大孔，沿小脑表面纵行切开脑沟进入病变区，见病变位于小脑皮质及皮质下，呈灰白色，质地略韧，血供一般，与周围小脑组织有假边界。送检灰白色不整形组织数块，大约共 3.0 cm × 2.0 cm × 1.5 cm，质地软。

镜下所见：小脑皮质增厚，皮质结构相对保留。分子层由平行排列的异常增生的有髓神经纤维组成，浦肯野细胞和颗粒细胞层正常神经元减少，代之以排列紊乱的异常神经元。异常神经元细胞胞质丰富、呈嗜碱性，核大，呈圆形或卵圆形，核仁明显，未见核分裂（图 28-2）。

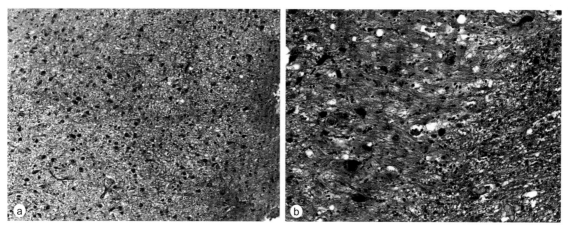

a. 小脑皮质增厚，皮质结构相对保留，分子层由平行排列的异常增生的有髓神经纤维组成，浦肯野细胞和颗粒细胞层正常神经元减少，代之以排列紊乱的异常神经元（低倍放大）；b. 异常神经元细胞胞质丰富、呈嗜碱性，核大，呈圆形或卵圆形，核仁明显（高倍放大）。

图 28-2　光学显微镜观察所见（HE 染色）

免疫组化检查：肿瘤组织中发育不良的神经节细胞 CgA 染色细胞质阳性表达、NeuN 染色细胞核阳性、Syn 染色弥漫性细胞质阳性（图 28-3a ~ 图 28-3c），GFAP 染色阴性，Vimentin 染色仅血管阳性，CD34 染色仅血管阳性，Ki-67 染色偶见阳性细胞。

分子病理结果：NGS 检测结果示，在外周血标本和肿瘤组织标本中均发现 *PTEN* 基因 8 号外显子 c.1026+1G ＞ A 杂合性突变（图 28-3d），提示为 *PTEN* 基因胚系致病性突变。

病理诊断（整合诊断）：（左侧小脑半球）小脑发育不良性神经节细胞瘤（CNS WHO 1 级）。

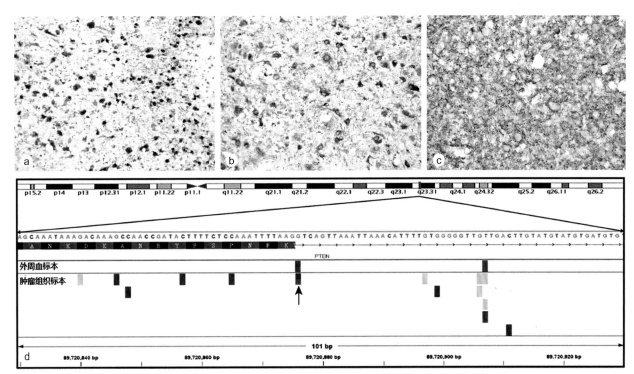

a. 肿瘤组织中发育不良的神经节细胞 NeuN 染色细胞核阳性（中倍放大）；b. 异常神经节细胞 CgA 染色胞浆阳性（中倍放大）；c. 肿瘤组织 Syn 染色弥漫性阳性（中倍放大）；d. NGS 检测结果示，在外周血标本和肿瘤组织标本中均发现 PTEN 基因 8 号外显子 c.1026+1G＞A 杂合性突变。

图 28-3　免疫组织化学染色（EnVision 二步法）和基因检测结果

【讨论】

小脑发育不良性神经节细胞瘤是罕见的小脑良性占位性病变，最早于 1920 年由 Lhermitte 和 Duclos 首次报道，故又称 Lhermitte-Duclos 病（Lhermitte-Duclos disease，LDD），由小脑发育不良的神经节细胞组成，组织学形态属 CNS WHO 1 级，肿瘤进展缓慢，经手术切除后预后较好。LDD 的发病年龄以 30～40 岁多见，但也可见于新生儿和老年人，无明显性别倾向。临床症状表现为颅内压增高伴或不伴小脑体征。小脑为特发部位，小脑半球和中线均可发生，多为单侧，偶可双侧。LDD 与多发性错构瘤综合征具有相关性，被认为是多发性错构瘤综合征的主要中枢神经系统表现。成年 LDD 患者几乎均存在 PTEN 突变，但儿童患者未发现 PTEN 突变。

MRI 常显示肿瘤位于小脑半球或蚓部，在 T_1WI 上呈低信号，T_2WI 上呈稍高信号，并具典型的"虎纹征"图像，即在高信号区域里可见条纹状的低信号结构。"虎纹征"的病理学基础是小脑外分子层过度增生和髓鞘化，而浦肯野细胞层和内颗粒层被异常神经节细胞取代，中央的白质萎缩并脱髓鞘改变。病变与正常小脑交界处血管未受到破坏，故增强扫描常无明显的增强效应。DWI 表现为等或高信号。病变占位效应较常见，常造成第四脑室受压及梗阻性脑积水。本例 MRI 显示左侧小脑半球不规则异常信号影，T_1WI 呈稍低信号，T_2WI 呈稍高信号，病变呈沿小脑叶走行的条纹状分层结构（虎纹征），继发小脑扁桃体下疝及梗阻性脑积水伴间质性脑水肿；增强扫描未见明显强化。

　　LDD 表现为小脑半球弥漫性肿大，脑回增粗延伸至深层，病变通常局限于单侧小脑半球。在组织学上通常表现为病变区弥漫增宽，小脑皮质增厚，各层组织结构紊乱，但是不会完全消失。分子层常可见到一束平行排列的异常髓鞘化的轴突，浦肯野细胞和颗粒细胞层正常神经元减少或缺失，代之以排列紊乱的发育不良的神经节细胞。LDD 肿瘤组织中可见两种类型神经元，小神经元数目较多，胞核深染；大多极神经元数目较少，呈圆形或卵圆形，胞质丰富，可见长的细胞突起，核大，有异型，有清晰的核仁，未见核分裂；胶质成分较少，弥漫分布，细胞不规则，胞质淡染，核圆形或椭圆形，核仁不明显，部分病例见异常蛛网膜下血管增生伴多量血管壁钙化。免疫组化染色显示多数病例中肿瘤细胞 NeuN、Syn、S−100 和 NSE 呈弥漫阳性表达，胶质纤维背景表达 GFAP，神经纤维表达 NF；在大多数发育不良的神经元中，PTEN 蛋白表达缺失，肿瘤细胞无增生活性或增生活性低。

　　PTEN 基因定位于 10q23.3，由 9 个外显子和 8 个内含子组成，是由 403 个氨基酸编码组成的蛋白质。作为最常见的抑癌基因之一，*PTEN* 基因突变或丢失常引起许多恶性肿瘤和错构瘤的发生。PTEN 的过度表达也对多种肿瘤的发生、发展有着重要影响。多发性错构瘤综合征是一种常染色体显性遗传病，可累及包括三胚层分化组织的多器官多发性错构瘤，包括乳腺、甲状腺、皮肤和中枢神经系统等，同时伴有乳腺癌、甲状腺癌、子宫内膜癌的高发风险。其中，LDD 是多发性错构瘤综合征的主要诊断标准之一，也是多发性错构瘤（Cowden）综合征在中枢神经系统的主要表现。本例除患有 LDD 外，还曾经罹患左侧膝关节血管瘤、双侧乳腺导管内乳头状瘤和多发性甲状腺结节，基因检测发现 *PTEN* 基因致病性突变，符合多发性错构瘤综合征诊断标准。临床对于 LDD 患者及其家属，应进行系统性检查和基因检测，关注其有无其他器官疾病或肿瘤性病变。对于发现 *PTEN* 胚系突变的患者及其家庭成员进行疾病的早期诊断及必要的肿瘤监测，为其早期预防、早期诊断和早期治疗提供更多的机会。

（天津医科大学总医院　于士柱　孙翠云　罗文君）

参考文献

［1］JIANG T，WANG J，DU J，et al. Lhermitte−Duclos disease（dysplastic gangliocytoma of the cerebellum）and Cowden syndrome: clinical experience from a single institution with long−term follow−up［J］. World Neurosurg，2017，104：398−406.

［2］DHAMIJA R，WOOD C P，PORTER A B，et al. updated imaging features of dysplastic cerebellar gangliocytoma［J］. J Comput Assist Tomogr，2019，43（2）：277−281.

［3］ALANAZI A I，ALANEZI T，ALJOFAN Z F，et al. Lhermitte−Duclos disease: a systematic review［J］. Surg Neurol Int，2023，14：351.

［4］LI Y，GUO J，WEI H，et al. The surgical resection of dysplastic cerebellar gangliocytoma assisted by intraoperative sonography: illustrative case［J］. J Neurosurg Case Lessons，2021，2（14）：CASE21451.

病例 29 男，51 岁，鞍区占位

【临床资料】

患者，男，51 岁。主诉"垂体瘤术后 2 月余"。

现病史：患者 2 个月前因"间断头痛伴视力下降 6 个月"，行"内镜经鼻窦入路鞍区占位切除术"，术中因肿瘤血管丰富，全切困难，行肿瘤次全切除术。术后病理示垂体腺瘤。术后患者头痛缓解，视力无明显变化，查垂体激素水平低下，给予激素补充治疗。为进一步手术治疗来我院就诊。

既往史：1 年前脑梗，2 个月前鞍区占位切除史。

家族史：无明确家族史。

查体：患者发育正常，意识清醒，左侧视力 0.8，颞侧视野缺损，右侧仅有光感，全视野缺损，定向力、自知力、计算力、记忆力、理解判断力均正常，无异常行为，无幻觉、妄想，无失语、失读、失写，姿势、步态正常，脑膜刺激征（–），脊神经根刺激征（–），各组颅神经正常，肌力、肌张力正常，感觉正常，生理反射正常，病理反射未引出。浅表淋巴结未触及肿大。自发病以来患者饮食、睡眠可，大小便正常，体重无明显减轻。

辅助检查：头颅 MRI 示鞍内及鞍上实性占位，呈等 T_1 稍高 T_2 信号，可见较均匀中度强化（图 29-1）。

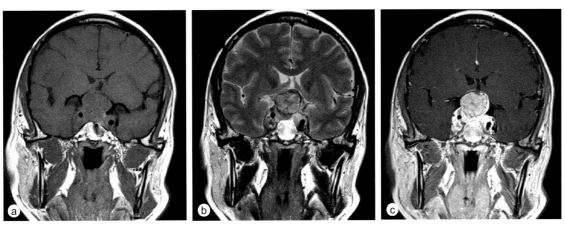

a. 冠状位 T_1WI 扫描呈等信号；b. 冠状位 T_2WI 扫描呈稍高信号；c. 冠状位 T_1WI 增强扫描呈较均匀中度强化。

图 29-1 头部 MRI 检查示病变位于鞍内及鞍上

行经额叶鞍区肿瘤切除术。

【病理结果】

大体所见：手术切除组织标本为灰红色碎组织，大小共 4 cm × 3 cm × 1 cm，质中，全取。

镜下所见：组织学表现为肿瘤细胞弥漫片状分布，部分呈簇状、带状分布，瘤细胞核为圆形或卵圆形，核质比增大，核分裂象可见，热点区约 6 个/10 HPF，未见肿瘤性坏死，可见神经毡岛样结构（图 29-2）。

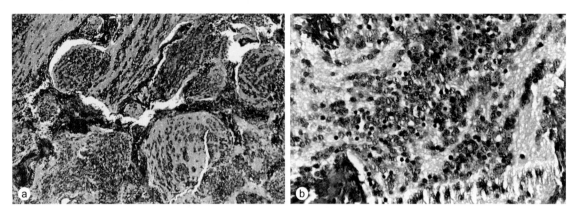

a. 肿瘤细胞弥漫片状分布，部分呈簇状、带状分布，可见神经毡岛样结构（中倍放大）；b. 肿瘤细胞核呈圆形或卵圆形，核质比增大，有异型，可见核分裂象（高倍放大）。

图 29-2　光学显微镜观察所见（HE 染色）

免疫组化检查：肿瘤细胞阳性表达 CgA（部分+），Syn（+），CD56（+），Olig-2（+），ATRX（+），NeuN（局灶+），CR（局灶+），TTF-1（小灶+）；阴性表达 CK（-），GFAP（-），GH（-），PRL（-），TSH（-），ACTH（-），FSH（-），LH（-），Pit-1（-），Tpit（-），SF1（-），ER（-），Ki-67 增殖指数约为 20%（图 29-3）。

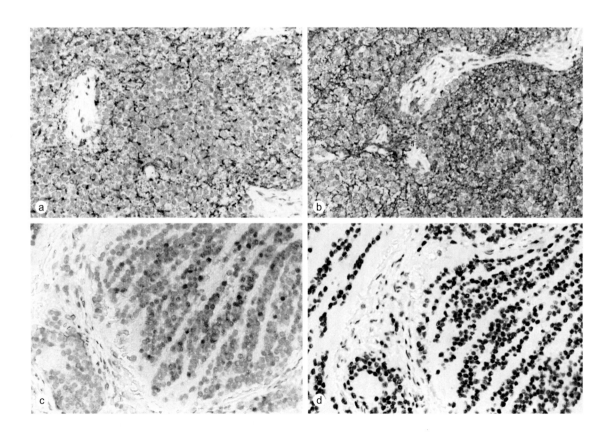

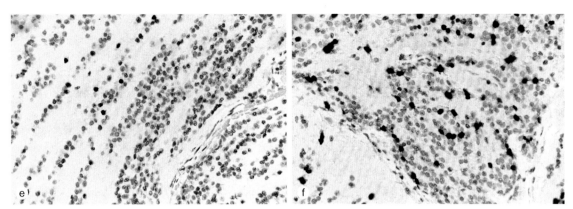

a. 肿瘤细胞部分表达 CgA（高倍放大）；b. 肿瘤细胞及神经毡岛表达 Syn（高倍放大）；c. 肿瘤细胞局灶弱阳性表达 NeuN（高倍放大）；d. 肿瘤细胞弥漫表达 Olig-2（高倍放大）；e. 肿瘤细胞小灶表达 TTF-1（高倍放大）；f. Ki-67 增殖指数达 20%（高倍放大）。

图 29-3　免疫组织化学染色（EnVision 二步法）

病理诊断（整合诊断）：（鞍区）圆形或卵圆形肿瘤细胞弥漫片状分布，部分呈簇状、带状分布，可见神经毡岛样结构，瘤细胞核质比增大，核分裂象可见，热点区约 6 个 /10 HPF，Ki-67 增殖指数增高，热点区约 20%，未见肿瘤性坏死，结合形态学及免疫组化标记，符合非典型脑室外神经细胞瘤（extraventricular neurocytoma，EVN），相当于 CNS WHO 3 级。

【讨论】

脑室外神经细胞瘤是一种罕见的中枢神经系统肿瘤，1989 年由 Ferreol 等首次报道，2007 年第 4 版 WHO 中枢神经系统肿瘤分类才正式将其独立划分出来，归为神经元肿瘤；2021 年第 5 版 WHO 中枢神经系统肿瘤分类将其定义为一种通常边界清楚的神经元肿瘤，发生于脑室系统外的整个中枢神经系统中，组织病理学特征类似于中枢神经细胞瘤，但表现出更广泛的形态学特征，并伴有频繁的 *FGFR1-TACC1* 融合（CNS WHO 2 级）。

EVN 可发生于任何年龄段，高峰年龄为 30 ~ 40 岁，无性别差异。最常见的发病部位是大脑半球和小脑，也可发生于脊髓、丘脑、下丘脑和脑桥，此外颅神经、松果体区及马尾等部位也有相关报道。发生于鞍区的 EVN 更为罕见，迄今报道尚不足 30 例。EVN 的临床表现与肿瘤部位及有无占位效应有关，患者可表现为头痛、癫痫发作、视力障碍、偏瘫和认知障碍，也可表现为运动、感觉和括约肌功能障碍及癫痫。

EVN 影像学通常表现为大的、界限清楚的、孤立性囊实性肿块，伴中度瘤周水肿和钙化，可见瘤内出血。偶尔也可以是浸润性的。MRI 显示实性部分 T_1WI 呈等至低信号，T_2WI 以高信号为主，大多存在不均匀对比增强。

EVN 的病因和发病机制尚不清楚，到目前为止，尚无危险因素或遗传易感性的相关报道。其细胞起源也不清楚，但中枢神经细胞瘤和 EVN 形成一个独特的分子群，这一事实表明这些肿瘤可能起源于特定的前体细胞群。鞍区没有神经元或神经元干细胞存在，故推测可能与胚胎形成时异位神经元错误迁移有关。目前研究发现，至少一部分肿瘤中有 TTF-1 和加压素共同表达的证据，提示这些肿瘤可能起源于下丘脑室旁核或视上核的神经元。DNA 甲基化谱分析发现，EVN 最常见的遗传改变是

FGFR1-TACC1 融合，约占肿瘤的 60%。不太常见的改变包括其他 *FGFR* 基因融合、*IDH* 基因突变和 *MGMT* 启动子甲基化尚未见报道。

EVN 大体观中肿瘤通常界限清楚，有时可见囊内壁结节，偶尔可呈浸润性生长。

EVN 组织病理学特征类似于中枢神经细胞瘤，但其形态谱更广泛。通常由相对一致的少突胶质细胞样肿瘤细胞组成，细胞核小而圆，细胞质空亮，常见清晰的核周空晕。肿瘤细胞密度中等或较高，常排列成片状或具有神经毡岛结构的簇状；不太常见的形态包括神经元性菊形团或丝带状排列。部分肿瘤可见神经节细胞或神经节样细胞，可见微钙化和透明变性的血管。罕见病例存在脂肪瘤样变。有丝分裂活性通常较低。最近，分子研究发现，EVN 存在较高比例的误诊，进一步证实该肿瘤实体形态学具有较大的异质性。

大多数 EVN 组织学上表现为低级别肿瘤，相当于 CNS WHO 2 级。一部分肿瘤（缺乏遗传分析）表现为非典型或间变的组织病理学特征，伴有有丝分裂（＞3 个/10 HPF）和增殖活性增加（Ki-67＞3%），以及微血管增生和（或）坏死，提示更具侵袭性的临床行为。

EVN 肿瘤细胞和神经毡岛 Syn 弥漫阳性具有特征性，部分病例局灶表达 CgA 和 NeuN，提示具有神经元分化。近半数病例表达 GFAP，一些病例可以表达 Olig-2，但肿瘤细胞通常为阴性。IDH1 R132H 免疫组化阴性。Ki-67 增殖指数通常较低（1% ~ 3%），但在部分病例中可能会升高。

EVN 鉴别诊断包括少突胶质细胞瘤和其他胶质神经元及神经元肿瘤。肿瘤细胞 Syn 弥漫性细胞质阳性，缺乏 *IDH* 突变和 1p/19q 共缺失，可将 EVN 与少突胶质细胞瘤区分开。中枢神经细胞瘤位于脑室内，借此可与 EVN 鉴别开。由于 EVN 与多种胶质神经元肿瘤有重叠，诊断不明确的情况下，建议行分子检测协助诊断。

EVN 通常为低级别肿瘤，预后良好。肉眼全切后肿瘤复发率低、癫痫发作控制良好。但是，Kane 等研究表明，至少存在 2 种预后不同的 EVN 组织学亚型，典型 EVN 预后好于非典型 EVN，前者术后 5 年复发率和病死率分别为 36% 和 4%，后者的复发率和病死率分别为 68% 和 44%。EVN 术后是否需要放疗目前尚存争议，但多数支持术后放疗。

本病例的组织病理学特点是肿瘤细胞密度增大，呈弥漫片状、簇状或带状分布，可见神经毡岛样结构，肿瘤细胞核呈圆形或卵圆形，核质比增大，核分裂象可见，热点区约 6 个/10 HPF，Ki-67 增殖指数热点区达 20%，结合形态学及免疫组化标记，符合非典型脑室外神经细胞瘤，相当于 CNS WHO 3 级。与经典 EVN 不同，本病例弥漫性表达 Olig-2，容易被误诊为少突胶质细胞瘤。本病例首次手术部分切除肿瘤，术后病理误诊为垂体腺瘤，术后 2 个月行第二次手术，并辅助放疗，随访 2 年，患者无复发。鞍区 EVN 极为罕见，由于其临床症状、影像学表现、组织学特点与其他肿瘤具有类似之处，故鉴别诊断较困难。术中应尽量做到全切肿瘤，如不能全切，术后应接受放疗。

（河南省人民医院　孔令非　赵瑞皎）

参考文献

［1］FERREOL E，SAWAYA R，DE COURTEN-MYERS G M. Primary cerebral neuroblastoma（neurocytoma）in adults［J］. J Neurooncol，1989，7（2）：121-128.

［2］ZHANG L，FU W，ZHENG L，et al. A clinicopathological and molecular analysis of sellar/suprasellar neurocytoma mimicking pituitary adenoma［J］. Front Endocrinol（Lausanne），2022，18（13）：861540.

［3］KANE A J，SUGHRUE M E，RUTKOWSKI M J，et al. Atypia predicting prognosis for intracranial extraventricular neurocytomas［J］. J Neurosurg，2012，116（2）：349-354.

［4］FIGARELLA-BRANGER D，APPAY R，METAIS A，et al.［The 2021 WHO classification of tumours of the central nervous system］［J］. Ann Pathol，2022，42（5）：367-382.

病例 30　男，25 岁，左顶叶占位

【临床资料】

患者，男，25 岁。主诉"突发意识丧失伴肢体抽搐 1 小时"。

现病史：患者半年前于起床后或变换体位后出现头晕，非旋转性，程度轻微，伴眼前发黑，无明显恶心、呕吐，未做处理；1 周前夜间与朋友聚会时出现发作性意识丧失，伴肢体抽搐，表现为四肢强直、口吐白沫，伴舌咬伤，无大小便失禁，持续 1 分钟，自行缓解后入睡，约 1 小时后苏醒，现为进一步检查及治疗入院。

既往史：体健。

家族史：无明确家族史。

查体：生命体征平稳，神志清，精神差，言语缓慢，应答切题；双侧瞳孔等大等圆，对光反射灵敏，头颅、面部无畸形，眼球无突出；四肢肌张力正常，右侧上下肢肌力Ⅳ-级，左侧上下肢肌力Ⅳ+级，生理反射存在，病理反射未引出，脑膜刺激征阴性。浅表淋巴结未触及肿大。自发病以来患者饮食、睡眠可，大小便正常，体重无明显减轻。

辅助检查：当地医院头颅 MRI 示左顶叶囊实性占位，T_1 呈等长及低信号，T_2 呈混杂高信号影，增强扫描示囊壁及实性部分明显强化，周边水肿明显。考虑胶质瘤可能性大（图 30-1）。

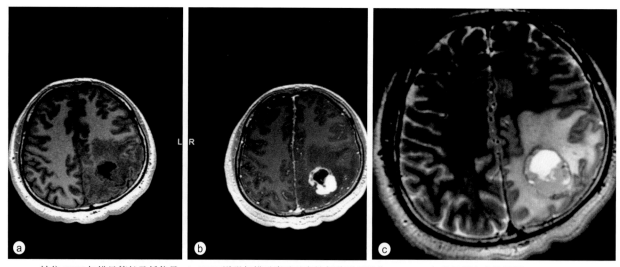

a. 轴位 T_1WI 扫描呈等长及低信号；b. T_1WI 增强扫描示囊壁及实性部分明显强化；c. T_2WI 扫描呈混杂高信号影。

图 30-1　头部 MRI 示左顶叶呈囊实性占位

行开颅左顶叶病灶切除术。

术中所见：皮层下 1.5 cm 处见肿瘤组织，呈灰红色，与周围脑组织边界尚清，血运丰富。

【病理结果】

大体所见：手术切除组织标本为不整形灰白、灰褐色脑组织，大小共6 cm × 3 cm × 1.5 cm，质软。

镜下所见：组织学表现为肿瘤组织与周围脑组织界限清楚，细胞密集排列，大小较一致，呈少突胶质细胞样细胞，核呈圆形或卵圆形，部分细胞核周见空晕，核染色质呈斑点状，部分见核仁，核分裂象易见，约8个/10 HPF，瘤细胞间分枝状血管丰富，可见无细胞胶质纤维区，未见坏死及血管内皮增生（图30-2）。

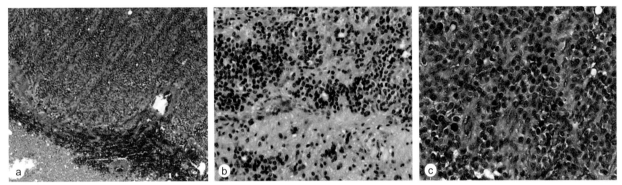

a. 肿瘤组织边界清楚，细胞密集，瘤细胞间分枝状血管丰富（低倍放大）；b. 肿瘤大小较一致，呈少突胶质细胞样细胞，核呈圆形或卵圆形，部分细胞核周见空晕，见无细胞胶质纤维区（中倍放大）；c. 肿瘤核染色质呈斑点状，见核仁，核分裂象易见（高倍放大）。

图30-2 光学显微镜观察所见（HE染色）

免疫组化检查：肿瘤细胞Syn（+），Nestin（+），MAP-2（+），CD56（+），NeuN（弱+），p53（弱+），GFAP（-），PR（散在+），Ki-67增殖指数约为12%（图30-3）；IDH1 R132H、S-100、CgA、NSE、EMA、Olig-2、CD99、Vimentin、CD34、AE1/AE3、SSTR2、TTF-1阴性。

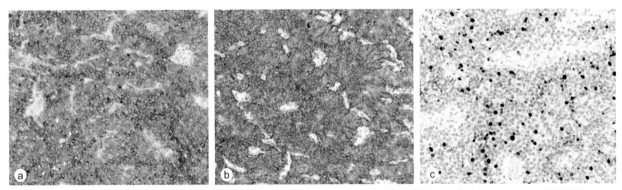

a. Syn肿瘤细胞细胞质弥漫阳性（中倍放大）；b. MAP-2肿瘤细胞胞膜及细胞质弥漫阳性（中倍放大）；c. Ki-67增殖指数达12%（中倍放大）。

图30-3 免疫组织化学染色（EnVision二步法）

分子病理结果：FISH检测1p/19q无缺失（图30-4）。

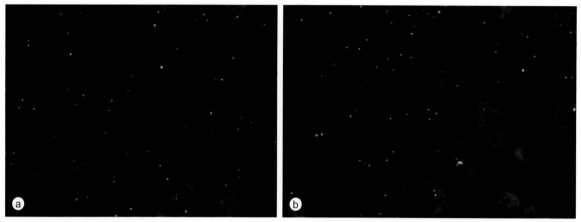

a. 1p36 缺失阴性；b. 19q 缺失阴性。

图 30-4　FISH 检测

病理诊断（整合诊断）：非典型脑室外神经细胞瘤（CNS WHO 2 ~ 3 级）。

【讨论】

1997 年 Gian 首次提出 EVN，其发生于 CNS 实质，组织学特点与中枢神经细胞瘤相似，但形态学表现更多样。2001 年 Brat 提出非典型 EVN 的命名，并发现其与高复发率有关。WHO 中枢神经系统肿瘤分类（2007 年，第 4 版）对 EVN 进行了简单叙述，提出其要与少突胶质细胞瘤进行鉴别；WHO 中枢神经系统肿瘤分类（2016 年，第 4 版修订版）将 EVN 定为 2 级，对非典型 EVN 未提出分级意见，但对其组织学标准进行阐述；WHO 中枢神经系统肿瘤分类（2021 年，第 5 版）EVN 分级仍为 2 级，并提出部分具有非典型性及间变性组织学类型的 EVN 具有侵袭性临床行为，因缺乏分子遗传学分析，与 2016 版相似，未对非典型病变做出明确的分级，重要的是提出 DNA 甲基化聚类分析结果——*FGFR1 - TACC1* 基因融合对 EVN 诊断的意义。

EVN 可以位于除脑室系统外的中枢神经系统任何部位，最常见的部位是大脑半球和小脑，大脑半球占 70%；脊髓、丘脑、下丘脑、脑桥、颅神经、鞍区都有报道。发病年龄范围大，婴幼儿及老年人均可发病，中位年龄在 40 岁左右。临床表现为不同部位的明显占位效应。

影像学上，EVN 在 CT 和 MRI 上通常表现为边界清楚的实性病变，部分可浸润周围组织，58% 的病例可有囊变，34% 的病例见瘤周水肿，瘤内可伴有出血，T_1 加权像实性部分及囊壁通常是等信号或低信号，T_1 增强强化不均匀，可呈环状、斑片状或斑马样，T_2 加权像和 FLAIR 为不均匀高信号，磁共振波谱上显示明显升高的胆碱峰值，伴明显下降或消失的 NAA 峰，很难与胶质瘤鉴别。

本例是 25 岁男性患者，发病部位在枕叶，MRI 显示枕叶囊实性占位，边界清楚，T_1 呈等长及低信号，T_2 呈混杂高信号影，增强扫描示囊壁及实性部分明显强化，周边水肿明显，考虑胶质瘤可能性大，在影像上需要与胶质瘤进行鉴别。

组织学上，肿瘤界限清楚，细胞呈弥漫片状生长，部分肿瘤细胞围绕血管生长，细胞质丰富、红染，核呈圆形或卵圆形，核周可见空晕似少突样细胞，部分见核仁，核分裂象偶见，可见神经节细胞或神经节样细胞，分枝状血管丰富，可见血管透明变性及微血管内皮细胞增生，肿瘤细胞间见大小不等的无细胞胶质纤维区，钙化常明显，部分可见小灶坏死。

大多数 EVN 组织学上表现为低级别肿瘤，对应 CNS WHO 2 级；当肿瘤细胞具有异型性或间变性的组织学特征时，2016 年第 4 版修订版 WHO 中枢神经系统肿瘤分类提出建议根据 Ki-67 增殖指数、核分裂象及有无坏死及血管内皮增生进一步分级，非典型性用于有丝分裂及 Ki-67 增殖指数增高的病例，诊断为非典型 EVN，提示更具侵袭性的生物学行为。

本例肿瘤细胞形态与文献报道一致，此外肿瘤细胞核异型性明显，核分裂象易见，达 8 个/10 HPF，具有非典型 EVN 的特征，但是未见血管透明变性及微血管内皮细胞增生，未见坏死。

免疫表型上，肿瘤细胞弥漫表达 Syn，尤其在无细胞纤维区和血管周围区域，MAP-2、Nestin 一般阳性，TTF-1 肿瘤细胞核可阳性，Kristensen 等发现 3 例中枢神经细胞瘤患者中 1 例弥漫性中等强度表达 TTF-1。神经系统发育过程中，TTF-1 表达局限于端脑和间脑区域细胞，包括下丘脑神经元、第三脑室室管膜细胞、伸长细胞和垂体后叶胶质细胞，但不成熟的大脑皮质或侧脑室阴性，中枢神经细胞瘤表达 TTF-1 的机制尚待进一步阐述。1/4 的病例表达 NeuN，NSE 阳性程度和表达率差异大，NF/S-100 可阳性，Olig-2 偶尔阳性（弥漫强表达支持少突胶质细胞瘤），大多不表达 GFAP（但反应性的星形细胞经常与其肿瘤细胞混杂在一起），GFAP 阳性与肿瘤不良进展有关；CgA 通常阴性；Ki-67 增殖指数常低于 2%，当具有非典型特征时，可达 30%。另外，电子显微镜对确定 EVN 的神经起源和最终诊断至关重要。本例免疫组化结果与文献报道相一致。

2021 版 WHO 中枢神经系统肿瘤分类提出 EVN 诊断的基本标准：无 IDH 改变的脑室外神经细胞肿瘤，Syn 表达和（对于未解决诊断的病变）脑室外神经细胞瘤的甲基化特征；理想标准：*FGFR1* 改变（主要是 *FGFR1-TACC1* 融合）。本病例免疫组化示 IDH1 R132H 无突变，分子检测无 1p/19q 共缺失，可以与少突胶质细胞瘤进行鉴别。比较遗憾的是此例为 2018 年之前的病例，未做 *FGFR1* 相关分子检测。

EVN 需与发生于中枢神经系统的其他肿瘤相鉴别。①少突胶质细胞瘤：组织学特征与 EVN 极为相似，但呈弥漫性浸润生长，无脑室内受累，细胞核圆形一致，常有核周空晕，免疫组化示 GFAP、Olig-2、IDH1 R132H 阳性，p53 低表达，肿瘤细胞间残余神经膜 Syn 阳性，不应被误认为神经元或神经细胞分化，肿瘤细胞也可能 Syn 和（或）NeuN 及神经丝阳性，分子检测 *IDH* 突变伴 1p/19q 共缺失是少突胶质细胞瘤特异性分子改变。②室管膜瘤：好发于儿童和中青年人，大多数室管膜瘤的边界相对清楚，组织学上肿瘤细胞可由少突样细胞构成，尤其是组织形态为透明细胞型室管膜瘤，与 EVN 需要鉴别。室管膜瘤可见菊形团或血管周围假菊形团，是其重要的组织学特征，血管周围假菊形团的现象是由于细胞突起呈放射状从细胞伸向血管外膜而使其顶端变得很细所致，免疫组织化学显示 GFAP 及 EMA 阳性，尤其 EMA 核旁点状阳性及菊形团腔缘阳性具有特征性，电子显微镜显示有特殊的超微结构，提示室管膜分化。③胚胎发育不良性神经上皮肿瘤：多发生在大脑皮质，可见少突样及神经节样细胞，可见"特征性的胶质神经元成分"形成与皮质垂直的柱形结构。免疫组织化学显示 Syn 灶性阳性，而 EVN 中瘤细胞 Syn 弥漫阳性。④ CNS 神经母细胞瘤，属于胚胎性肿瘤（CNS WHO 4 级），典型的位于大脑半球，通常儿童、女性略占优势，肿瘤可见浸润邻近中枢神经系统实质，细胞高度密集呈片状分布，核呈圆形、椭圆形或有角状，核分裂象、坏死常见；细胞核呈栅栏状排列，Homer-Wright 菊形团较明显，可表现出不同程度的神经母细胞和（或）神经元分化，包括神经节细胞灶和富含神经鞘的间质，免疫组化示 Syn 阳性、GFAP 及 Vimentin 通常阴性，Ki-67 增殖指数较高，其特征性分子改变是通过结构重排激活转录因子 *FOXR2*。

EVN 目前主要治疗方式是手术，手术全切控制率为 95%，次全切控制率为 68%。对于复发、无法全部切除者，建议术后辅助放疗。非典型 EVN，建议术后辅助放化疗。EVN 大多良性，但可进展为非典型 EVN、间变性神经节细胞胶质瘤及神经母细胞瘤。有文献报道年龄和非典型性是 EVN 进展快的指征，非典型 EVN 可随脑脊液播散；典型 EVN 与非典型 EVN 的 5 年复发率分别为 36%、68%，5 年死亡率分别为 4%、44%。

EVN 较罕见，生物学行为具有相对较高的侵袭性，复发率高，提高 EVN 的认识，尤其是非典型 EVN，并与其他中枢神经系统肿瘤进行鉴别，能更好地指导临床治疗。

（解放军总医院第七医学中心　邵立伟　王鲁平）

参考文献

［1］Central Nervous System Tumours：WHO Classification of Tumours（2007，4th），2007.

［2］Central Nervous System Tumours：WHO Classification of Tumours（2016，4th，revision），2016.

［3］Central Nervous System Tumours：WHO Classification of Tumours（2021，5th），2021.

［4］ZHANG P，WU C Y，QIN J Z，et al. Atypical extraventricular neurocytoma：a case report［J］. Cell Mol Biol（Noisy-le-grand），2020，66（2）：153-156.

［5］BALE T A.FGFR- gene family alterations in low-grade neuroepithelial tumors［J］. Acta Neuropathol Commun，2020，8（1）：21.

［6］XU L，OUYANG Z，WANG J，et al. A clinicopathologic study of extraventricular neurocytoma.［J］. J Neurooncol，2017，132（1）：75-82.

［7］GHOSAL N，DADLANI R，SOMORENDRA SINGH S，et al. Atypical extraventricular neurocytoma：a rare and challenging case diagnosed on intraoperative cytology［J］. Cytopathology，2012，23（4）：270-273.

［8］MYUNG J K，CHO H J，PARK C K，et al. Clinicopathological and genetic characteristics of extraventricular neurocytomas［J］. Neuropathology，2013，33（2）：111-121.

病例 31　男，40 岁，右侧额叶占位

【临床资料】

患者，男，40 岁。主诉"左手手指无力 15 天，左侧下肢乏力 3 天"。

现病史：患者入院前 15 天打字时出现左手手指无力，不灵活，并逐渐加重至不能正常握拳。无发作性意识丧失、头晕、恶心呕吐、大小便失禁。3 天前，患者左侧下肢轻微乏力，能行走，晨起时出现轻微头痛，头痛以额部为主，呈间断性胀痛，可忍受。于 2021 年 10 月 25 日至我院门诊就诊，头颅 MRI 检查提示右侧额叶团块状异常影，考虑为肿瘤性病变。

既往史：无特殊。

家族史：无明确家族史。

查体：神清，精神一般，查体合作，对答切题，反应迟钝，脑膜刺激征阴性，肌力及肌张力正常，生理反射存在，病理征未引出。

辅助检查：头颅 MRI 显示右侧额叶呈 T_1 低信号影，T_2 呈混杂稍高信号影，FLAIR 呈混杂稍高信号影，增强扫描可见明显不均匀强化，弥散受限，周围见大片水肿信号影（图 31-1）。

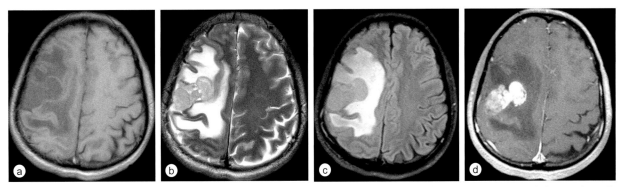

a. 轴位 T_1WI 扫描呈低信号；b. 轴位 T_2WI 扫描呈混杂信号影；c. 轴位 FLAIR 呈混杂稍高信号影；d. 轴位 T_1 增强扫描可见明显不均匀强化，弥散受限，周围见大片水肿信号影。

图 31-1　头部 MRI 检查示病变位于右侧额叶

【病理结果】

大体所见：送检灰白色组织 2 块，大小共 4 cm × 3.5 cm × 1.5 cm，质中，切面呈灰白色。

镜下所见：低倍镜下肿瘤呈结节状生长，高倍镜下细胞小圆深染，生长活跃；核呈圆形或卵圆形，密度不均，可见血管性假菊形团形成；部分区域肿瘤细胞细胞浆淡染，呈上皮样，部分细胞呈空泡状；少数区域可见黏液样间质，局灶可见坏死（图 31-2）。

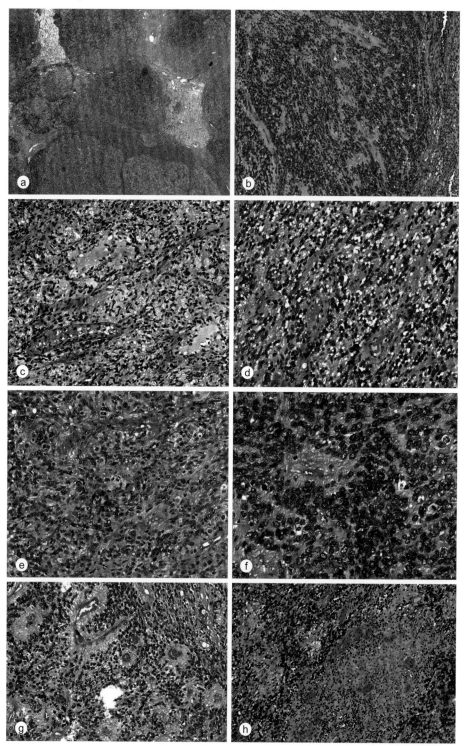

　　a. 肿瘤呈结节状生长（低倍放大）；b. 肿瘤细胞可见疏松区和致密区（中倍放大）；c. 部分区域肿瘤间质呈黏液样（中倍放大）；d. 瘤细胞呈空泡状（中倍放大）；e. 可见上皮样肿瘤细胞（中倍放大）；f. 核分裂象易见（中倍放大）；g. 可见血管性菊形团（中倍放大）；h. 灶性坏死（中倍放大）。

图 31-2　光学显微镜观察所见（HE 染色）

免疫组化检查：肿瘤细胞 Nestin 阳性，S-100 阳性，Syn 阳性，CD99 阳性，Vimentin 阳性，Ki-67 增殖指数约为 80%，GFAP 局灶阳性，p65 弥漫阳性，L1CAM 核旁点状阳性。Olig-2、EMA、NeuN、NF、CK 和 TTF-1 阴性（图 31-3）。

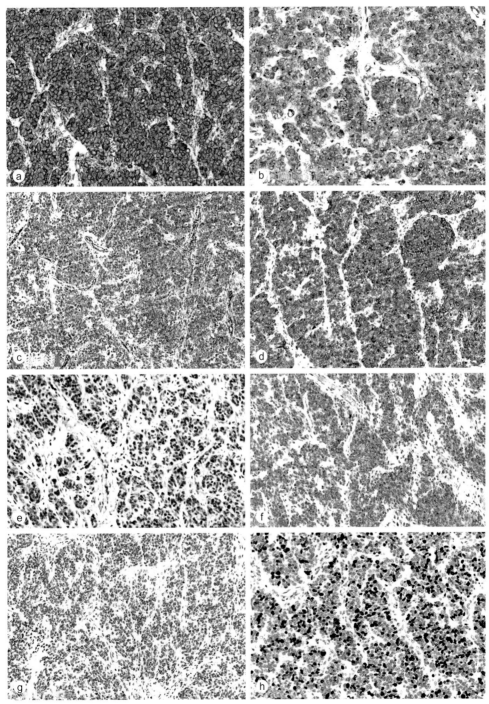

a. Nestin 染色（高倍放大）；b. CD99 核旁点状阳性（中倍放大）；c. Vimentin 阳性（低倍放大）；d. Syn 阳性（低倍放大）；e. p65 阳性（中倍放大）；f. L1CAM 核旁点状阳性（低倍放大）；g. EMA 阴性（中倍放大）；h. Ki-67 增殖指数约为 80%（低倍放大）。

图 31-3　组织化学及免疫组织化学染色（EnVision 二步法）

分子病理结果：FISH 检测提示 *RELA* 基因断裂。二代测序检测到 *CDKN2A/B* 纯合性缺失，*C11orf95*：exon3 - *RELA*：exon2 基因融合。全基因组 DNA 甲基化谱检测将该肿瘤归类为幕上室管膜瘤，*ZFTA* 融合阳性（图 31 - 4）。

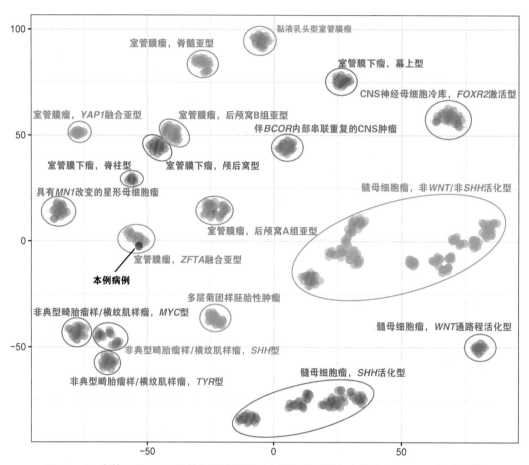

图 31-4 全基因组 DNA 甲基化谱检测提示本例归类于幕上室管膜瘤，*ZFTA* 融合阳性

病理诊断（整合诊断）：幕上室管膜瘤，*ZFTA* 融合阳性，CNS WHO 3 级。备注：该肿瘤具有 *CDKN2A/B* 纯合性缺失，提示预后差。

【讨论】

室管膜瘤是一组具有室管膜分化特征的界限清楚的胶质瘤，CNS WHO 分级为 2 ~ 3 级。多好发于第四脑室和脊髓，其次是侧脑室和第三脑室。2021 年第 5 版 WHO 中枢神经系统肿瘤分类依据肿瘤的发生部位将室管膜瘤分为幕上、后颅窝和脊髓 3 个亚型。而幕上室管膜瘤又依据分子特征分为，幕上室管膜瘤 *ZFTA* 融合阳性型和 *YAP1* 融合阳性型。

"幕上室管膜瘤，*ZFTA* 融合阳性"是第 5 版 WHO 中枢神经系统肿瘤分类的新更名。组织学上肿瘤与邻近的脑组织界限较清，肿瘤细胞核圆而均匀，细胞质粉染、细胞界不清。假菊形团不常见，室管膜菊形团亦少见。该型常伴丰富的毛细血管网及透明细胞。免疫表型与其他室管膜瘤相似，包括 EMA 核旁点状阳性，常表达 GFAP 与 S-100，不表达或小灶表达 Olig-2。*ZFTA - RELA* 融合者 p65 蛋白（由

RELA 编码）在核内积聚，L1CAM（一种轴突糖蛋白，与 NF-κB 通路相关）在胞质中弥漫表达。"幕上室管膜瘤，ZFTA 融合阳性"具有不同程度的间变，基于组织学分级包括 CNS WHO 2 级和 3 级。依据分子定义的幕上室管膜瘤的临床结果显示此型预后最差。CDKN2A 和（或）CDKN2B 的纯合缺失可能是肿瘤进展过程中的继发事件，被认为是具有 ZFTA-RELA 融合的室管膜瘤预后不良（总生存期）的独立预测因子。这个疾病类型由于其分子特征及临床预后差，在 2016 年 WHO 中枢神经系统肿瘤分类中从室管膜瘤分出为独特类型，称为"室管膜瘤，RELA 融合阳性"。当时认为观察到的 C11orf95-RELA 融合是以 RELA 基因为主，后发现是以 C11orf95 基因为主。C11orf95 基因除了与经典的 RELA 基因，还可与 NCOA1/2、MAML2/3、MN1 等基因融合。2020 年 cIMPACT-NOW update7 更名为"幕上室管膜瘤，C11orf95 融合阳性"。因 C11orf95 基因命名为 ZFTA，于 2021 年 WHO 中枢神经系统肿瘤分类再次更名为"幕上室管膜瘤，ZFTA 融合阳性"。ZFTA 有 4 个锌指结构，Chr11q13.1 发生染色体碎裂导致 ZFTA（11q13.1）与 RELA（11q13.1）、YAP1（11q22.1）、MAML2（11q21）等基因融合，并通过核易位、广泛的染色质结合及对 SWI/SNF、SAGA、NuA4/Tip60 HAT 染色质修饰复合物的募集，将融合蛋白系于靶基因上，并将染色质修饰为激活状态，使转录共激活因子（RELA、YAP1、MAML2 等）具有促进转录组的混杂表达。此外，CDKN2A 的纯合性缺失表明这些肿瘤的细胞周期调控受损。

该肿瘤发病的中位年龄为 8 岁，多见于儿童，成人也可发生，目前已知最大发病年龄为 62 岁。肿瘤多见于额叶和顶叶，临床表现以神经功能受损、癫痫发作、颅内压增高为主要特征。幕上室管膜瘤，ZFTA 融合阳性应与以下肿瘤进行鉴别：①星形母细胞瘤 MN1 变异型，该肿瘤可见有不同程度的假乳头状结构或血管性菊形团样结构，血管及肿瘤间质玻璃样变，免疫组化染色提示 GFAP 弥漫阳性，Olig-2 灶性阳性，分子检测可见 MN1 基因的改变。②胶质母细胞瘤，肿瘤细胞密度高，细胞异型性大，可以见到栅栏状坏死及血管内皮细胞的增生，免疫组化染色示 GFAP 及 Olig-2 阳性，分子检测常见 EGFR 扩增，TERT 启动子突变，7 号染色体的扩增和 10 号染色体的缺失。③血管中心型胶质瘤，肿瘤细胞围绕血管周围排列生长，细胞双极性，形态温和，密度不均一，核分裂象少见，免疫组化染色示 GFAP 及 S-100 阳性，Olig-2 阴性，分子检测有 MYB 基因改变。

2021 年 WHO 中枢神经系统肿瘤分类基本诊断标准：幕上肿瘤，具有室管膜瘤的形态学和免疫组织化学特征，并具有 ZFTA（C11orf95）融合。理想诊断标准：DNA 甲基化谱与幕上室管膜瘤，ZFTA 融合阳性一致，免疫组化检查提示 p65 或 L1CAM 阳性。

（陆军军医大学第一附属医院　林　勇　姚小红）

参考文献

［1］FUKUOKA K, KANEMURA Y, SHOFUDA T, et al. Significance of molecular classification of ependymomas：C11orf95-RELA fusion-negative supratentorial ependymomas are a heterogeneous group of tumors［J］. Acta Neuropathol Commun, 2018, 6（1）：134.

［2］MALGULWAR P B，NAMBIRAJAN A，PATHAK P，et al. C11orf95－RELA fusions and upregulated NF－KB signalling characterise a subset of aggressive supratentorial ependymomas that express L1CAM and nestin［J］. J Neurooncol，2018，138（1）：29－39.

［3］NOWAK J，JUNGER S T，HUFLAGE H，et al. MRI phenotype of RELA－fused pediatric supratentorial ependymoma［J］. Clin Neuroradiol，2019，29（4）：595－604.

［4］LILLARD J C，VENABLE G T，KHAN N R，et al. Pediatric supratentorial ependymoma：surgical，clinical，and molecular analysis［J］. Neurosurgery，2019，85（1）：41－49.

［5］ELLISON D W，ALDAPE K D，CAPPER D，et al. cIMPACT－NOW update 7：advancing the molecular classification of ependymal tumors［J］. Brain Pathol，2020，30（5）：863－866.

［6］KUPP R，RUFF L，TERRANOVA S，et al. ZFTA translocations constitute ependymoma chromatin remodeling and transcription factors［J］. Cancer Discov，2021，11（9）：2216－2229.

［7］PARKER M，MOHANKUMAR K M，PUNCHIHEWA C，et al. C11orf95－RELA fusions drive oncogenic NF－kappaB signalling in ependymoma［J］. Nature，2014，506（7489）：451－455.

［8］PIETSCH T，WOHLERS I，GOSCHZIK T，et al. Supratentorial ependymomas of childhood carry C11orf95－RELA fusions leading to pathological activation of the NF－kappaB signaling pathway［J］. Acta Neuropathol，2014，127（4）：609－611.

［9］JUNGER S T，ANDREIUOLO F，MYNAREK M，et al. CDKN2A deletion in supratentorial ependymoma with RELA alteration indicates a dismal prognosis：a retrospective analysis of the HIT ependymoma trial cohort［J］. Acta Neuropathol，2020，140（3）：405－407.

［10］Keenan C，Graham R T，Harreld J H，et al. Infratentorial C11orf95－fused gliomas share histologic，immunophenotypic，and molecular characteristics of supratentorial RELA－fused ependymoma［J］. Acta Neuropathol，2020，140（6）：963－965.

［11］LIM K Y，LEE K H，PHI J H，et al. ZFTA－YAP1 fusion－positive ependymoma can occur in the spinal cord：Letter to the editor［J］. Brain Pathol，2022，32（1）：e13020.

病例 32　男，33 岁，左侧额叶占位

【临床资料】

患者，男，33 岁。主诉"头痛 3 个月，左耳异物感 3 周"。

现病史：患者 2022 年 9 月中旬无明显诱因开始出现头痛，以左侧顶部及枕部为主，阵发性隐痛不适，可以自行缓解，于 3 周前患者出现左耳异物感，无伴头晕、呕吐、抽搐和意识模糊等不适。患者未予重视，未予治疗。

既往史：既往体健。

辅助检查：左侧额叶见一囊实性肿块，以囊性为主，大小约 62 mm × 58 mm × 54 mm。病灶内囊性成分未见强化，累及左侧尾状核头；病变周围未见明显水肿区。左侧侧脑室前角受压变窄，中线结构向右移位（图 32–1）。

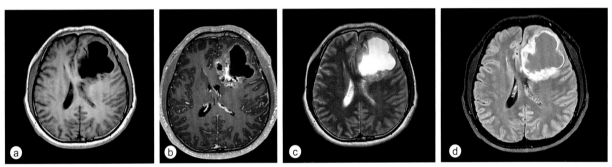

a. 病变实性成分 T_1WI 呈等或稍低信号；b. T_2WI 呈稍高信号；c. 弥散受限不明显；d. 增强后呈明显强化。

图 32–1　头部 MRI 检查所见

【病理结果】

大体所见：送检组织大小为 8 cm × 5 cm × 3 cm，呈囊实性，囊壁厚约为 0.2 ~ 0.4 cm，切面为灰白、灰褐色，质软。

镜下所见：送检脑组织中见核增大的细胞呈片巢状分布，细胞巢间为胶质背景，细胞质较丰富、淡染或透亮，核呈卵圆形，核仁不明显，核分裂象可见（约 3 个/10 HPF），局灶可见肾小球样血管增生（图 32–2）。

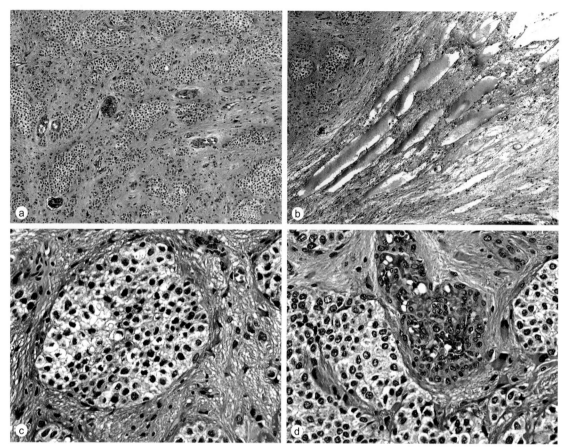

a. 脑组织中见核增大的细胞呈片巢状分布（低倍放大）；b. 部分区域可见囊腔形成及增生扩张的血管结构（低倍放大）；c. 细胞质较丰富、淡染或透亮，核呈卵圆形，核仁不明显，核分裂象可见（高倍放大）；d. 局灶可见肾小球样血管增生（高倍放大）。

图 32-2　光学显微镜观察所见（HE 染色）

免疫组化检查：CK（AE1/AE3）（+），CK8/18（+），EMA（部分+），CK7（-），CgA（-），CD56（+），Syn（+），NSE（少量+），NeuN（-），S-100（Duo）（部分+），GFAP（部分+），Olig-2（个别+），IDH1 R132H（-），p53（30%+），INI1（+），CD99（部分+），Calcitonin（-），PAX-8（-），GATA-3（+），TTF-1（-），SF-1（-），Melan-A（-），HMB45（-），p40（-），CD34（血管+），SOX2（少量+），SOX10（个别+），NF（-），PR（-），SSTR2（部分+），D2-40（部分+），PHoxⅡb（-），Ki-67 增殖指数（15%+）（图 32-3）。

分子病理结果：

1. *IDH1/IDH2* 基因突变检测（Sanger 测序）：*IDH1* 基因第 132 位氨基酸为野生型；*IDH2* 基因为野生型。

2. *RELA* 基因断裂检测：阴性。

3. *CDKN2A* 基因缺失检测：阴性。

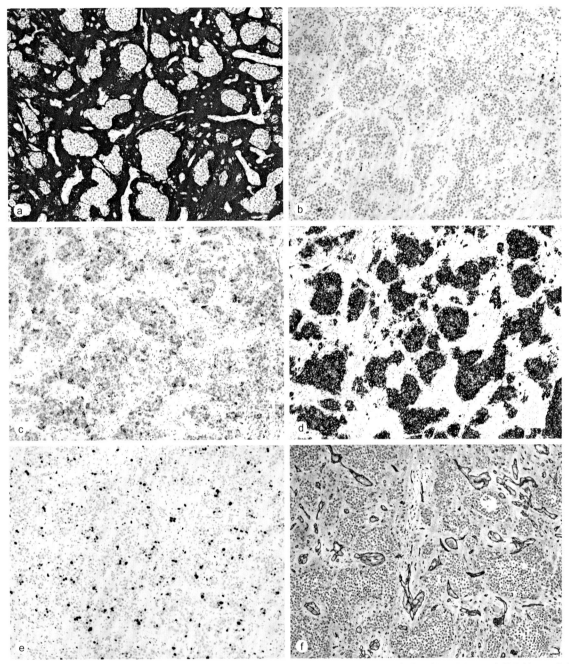

a. GFAP 部分阳性（巢内为弱阳性，巢间强阳性）；b. Olig-2 仅个别细胞阳性；c. EMA 部分阳性，局灶可见点状阳性；d. 广谱 CK 阳性；e. Ki-67 增殖指数（15%+）；f. Ag 银染显示肿瘤区域无网织纤维，仅血管周围可见少量网织纤维。

图 32-3 免疫组织化学染色（EnVision 二步法，低倍放大）

4. 1p、19q 缺失检测：1p 无缺失、19q 无缺失。

5. 二代测序结果：见表 32-1。

表 32-1　二代测序结果

体系	I 类（具有明确临床意义的变异）：*ZFTA*（*Exon1-4*）-*NCOA2*（*Exon13-23*）融合
	II 类（具有潜在临床意义的变异）：*CDKN2A* 杂合缺失
	III 类（临床意义不确定的变异）：*NCOA2*（*Exon1-12*）-*ZFTA*（*Exon4-5*）融合、*FANCM p.734**、*ARID1B p.A350*del、*ARID1B p.H81Tfs*30*、*WRN c.1351-5del* 等 9 个
胚系	致病性/疑似致病性变异：*NOTCH3 p.R544C*

6. 甲基化测序聚类分析结果：见图 32-4。

Version 12.8 of the brain classifier results (12.8)

Methylation classes (Highest level >= 0.3, lower levels >= 0.1, all of lowest level)				Calibrated score	Interpretation	
Ependymal Tumours				0.99	match	✔
	Supratentorial Ependymoma, Zfta Fusion Positive			0.99	match	✔
		Supratentorial Ependymoma, Zfta Fusion Positive		0.99	match	✔
			Mc Supratentorial Ependymoma, Zfta Fusion Positive, Subclass E (novel)	0.99	match	✔
			Mc Supratentorial Ependymoma, Zfta Fusion Positive, Subclass D (novel)	0.00	no match	✘
			Mc Supratentorial Ependymoma, Zfta Fusion Positive, Subclass C (novel)	0.00	no match	✘

Legend: ✔ Match (score >= 0.9)　✘ No match (score < 0.9): possibly still relevant for low tumor content and low DNA quality cases.

图 32-4　甲基化测序聚类分析结果

病理诊断（整合诊断）：幕上室管膜瘤，*ZFTA* 融合阳性，CNS WHO：3 级。组织学分类：室管膜瘤。

【讨论】

幕上室管膜瘤相对罕见，可与脑室无关，完全位于大脑半球内（更多见于额叶和顶叶）。儿童和青少年多见，少见于成年人。与后窝室管膜瘤和脊髓室管膜瘤相比，其具有不同的分子特征。在第 5 版 WHO 中枢神经系统肿瘤分类中，幕上室管膜瘤分为 *ZFTA* 融合阳性与 *YAP1* 融合阳性。其中，*ZFTA* 融合阳性多见于年龄较大的儿童，占 80% 以上。而 *YAP1* 融合多见于 < 3 岁的儿童。*ZFTA* 融合阳性的幕上室管膜瘤临床表现常为头痛、癫痫发作和局灶性神经功能缺损。影像学表现也几乎没有特征性，可表现为不均质实性肿块伴钙化、囊性成分、瘤内出血和周围水肿。大体表现为质地软（钙化区域硬），常呈黄褐色，界限清楚，偶见出血和坏死。镜下观察常可见血管周围假菊形团，真性室管膜菊形团少见，核形态稍单一、呈圆形或卵圆形，部分具有透明的瘤细胞形态及胡椒盐状染色质，常伴丰富的毛细血管网、血管壁玻璃样变和钙化。

ZFTA（过去称为 *C11or95*）基因位于 11 号染色体，有 5 个外显子，该基因编码锌指易位相关蛋白，研究表明在超过 2/3 的幕上室管膜瘤中鉴定出几种形式的 *ZFTA* 和 *RELA* 融合蛋白，*ZFTA-RELA* 融合会导致 NF-κB 信号通路的过度激活，最终导致室管膜瘤。*ZFTA* 还可与 *MAML2*、*MN1*、*NCOA1/2* 及 *YAP1*

等形成融合蛋白。需要注意的是，不同的融合基因可能会产生显著的组织病理学异质性，使得肿瘤呈多形性黄色瘤型星形细胞瘤样、星形母细胞瘤样、促纤维增生性梭形肉瘤样、上皮巢团样甚至出现横纹肌分化。有观点认为，出现明确间叶分化的幕上室管膜建议将其命名为室管膜瘤样肿瘤伴间叶分化，但目前并未得到普遍认可，在最新的 12.8 版本的甲基化聚类分析器中，该类肿瘤仍可精准聚类于幕上室管膜瘤，ZFTA 融合阳性的亚组中。

本例还需关注的一个分子改变是 NOTCH3 基因胚系突变，提示该患者可能伴有常染色体显性遗传性脑动脉病伴皮质下梗死及白质脑病，该病是由 NOTCH3 基因胚系突变导致的一种遗传性脑小血管病。主要临床表现为在疾病不同阶段出现偏头痛、缺血性脑卒中、进行性认知功能障碍、精神心理异常等。头颅 MRI 可见多发腔隙性脑梗死、脑白质 T_2 高信号及微出血，常染色体显性遗传性脑动脉病伴皮质下梗死及白质脑病的诊断"金标准"是病理检查发现微小动脉平滑肌细胞表面出现嗜锇性颗粒物质和（或）基因检查发现 NOTCH3 基因致病变异。本例 NOTCH3 基因胚系突变位点为 R544C，而目前已报道的 NOTCH3 致病变异多为累及半胱氨酸的错义突变（如 p.R90C 或者 p.C222G），当检测到的变异不影响半胱氨酸替换时，对其致病性的分析需慎重。本例详细影像学及临床检查并未发现常染色体显性遗传性脑动脉病伴皮质下梗死及白质脑病的确切证据，建议密切随访。

（中山大学肿瘤防治中心　胡婉明　曾　敬）

参考文献

［1］TAUZIÈDE-ESPARIAT A，SIEGFRIED A，NICAISE Y，et al. Supratentorial non-RELA，ZFTA-fused ependymomas：a comprehensive phenotype genotype correlation highlighting the number of zinc fingers in ZFTA-NCOA1/2 fusions［J］. Acta Neuropathol Commun，2021，9（1）：135.

［2］PAJTLER K W，WITT H，SILL M，et al. Molecular classification of ependymal tumors across all CNS compartments，histopathological grades，and age groups［J］. Cancer Cell，2015，27（5）：728-743.

［3］GUBBIOTTI M A，MADSEN P J，TUCKER A M，et al. ZFTA-fused supratentorial ependymoma with a novel fusion partner，DUX4［J］. J Neuropathol Exp Neurol，2023，82（7）：668-671.

［4］OON M L，HENDRIANSYAH L，PRATISEYO P D，et al. The multifaceted appearance of supratentorial ependymoma with ZFTA-MAML2 fusion［J］. Free Neuropathol，2021，2：2-24.

［5］TOMOMASA R，ARAI Y，KAWABATA-IWAKAWA R，et al. Ependymoma-like tumor with mesenchymal differentiation harboring C11orf95-NCOA1/2 or -RELA fusion：A hitherto unclassified tumor related to ependymoma［J］. Brain Pathol，2021，31（3）：e12943.

［6］DORWAL P，WHITE C，GOH A F，et al. Ependymoma-like tumor with mesenchymal differentiation（ELTMD）with ZFTA：NCOA1 fusion：A diagnostic challenge［J］. Neuropathology，2023，52（4）：396-398.

［7］YUAN L，CHEN X，JANKOVIC J，et al. CADASIL：A NOTCH3-associated cerebral small vessel disease［J］. J Adv Res，2024，6.

［8］DUPRÉ N，GUENIOT F，DOMENGA-DENIER V，et al. Protein aggregates containing wild-type and mutant NOTCH3 are major drivers of arterial pathology in CADASIL［J］. J Clin Invest，2024，22.

病例 33　女，68 岁，左侧侧脑室占位

【临床资料】

患者，女，68 岁。主诉"反复头痛、反应迟钝、答非所问、右侧肢体疼痛伴乏力 3 月余，加重伴大便失禁 1 个月"。

现病史：患者自 2022 年 12 月初无明显诱因出现头痛不适，头痛呈撕扯样，整个头部均有疼痛感，无明显加重及缓解因素，且有反应变差、答非所问等情况。计算力、定位力下降明显，并自觉右侧肢体疼痛不适，伴有乏力，表现为右手不灵活，行走时拖地，此后患者上述症状呈持续性加重，近 1 个月来出现大便失禁等表现，病程中无视力下降、肢体抽搐等不适，患者为求治疗，入我院就诊。

既往史：无特殊。

家族史：无明确家族史。

查体：精神差，意识尚清，反应迟钝，言语含糊，偶能按吩咐简单动作，查体欠合作，右侧肢体肌力Ⅳ级，左侧肢体肌力正常，四肢肌张力正常，感觉未见明显异常，腱反射存在，病理征未引出。

辅助检查：头颅 MRI 示左侧侧脑室前角见不规则异常信号影，贴近透明隔生长，边界尚清，大小约 2.9 cm × 2.7 cm，其壁呈 T_1 低 T_2 稍高信号影，FLAIR 呈高信号，其内见小囊状 T_1 低 T_2 高信号，FLAIR 呈低信号影；其内另见小片状混杂信号影，其壁可见弥散受限。增强扫描病灶中心见环形、线样强化，左侧侧脑室扩大，右侧侧脑室前角及体部受压变窄，中线结构右移约 7 mm。左侧侧脑室旁见大片状 T_1 稍低 T_2 稍高信号影，FLAIR 呈高信号影。双侧侧脑室旁、右侧额叶皮质下见小斑片状、斑点状 T_1 稍低 T_2 稍高信号，FLAIR 呈高信号影，弥散不受限，增强扫描未见强化，其余正常（图 33-1）。

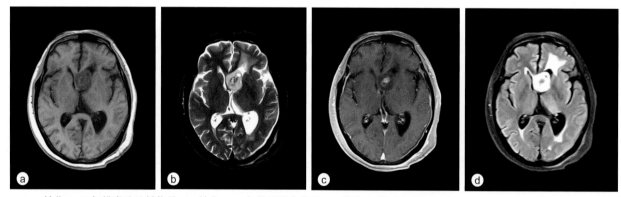

a. 轴位 T_1WI 扫描囊壁呈低信号；b. 轴位 T_2WI 扫描呈稍高信号；c. 轴位 T_1 增强扫描可见病灶中心见环形、线样强化；d. 轴位 FLAIR 呈低信号。

图 33-1　头部 MRI 检查提示左侧侧脑室病变

【病理结果】

大体所见：送检灰白色组织 2 块，总大小为 4 cm × 3.5 cm × 1.5 cm，质中，切面呈灰白色。

镜下所见：神经纤维背景下，肿瘤细胞呈结节状生长，部分区域瘤细胞稀疏呈微囊样改变，部分区域细胞致密，肿瘤细胞小，呈圆形，细胞质少，异型性小，核分裂象少见，部分区域可见少突样细胞，局灶可见钙化及坏死（图33-2）。

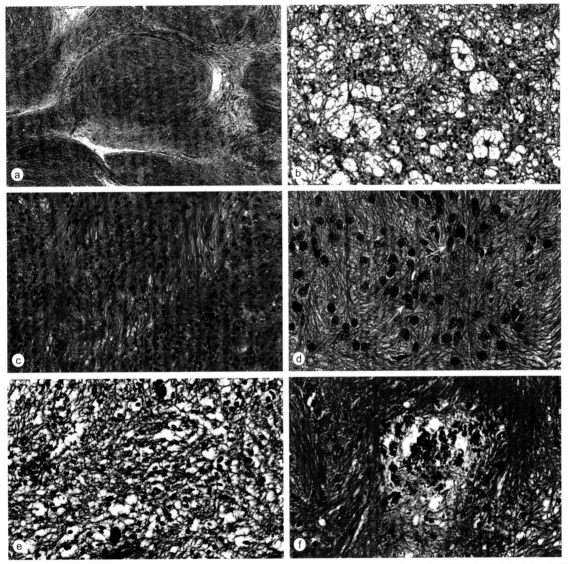

a.肿瘤呈结节状生长（低倍放大）；b.部分区域肿瘤细胞呈囊性生长（中倍放大）；c.神经纤维的背景下，肿瘤细胞小，圆形，异型性小，核分裂少见（中倍放大）；d.纤维背景下，肿瘤散在分布（箭头所示，高倍放大）；e.部分细胞呈少突样细胞（高倍放大）；f.肿瘤组织内可见钙化（高倍放大）。

图33-2　光学显微镜观察所见（HE 染色）

免疫组化检查：GFAP 弥漫阳性，Olig-2 个别细胞阳性，EMA 灶性核旁点状阳性，p65 胞浆阳性，ATRX 核阳性（提示未缺失），p53 强弱不等，Ki-67 增殖指数热点区域约为 5%。NeuN、IDH1 R132H、CD34、L1CAM、Syn 阴性（图33-3）。

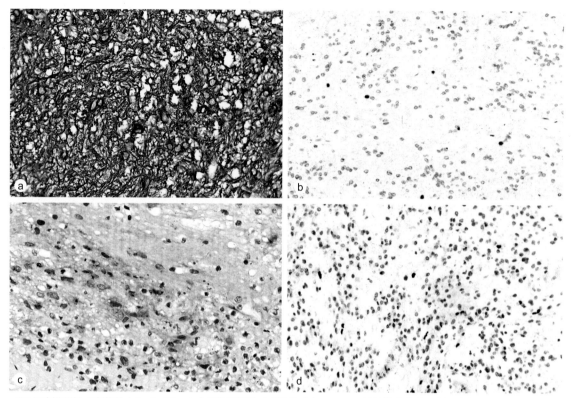

a. GFAP 弥漫阳性（高倍放大）；b. Olig-2 个别细胞阳性（高倍放大）；c. EMA 灶性核旁点状阳性（高倍放大）；d. Ki-67 增殖指数热点区域约为 5%（高倍放大）。

图 33-3　组织化学及免疫组织化学染色（EnVision 二步法）

分子病理结果：*IDH1/IDH2*（Q-PCR）未突变；1p/19q（FISH）未共缺失；*TERT*（Q-PCR）未突变；*MGMT*（Q-PCR）未发生甲基化。甲基化聚类分析提示该肿瘤归类为室管膜下瘤（subependymoma，SE）。

病理诊断（整合诊断）：室管膜下瘤，CNS WHO 1 级。

【讨论】

室管膜下瘤是一种缓慢生长的良性肿瘤，CNS WHO 分级为 1 级，肿瘤多位于脑室内或脊髓内，主要位于第四脑室（50% ~ 60%）和侧脑室（30% ~ 40%），少数位于第三脑室、透明隔和脊髓。肿瘤多见于老年人，也可见于儿童，常无明显症状。肿瘤生长缓慢，预后较好，次全切手术通常不会引起复发。影像学显示肿瘤界限清楚，有时可见局灶性出血。组织学特征是成簇的形态温和的细胞嵌入到丰富的纤维基质中，并常伴有微囊变。低倍镜下肿瘤界限清楚，细胞呈分叶状、结节状生长，组织内肿瘤细胞密度较低，可见出血和钙化，肿瘤细胞异型性小，核分裂象及坏死少见，偶见肿瘤细胞围绕血管形成血管性菊形团。当室管膜下瘤中出现典型的室管膜瘤成分的时候，被称为混合性室管膜瘤-室管膜下瘤，该肿瘤的生物学行为与室管膜瘤类似。该肿瘤免疫组织化学染色示 GFAP 呈弥漫性强阳性，EMA 呈阴性或灶性核旁点状阳性，NF 及 NeuN 阴性，Ki-67 增殖指数常低于 1%。室管膜下瘤具有独特的甲基化谱，且幕上、后颅窝和脊柱解剖区的室管膜下瘤具有不同的 DNA 甲基化特征。室管膜下瘤常见

6号染色体部分缺失和19号染色体缺失，其中6号染色体部分缺失常出现于脊髓和后颅窝的室管膜下瘤。19号染色体缺失在三组亚型中均可见到。室管膜下瘤偶见H3K27M突变及*TRPS1*突变，但是其突变对预后的意义不明。该肿瘤需与以下肿瘤进行鉴别诊断。①室管膜瘤：室管膜瘤常见血管性菊形团，细胞密度较室管膜下瘤高，并且很少见到簇状和微囊状的生长方式。②中枢神经细胞瘤：其常发生在第三脑室，好发于青年人，肿瘤细胞均匀一致，排列紧密，Syn、TTF-1及NeuN常阳性，GFAP阴性。③室管膜下巨细胞瘤：多见于青少年，肿瘤内见大量胶质细胞和神经节样细胞，GFAP和Syn常为阳性。④毛细胞型星形细胞瘤：好发于儿童及青年人，肿瘤内可见到含Rosenthal纤维的双极梭形细胞及含有嗜酸性小体的多极细胞。第5版WHO CNS肿瘤分类中室管膜下瘤的诊断的基本条件：局限性胶质瘤，肿瘤细胞簇状分布于广泛纤维性间质中，肿瘤细胞异型性小，核分裂象无或少，诊断困难时DNA甲基化谱分析符合室管膜下瘤。

（陆军军医大学第一附属医院　林　勇　姚小红）

参考文献

［1］WITT H，GRAMATZKI D，HENTSCHEL B，et al. DNA methylation-based classification of ependymomas in adulthood：implications for diagnosis and treatment［J］. Neuro Oncol，2018，20（12）：1616-1624.

［2］PAJTLER K W，WITT H，SILL M，et al. Molecular classification of ependymal tumors across all CNS compartments，histopathological grades，and age groups［J］. Cancer Cell，2015，27（5）：728-743.

［3］BI Z，REN X，ZHANG J，et al. Clinical，radiological，and pathological features in 43 cases of intracranial subependymoma［J］. J Neurosurg，2015，122（1）：49-60.

［4］YAO K，DUAN Z，WANG Y，et al. Detection of H3K27M mutation in cases of brain stem subependymoma［J］. Hum Pathol，2019，84：262-269.

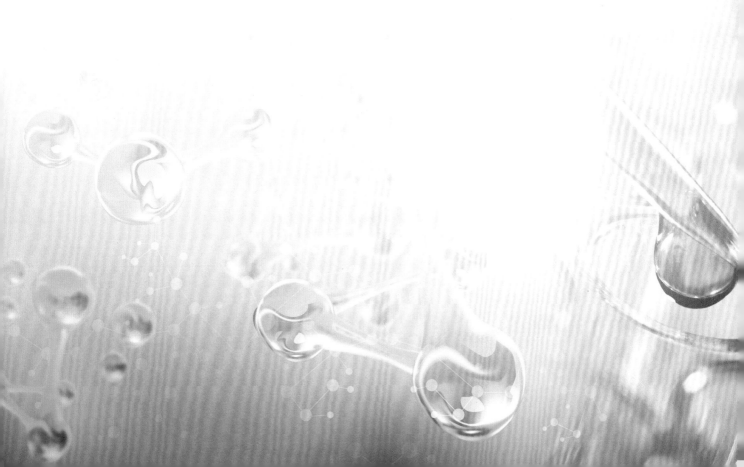

第二章
胚胎性肿瘤

病例 34 女，55 岁，鞍区占位

【临床资料】

患者，女，55 岁。主诉"鞍区恶性肿瘤切除术后 8 个月，右眼失明、头痛、头晕伴恶心呕吐 2 个月"。

现病史：患者 8 个月前因头痛头晕，颅脑 MRI 检查提示左侧鞍区占位，行经蝶肿瘤切除术，术后于当地医院行 γ-刀治疗，效果不详。2 个月前患者出现右眼失明，头痛，头晕，伴恶心呕吐，未行特殊治疗。今来我院，门诊以"颅内占位性病变"收入我院。

既往史：2017 年因"左眼睑下垂 1 月余"入院，术中所见肿瘤呈紫红色、质地韧、血供丰富，向左侧突入海绵窦，与颈内动脉粘连紧密，分块切除，残留少量与颈内动脉粘连之肿瘤。

家族史：无明确家族史。

查体：意识清楚，语言流利，蹒跚步态，体位自主，查体合作。嗅觉无减退；右眼视力下降，仅有光感，双侧瞳孔不等大等圆，左侧瞳孔直径 3.00 mm，对光反射灵敏，间接对光反射灵敏，右侧瞳孔椭圆，直接对光反射迟钝，间接对光反射迟钝；眼球运动自如；面部浅感觉未见明显异常；双侧额纹对称，示齿充分，双侧鼻唇沟对称；听力正常；伸舌居中。躯体浅感觉正常，四肢肌力Ⅴ级，腹壁反射（++），双侧 Babinski 征（−）、Gordon 征（−）、Oppenheim 征（−）、Hoffmann 征（−）。颈部无抵抗感，脑膜刺激征（−）。

辅助检查：颅脑 MRI 增强扫描示右侧蝶骨脊周围见不规则短 T_1 肿块影，边界欠清，可见分叶，范围约 43 mm × 45 mm × 38 mm，病变局限性侵犯邻近额颞叶，邻近脑组织内见指套样长 T_1 信号影，病变向内侵犯右侧海绵窦、包绕右侧颈内动脉，邻近硬膜增厚、强化。鞍底骨质中断不连续，鞍内及鞍窦内见不规则短 T_1 信号影，病变局限性侵犯斜坡、局限性包绕左侧颈内动脉。考虑为肿瘤复发（图 34-1）。

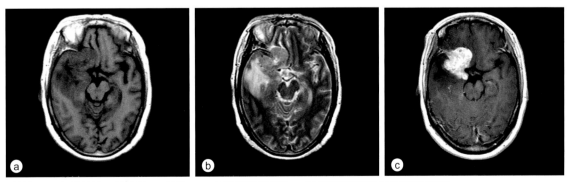

a. 轴位 T_1WI 扫描呈短 T_1 信号影；b. 轴位 T_2WI 扫描呈稍高信号；c. 轴位增强扫描呈明显结节状强化。

图 34-1 头部 MRI 检查示病变位于右侧蝶骨脊周围，边界欠清，可见分叶

行右翼点入路肿瘤切除术。

术中所见：肿瘤色红，血供丰富，基底位于蝶骨嵴、前床突、海绵窦区，部分向鞍内、蝶骨平台延伸，部分位于中颅窝。切除过程中发现肿瘤质韧，将右侧视神经、颈内动脉、动眼神经包绕粘连。显微

镜下将右侧视神经、颈内动脉与肿瘤分离后切除肿瘤，但右侧动眼神经与肿瘤粘连紧密，无法分离。考虑患者术前右眼视力已无光感、遂将部分右侧动眼神经连同肿瘤一并切除。

【病理结果】

大体所见：灰白碎组织多块，大小为 4 cm × 2.5 cm × 2 cm。

镜下所见：肿瘤细胞呈弥漫浸润生长，细胞生长较密集，中等大小，为圆形、卵圆形，部分区域肿瘤细胞胞浆较丰富、嗜酸性，细胞核偏位，呈泡状，核仁明显，核染色质浓染，核分裂象易见；部分区域可见横纹肌样细胞；间质可见多量薄壁分枝状血管外皮瘤样血管，即鹿角样血管（图 34-2）。

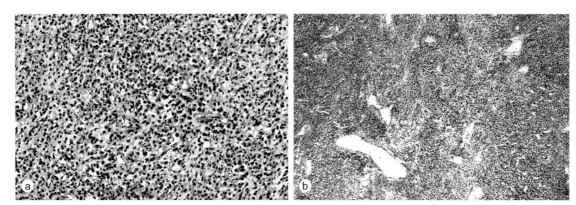

a. 肿瘤细胞呈弥漫浸润生长，细胞生长较密集，中等大小，为圆形、卵圆形，部分区域肿瘤细胞细胞质较丰富、呈嗜酸性，细胞核偏位，呈泡状，核仁明显，分裂象易见，部分区域可见横纹肌样细胞（高倍放大）；b. 间质可见多量薄壁分枝状血管外皮瘤样血管，即鹿角样血管（低倍放大）。

图 34-2　光学显微镜观察所见（HE 染色）

免疫组化检查：肿瘤细胞 INI1 呈缺失表达，CD34 弥漫一致阳性表达，Vimentin 阳性表达，而 EMA、SMA 及 SSTR2 灶性阳性表达，Ki-67 增殖指数约为 40%，GFAP、S-100、PR、CK、Syn、SALL4、OCT4、CD3、CD20、MyoD1、Myogeinin、STAT6 及 MPO 均为阴性表达（图 34-3）。

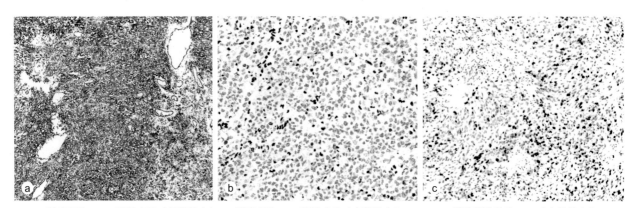

a. 肿瘤细胞 CD34 阳性表达（低倍放大）；b. 肿瘤细胞 INI1 阴性表达（高倍放大）；c. Ki-67 增殖指数约为 40%（中倍放大）。

图 34-3　免疫组织化学染色（EnVision 二步法）

病理诊断（整合诊断）：（鞍区）非典型畸胎样/横纹肌样瘤（AT/RT，CNS WHO 4 级）。

【讨论】

AT/RT 是中枢神经系统罕见的侵袭性肿瘤，以 INI1/SMARCB1 的表达缺失为特征，少数病例表现为 BRG1/SMARCA4 的表达缺失。AT/RT 好发于 5 岁以下儿童，尤以 3 岁以下多见，成人罕见，在成人患者中以大脑半球与鞍区为最常见的发病部位，而在目前的报道中，鞍区 AT/RT 患者均为成年女性，年龄为 20～69 岁。鞍区 AT/RT 病程较长，中位 OS 约为 30.5 个月，长于中位 OS 为 11.1～14.3 个月的经典型 AR/TR，提示其存在较好的预后。鞍区 AT/RT 患者首选外科手术治疗，有文献报道辅助放疗及化疗可延长 OS，本例患者为 55 岁女性，二次复发术后局部放疗 37 个月后仍存活。

AT/RT 的病理组织成分复杂，包括横纹肌样细胞、肿瘤性上皮组织、原始神经外胚层及间叶成分，它以出现横纹肌样细胞为特征，经典的横纹肌样细胞中等大小，核偏位，核仁显著，胞质丰富嗜酸；2/3 可见胚胎性小细胞，类似 PNET；部分可伴有肿瘤性上皮和间质成分，上皮样区域呈巢团状，梭形间质细胞排列疏松或致密不一，疏松区呈网状黏液样变性。发生于鞍区的 AT/RT 具有独特的薄壁分枝状、鹿角状血管结构，可作为鞍区 AT/RT 的特征性表现。由于其形态学复杂，鉴别诊断有一定困难，主要与以下疾病鉴别。①中枢神经系统伴横纹肌样特征的胚胎性肿瘤：病理特征同 AT/RT 无明显区别，免疫组化 INI1 和 BRG1 无表达缺失可资鉴别；②生殖细胞肿瘤：可多向分化，但其形态学特征明显，生殖细胞标记如 PLAP、SALL4、CD117 等阳性；③胚胎性横纹肌肉瘤：多发生于儿童，可出现与 AT/RT 类似的核偏位胞质红染的肿瘤细胞，但其还可出现其他不同分化阶段的横纹肌母细胞，且 MyoD1、Myogenin 阳性，通常无 INI1 和 BRG1 表达缺失；④恶性黑色素瘤：肿瘤细胞呈上皮样或梭形，核仁显著，细胞内可见色素，但表达 HMB45、Melan-A 等黑色素标记；⑤横纹肌样脑膜瘤：肿瘤细胞形态学可呈核偏位、细胞质丰富的横纹肌样形态，但肿瘤可见典型的脑膜瘤区域，表达 SSTR2 等脑膜瘤相关标志物；⑥具有核偏位组织形态的胶质瘤：如上皮样胶质母细胞瘤和肥胖型弥漫性星形细胞瘤，胶质瘤往往 GFAP、Olig-2 多量阳性，而无 INI1 和 BRG1 表达缺失；⑦淋巴造血系统肿瘤：如弥漫大 B 细胞淋巴瘤（diffuse large B cell lymphoma，DLBCL）及浆细胞肿瘤，可呈现细胞质丰富、核偏位形态，免疫组化标志物较易鉴别；⑧其他软组织转移性肿瘤：需借助病史、影像学检查及免疫组化综合诊断。

在 AT/RT 患者的免疫组化检查结果中，绝大多数表现为 INI1 或 BRG1 的缺失表达，而 Vimentin、EMA 通常阳性表达，SMA 具有不同程度的阳性表达，CAM 5.2、GFAP 的表达较少见。本病例免疫组化检查结果示，INI1 表达缺失，Vimentin、EMA、SMA 阳性表达，符合 AT/RT 表达方式。报道 5 例鞍区 AT/RT 中的 4 例经荧光原位杂交、直接测序、多重连接探针扩增分析方法确定有 INI1 基因的双等位基因改变。发现 4 例中的 3 例有 2 种不同的突变，可能位于不同的等位基因上（复合杂合性突变）；1 例有剪接位点突变。结合既往的研究结果，鞍区 AT/RT 的复合杂合性和剪接位点的突变率显著高于儿童 AT/RT。鞍区 AT/RT 以独有的人群特征、INI1 基因的不同突变方式、特征性的血管生长方式为特点，代表着一类临床病理和遗传学特征不同于经典 AT/RT 的变异型。

有研究表明，AT/RT 并不是一种同质性疾病，根据其差异可分为 3 个亚型，分别称为 ATRT-TYR、ATRT-SHH 和 ATRT-MYC，这 3 个亚型在表观遗传和临床预后方面截然不同。ATRT-TYR 亚型以酪氨酸酶命名，患者在诊断时中位年龄为 12 个月，多位于幕下，平均生存率为 37（18～56）个月；ATRT-SHH 亚型是一个神经元分化的亚型，患者中位年龄为 20 个月，多发生于幕上，表现为 *SMARCB1* 复合杂合点突变，而纯合或杂合子 *SMARCB1* 缺失频率较低，平均生存率为 16（8～25）个月；ATRT-MYC 亚型根据 *MYC* 基因表达增高而命名，患者中位年龄为 27 个月，明显高于其他两个亚型，多发生于幕上，平均生存率为 13（5～22）个月。本病例结合形态学及免疫组化 INI1 表达缺失特征，诊断明确后未行进一步分子检测，鞍区 AT/RT 分子分型仍需多量病例积累和进一步验证。

（青岛大学附属医院　沈冰滢　付伟伟）

参考文献

［1］NAKATA S，NOBUSAWA S，HIROSE T，et al. Sellar Atypical Teratoid / Rhabdoid Tumor（AT / RT）：A Clinicopathologically and Genetically Distinct Variant of AT/RT［J］. Am J Surg Pathol，2017，41（7）：932–940.

［2］LIU F，FAN S，TANG X，et al. Adult sellar region atypical teratoid / rhabdoid tumor：a retrospective study and literature review［J］. Front Neurol，2020，11：604–612.

［3］王震，范钦和，虞梅宁，等. 中枢神经系统非典型畸胎样 / 横纹肌样瘤临床病理及免疫表型特征［J］. 中华病理学杂志，2006，35（8）：458–461.

［4］BROGGI G，GIANNO F，SHEMY D T，et al. Atypical teratoid /rhabdoid tumor in adults：a systematic review of the literature with meta–analysis and additional reports of 4 cases［J］. J Neurooncol，2022，157（1）：1–14.

［5］JOHANN P D，ERKEK S，ZAPATKA M，et al. Atypical teratoid /rhabdoid tumors are comprised of three epigenetic subgroups with distinct enhancer landscapes［J］. Cancer Cell，2016，29（3）：379–393.

病例 35　女，2 月龄，鞍上池占位

【临床资料】

患儿，女，2 月龄。主诉"左眼睑下垂 20 天"。

现病史：患儿左眼睑下垂，无法正常抬起，仅能部分睁开，右眼无异常，无明显哭闹，在外院行头颅 CT 及 MRI 检查，结果显示鞍上占位性病变，未予治疗，遂就诊于我院以求进一步治疗。

既往史：既往体健。

家族史：无明确家族史。

查体：神志清，双侧瞳孔等大等圆，直径约为 3.5 mm，左眼睑下垂，部分睁开，余无异常。

辅助检查：头颅 MRI 示 T_1WI 鞍上池可见不规则分叶团块状不均匀高信号影，T_2WI 高低不等混杂信号影，T_2 FLAIR 低信号，边缘可见不规则高信号，T_1WI 增强后可见不均匀条片状轻度强化影，鞍上池扩大，左侧大脑脚受压变形，病变大小为 22 mm × 28 mm × 24 mm（图 35-1）。

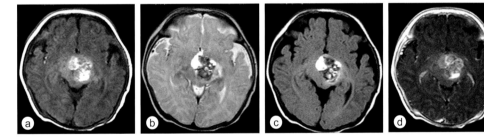

a. 轴位 T_1WI 扫描呈不均匀高信号影；b、c. 轴位 T_2WI 及 FLAIR 扫描呈高低不等混杂信号影；d. 轴位 T_1WI 增强后可见不均匀条片状轻度强化影；e. 矢状位 T_1WI 增强显示肿物向第三脑室底及中脑推挤，鞍上池扩大，左侧大脑脚受压变形。

图 35-1　头部 MRI 检查示病变位于鞍上池，向周围推挤生长

行双额叶冠位开颅病灶切除术，术中见肿瘤位于鞍上池，呈实性，包膜完整，将视交叉推向前下方，与视交叉粘连不紧密，分块切除肿瘤，肿瘤质地稍韧，部分钙化，血供一般，其内可见暗褐色陈旧性血凝块，肿瘤与基底动脉及双侧大脑后动脉粘连紧密，肿瘤几乎全部剥离切除。

【病理结果】

冰冻送检：大体灰红组织一堆，直径为 1.2 cm，切面呈暗红灰白色，质地稍脆，全取。镜下见大部分组织坏死，残存片灶肿瘤细胞，高倍镜下，肿瘤细胞体积大，为圆形、卵圆形，细胞质丰富，核染色深、核分裂活跃，呈上皮样排列。冰冻诊断：（鞍上池）高级别恶性肿瘤，来源及类型等石蜡切片确定（图 35-2）。

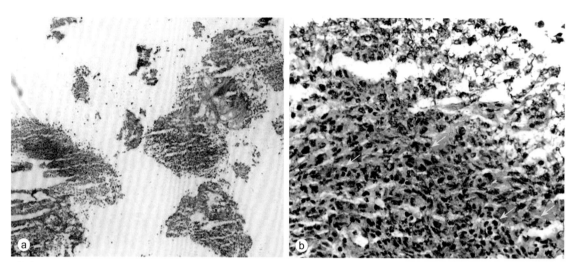

a. 粉染坏死组织间，片灶状肿瘤细胞增生浸润（低倍放大）；b. 肿瘤细胞呈上皮样排列，细胞体积大，为圆形、卵圆形、细胞质丰富，核染色深、核分裂活跃（箭头所示，高倍放大）。

图 35-2　冰冻染色切片光学显微镜观察所见（HE 染色）

大体所见：灰白、灰红组织一堆，直径为 2.2 cm，切面呈暗红灰白色，质地稍韧，局部色黄伴出血。

镜下所见：大片状出血坏死组织内，巢团状肿瘤细胞增生浸润，或围绕扩张血管增生，细胞排列呈上皮样，体积较大，为圆形或卵圆形，细胞质丰富，核大、染色质粗或呈泡状核改变，核仁明显且见多个核仁，核分裂象活跃，肿瘤边缘疏松分布的肿瘤细胞可见明显偏位核及嗜酸性大核仁（图 35-3）。

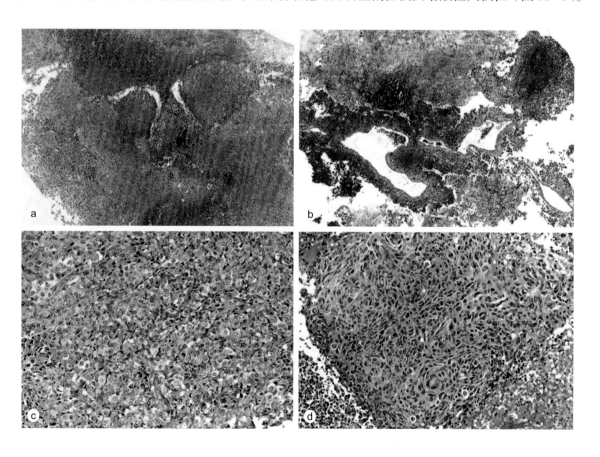

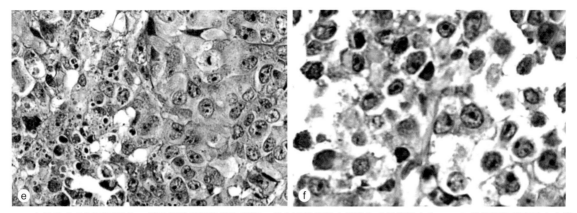

  a、b. 大片状出血坏死组织内，巢团状肿瘤细胞增生浸润，部分围绕扩张血管增生（低倍放大）；c、d. 肿瘤细胞排列呈上皮样，体积较大，为圆形、卵圆形、细胞质丰富，核大、染色质粗或呈泡状核改变（中倍放大）；e. 肿瘤细胞细胞质丰富，核大，核仁明显，可见多个核仁，核分裂象活跃，并见裂隙状坏死（高倍放大）；f. 疏松区的肿瘤细胞细胞质红染，可见明显偏位核及嗜酸性大核仁（高倍放大）。

图 35-3 光学显微镜观察所见（HE 染色）

  免疫组化检查：肿瘤细胞强阳性表达 Vimentin、CK、EMA、MAP-2、INI1 和 SALL4，Syn 呈弱阳性表达，NF、GFAP 散在阳性表达，Olig-2 散在或小灶状细胞阳性表达，BRG1 表达缺失；阴性表达的抗体包括 S-100、HMB45、MelanA、CD34、Desmin、OCT3/4、PLAP、CD117、CD30、人绒毛膜促性腺激素（human chorionic gonadotropin，HCG）、甲胎蛋白（α-fetoprotein，AFP）等（图 35-4）。

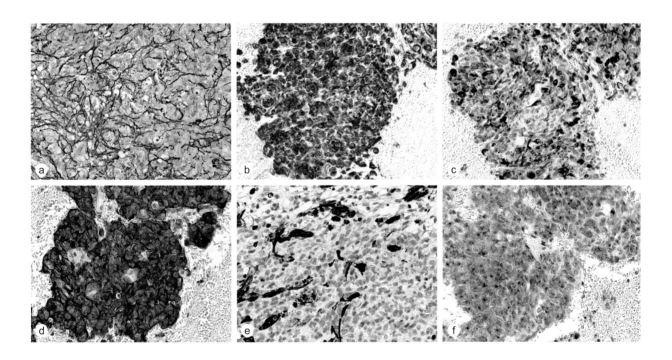

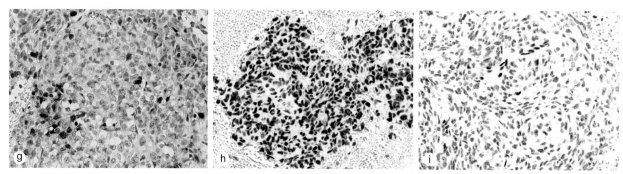

a. 网状纤维染色显示肿瘤细胞间丰富的网状纤维围绕（高倍放大）；b. Vimentin 标记显示肿瘤细胞强阳性表达（高倍放大）；c. CK 标记显示肿瘤细胞强阳性表达（高倍放大）；d. MAP-2 标记显示肿瘤细胞强阳性表达（高倍放大）；e. GFAP 标记显示肿瘤细胞呈散在阳性表达（高倍放大）；f. Syn 标记显示肿瘤细胞弱阳性表达（高倍放大）；g. Olig-2 标记显示肿瘤细胞呈小灶状或散在阳性表达（高倍放大）；h. INI1 标记显示肿瘤细胞强阳性表达（高倍放大）；i. BRG1 标记显示肿瘤细胞明显缺失表达，少数血管内皮阳性表达（高倍放大）。

图 35-4　组织化学及免疫组织化学染色（EnVision 二步法）

病理诊断（整合诊断）：（鞍上池）非典型畸胎样/横纹肌样瘤（BRG1 缺失型），CNS WHO 4 级。

【讨论】

AT/RT 属于 CNS 胚胎性肿瘤范畴，是一种由低分化细胞和数量不等的横纹肌样细胞组成的高级别恶性肿瘤，具有向神经上皮、上皮和间充质细胞系分化的潜力。遗传学上，肿瘤细胞的特征表现为 *SMARCB1*（也称为 *hSNF5*、*INI1* 或 *BAF47*）或很少（<5% 的病例中）*SMARCA4*（*BRG1*）的双等位基因失活，CNS WHO 分级为 4 级。

AT/RT 发病率占儿童 CNS 肿瘤的 1.6%，占 1 岁以下儿童 CNS 肿瘤的 10.1%，M：F 为 1.2：1。大多数患者年龄<2 岁，33% 的患者在诊断时年龄≤1 岁，本例患者为 2 个月。AT/RT 发生于整个神经系统。随着年龄的增长幕上肿瘤更为常见，通常位于大脑半球，较少见于脑室系统、鞍上或松果体区。幕下肿瘤可发生在小脑半球、小脑桥脑角和脑干，脊髓病变罕见。成人 AT/RT 较为罕见，且往往发生在大脑半球和鞍区。而儿童鞍区发生 AT/RT 也极为罕见。

AT/RT 的 MRI 表现与其他胚胎肿瘤相似。几乎所有肿瘤都有不同程度的对比度增强，FLAIR 图像显示等或高信号强度，弥散受限。AT/RT 不同分子亚组在对比增强、肿瘤囊性变和肿瘤周围水肿之间存在差异性。

AT/RT 是一类异质肿瘤，典型的组织学改变是横纹肌样细胞群，以及具有原始神经外胚层、间充质和上皮特征的可变成分混合存在，可见从细胞质稀少的小细胞到细胞核偏位、细胞质丰富而均质且呈嗜酸性的大而典型的横纹肌样细胞。偶尔可见细胞质内含球状嗜酸性包涵体。细胞核呈圆形、卵圆形，含有泡状染色质和明显的嗜酸性核仁。可见双核。细胞边界清，胞质空泡化是一种常见的现象。有些肿瘤形态学表现为一致性小的胚胎细胞（髓母细胞瘤样），但很少出现菊形团结构。间充质分化典型表现为梭形细胞形态，细胞可分散在苍白或嗜碱性的富含黏多糖的基质中，或排列紧凑，类似于纤维肉瘤。上皮分化是最不常见的组织病理学特征。它可以表现为乳头状结构、腺瘤区或低分化的带状和索状。核分裂象通常异常活跃，广泛性坏死和出血常见。本病例中巢团状分布的上皮样肿瘤细胞区域的组织学表现符合上述特点：细胞质丰富、均质而嗜酸，细胞核呈圆形、卵圆形，含有泡状染色质，边缘疏松区细胞见明显的嗜酸性核仁。在组织病理学上，儿童中发生在鞍区的具有横纹肌样特征的肿瘤需与以下几种肿瘤相鉴别。①横纹肌肉瘤：虽与 AT/RT 有类似的形态结构，但横纹肌肉瘤特异性免疫表达 Desmin、MyoD1、Myogenin 抗体，可以辅助鉴别；②生殖细胞瘤：细胞体积大，胞质丰富、均质而嗜酸，细胞核呈圆形，可见明显的嗜酸性核仁，但生殖细胞瘤的核一般居中，特征的组织学改变是肿瘤细胞间质内的淋巴细胞分隔；③上皮样肉瘤（epithelioid sarcoma，ES）：与 AT/RT 有相似的组织形态学改变及免疫表达，鉴别主要依赖于临床及 DNA 甲基化谱系分析，上皮样肉瘤主要发生于成人四肢远端，表观遗传学存在较大差异性；④恶性黑色素瘤：在组织形态学上与 AT/RT 难以区别，尤其是无色素性黑色素瘤，但黑色素瘤表达 HMB45、MelanA，可以帮助鉴别。

AT/RT 的发病机制：22q11.2 SMARCB1（包括 INI1、BAF47、hSNF5）位点的突变、缺失或杂合性缺失是该肿瘤的遗传标志，其中 SMARCB1 的缺失是主要的遗传学改变，占 95% 的比例。SMARCB1 是 SWI/SNF 复合体的一个组成部分，它的功能是重塑染色质，影响转录调控，介导细胞分化和谱系归类。而 19p13.2 SMARCA4（包括 BRG1、SNF2/BAF190）是 SWI/SNF 复合体的另一组成部分，SMARCA4 缺失表达的肿瘤患者年龄更小、肿瘤更具侵袭性、生存期更短。SMARCB1 和 SMARCA4 的变异往往与横纹肌样瘤易感综合征相关，且 SMARCA4 比 SMARCB1 的变异与胚系突变的关联更频繁，变异发生在 SMARCB1（INI1、BAF47、hSNF5）基因上时，称为 RTPS1 综合征；变异发生在 SMARCA4（BRG1、SNF2/BAF190）基因上时，称为 RTPS2 综合征。本例患者为 SMARCA4 基因变异，携带 SMARCA4 基因变异的家族成员可能会患卵巢高钙血症型小细胞癌，但本例患者追问病史，否认家族遗传疾病史。

转录组和 DNA 甲基化分析将 AT/RT 分为具有不同甲基化和转录特征的 3 个分子亚组，AT/RT-TYR（占 34%）、AT/RT-SHH（占 44%）和 AT/RT-MYC（占 22%），不同亚组在患者年龄、发病部位和 SMARCB1/22 号染色体变异模式上存在差异性。

本病例的组织病理学特点并不典型，坏死成分比例较大。由于其临床症状及影像学表现的不典型性，在最初的诊断过程中过多地考虑了脑外肿瘤的可能。本病例提示在颅内占位病变的病理诊断中，尽可能将脑实质内外肿瘤考虑周全，才不会出现偏差。

（首都医科大学三博脑科医院　齐雪岭　段泽君）

参考文献

［1］LOUIS D N，A. PERRY A，WESSELING P，et al. The 2021 WHO classification of tumors of the central nervous system：a summary. Neuro Oncol，2021，23（8）：1231-1251.

［2］FRÜHWALD M C，BIEGEL J A，BOURDEAUT F，et al. Atypical teratoid/rhabdoid tumors-current concepts，advances in biology，and potential future therapies［J］. Neuro Oncol，2016（6）：1-15.

［3］SREDNI S T，TOMITA T. Rhabdoid tumor predisposition syndrome［J］. Pediatr Dev Pathol，2015，18（1）：49-58.

［4］KRAM D E，HENDERSON J J，BAIG M，et al. Embryonal tumors of the central nervous system in children：the era of targeted therapeutics［J］. Bioengineering，2018，5（4）：78.

［5］KUMAR R，LIU A P Y，ORR B A，et al. Advances in the classification of pediatric brain tumors through DNA methylation profiling：from research tool to frontline diagnostic［J］. Cancer，2018，124（21）：4168-4180.

病例 36　男，6 岁，左额颞叶占位

【临床资料】

患儿，男，6 岁。主诉"头痛伴呕吐 1 月余"。

现病史：患儿 1 个月前无明显诱因下出现头痛、头晕伴间歇性呕吐，至当地医院查头颅 MRI 示左额颞叶占位，来我院神经外科就诊，为进一步诊治收住入院。

既往史：无。

家族史：无明确家族史。

查体：神志清楚，发育正常，营养好，回答切题，自动体位，查体合作，步入病房，肌力正常，肌张力正常，生理反射正常，病理反射未引出。

辅助检查：头颅 MRI 显示左额颞叶占位，低 T_1 信号，高 T_2 信号，增强扫描后不均匀强化，病灶内及边缘区可见囊变（图 36-1）。

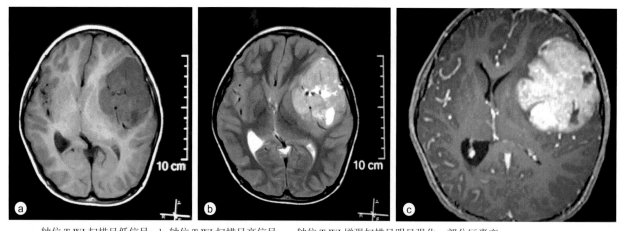

a. 轴位 T_1WI 扫描呈低信号；b. 轴位 T_2WI 扫描呈高信号；c. 轴位 T_1WI 增强扫描呈明显强化，部分区囊变。

图 36-1　头部 MRI 检查示病变主体位于左额颞叶，伴明显中线移位

行神经导航下颅内病灶切除术。

【病理结果】

大体所见：灰红色脑样碎组织，大小共 6 cm × 5 cm × 3.5 cm，切面呈鱼肉状。

镜下所见：肿瘤位于脑实质内，并浸润至周边脑组织；肿瘤细胞丰富，呈比较原始的"小蓝圆"细胞，呈片状或流水状排列，见神经毡基质；血管增生明显，见类似于少突胶质细胞瘤的鸡爪样血管；可见出血及坏死；肿瘤细胞核分裂象易见，并可见病理性核分裂象；局灶可见神经节细胞样细胞分化（图 36-2）。

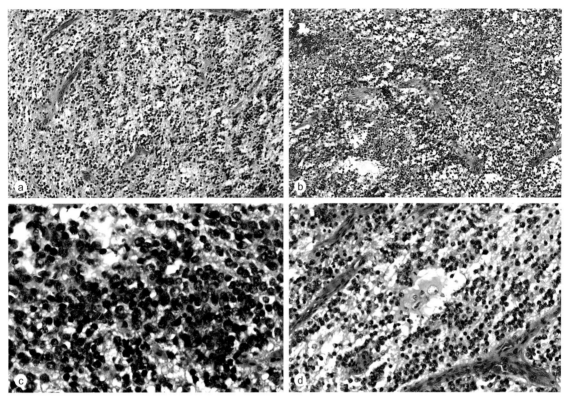

a. 肿瘤细胞丰富，呈流水状排列，见神经毡基质（中倍放大）；b. 可见微血管增生，伴出血坏死（中倍放大）；c. 肿瘤细胞核呈圆形、卵圆形，核质比高，核分裂象易见（高倍放大）；d. 可见神经节细胞样细胞分化（高倍放大）。

图 36-2　光学显微镜观察所见（HE 染色）

免疫组化检查：肿瘤细胞 Olig-2（+），SOX10（+），NKX2.2（+），Syn（+），Neun（部分+），GFAP（-），H3K27me3 表达缺失，INI1、BRG1 表达无缺失，H3K27M（-），CD99（-），微卫星不稳定相关指标 MSH2（+），MSH6（+），MLH2（+），PMS2（+），Ki-67 增殖指数约为 70%（图 36-3）。

分子病理检测结果：FISH 检测显示 *FOXR2* 基因断裂阳性。

DNA 甲基化聚类分析：显示该病例归类于 CNS 神经母细胞瘤，*FOXR2* 激活型。

病理诊断（整合诊断）：（左额颞叶）中枢神经系统神经母细胞瘤，*FOXR2* 激活型，CNS WHO 4 级。

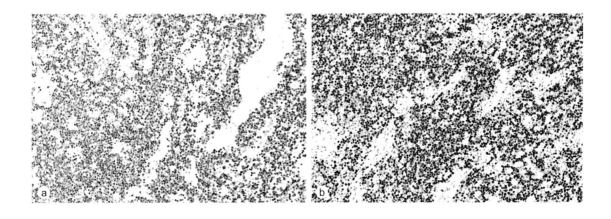

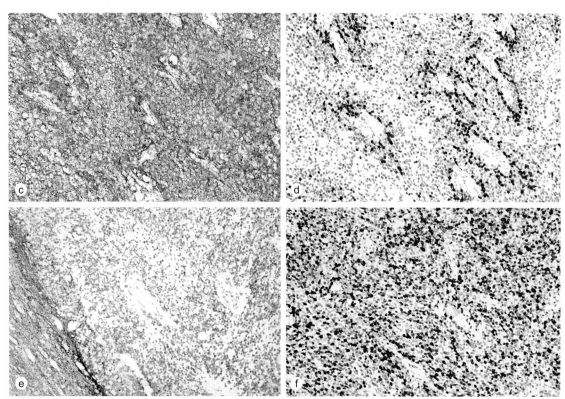

a. 肿瘤细胞 Olig-2 强阳性；b. 肿瘤细胞 SOX10 强阳性；c. 肿瘤细胞 Syn 阳性；d. 肿瘤细胞 NeuN 部分阳性；e. 肿瘤细胞 GFAP 阴性，周围脑组织 GFAP 阳性；f. Ki-67 增殖指数约为 70%。

图 36-3　免疫组织化学染色结果（中倍放大）

【讨论】

FOXR2 激活型中枢神经系统神经母细胞瘤在第 5 版 WHO 中枢神经系统肿瘤分类中被归于胚胎性肿瘤这一大类，表现出不同程度的神经母细胞和（或）神经元分化，并伴有转录因子 *FOXR2* 的重排激活，CNS WHO 分级为 4 级。

FOXR2 激活型中枢神经系统神经母细胞瘤约占中枢神经系统胚胎性肿瘤的 10%，好发于儿童（1~10 岁，中位年龄为 5 岁），女性略占优势，通常发生于大脑半球，偶尔位于脑室内；影像学常表现为大脑半球界限清晰的肿块，可有明显的囊性成分，实性成分可显示中等程度不均匀强化。显微镜下显示为肿瘤细胞分化差，呈片状分布，并形成 Homer-Wright 菊形团；肿瘤细胞核呈圆形、卵圆形，核质比高；低分化区域核分裂象易见，分化区域核分裂象较少；可见坏死和微血管增生。肿瘤细胞可向神经元方向分化，有时可见成熟的神经节细胞，可诊断为神经节细胞神经母细胞瘤。肿瘤细胞强表达 Olig-2、SOX10，也可弥漫强表达 TTF-1（NKX2.1），GFAP 通常阴性，Syn 阳性，尤其在神经元细胞或神经节细胞分化区域 Syn 表达增强，Ki-67 增殖指数较高。这类肿瘤存在 *FOXR2* 基因的结构重排，且大多数存在 1q 染色体获得（接近 100%）、16q 缺少（70%）和 17q 获得（62%）。

诊断 *FOXR2* 激活型中枢神经系统神经母细胞瘤，需要与以下肿瘤进行鉴别。① H3 G34 突变型弥漫性大脑半球胶质瘤：两者均好发于大脑半球，但 H3 G34 突变型弥漫性大脑半球胶质瘤好发年龄稍大（中位年龄为 15～19 岁），一般发生于青少年和较年轻的成年人，常表现为胶质母细胞瘤样生长模式，也可类似于中枢神经系统胚胎性肿瘤的形态，CNS WHO 分级为 4 级；免疫组化显示肿瘤细胞 Olig-2 阴性，ATRX 失表达，GFAP 灶性表达或不表达；分子检测显示 *H3F3A* 基因突变，导致 H3 G34R 或 H3 G34V 形成。②脑室外神经细胞瘤：好发于大脑半球和小脑，好发年龄段为 30～40 岁，显微镜下特征类似于中枢神经细胞瘤，通常由少突胶质细胞样肿瘤细胞组成，排列成片状或簇状，可见神经毡岛结构，也可见微钙化和透明血管，CNS WHO 分级为 2 级；免疫组化显示 Syn 弥漫胞质阳性，NeuN 局部阳性，Olig-2 常阴性，Ki-67 增殖指数较低；分子检测显示 *FGFR1-TACC1* 基因融合。③其他中枢神经系统胚胎性肿瘤：如非典型畸胎样/横纹肌样瘤（AT/RT），好发于婴幼儿（2 岁以下），表现为横纹肌样的肿瘤细胞，肿瘤向原始神经外胚层分化，也可向间叶或上皮方向分化，CNS WHO 分级为 4 级；免疫组化显示 Syn、SMA 阳性，EMA 片状表达，INI1 或 BRG1 表达缺失；分子检测显示 *SMARCB1*（*INI1*）或 *SMARCA4*（*BRG1*）基因失活。

本病例组织病理学显示为分化比较原始的神经上皮性肿瘤，核分裂象多见，伴微血管增生及出血坏死，恶性程度高，且发生于儿童大脑半球，应考虑到是中枢神经系统胚胎性肿瘤或儿童高级别胶质瘤如 H3 G34 突变型弥漫性大脑半球胶质瘤，通过免疫组化检测显示 Olig-2 阳性，ATRX 不缺失，基本排除 H3 G34 突变型弥漫性大脑半球胶质瘤，而 INI1、BRG1 不缺失，也排除了中枢神经系统胚胎性肿瘤的 AT/RT。后续的分类需要行进一步的分子检测，包括 FISH 检测及 DNA 甲基化聚类分析。故目前诊断中枢神经系统肿瘤需要结合临床、影像学、组织学形态、免疫组织化学检测及分子检测，才能够精准诊断。

（复旦大学附属华山医院　汪　寅　熊　佶　程园园）

参考文献

［1］KORSHUNOV A，OKONECHNIKOV K，SCHMITT-HOFFNER F，et al. Molecular analysis of pediatric CNS-PNET revealed nosologic heterogeneity and potent diagnostic markers for CNS neuroblastoma with FOXR2-activation ［J］. Acta Neuropathol Commun，2021，9（1）：20.

［2］POH B，KOSO H，MOMOTA H，et al. Foxr2 promotes formation of CNS-embryonal tumors in a Trp53-deficient background ［J］. Neuro Oncol，2019，21（8）：993-1004.

［3］SCHEPKE E，LÖFGREN M，PIETSCH T，et al. DNA methylation profiling improves routine diagnosis of paediatric central nervous system tumours：A prospective population-based study ［J］. Neuropathol Appl Neurobiol，2022，48（6）：e12838.

病例 37　男，53 岁，右额叶占位

【临床资料】

患者，男，53 岁。体检发现"右额叶占位"5 天。

既往史：身体健康。

家族史：无家族史。

查体：患者生命体征正常；心肺腹查体未见明显阳性体征；神志清楚，自主睁眼 4 分，回答正确 5 分，遵嘱动作 6 分，GCS 评分：15 分（4+5+6）；双侧瞳孔等大等圆，直径约 3 mm，对光反射灵敏，双侧额纹、鼻唇沟对称，伸舌居中，颈软无抵抗，余颅神经正常，四肢肌力Ⅴ级，肌张力正常，双侧腱反射正常，双侧巴宾斯基征阴性。

辅助检查：头颅 MRI 示右额叶见团块状混杂等 T_1、长 T_2、FLAIR 稍高信号影，边界尚清，内见多发斑点状、结节状长 T_1/T_2 信号影，FLAIR 序列呈稍高信号；脑沟、脑裂未见明显增宽加深（图 37-1）。

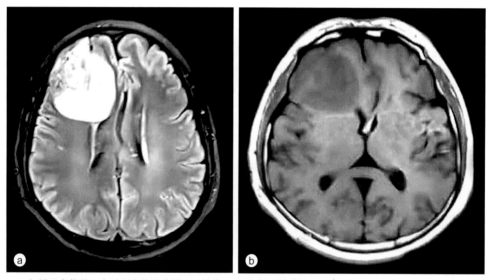

a. 轴位 FLAIR 扫描呈高信号，内见斑点状强化影；b. 轴位 T_1WI 扫描呈等信号。

图 37-1　头部 MRI 检查示病变位于右侧额叶，边界清楚，伴中线移位

行右侧额叶开颅病灶切除术。

【病理结果】

大体所见：手术切除组织标本为不整形脑组织，大小为 6 cm × 6 cm × 4 cm，切面质软如鱼肉。

镜下所见：组织学表现为低倍镜下可见肿瘤与周围脑组织分界尚清，部分区域肿瘤细胞围绕血管呈假菊形团排列，即室管膜瘤样结构，局部肿瘤密度显著增高，呈缎带样、片巢样排布，细胞异型性明显，核分裂象及坏死易见，还可见显著钙化灶（图 37-2）。

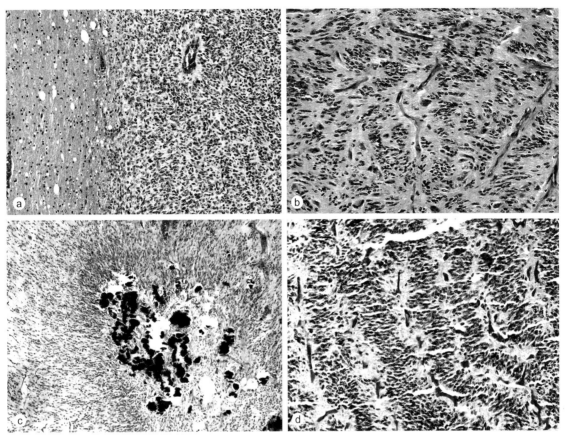

a. 肿瘤与周围脑组织分界清晰（低倍放大）；b. 部分区域肿瘤细胞围绕分枝状血管排列呈假菊形团样结构（中倍放大）；c. 局部可见显著钙化灶形成（低倍放大）；d. 部分区域肿瘤细胞密度增高，具有明显异型性（高倍放大）。

图 37-2　光学显微镜观察所见（HE 染色）

免疫组化检查：肿瘤细胞 Vimentin、CD56 及 Syn 呈弥漫强（＋），此外 EGFR 和 SSTR2 也呈弥漫强（＋），Olig-2 和 NeuN 灶状（＋），EMA 局部呈细胞质弱（＋），p53 为野生型表达，Ki-67 增殖指数热点区域约为 40%，而 GFAP、S-100、IDH1 R132H、CD34、STAT6、PR 及 BCOR 均呈（－）（图 37-3）。

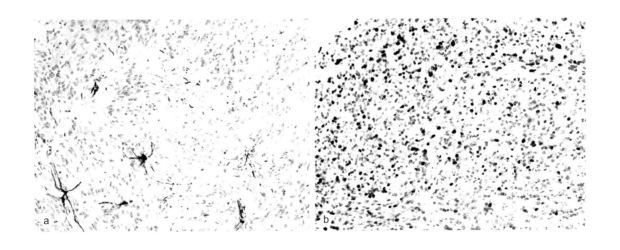

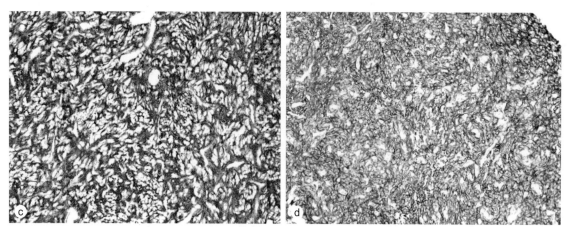

a. GFAP 染色显示肿瘤细胞呈阴性表达，背景中可见残留的正常星形细胞呈散在阳性（中倍放大）；b. Oligo-2 标记显示肿瘤细胞呈部分核阳性（中倍放大）；c. CD56 标记显示肿瘤细胞呈弥漫强阳性表达（高倍放大）；d. SSTR2 标记显示肿瘤细胞呈弥漫强阳性（高倍放大）。

图 37-3　组织化学及免疫组织化学染色（EnVision 二步法）

初步分子病理结果：未检测到 *IDH1* 和 *IDH2* 基因突变；未检测到 1p 和 19q 的共缺失；未检测到 *TERT* 启动子区基因突变。

基因组 DNA 甲基化谱聚类分析结果：伴有 BCOR ITD 的 CNS 肿瘤。

NGS 检测结果：检测到 *EP300-BCOR*（DNA 与 RNA 水平）与 *BCOR-L3MBTL2*（仅 RNA 水平）融合基因。

病理诊断（整合诊断）：（右额）伴有 *BCOR* 融合的高级别神经上皮肿瘤，NEC，CNS WHO 4 级。

【讨论】

近年来，具有 BCOR ITD 的中枢神经系统 CNS 肿瘤已成为一种新的分子实体。其在第 5 版 WHO 中枢神经系统肿瘤分类中的定义为"一种恶性 CNS 肿瘤，特征包括以实质性生长模式为主、细胞呈大小一致的卵圆形或梭形、具有密集的毛细血管网和假菊形团结构、在 *BCOR* 基因第 15 号外显子中具有 ITD"。迄今为止，该肿瘤主要发生于儿童和婴儿中，成人病例几乎无报道。此外除了 BCOR-ITD，其他 *BCOR* 基因变异，如 *EP300-BCOR* 和 *BCOR-CREBBP* 融合最近也被报道，拓宽了该类肿瘤的遗传学谱系。

本例为国内首次报道的成人伴有 *EP300-BCOR* 融合的 CNS 肿瘤病例。镜下主要呈高级别胶质瘤与室管膜瘤样形态，肿瘤边界清晰，伴显著钙化，且具有明显高级别区域，可见微血管增生与肿瘤性坏死。患者行肿瘤完全切除，术后进行了放疗及辅助替莫唑胺治疗，至今已无病生存 23 个月。免疫组化方面，肿瘤细胞胶质细胞标记 GFAP 与 S-100 均为阴性，Olig-2 呈部分阳性，而 CD56、Syn、EGFR 与 SSTR2 均为弥漫强阳性表达，免疫组化结果较复杂，与典型的胶质母细胞瘤或室管膜瘤均不相符。一代测序及 FISH 等初步分子检测未检测到 *IDH1*、*IDH2* 及 *TERT* 启动子区基因突变，未检测到 1p 与 19q 的共缺失。DNA 甲基化谱聚类分析检测结果提示该病例落在了与颅内 BCOR-ITD 最接近的位置，但随后通过 DNA 水平对 *BCOR* 第 15 号外显子进行 Sanger 测序验证，并没有发现 ITD，推测可能有其他变异。

此外，基于染色体的拷贝数变异分析的结果发现染色体 22q12.31 处存在缺失表型，而 *EP300* 基因处于该位置。随后基于福尔马林固定石蜡包埋的组织样本的基于 DNA 的 NGS 测序和基于 RNA 的 NGS 融合测序检出了 2 个融合变异，分别为 *EP300-BCOR* 融合（EP300 exon 31-BCOR exon 6，基于 DNA 和 RNA 测序共同检出）和 *BCOR-L3MBTL2* 融合（BCOR exon 4-L3MBTL2 exon 2，仅基于 RNA 的测序检出）。这两个 *BCOR* 融合也都通过 RT-PCR 和 Sanger 测序得到了进一步验证。

BCOR 基因变异型脑肿瘤的形态学与免疫组化异质性较高，尽管多数肿瘤具有室管膜瘤的形态，但免疫组化结果不符合室管膜瘤诊断，且大部分肿瘤具有丰富的毛细血管网，钙化和微囊结构也易见，免疫组化示 Vimentin 与 CD56 几乎恒定阳性、Olig-2、SATB2、EGFR 等标记可出现不同程度的阳性，BCOR 免疫组化结果与基因检测结果并不一致。与 BCOR-ITD 肿瘤相比，*BCOR* 融合型 CNS 肿瘤的发生年龄偏大，具有显著的神经胶质分化及更好的预后。*BCOR* 基因变异的检测对恶性脑肿瘤的诊断与鉴别诊断具有重要作用，并且在许多新的亚型中，*BCOR* 变异也具有相关的临床意义。

以往有关 *BCOR* 基因变异的肿瘤主要在儿童和婴幼儿中被报道。随着二代测序、基因组甲基化检测等分子生物技术的成熟与广泛应用，越来越多的成人病例将会被发现和报道。基因组 DNA 甲基化谱聚类分析技术将分子生物学与生物信息学相结合，能够比较精准的将肿瘤进行分类和分型；基于 DNA 和 RNA 的检测技术可以全面检测基因突变与融合/重排，二者相结合可显著提高罕见融合基因的检出率，更深层次及更加精准地了解肿瘤的分子特征、寻找潜在治疗靶点及识别预后标志物。

（空军军医大学第一附属医院　徐玉乔　王　哲）

参考文献

［1］FERRIS S P，VEGA J V，ABOIAN M，et al. High-grade neuroepithelial tumor with BCOR exon 15 internal tandem duplication-a comprehensive clinical，radiographic，pathologic，and genomic analysis［J］. Brain Pathol，2020，30（1）：46-62.

［2］STURM，D，ORR B A，TOPRAK U H，et al. New Brain Tumour Entities Emerge from Molecular Classification of CNS-PNETs［J］. Cell，2016，164（5）：1060-1072.

［3］TAUZIEDE-ESPARIAT A，PIERRON G，SIIEGFRIED A，et al，The EP300：BCOR fusion extends the genetic alteration spectrum defining the new tumoral entity of "CNS tumors with BCOR internal tandem duplication"［J］. Acta Neuropathol Commun，2020，8（1）：178.

［4］PISAPIA D J，OHARA K，BAREJA R，et al. Fusions involving BCOR and CREBBP are rare events in infiltrating glioma［J］. Acta Neuropathol Commun，2020，8（1）：80.

［5］XU Y，HOU Y，GAO X，et al. Report two adult cases of high-grade neuroepithelial neoplasm harbouring EP300：BCOR fusions with comprehensive molecular detection［J］. Brain Pathol，2023，33（6）：e13177.

病例 38　男，6 岁，右侧小脑半球占位

【临床资料】

患儿，男，6 岁。主诉"头痛伴呕吐 1 月余"。

现病史：（家属代述）患儿 1 个月前无明显诱因出现头痛、呕吐，间断性发作，多于每日清晨起床时发生，1 周前于外院行头部 CT、MRI 检查，提示"颅内占位性病变，梗阻性脑积水"。家属为求进一步检查治疗，就诊于我院门诊。发病过程中无视物模糊、站立不稳、姿势不协调等。

既往史：无既往史。

家族史：无明确家族史。

辅助检查：MRI 提示右侧小脑半球可见类椭圆形 T_1WI 稍低信号，其内可见斑片状低信号，T_2WI 呈稍高信号，其内可见斑片状更高信号，T_2 FLAIR 呈混杂稍高信号，增强扫描呈不均匀性强化，大小约 57 mm × 39 mm × 47 mm，局部与小脑幕呈宽基底相连（图 38-1）。

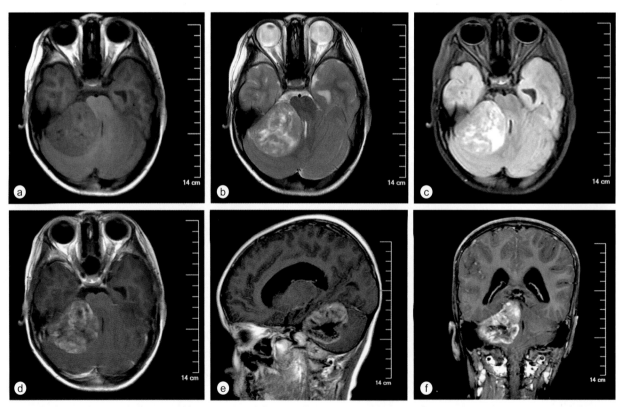

a. 轴位 T_1 FLAIR 呈稍低信号；b. 轴位 T_2 呈混杂稍高信号；c. 轴位 T_2 FLAIR 呈混杂稍高信号；d. 轴位 T_1 增强影像呈不均匀性强化；e. 矢状位 T_1 增强影像；f. 冠状位 T_1 增强影像。

图 38-1　患者头部 MRI 所见

术中所见：于小脑皮层下约 2.0 cm 可见肿瘤，肿瘤为实质性，色灰红，质地较软，血供丰富，起源于右侧小脑，向桥小脑角池及脑干侧方生长，上极达小脑幕，肿瘤包绕右侧面听神经、后组颅神经，显微镜下全切除肿瘤，大小约 6.0 cm × 5.0 cm × 4.0 cm。

【病理结果】

术中快速病理：髓母细胞瘤可能性大（图 38-2）。

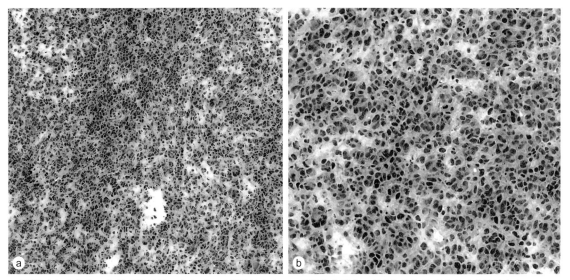

a. 可见肿瘤细胞密集，核异型性显著，大小不一（低倍放大）；b. 可见核分裂象，部分细胞细胞质丰富（中倍放大）。

图 38-2　术中冰冻（HE 染色）

大体所见：灰褐灰黄色碎组织，大小为 4.0 cm × 3.0 cm × 0.8 cm，切面呈灰白灰褐色，质地软；冰冻剩余组织：灰白灰褐色组织一块，大小为 0.5 cm × 0.4 cm × 0.2 cm，质地软。

镜下所见：送检组织中肿瘤细胞密集分布，细胞中等至较大，分化差，核分裂象易见，部分细胞核偏位，有肌样分化，部分细胞细胞质空亮，可见圆形钙化灶（图 38-3）。

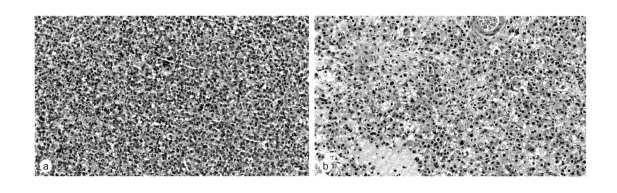

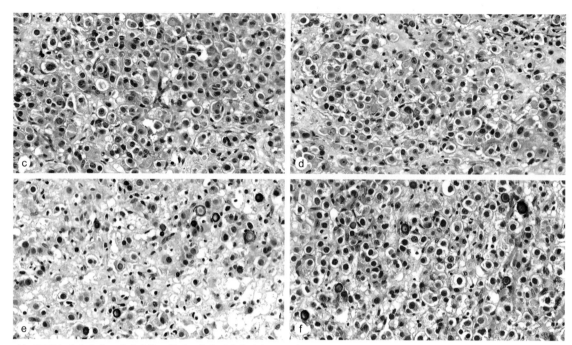

a. 镜下部分细胞密度高，大小中等，核质比较高（中倍放大）；b. 部分区域细胞密度中等，大小中等至较大（中倍放大）；c、d. 镜下部分肿瘤可见核周空晕，部分细胞细胞质丰富，个别核偏位（高倍放大）；e、f. 散在圆形钙化（高倍放大）。

图 38-3　石蜡包埋组织 HE 染色

免疫组化检查：GFAP（部分+），Olig-2（散在+），Syn（散在+），NeuN（-），MAP2（+），INI1（+），BRG1（+），β-catenin（细胞膜、细胞质+），p53（散在+），Ki-67 增殖指数（部分为 30% ~ 40%），TTF-1（-），BCOR（-），Desmin（散在+），CD56（+），NSE（-），LIN28（-），CD138（±），CD38（-），ALK（-），CD3（-），CD20（-），EMA（-），CD30（-），MyoD1（-），Myogenin（-）（图 38-4，图 38-5）。

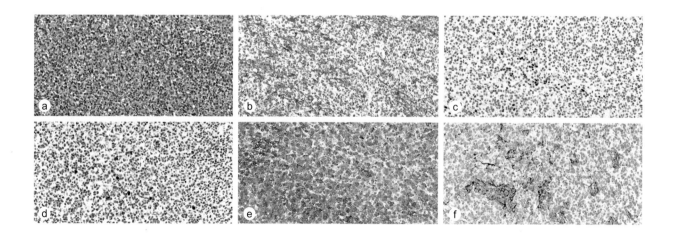

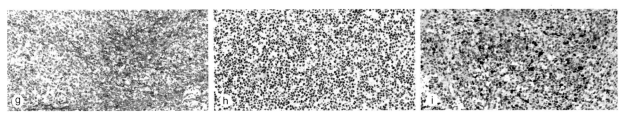

a. 致密区域 HE 染色；b. GFAP 局灶阳性；c. Olig-2 局灶阳性；d. Desmin 散在阳性；e. MAP2 弥漫阳性；f. Syn 散在阳性；g. CD56 弥漫阳性；h. INI1 核表达阳性；i. Ki-67 增殖指数为 30%～40%。

图 38-4　致密区域免疫组织化学染色（EnVision 二步法，中倍放大）

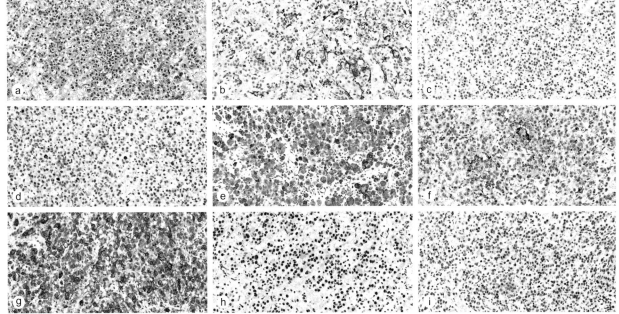

a. 疏松区域 HE 染色；b. GFAP 局灶阳性；c. Olig-2 阴性；d. Desmin 散在阳性；e. MAP2 弥漫阳性；f. Syn 散在阳性；g. CD56 弥漫阳性；h. INI1 核表达阳性；i. Ki-67 增殖指数约为 2%。

图 38-5　疏松区域免疫组织化学染色（EnVision 二步法，中倍放大）

组织病理诊断：考虑高级别神经上皮肿瘤，非特指（not otherwise specified，NOS）CNS WHO 4 级。

分子病理检测：*PLAGL1* 基因扩增（NGS）。

DNA 甲基化谱分析：胚胎性肿瘤，多形性腺瘤基因（pleomorphic adenoma gene，PLAG）家族扩增型，模型评分：0.9999（图 38-6）。

病理诊断（整合诊断）：（右侧小脑）中枢神经系统胚胎性肿瘤，局部可见胶质和肌样分化，伴 *PLAGL1* 基因扩增，NEC，CNS WHO 未定级，组织病理级别相当于 WHO 4 级。

分子病理检测结果：*PLALG1* 基因扩增（二代测序）；胚胎性肿瘤，PLAG 家族扩增型（DNA 甲基化谱分析）。

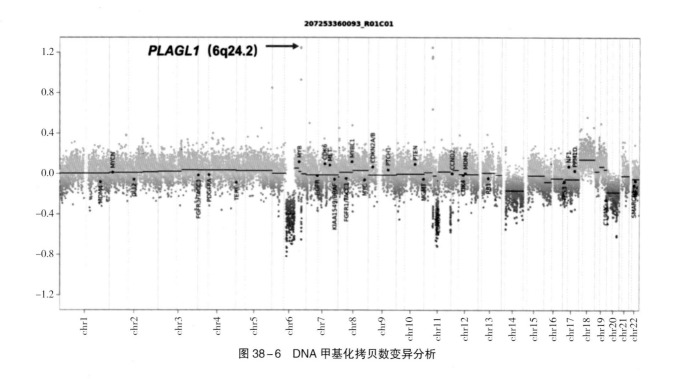

图 38-6　DNA 甲基化拷贝数变异分析

【讨论】

2021 年 WHO CNS 肿瘤分类中将胚胎性肿瘤分为髓母细胞瘤、非典型畸胎样/横纹肌样瘤、筛状神经上皮瘤（cribriform neuroepithelial tumor，CRINET）（暂定）、伴多层菊形团的胚胎性肿瘤、*FOXR2* 激活型 CNS 神经母细胞瘤、伴 *BCOR* 内部串联重复的 CNS 肿瘤，以及 CNS 胚胎性肿瘤，NOS/NEC。随着 NGS 及 DNA 甲基化谱检测的广泛应用，许多新的 CNS 胚胎性肿瘤类型和对应的分子病理特征被识别，包括伴 *EP300-BCOR*（*L1*）融合的 CNS 肿瘤，伴 *BRD4-LEUTX* 融合的 CNS 胚胎性肿瘤，以及本病例中诊断的伴 PLAG 家族扩增的 CNS 胚胎性肿瘤。

PLAG 家族为锌指蛋白转录因子家族的亚科，包括 *PLAG1*、*PLAGL1*（16q24.2）和 *PLAGL2*（20q11.21）三个成员。*PLAG1* 和 *PLAGL2* 是具有类似的 DNA 结合能力和部分重叠功能的原癌基因，在多形性腺瘤、脂肪母细胞瘤、肝母细胞瘤和一些白血病的发展中起着关键作用。但 *PLAGL1* 的作用尚不明确。在 CNS 肿瘤中，*PLAGL1* 基因融合被证明是儿童幕上室管膜瘤样肿瘤中一种新类型的分子特征，说明在脑肿瘤中 *PLAGL1* 可能作为原癌基因促进肿瘤的发生，也进一步提示 PLAG 家族基因变异在 CNS 肿瘤中具有重要的诊断价值。

分子特征方面，伴 PLAG 家族扩增的 CNS 胚胎性肿瘤具有特征性的 DNA 甲基化谱，约 90.3% 的病例表现为 *PLAGL1/2* 基因扩增（*PLAGL1* 扩增比例为 35.5%，*PLAGL2* 扩增比例为 54.8%），且根据 *PLAGL1* 扩增和 *PLAGL2* 扩增有可能进一步将该类肿瘤分成两个亚组。9.7% 的病例无明确 PLAG 家族扩增。后续研究表明，这部分无 PLAG 家族扩增的病例可能伴有 *PLAG1* 基因融合。病理形态方面，伴 PLAG 家族扩增的 CNS 胚胎性肿瘤是由原始胚胎样细胞组成的、高细胞密度和高有丝分裂活性的肿瘤，大多数表现为实体生长模式，边界清晰，个别表现为局灶性浸润性生长。许多肿瘤可见非栅栏状坏死区域，无明确的微血管增生，无室管膜裂隙或室管膜样菊形团。免疫组化染色提示，胶质相关标志物（GFAP 和 Olig-2）大多为阴性，Syn、NF 散在阳性，个别病例 EMA 核旁点状阳性，INI1 和 BRG1 核表达阳性。Desmin 在大多数肿瘤中表达，但其他肌源性标志物（Myogenin、SMA 和 MyoD1）均为阴性。Ki-67 增殖指数为 30% ~ 70%。

伴 PLAG 家族扩增的 CNS 胚胎性肿瘤多发生于儿童，其中 *PLAGL1* 扩增的肿瘤患者中位年龄为 10.5 岁（1 ~ 19 岁），男女比例为 3 : 8；*PLAGL2* 扩增的肿瘤患者中位年龄为 2 岁（0 ~ 36），男女比例为 10 : 7。预后方面，*PLAGL1* 扩增的肿瘤患者 5 年 OS 为 66%，*PLAGL2* 扩增肿瘤患者的 5 年 OS 为 25%（其中男性患者为 18%，女性患者为 82%），整个队列在 5 年后的生存率保持不变。早期使用化疗药物（如替莫唑胺）可能使患者生存获益，但具体治疗方法的选择仍有待大样本队列验证。

综上所述，这是 1 例新的、具有特征性 DNA 甲基化和分子特征的中枢神经系统胚胎性肿瘤，其缺乏特殊的形态学特征或免疫组化标记，临床预后特点及治疗策略仍有待进一步研究。

（首都医科大学附属北京天坛医院 / 北京市神经外科研究所　常　青　刘　幸）

参考文献

[1] WU Z, RAJAN S, CHUNG H J, et al. Molecular and clinicopathologic characteristics of gliomas with EP300: BCOR fusions [J]. Acta Neuropathol, 2022, 144 (6): 1175-1178.

[2] LEBRUN L, ALLARD-DEMOUSTIEZ S, GILIS N, et al. Clinicopathological and molecular characterization of a case classified by DNA-methylation profiling as "CNS embryonal tumor with BRD4-LEUTX fusion" [J]. Acta Neuropathol Commun, 2023, 11 (1): 46.

[3] KECK M K, SILL M, WITTMANN A, et al. Amplification of the PLAG-family genes-PLAGL1 and PLAGL2-is a key feature of the novel tumor type CNS embryonal tumor with PLAGL amplification [J]. Acta Neuropathol, 2023, 145 (1): 49-69.

[4] HENSEN K, VAN VALCKENBORGH I C, KAS K, et al. The tumorigenic diversity of the three PLAG family members is associated with different DNA binding capacities [J]. Cancer Res, 2002, 62 (5): 1510-1517.

[5] ADNANI L, DIXIT R, CHEN X, et al. Plag1 and Plagl2 have overlapping and distinct functions in telencephalic development [J]. Biol Open, 2018, 7 (11).

[6] SIEVERS P, HENNEKEN S C, BLUME C, et al. Recurrent fusions in PLAGL1 define a distinct subset of pediatric-type supratentorial neuroepithelial tumors [J]. Acta Neuropathol, 2021, 142 (5): 827-839.

[7] TAUZIEDE-ESPARIAT A, SIEGFRIED A, NICAISE Y, et al. PLAG1 fusions extend the spectrum of PLAG (L)-altered CNS tumors [J]. Acta Neuropathol, 2023, 146 (6): 841-844.

[8] TAUZIEDE-ESPARIAT A, BECCARIA K, DANGOULOFF-ROS V, et al. A comprehensive analysis of infantile central nervous system tumors to improve distinctive criteria for infant-type hemispheric glioma versus desmoplastic infantile ganglioglioma/astrocytoma [J]. Brain Pathol, 2023, 33 (5): e13182.

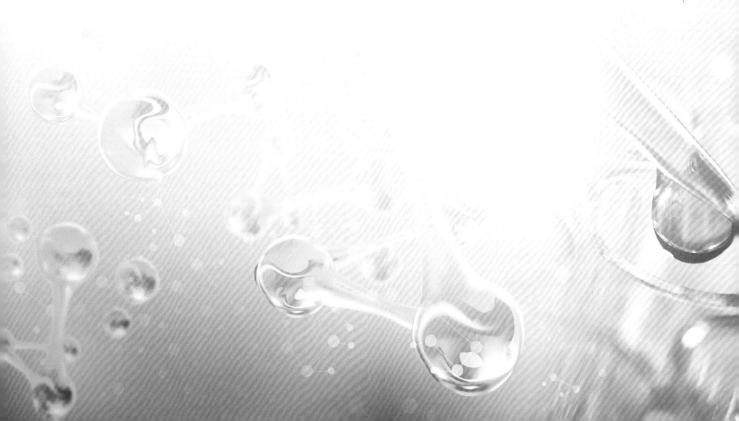

第三章
松果体肿瘤

病例 39　男，42 岁，三脑室占位

【临床资料】

患者，男，42 岁。主诉"反复头晕 1 个月"。

现病史：患者 1 个月前无明显诱因出现反复头晕，伴间断性视物模糊，无头痛，无恶心、呕吐，无发热，至当地医院就诊，头颅 MRI 提示第三脑室后部异常团块影，考虑肿瘤。

查体：患者神志清楚，双瞳等大等圆，直径为 3 mm，光敏，伸舌居中，颈软，四肢肌力、肌张力正常。

既往史：肺结核病史 6 年，余无特殊。

辅助检查：

1. 实验室检查示 β–HCG 5.24 mIU/mL，AFP 2.580 ng/mL。

2. 头颅 MRI（外院）示第三脑室后部见异常团块影，形态不规则，大小约 3.2 cm × 2.7 cm × 4.1 cm，考虑肿瘤（生殖细胞瘤？中枢神经细胞瘤？或其他？）幕上脑室脑积水，侧脑室周围少许间质性脑水肿（图 39–1）。

3. 胸部 CT 示肺多发大小不等结节影，较大者约位于尖段，大小约 2.7 cm × 1.9 cm，边缘不规则，与邻近胸膜牵拉，部分结节呈簇状分布，内伴钙化灶，结核？合并其他不除外。

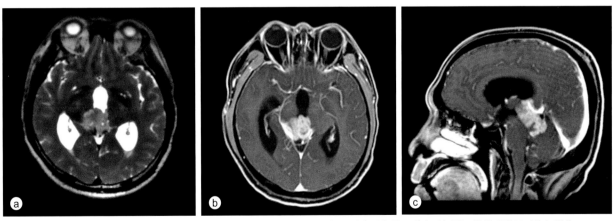

a. 轴位 T₂WI；b. 轴位 T₁WI 增强；c. 矢状位 T₁WI 增强示第三脑室后部见异常团块影，形态不规则，增强后明显不均匀强化。

图 39–1　头部 MRI

行三脑室占位切除术。

手术所见：病变位于脑干并突向松果体区，病变呈实性，质韧，为黄白色，肿瘤血供稍丰富，粘连并压迫滑车神经。

【病理结果】

大体所见：灰白灰褐色不整形组织多块，总体积为 1.5 cm × 1 cm × 0.5 cm，实性，质中。

镜下所见：部分区域肿瘤细胞呈巢团状散在分布于血凝块中，部分区域呈弥漫性分布，与周围脑组织分界较清，可见小灶坏死。肿瘤细胞大小较均匀，体积小到中等，核呈圆形、卵圆形，染色质细腻，可见小核仁，核分裂象约 1 个 / 10 HPF。部分肿瘤细胞胞质空亮，呈少突胶质细胞瘤样形态，局灶伴钙化。局灶肿瘤细胞围绕血管形成假菊形团结构（图 39-2）。

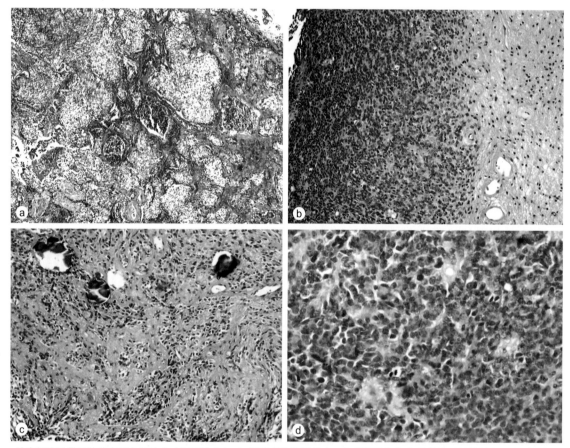

a. 肿瘤细胞呈巢团状分布于血凝块中（低倍放大）；b. 肿瘤细胞弥漫分布，与周围脑组织分界较清（低倍放大）；c. 部分肿瘤细胞胞质空亮，呈少突胶质细胞瘤样形态，伴钙化（中倍放大）；b. 肿瘤细胞核呈圆形、卵圆形，染色质较细腻，可见假菊形团结构（高倍放大）。

图 39-2　光学显微镜观察所见（HE 染色）

免疫组化检查：肿瘤细胞表达 Syn、CgA、MAP2，少数细胞表达 NF、GFAP、CK（AE1 / AE3），ATRX 表达缺失，不表达 Olig-2、EMA、NeuN、TTF-1、CK8 / 18、SALL4、OCT3 / 4 和 β-HCG，H3K27me3、INI1、Rb 表达未缺失，p53 野生型表达，Ki-67 增殖指数约为 15%（图 39-3）。

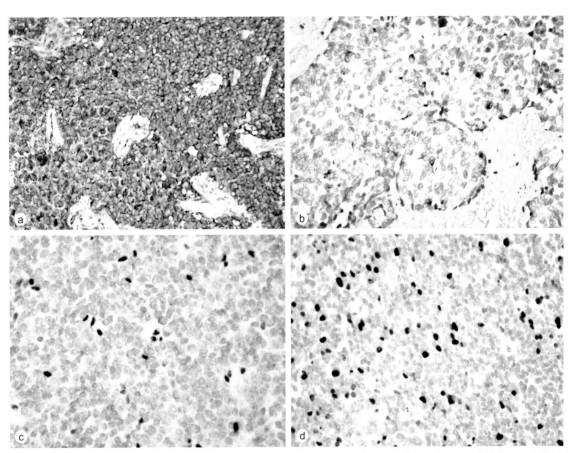

a. 肿瘤细胞 Syn 弥漫阳性（中倍放大）；b. 少数肿瘤细胞 NF 阳性（高倍放大）；c. 肿瘤细胞 ATRX 表达缺失（高倍放大）；
d. Ki-67 增殖指数约为 15%（高倍放大）。

图 39-3　免疫组织化学染色（EnVision 二步法）

分子病理结果：Sanger 测序检出 *KBTBD4* 基因 4 号外显子突变（p.P311_R313dup）（图 39-4）。未检出 *IDH1*、*IDH2*、*H3F3A*、*HIST1H3B* 基因突变，未检出 *TERT* 基因启动子突变。

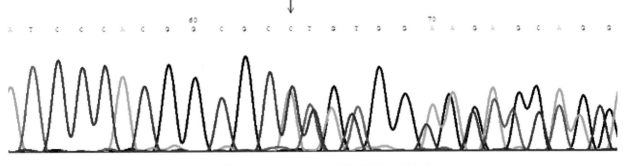

图 39-4　Sanger 测序结果，检出 *KBTBD4* 基因 4 号外显子框内插入突变（p.P311_R313dup）

病理诊断（整合诊断）：中分化松果体实质瘤（pineal parenchymal tumour of intermediate differentiation，PPTID），CNS WHO 3 级。

【讨论】

PPTID 是在松果体实质发生的肿瘤，约占松果体实质肿瘤的 45%，其恶性程度介于松果体细胞瘤和松果体母细胞瘤之间。PPTID 患者多为成年人，中位年龄为 33 岁。女性略占优势（男女比例：0.8：1）。临床表现与其他松果体实质肿瘤相似，主要表现为与导水管阻塞、神经眼科功能障碍、脑干或小脑功能障碍及颅内压升高有关的症状和体征。影像学上 PPTID 通常比松果体细胞瘤更大、更具有异质性，并且常出现局部侵袭的特征。本例影像学亦表现为第三脑室及松果体区不规则的强化团块影，由于其主要位于第三脑室，且与周围结构关系密切，影像学难以确定是否为松果体实质来源的肿瘤。

组织病理特征上，PPTID 可出现弥漫性和分叶状两种结构模式，弥漫性区域肿瘤细胞呈神经细胞瘤样或少突胶质细胞瘤样，分叶状区域则是由血管勾勒出模糊的小叶结构。肿瘤细胞密度可为中至高等。肿瘤细胞核通常为圆形，轻度至中度异型，染色质细，呈胡椒面样。细胞质呈嗜酸性或淡染，细胞界限不清。本例组织学肿瘤细胞团散布于血凝块中，形成团巢状结构的假象，还出现了 PPTID 不常见的假菊形团结构和小灶坏死。

免疫组织化学染色上，PPTID 几乎都表达 Syn，而 NFP 和 CgA 则表达程度差异较大，NeuN 可在低级别 PPTID 中表达，GFAP、S-100 标记表达可见于极少数有胶质分化的病例。Ki-67 增殖指数在 3.5% ~ 16.1%。少部分 PPTID 可出现 ATRX 表达缺失。CRX 是一种参与视网膜和松果体谱系分化的转录因子，在 PPTID 中通常为弥漫性（>50% 的细胞）核表达，有助于松果体来源的判断。

KBTBD4 基因小片段框内插入突变是 PPTID 目前发现的主要分子遗传学改变。热点突变形式主要为 p.R313delinsPRR 和 p.R313_M314insPRR。本例突变位点与文献报道不同，但位置相近，为 p.P311_R313dup。根据一项荟萃分析，该基因改变在 PPTID 中检出率为 74%（20/27），18 岁以上检出率更高，为 88%（15/17）。除在 PPTID 及少数髓母细胞瘤、极少数松果体细胞瘤中发现有该基因突变外，目前尚无其他肿瘤检出该基因改变。目前形态学特征是 PPTID 的主要诊断标准，若检出 *KBTBD4* 基因改变则更为理想。虽然 *KBTBD4* 基因突变并非 PPTID 特异性改变，但在松果体区肿瘤的鉴别诊断中有重要价值，且突变位点相对较单一，可采用经济便捷的单基因测序进行检测。对髓母细胞瘤研究显示，突变型 *KBTBD4* 驱动对新底物 coREST 的识别，促进其募集和泛素化，增加其降解，从而改变表观遗传程序，促使肿瘤细胞干性增加。因此，突变型 *KBTBD4* 基因可能为肿瘤发生的驱动基因。

PPTID 需要与松果体区可发生的多种肿瘤进行鉴别。①松果体细胞瘤：可见大量松果体菊形团，NF 弥漫强阳性，增殖指数低。②松果体母细胞瘤：主要发生于儿童，显示更原始的胚胎性肿瘤的细胞形态，核分裂多，常伴坏死，其基因改变主要为 *DICER1* 及 *DROSHA* 的突变，而非 *KBTBD4* 基因突变。③中枢神经细胞瘤：肿瘤细胞形态与 PPTID 具有相似性，且均表现 Syn 弥漫阳性，然而，大部分中枢神经细胞瘤表达 NeuN 和 TTF-1，不具有 *KBTBD4* 基因改变，可辅助鉴别。此外，影像学检查肿瘤是否位于松果体区也有助于鉴别。④少突胶质细胞瘤：PPTID 可出现少突胶质细胞瘤样形态及钙化，如本例所示，但 PPTID 不表达 Olig-2，且无少突胶质细胞瘤的典型分子改变，如 *IDH* 突变和 1p/19q 共缺失，可进行区分。⑤弥漫中线胶质瘤（H3 K27 变异）：松果体位于中线部位，亦可发生胶质瘤，DMG

形态多样，但其特异的分子改变可通过免疫组化 H3 K27me3 表达缺失进行筛查。本病例 H3 K27me3 表达保留，可排除 DMG 的诊断。⑥室管膜瘤：PPTID 多与脑室有关，尤其本例，肿瘤主体位于第三脑室，细胞学形态亦与室管膜瘤相似，但室管膜瘤 GFAP 表达较好，EMA 可出现较特殊的点状阳性模式，不表达 Syn，无 *KBTBD4* 基因突变。⑦生殖细胞肿瘤：该类肿瘤是松果体区好发肿瘤之一，尤其是生殖细胞瘤需要与 PPTID 进行鉴别。本例患者 β-HCG 轻度升高，需要考虑到是生殖细胞瘤的可能。生殖细胞瘤内通常有淋巴细胞的浸润，且表达 SALL4、PLAP、OCT3/4 等生殖细胞标记，可进行区分。⑧转移性肿瘤：本例为老年患者，肺部有未明确诊断的肿块，需要排除转移性肿瘤的可能，PPTID 细胞形态与颅外神经内分泌肿瘤细胞类似，且均表达 Syn，但其他部位神经内分泌肿瘤通常 CK 及 EMA 等上皮标记表达较好，差分化的神经内分泌肿瘤上皮标记可能呈弱表达，但 Ki-67 增殖指数较高，且无 *KBTBD4* 基因突变。

大多数 PPTID 病例的生物学行为对应 CNS WHO 分级的 2 级，更具侵袭性的病例则相当于 3 级。有研究根据肿瘤核分裂数、NFP 的表达情况将 PPTID 界定为低级别和高级别。低级别核分裂数少，表达 NFP 的细胞多；高级别核分裂数多或核分裂少但没有或仅极少细胞表达 NFP。低级别 PPTID 患者 5 年总生存率明显高于高级别患者，复发和播散风险低于高级别患者。在另一项研究中，低级别 PPTID（Ki-67 增殖指数 <5%）患者的总生存率和无进展生存率高于高级别 PPTID（Ki-67 增殖指数 ≥5%）患者。本例 PPTID 的 Ki-67 增殖指数较高，核分裂不多见，表达 NFP 的细胞数少，符合 3 级的形态特点。由于肿瘤细胞体积较小，染色较深的区域核分裂难以识别可能是核分裂计数偏低的因素，文献报道 PHH 免疫组化阳性细胞计数与 Ki-67 增殖指数更具有相关性。目前核分裂计数、NFP 的表达情况和 Ki-67 增殖指数的预后作用尚需进一步研究，因此，尚没有确定的量化分级标准。

松果体区为多种肿瘤的好发部位，PPTID 除需要与松果体细胞瘤、松果体母细胞瘤鉴别外，其形态学可类似于中枢神经细胞瘤、少突胶质细胞瘤等，充分考虑到各种鉴别诊断并进行相应的免疫组化及分子检测是避免诊断陷阱的关键。*KBTBD4* 基因框内插入突变对 PPTID 的诊断具有重要的辅助作用。

（四川大学华西医院　龚　静　陈　铌）

参考文献

［1］TAKASE H，TANOSHIMA R，SINGLA N，et al. Pineal parenchymal tumor of intermediate differentiation：a systematic review and contemporary management of 389 cases reported during the last two decades［J］. Neurosurg Rev，2022，45（2）：1135-1155.

［2］COY S，DUBUC A M，DAHIYA S，et al. Nuclear CRX and FOXJ1 Expression Differentiates Non-Germ Cell Pineal Region Tumors and Supports the Ependymal Differentiation of Papillary Tumor of the Pineal Region［J］. Am J Surg Pathol，2017，41（10）：1410-1421.

［3］LIU A P Y，LI B K，PFAFF E，et al. Clinical and molecular heterogeneity of pineal parenchymal tumors：a consensus study［J］. Acta Neuropathol，2021，141（5）：771-785.

［4］NORTHCOTT P A，BUCHHALTER I，MORRISSY A S，et al. The whole-genome landscape of medulloblastoma subtypes［J］. Nature，2017，547（7663）：311-317.

［5］UCHIDA E，SASAKI A，SHIRAHATA M，et al. Role of proliferative marker index and KBTBD4 mutation in the pathological diagnosis of pineal parenchymal tumors［J］. Brain Tumor Pathol，2022，39（3）：130-138.

［6］CHEN Z，IORIS R M，RICHARDSON S，et al. Disease-associated KBTBD4 mutations in medulloblastoma elicit neomorphic ubiquitylation activity to promote CoREST degradation［J］. Cell Death Differ，2022，29（10）：1955-1969.

病例 40　女，62 岁，松果体区占位

【临床资料】

患者，女，62 岁。主诉"头痛 8 个月，恶心、呕吐伴视物模糊 1 月余"。

现病史：患者 8 个月前头痛，不伴恶心、呕吐，不伴头晕及肢体抽搐，于当地医院就诊，行头颅 CT 检查诊断"颅内病变"，未做特殊处理，头痛逐渐缓解；1 个月前患者出现恶心、呕吐，伴视物模糊及左侧肢体活动不利，伴耳鸣，不伴肢体抽搐及头痛，到医院就诊，给予药物治疗（病名不详）后症状缓解；1 日前恶心呕吐加重，经门诊收入院以行进一步治疗。

既往史：高血压 3 级（极高危险组）。

家族史：母亲高血压。

查体：血压 156/109 mmHg；双侧瞳孔等大等圆，光反射灵敏，双眼无上视障碍，双眼无震颤，心肺未见明显异常，四肢肌力、肌张力正常，深浅感觉无障碍；闭目难立征、左侧指鼻试验、跟膝胫试验阳性。

辅助检查：头颅 MRI 提示松果体区及小脑占位性病变（图 40-1）。

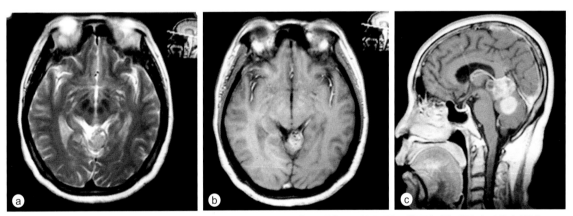

图 40-1　松果体区及小脑可见一不规则形稍短 T_1、等至稍长 T_2 信号影，增强扫描后见略不均匀强化

【病理结果】

大体所见：术中所见肿瘤质地较软，血管丰富，呈粉白色，分界不清，显微镜下分块切除肿瘤。冰冻送检灰白色碎组织一堆，体积为 0.8 cm × 0.6 cm × 0.3 cm，后送标本为灰白灰红色的碎组织一堆，大小为 2 cm × 1 cm × 0.3 cm。

镜下所见：单形性的圆形细胞呈弥漫性分布，局部可见菊形团，部分区域细胞核稍大，核分裂象未查见；肿瘤细胞间可见血管形成分隔，但分叶状结构并不明显；局部可见色素及砂砾样钙化灶；未见坏死及血管增殖，但局部侵犯脑组织（图 40-2）。

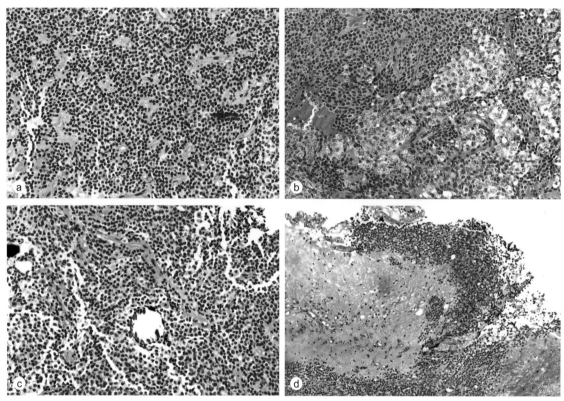

a. 单形性的圆形细胞弥漫性分布，局部可见菊形团，模拟中枢神经细胞瘤生长方式；b. 肿瘤细胞弥漫性分布，部分细胞核为圆形，部分细胞核稍大伴细胞核呈胡椒盐样，可见色素；未见坏死及血管增殖，未见明确核分裂象；c. 瘤细胞间可见血管形成分隔；可见砂砾样钙化灶；d. 局部与脑实质界限不清，侵犯脑组织。

图 40-2　光学显微镜下所见

免疫组化检查：Syn（＋），Vimentin（－），GFAP（－），Olig-2（－），NF（＋），NSE（＋），S-100（＋），NeuN（－），EMA（－），CK（－），CD117（－），Ki-67 增殖指数（＋8%）（图 40-3）。

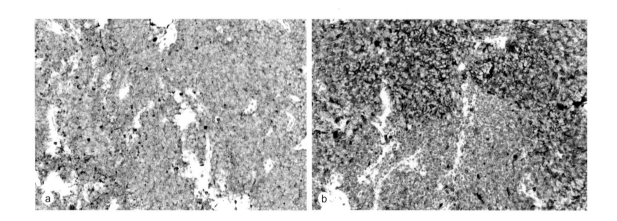

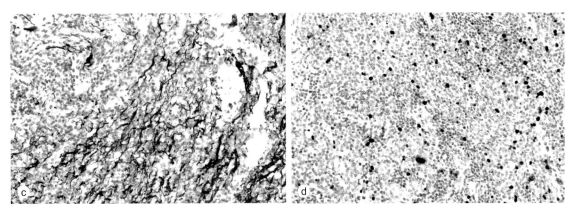

a. Syn 弥漫阳性表达；b. NF 表达无缺失，但在不同细胞区域阳性表达的强度有差别；c. GFAP 肿瘤细胞阴性表达；d. Ki-67 增殖指数约为 8%。

图 40-3　免疫组织化学染色

病理诊断：中分化松果体实质瘤（PPTID），CNS WHO 2 级。

【讨论】

松果体区是一个复合解剖空间，包括松果体和周围结构。松果体来源于神经外胚层，至胚胎第 8 个月时，松果体已近似成年型。在中枢神经系统中，成熟松果体的组织学形态独特，呈显著的分叶状结构。青春期后松果体中一般会出现脑砂，是一种矿化石，随年龄增长而增多。

组织学上松果体表面包以软膜，软膜结缔组织伴随血管伸入腺实质，将实质分为许多小叶，小叶内主要由松果体细胞、神经胶质细胞和无髓神经纤维等组成。也有观点认为松果体由 95% 松果体细胞与 5% 星形胶质细胞构成。松果体细胞强阳性表达 Syn，星形胶质细胞表达 GFAP。见脑砂，为同心圆钙化。

松果体区肿瘤很少见，在所有颅内肿瘤性病变中不足 1%，包括原发性松果体实质肿瘤、生殖细胞瘤和来源于邻近组织结构的肿瘤，如脉络丛肿瘤、脑膜瘤和胶质瘤等。此外淋巴瘤、非典型畸胎样 / 横纹肌样瘤和转移性肿瘤也可能发生在该区域，但并不常见。约 27% 的松果体区肿瘤起源于松果体实质。根据 2021 年 WHO CNS 肿瘤分类，松果体实质肿瘤包括 5 种不同的组织型：松果体细胞瘤、中分化松果体实质瘤、松果体区乳头状肿瘤、松果体母细胞瘤和松果体区结缔组织增生性黏液样肿瘤，*SMARCB1* 突变型。PPTID 比松果体细胞瘤或松果体母细胞瘤更常见，约占所有松果体实质肿瘤的 45%。

PPTID 最早由 Schild 等定义，并于 2000 年被 WHO CNS 肿瘤分类收录，是形态特征和临床行为介于松果体细胞瘤和松果体母细胞瘤之间的一种肿瘤，由单形性的圆形细胞组成，细胞分布呈弥漫性片状结构或分叶状结构，其分化程度高于松果体母细胞瘤，CNS WHO 分级为 2 级或 3 级。

PPTID 临床表现与其他松果体区肿瘤相似，症状基本上是因压迫周围组织（大脑、导水管、小脑、中脑；突入第三脑室）所致。多数表现为头疼、头晕、呕吐；也可表现出耳鸣、步态不稳、视力下降、多饮、多尿、闭经等内分泌异常等。PPTID 有局部复发和颅脊髓播散的可能。

在影像学上 PPTID 通常界限较清楚，比松果体细胞瘤更大，肿瘤一般为 2 ~ 5 cm，MRI 常表现为稍长 T_1、T_2 不均匀信号，增强扫描后不均匀强化。可能显示周围钙化或偶尔的囊性改变，且常表现为局部侵袭。而松果体母细胞瘤更可能界限不清，不伴有钙化。但是，影像学的线索和特征不能可靠地区分松果体实质肿瘤的级别。

PPTID 患者中位年龄为 33 岁（3.5～64 岁），女性有轻微优势（男：女=0.8：1）。也有学者研究认为这类病变没有性别差异。有分析显示松果体细胞瘤和 PPTID 在成人中比在儿童中更常见。PPTID 没有综合征相关性或遗传易感性的报道。

PPTID 的肉眼观是边界清楚的病变，呈灰褐色，均匀或颗粒状，可能发生退行性改变，包括囊肿形成和局部出血。

组织学上 PPTID 可能表现出两种结构模式：弥漫性（神经细胞瘤或少突胶质细胞瘤样）和（或）分叶状（有血管分隔的模糊分叶）。肿瘤细胞通常含有圆形细胞核，显示轻度至中度异型性和胡椒盐状染色质。

组织学上，PPTID 可类似于中枢神经细胞瘤。两者均单形圆形细胞，弥漫性 Syn 免疫阳性。然而，PPTID 不表达 NeuN。PPTID 的组织学也可能与少突胶质细胞瘤混淆，但 PPTID 不表达 Olig-2，也不表现出少突胶质细胞瘤的典型分子改变，如 IDH 突变和 1p/19q 共缺失。混合松果体细胞瘤-松果体母细胞瘤是一种有争议的肿瘤，表现为双相模式，有明显的交替区，由清晰划分的松果体母细胞瘤区域和松果体细胞瘤区域混合组成，不应诊断为 PPTID。不要将 PPTID 与大神经节细胞误认为生殖细胞瘤，生殖细胞瘤的肿瘤细胞核大，细胞质为空泡状，OCT3/4（+）、SALL4（+）、CD117（C-kit）（+）、PLAP（+），并且通常伴有非肿瘤性的淋巴细胞。不要将弥漫性 PPTID（CNS WHO 分级 2～3 级）误认为是松果体母细胞瘤，PPTID 分化程度高于松果体母细胞瘤。PPTID 肿瘤细胞核增大和多形性不是其发育不全的证据，也与预后无关，不要将多形性作为分级标准。并且，钙化的出现也不影响预后。

PPTID 通常对 Syn 染色阳性。NFP 和 CgA 的标记是可变的。PPTID 通常表现为弥漫性（>50% 的细胞）核表达 CRX，这是一种参与视网膜和松果体谱系分化的转录因子。有丝分裂活性低至中等，Ki-67 增殖指数为 3.5%～16.1%。Ki-67 增殖指数对分级的影响尚未有明确标准。

PPTID 是一种潜在的侵袭性肿瘤，生物学行为可变。虽然大多数符合 CNS WHO 2 级，但更严重的病例可能符合 3 级，截至目前明确的组织学分级标准仍有待确定。Jouvet 等提出的评分标准可供参考：①当核分裂 <6 个/10 HPF，NF 弥漫阳性表达时，为 2 级；②当核分裂 >6 个/10 HPF 或核分裂 <6 个/10 HPF，NF 不表达时，为 3 级。

本例为发生于松果体区的病变，组织学上单形性的圆形细胞呈弥漫性分布，局部可见菊形团，部分区域细胞核稍大，核分裂象未查见；肿瘤细胞间可见血管形成分隔，但分叶状结构并不明显；局部可见色素及砂砾样钙化灶；未见坏死及血管增殖，但局部侵犯脑组织。肿瘤具有侵袭性的生物学行为，且 NF 表达未缺失，依据 Jouvet 等提出的评分标准诊断为 PPTID，2 级。

近期研究发现 KBTBD4 框内插入是 PPTID 中常见的分子改变。相比之下，DICER1 和 DROSHA 突变仅限于松果体母细胞瘤，可能有助于鉴别诊断。

由于 PPTID 病例少见，此类疾病缺乏黄金治疗标准。以往的报道，无转移或 2 级 PPTID 均可通过显微手术加或不加放疗的方式得到充分处理。然而，对 3 级 PPTID，或有脊髓种植播散的患者，治疗方法在所有研究中意见并不一致。有学者报道研究 127 例 PPTID 患者中位总生存期为 14 年，5 年总生存率为84%。中位无进展生存期为5.2年，5年无进展生存率为52%；复发常涉及脊髓/脑脊膜播散。

（哈尔滨医科大学附属第一医院　戚基萍　丛玉玮）

参考文献

［1］LOUIS D N，PERRY A，WESSELING P，et al. The 2021 WHO classification of tumors of the central nervous system：a summary［J］. Neuro Oncol，2021，23：1231-1251.

［2］薛德彬、陈健、王炜 . 病理医师实用组织学 . 4 版 . 北京：北京科学技术出版社，2017.

［3］TAKASE H，TANOSHIMA R，SINGLA N，et al. Pineal parenchymal tumor of intermediate differentiation：a systematic review and contemporary management of 389 cases reported during the last two decades［J］. Review Neurosurg Rev，2022，45（2）：1135-1155.

［4］PFAFF E，AICHMÜLLER C，SILLM，et al. Molecular subgrouping of primary pineal parenchymal tumors reveals distinct subtypes correlated with clinical parameters and genetic alterations［J］. Acta Neuropathol，2020，139（2）：243-257.

［5］UCHIDA E，SASAKI A，SHIRAHATA M，et al. Role of proliferative marker index and KBTBD4 mutation in the pathological diagnosis of pineal parenchymal tumors［J］. Brain Tumor Pathol，2022，39（3）：130-138.

病例 41　男，58 岁，松果体区占位

【临床资料】

患者，男，58 岁。主诉"右侧肢体乏力半年余，头晕 10 余日"。

现病史：患者半年前右下肢出现行走乏力，当时未作处理；后自觉头晕，有逐渐加重表现，以脑梗死来我院诊治。

既往史：无特殊。

家族史：无明确家族史。

查体：患者发育正常，意识清醒，无异常行为，无幻觉、妄想，无失语、失读、失写，姿势、步态正常。脑膜刺激征（－），脊神经根刺激征（－），各组颅神经正常。肌力、肌张力正常，感觉正常，生理反射正常，病理反射未引出。浅表淋巴结未触及肿大。自发病以来患者饮食、睡眠可，大小便正常，体重无明显减轻。

辅助检查：头颅 MRI 显示松果体区第三脑室后部可见不规则软组织异常信号影，大小约 30 mm × 23 mm，边界清晰，边缘光整，呈长 T_1 稍长 T_2 信号，FLAIR 呈稍高信号，增强扫描呈明显强化。边缘可见长 T_1 长 T_2 信号影，增强扫描未见强化。其余脑实质未见异常信号。影像学诊断考虑为来源于局部脑实质的星形细胞瘤可能，需与松果体来源肿瘤进一步鉴别（图 41-1）。

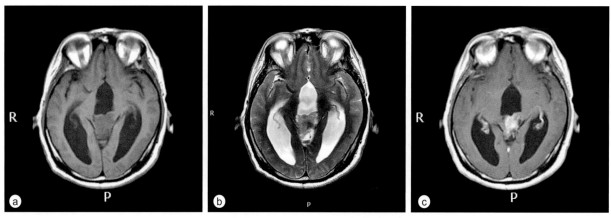

a. 轴位 T_1WI 扫描呈低信号；b. 轴位 T_2WI 扫描呈高信号；c. 轴位 T_1WI 增强扫描呈明显强化。

图 41-1　MRI 检查示病变位于松果体区第三脑室后部

该患者行神经内镜下第三脑室肿瘤活检术和造瘘术，术中见肿瘤位于第三脑室后部，呈淡红色、边界清，但与周围组织粘连较紧密。微电流烧灼肿瘤表面，并钳取少量肿瘤组织送病理检查。患者术后恢复好，未行放化疗。2024 年 1 月电话随访情况良好。

【病理结果】

大体所见：送检灰白色碎组织，共 0.6 cm × 0.3 cm × 0.2 cm，质地软，全部制片。

镜下所见：肿瘤组织中等密度，肿瘤由两种细胞构成：一种是形态较一致的中等大的细胞，并形成松果体细胞瘤菊形团；另一种是具有巨怪细胞核的单核或多核瘤细胞。瘤细胞核分裂象罕见。全片未见坏死和血管内皮增生（图 41-2）。

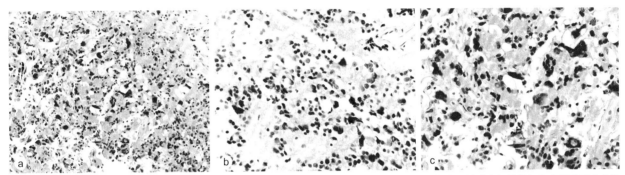

a. 肿瘤由形态较一致的中等大的细胞和多形性的巨核或多核瘤细胞构成（中倍放大）；b. 部分区域形成松果体细胞瘤菊形团（高倍放大）；c. 多形性细胞核大，核形不规则（高倍放大）。

图 41-2　光学显微镜观察所见（HE 染色）

免疫组化检查：肿瘤细胞 Syn、CgA、S-100、β-tubulin Ⅲ 和 Tau 呈弥漫阳性，NSE 和 NFP 呈局灶阳性。肿瘤细胞不表达 GFAP、Vimentin、Olig-2、IDH1 R132H、p53、NeuN、CD34、BRAF V600E 和生殖细胞肿瘤标志物（图 41-3）。Ki-67 增殖指数低（约 0.5%）。

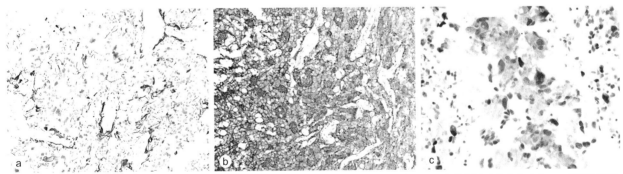

a. 肿瘤细胞 GFAP 阴性，背景残存胶质细胞 GFAP 阳性（中倍放大）；b. 肿瘤细胞 Syn 呈弥漫阳性（高倍放大）；c. 多形性细胞 NFP 阳性（高倍放大）。

图 41-3　免疫组织化学染色（EnVision 二步法）

分子病理结果：*IDH1/IDH2* 基因突变（-），1p/19q（无缺失），*TERT* 基因启动子突变（-）。

病理诊断：多形性松果体细胞瘤（pleomorphic pineocytoma），CNS WHO 1 级。

【讨论】

松果体实质肿瘤（pineal parenchymal tumor，PPT）起源于松果体细胞，约占松果体区肿瘤的 27%（前两位分别是胶质细胞肿瘤和生殖细胞肿瘤）。根据恶性程度，PPT 分为三类：松果体细胞瘤（CNS WHO 1 级）、中分化松果体实质瘤（CNS WHO 2～3 级）和松果体母细胞瘤（CNS WHO 4 级）。

松果体细胞瘤约占 PPT 的 25%。组织学上，松果体细胞瘤肿瘤细胞大小较一致，呈片状排列，常形成特征性的松果体细胞瘤菊形团。小部分松果体细胞瘤可见巨核或多核瘤巨细胞，称之为多形性松果体细胞瘤。

多形性松果体细胞瘤十分罕见。据我们所了解，迄今只有约 11 例被报道。多形性松果体细胞瘤主要见于成人（10～72 岁，中位年龄为 54 岁），男性多见（男：女=4.5：1），肿瘤最大径为 1.7～3 cm（中位数为 2.5 cm）。手术完整切除是最佳治疗方案，部分病例术后可行局部放疗。多数患者术后无瘤生存，仅 1 例因手术切除不完整于 8 年后复发。

组织学上，多形性松果体细胞瘤由形态较一致的中等大的细胞和多形性的巨核或多核瘤细胞构成，两种细胞混杂分布。所有病例均可见松果体细胞瘤菊形团，核分裂象罕见（小于 1 个 /10 HPF），均未见坏死和血管内皮增生。两种瘤细胞免疫表型基本一致，均表达多种神经元标志物（Syn、NSE、NFP、CgA、β-tubulin Ⅲ 和 Tau 等）。多形性瘤细胞提示神经节细胞分化，常强表达 NFP。需要注意的是 NFP 抗体有 3 种分子量（70 kD、160 kD 和 200 kD），其中 70 kD 和 200 kD 染色最佳。肿瘤细胞不表达 GFAP 和 Olig-2（阳性细胞为背景残存胶质细胞），NeuN 和 CD34 均为阴性。虽然瘤细胞多形性，但增殖指数低（Ki-67 LI 为 2.18% ± 1.41%）。

多形性松果体细胞瘤需要和以下肿瘤相鉴别。①PXA：好发于儿童和青少年，2/3 的患者小于 18 岁。肿瘤常位于大脑半球表面，累及脑膜。和多形性松果体细胞瘤一样，PXA 具有组织学的多形性，并且 PXA 可出现神经节细胞分化并表达神经元标志物（Syn、NFP 等）。但组织学上，PXA 含有脂质化的黄色瘤细胞和嗜酸性颗粒小体；免疫表型上，PXA 瘤细胞表达 GFAP，CD34 和 BRAF V600E 常阳性；分子病理上，PXA 常具有 BRAF V600E 突变和 *CDKN2A/B* 纯合性缺失。②GG：由肿瘤性的神经节细胞和胶质细胞构成。多形性松果体细胞瘤表达神经元标志物，背景残存的胶质细胞表达 GFAP 和 Olig-2，容易被误诊为 GG。但 GG 的胶质成分是肿瘤性的。免疫组化方面，GG 瘤细胞 BRAF V600E 常阳性，CD34 呈特征性的分枝状表达；分子病理上，GG 常出现 MAPK 信号通路活化（最常见为 BRAF V600E 突变）。③中枢神经细胞瘤：通常位于侧脑室和第三脑室。瘤细胞大小较一致，核呈圆形或卵圆形，染色质斑点状；瘤细胞呈片状排列，可出现大小不等的无核纤维区（类似松果体细胞瘤菊形团）；部分病例还可出现神经节样细胞。和松果体细胞瘤相似，中枢神经细胞瘤也表达多种神经元标志物。尤其是第三脑室后部的中枢神经细胞瘤与松果体细胞瘤不易区分。两者的鉴别主要依靠免疫组化：中枢神经细胞瘤 NeuN（+）/NFP（-），而松果体细胞瘤 NeuN（-）/NFP（+）。④多形性 PPTID：PPTID 的分化介于松果体细胞瘤和松果体母细胞瘤之间。根据核分裂计数和 NFP 表达情况，PPTID 分为低级别（CNS WHO 2 级）和高级别（CNS WHO 3 级）。细胞的多形性也可见于 PPTID，称之为多形性 PPTID。多形性 PPTID 也很罕见，文献仅报道 10 例。目前报道的多形性 PPTID 多发生在低级别 PPTID 中。经过文献复习和统计分析，多形性松果体细胞瘤与多形性 PPTID 的鉴别点包括核分裂象计数、松果体细胞瘤菊形团的有无和 Ki-67 增殖指数。和多形性 PPTID 相比，多形性松果体细胞瘤的核分裂象少（多形性松果体细胞瘤 *vs.* 多形性 PPTID=0 个 /10 HPF *vs.* 0.8 ± 0.87 个 /10 HPF，后同），松果体细胞瘤菊形团更常见（11/11 *vs.* 2/10），Ki-67 增殖指数更低（2.18 ± 1.41 *vs.* 5.27 ± 1.59）。此外，PPTID 常含有 *KBTBD4* 基因改变，也可协助鉴别。

综上所述，多形性松果体细胞瘤十分罕见，不要因其多形性而将其过诊为高级别肿瘤。临床（松果体定位）、组织学（多形性细胞、松果体细胞瘤菊形团）和免疫组化（表达神经元标志物，尤其是 NFP）相结合，有助于多形性松果体细胞瘤的准确诊断。

（广东省人民医院　张明辉　中山大学孙逸仙纪念医院　李　智）

参考文献

［1］FÈVRE-MONTANGE M，SZATHMARI A，CHAMPIER J，et al. Pineocytoma and pineal parenchymal tumors of intermediate differentiation presenting cytologic pleomorphism：a multicenter study［J］. Brain Pathol，2008，18（3）：354-359.

［2］KUCHELMEISTER K，VON BORCKE I M，KLEIN H，et al. Pleomorphic pineocytoma with extensive neuronal differentiation：report of two cases［J］. Acta Neuropathol，1994，88（5）：448-453.

［3］JOUVET A，SAINT-PIERRE G，FAUCHON F，et al. Pineal parenchymal tumors：a correlation of histological features with prognosis in 66 cases［J］. Brain Pathol，2000，10（1）：49-60.

［4］DURAND A，GUYOTAT J，CHAMPIER J，et al. Pleomorphic pineocytoma associated with normal pineal parenchyma：report of a case in a 70-year-old man［J］. Neuropathology，2011，31（1）：82-87.

病例 42 男，33 岁，松果体区占位病变

【临床资料】

患者，男，33 岁。主诉"头痛头晕 1 月余"。

现病史：患者于 1 个月前无明显诱因下出现头痛、头晕，伴恶心呕吐，视物模糊，左侧耳鸣、记忆力下降及短暂意识丧失。于当地医院行头颅 CT 提示松果体区占位性病变伴脑积水征象。头颅 MRI 提示松果体区存在椭圆形不规则异常信号，明显强化，伴有幕上脑室扩大，考虑"松果体区占位，生殖细胞瘤或松果体细胞瘤可能"，拟"松果体区占位"收入院。

既往史：无。

家族史：无明确家族史。

查体：患者发育正常，意识清醒，查体合作，双侧视力及视野减退，记忆力下降，出现短暂性意识丧失，脑膜刺激征（－），各组颅神经正常，肌力、肌张力正常，感觉正常，生理反射正常，病理反射未引出。浅表淋巴结未触及肿大。自发病以来患者饮食、睡眠可，大小便正常，体重无明显减轻。

辅助检查：头颅 CT 显示松果体区的类圆形高密度影。头颅 MRI 提示松果体区见类圆形稍长 T_1WI 信号和混杂 T_2WI 信号，大小约 1.7 cm × 1.7 cm × 1.6 cm，DWI 未见明显异常高信号，增强扫描呈明显不均匀强化，考虑生殖细胞瘤可能性大（图 42-1）。

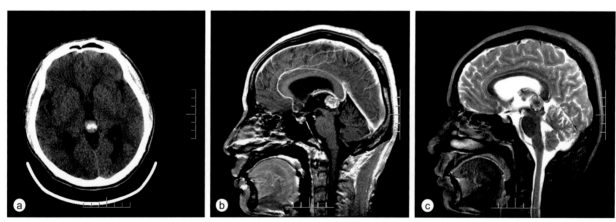

a. 头颅 CT 平扫显示病变位于松果体区，其内见结节状钙化影；b. 矢状位 T_1WI 增强扫描呈不规则强化；c. 矢状位 T_2WI 扫描呈混杂信号。

图 42-1 头颅 CT 及 MRI 检查所见

行经枕下小脑上入路松果体区肿瘤完整切除术。

【病理结果】

大体所见：手术切除组织标本为不规则组织，大小约 2 cm × 2 cm × 1 cm，切面灰白，边界不清，砂砾感。

　　镜下所见：组织学以密度不等的肿瘤细胞穿插在高度胶原化的基质中为特点。肿瘤细胞散在分布于疏松、淡嗜碱性、黏液样的背景中，瘤细胞小至中等大小，呈卵圆形、梭形或上皮样，核染色质深染，核仁小或不明显，核分裂活性低（＜1个/mm²）。瘤细胞呈不规则、束状或旋涡状排列，间质易见不规则形细长小血管，部分管壁伴有玻璃样变性。肿瘤内散在钙化，未见坏死（图42-2）。

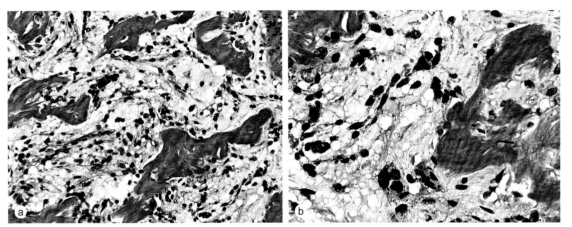

　　a. 肿瘤细胞位于疏松、淡嗜碱性、黏液样的背景中，穿插在高度胶原化的基质中（中倍放大）；b. 肿瘤细胞小至中等大小，为梭形或上皮样（高倍放大）。

图42-2　光学显微镜观察所见（HE 染色）

　　免疫组化检查：肿瘤细胞 SMARCB1/INI1 核表达缺失，Vimentin、CD34、S-100 和 EMA 阳性表达，不表达 GFAP、CK、SMA、Syn、brachyury、SOX10 和 STAT6，Ki-67 增殖指数约为10%（图42-3）。

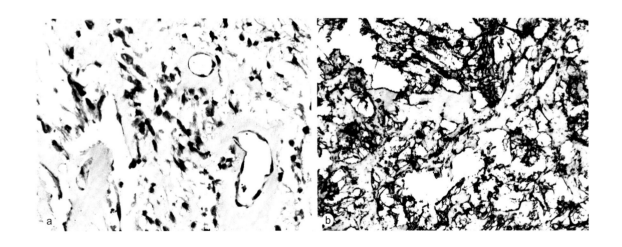

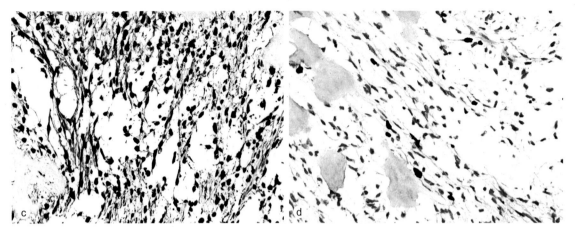

a. 肿瘤细胞呈 SMARCB1/INI1 核表达缺失，肿瘤内血管内皮细胞核阳性可作为内对照（高倍放大）；b. CD34 弥漫阳性表达（高倍放大）；c. S-100 弥漫阳性表达（中倍放大）；d. Ki-67 增殖指数约为 10%（中倍放大）。

图 42-3　免疫组织化学染色（EnVision 二步法）

分子病理结果：FISH 检测未见 *EWSR1* 基因断裂分离信号。

病理诊断：松果体区促纤维增生性黏液样肿瘤（desmoplastic myxoid tumour of the pineal region，DMT），*SMARCB1* 突变型。

【讨论】

DMT，*SMARCB1* 突变型是 2021 版 WHO CNS 肿瘤分类新增加的肿瘤类型，组织学上以肿瘤细胞穿插在高度胶原化的基质中生长为特点。该肿瘤伴有染色体 22q11 上 *SMARCB1* 区域的改变，是一种罕见的缺乏恶性组织病理学特征的 *SMARCB1* 突变的肿瘤。其生物学行为似乎比非典型畸胎样/横纹肌样瘤的侵袭性弱，但分级仍有待确定。

DMT，*SMARCB1* 突变型好发于年轻人松果体区，于 2020 年由德国明斯特大学 Thomas 医师等发现并命名，并被 2021 版 WHO CNS 肿瘤分类收录。迄今文献报道仅 10 例，均位于松果体区，共 6 例女性和 4 例男性，平均年龄为 36.6 岁（15～61 岁）。因病例数较少，目前尚缺乏足够的大体数据，对其临床病理学特征和生物学行为的观察仍存在一定局限性。组织学特征为密度不等的肿瘤细胞穿插在高度胶原化的基质中，散在分布在疏松、淡嗜碱性、黏液样的背景中。肿瘤细胞小至中等大小，为卵圆形、梭形和上皮样，核染色质深染，核仁小或不明显，核分裂活性低（<1 个/mm²）。肿瘤细胞可呈束状或旋涡状的排列，间质易见不规则形细长的小血管，部分管壁伴有玻璃样变性。肿瘤内散在钙化，一般缺乏横纹肌样细胞和坏死。免疫组化检查示所有病例均表现为 SMARCB1/INI1 蛋白核表达缺失，常见 EMA 和 CD34 阳性表达，部分病例表达 S-100，不表达 GFAP、CK、SMA、Syn、brachyury、SOX10 和 STAT6。Ki-67 增殖指数多小于 3%，个别病例达 15%。分子遗传学上除了染色体 22q11 上 *SMARCB1* 区域的改变外，罕见其他染色体的异常。全基因组 DNA 甲基化分析结果与 AT/RT-MYC 型和差分化脊索瘤相近，表明该肿瘤与 AT/RT 关系密切，但具有相对较好的预后。

SWI/SNF 是一种在进化上高度保守的多亚基复合物，由 ATP 酶（SMARCA2、SMARCA4）、核心亚基（SMARCB1、SMARCC1、SMARCC2）和变异亚基（ARID1A/B、ARID2、PBRM1 等）组成，对染色质

重塑和肿瘤的发生、发展起着重要的作用。*SMARCB1* 缺陷可在多种 CNS 肿瘤中检测到，如 AT/RT、CRINET 和 *SMARCB1* 缺陷型脑膜瘤等。虽然 *SMARCB1* 基因突变及 SMARCB1/INI1 蛋白表达缺失是诊断 DMT，*SMARCB1* 突变型的敏感指标，但需与以下发生于颅内 *SMARCB1* 缺陷的肿瘤进行鉴别：① AT/RT，是一种罕见的 CNS 胚胎性肿瘤，侵袭性高，预后差，多见于 < 2 岁的婴幼儿，1/3 的患者诊断年龄在 1 岁以内。肿瘤虽可发生于整个神经系统，但发生于鞍区的 AT/RT 多见于成年女性。其特征性的形态学表现为数量不等的横纹肌样细胞，可向神经外胚层、间叶组织、上皮组织等多个方向分化，并表现出明显的恶性特征，如核分裂活跃及肿瘤性坏死等，Ki-67 增殖指数较高。而 DMT，*SMARCB1* 突变型均发生于松果体区，表现出温和的组织学形态，核分裂象少见，未见肿瘤坏死。诊断困难者可行 DNA 甲基化检测帮助诊断。②骨外黏液样软骨肉瘤，好发于中年人四肢近端和肢带深部软组织，颅内少见，罕见发生于松果体区，肿瘤边界清晰，有假包膜，组织学上肿瘤细胞呈缎带状、条索状分布于黏液样基质中，少数病例富于细胞，黏液基质减少，肿瘤细胞呈上皮样、横纹肌样。肿瘤细胞一致性表达 Vimentin，部分病例表达 S-100 及 CD117，当肿瘤细胞呈横纹肌样形态时常出现 SMARCB1/INI1 蛋白表达缺失。分子遗传学上常伴有 *EWSR1* 基因重排。然而当骨外黏液样软骨肉瘤伴有 SMARCB1/INI1 蛋白表达缺失并缺乏 *EWSR1* 基因重排时，鉴别诊断存在挑战性。此时可借助 DNA 甲基化分析帮助鉴别。③差分化脊索瘤（poorly differentiated chordoma，PDC），多见于儿童和青年人（中位年龄为 11 岁），女性略多见，好发于颅底及斜坡，缺乏脊索瘤典型的组织学形态，表现为上皮样或横纹肌样肿瘤细胞呈小叶状或实性片状分布，瘤细胞对上皮性标志物及 brachyury 呈强阳性表达，部分病例局灶表达 S-100，均伴有 SMARCB1/INI1 蛋白表达缺失。而 DMT，*SMARCB1* 突变型中 brachyury 呈阴性表达，结合发病部位及免疫组化标记较易鉴别。④ CRINET，也可伴有 SMARCB1/INI1 蛋白表达缺失，但其好发于婴幼儿，常小于 2 岁，平均年龄为 20 个月，男性居多。目前报道的病例均位于脑室内。组织学呈筛状或片状排列为特征，缺乏典型横纹肌样肿瘤细胞，肿瘤细胞表达上皮性标志物。结合发病部位、组织学形态和分子改变较易鉴别。⑤其他，如脊索瘤样脑膜瘤、上皮样肉瘤、上皮样恶性周围神经鞘膜瘤及转移至颅内的伴有 SMARCB1/INI1 缺失的恶性肿瘤等，结合临床病史、形态学特征、免疫组化染色及必要的分子遗传学检测，可资鉴别。

DMT，*SMARCB1* 突变型的 CNS WHO 分级尚不确定。中位随访时间为 29.5 个月（0 月至 7 年），约 30%（3/10）的患者死亡，其余均存活，且病情稳定无复发，预后相对良好。而 AT/RT 具有高度侵袭性，预后较差，平均总体生存期约 20 个月。因此对于这种肿瘤的正确识别非常重要。因病例数较少，目前尚无标准的治疗方案。已报道病例中患者均采用外科手术切除，必要时辅助放化疗。外科治疗包括次全切除（4/10）和全切除（6/10），部分病例接受术后辅助化疗（1/10）和放疗（4/10）。其中一例出现了脑脊液播散，在选择全切除及治疗性的颅脑脊髓放疗后，该例患者临床状况良好，未见复发。他泽司他属于新型的 EZH2 抑制剂，作为靶向治疗药物已进入 *SMARCB1* 缺陷型肿瘤的早期临床试验阶段。对于伴有脑脊液播散及复发难治的患者，是否可以考虑使用靶向治疗以获得令人满意的治疗效果，尚需更多临床病例的研究。

［中国科学技术大学附属第一医院（安徽省立医院）　吴海波　王月娥］

223

参考文献

［1］THOMAS C，WEFERS A，BENS S，et al. Desmoplastic myxoid tumor，SMARCB1 - mutant：clinical，histopathological and molecular characterization of a pineal region tumor encountered in adolescents and adults［J］. Acta Neuropathol，2020，139（2）：277-286.

［2］MANORANJAN B，OMAR A T，WU H B，et al. Clinical management of desmoplastic myxoid tumor，SMARCB1 - mutant［J］. Neuro Oncol，2022，24（5）：847-848.

［3］WANG Y E，CHEN J J，WANG W，et al. A case of desmoplastic myxoid tumor，SMARCB1 mutant，in the pineal region［J］. Neuropathology，2021，41（1）：37-41.

［4］KURMASHEVA R T，SAMMONS M，FAVOURS E，et al. Initial testing（stage 1）of tazemetostat（EPZ-6438），a novel EZH2 inhibitor，by the Pediatric Preclinical Testing Program［J］. Pediatr Blood Cancer，2017，64（3）.

第四章
颅内和椎管神经肿瘤

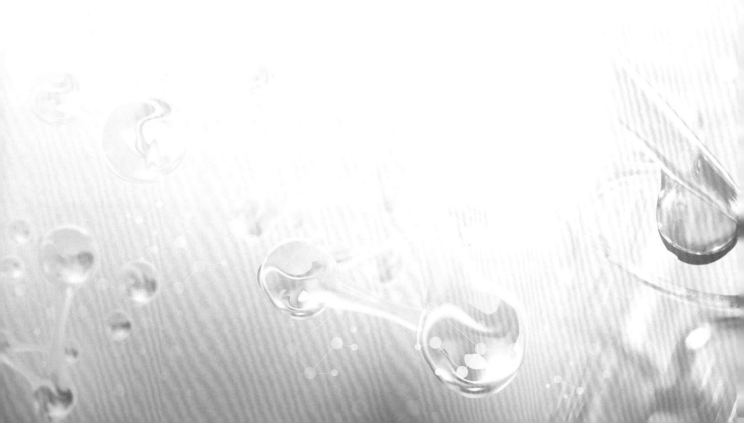

病例 43　男，18 岁，椎管内占位

【临床资料】

患者，男，18 岁。主诉"左下肢疼痛 2 月余"。

现病史：患者于 2 个月前无明显诱因下出现左下肢近端酸痛，无乏力及行走困难，未予以重视，后疼痛进行性加重，于当地医院行腰椎 MRI 提示 T12～L1 椎体水平椎管内占位，现为求进一步诊治来我院，神经外科门诊拟"椎管内占位性病变"收入院。

既往史：无。

家族史：无明确家族史。

查体：患者发育正常，意识清醒，查体合作，定向力、计算力、记忆力正常，脑膜刺激征（－），各组颅神经检查正常，肌力、肌张力正常，感觉正常，生理反射正常，病理反射未引出。浅表淋巴结未触及肿大。自发病以来患者饮食及睡眠可，大小便正常，体重无明显减轻。

辅助检查：胸腰段 CT 平扫＋三维重建示 T12～L1 椎体水平椎管内见团状高密度影，大小约为 3.0 cm × 2.6 cm × 1.2 cm，其内见较多钙化密度影，部分跨 T12/L1 左侧椎间孔（图 43-1）。

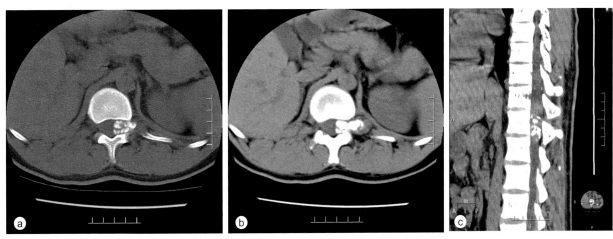

a. 轴位骨窗；b. 冠状位软组织窗；c. 矢状位三维重建。

图 43-1　胸腰段 CT 平扫＋三维重建结果

行神经电生理监测下腰段椎管内肿瘤切除术。

【病理结果】

大体所见：灰白结节一枚，大小为 2 cm × 2 cm × 1 cm，切面灰白质韧，包膜完整。

镜下所见：肿瘤边界清楚，有纤维性包膜，内见大量砂砾体样钙化。肿瘤呈器官样、巢团状排列，瘤细胞为上皮样或短梭形，细胞质丰富嗜酸或透明，可见嗜酸性颗粒状物，细胞核不规则或扭曲，部分见核沟，可见小核仁及核内假包涵体。散在奇异型细胞、多核细胞及横纹肌样细胞，核分裂象不易见，

约 2 个 /50 HPF。肿瘤内未见坏死，局灶可见含铁血黄素沉积，但未见黑色素。肿瘤间质富含血窦样毛细血管，偶见瘤细胞围绕厚壁血管呈放射状排列（图 43-2）。

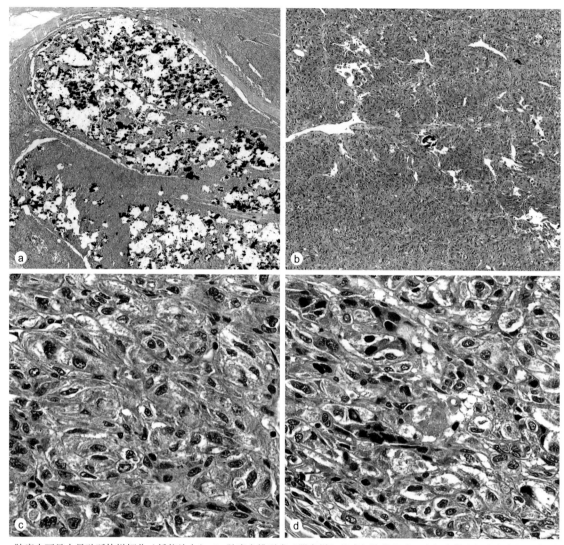

a. 肿瘤内可见大量砂砾体样钙化（低倍放大）；b. 肿瘤由排列成"器官样"的瘤细胞巢组成，瘤细胞巢之间为丰富的血窦样毛细血管网（中倍放大）；c. 肿瘤细胞大小不一，胞质嗜酸，颗粒状，核膜褶皱，可见核仁、核沟、核内假包涵体（高倍放大）；d. 散在多形性细胞（高倍放大）。

图 43-2　光学显微镜观察所见（HE 染色）

免疫组织化学及特殊染色检查：肿瘤细胞弥漫性强表达 TFE3 和 SOX10，局灶性表达 HMB45 和 S-100，但 Melan-A 阴性。不表达上皮源性标志物，如 AE1/AE3、EMA。不表达副神经节瘤标志物 Syn、CgA、GATA3，缺乏 S-100 阳性的支持细胞，不表达脑膜瘤标志物 SSTR2a、PR，肌源性标志物 MyoD1、Myogenin、SMA 和 Desmin 阴性。另外 GFAP、PAX8 均为阴性，Ki-67 增殖指数小于 10%。PAS-D 染色示肿瘤细胞胞质内未见结晶体（图 43-3）。

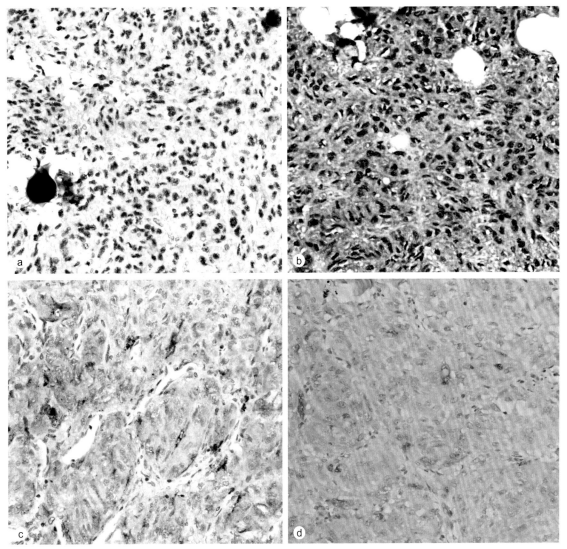

a. TFE3 弥漫强阳性（高倍放大）；b. SOX10 弥漫强阳性（高倍放大）；c. HMB45 局灶性阳性（高倍放大）；d. S-100 局灶性阳性（高倍放大）。

图 43-3　光学显微镜观察所见——免疫组织化学染色结果（EnVision 二步法）

　　分子病理结果：RNA 测序提示 *ASPSCR1-TFE3* 基因融合，进一步 Sanger 测序显示该肿瘤存在 *ASPSCR1* 基因的 7 号外显子与 *TFE3* 基因的 5 号外显子融合，FISH 显示 *TFE3* 基因断裂阳性。将 DNA 甲基化数据上传至德国海德堡 CNS 肿瘤甲基化分类器（12.8 版），以获得肿瘤分类报告和拷贝数变异图谱。图谱未见明显致病性变异（图 43-4）。甲基化分类结果显示该肿瘤归类于颅神经和椎旁神经肿瘤，校准分数为 0.9，但未能进一步归类到已有的颅神经和脊椎神经肿瘤中的任何一种类型，如神经鞘瘤（校准分数为 0.55）、恶性黑色素性神经鞘瘤（校准分数为 0.28）。

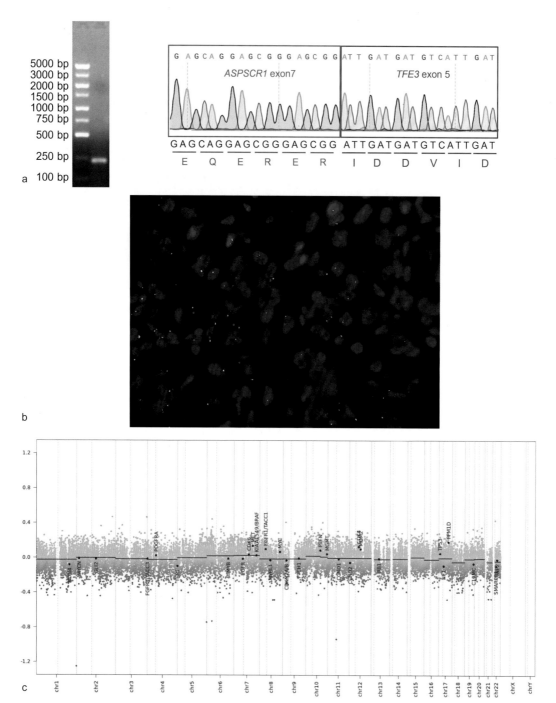

a. Sanger 测序证实，该肿瘤存在 *ASPSCR1* 基因 7 号外显子与 *TFE3* 基因 5 号外显子的融合；b. FISH 显示 *TFE3* 基因断裂阳性；c. 通过 DNA 甲基化分析获得的拷贝数变异图谱，未见明显致病性变异。

图 43-4　分子病理结果

病理诊断：伴有 *ASPSCR1 - TFE3* 基因融合的脊椎神经肿瘤。

【讨论】

伴有 *ASPSCR1-TFE3* 基因融合的脊椎神经肿瘤目前尚未见文献报道，可能是一种新的神经肿瘤类型。本病例患者的临床表现及影像学无特异性。临床表现为左下肢近端酸痛并进行性加重，影像学显示脊髓硬膜内髓外孤立的肿块型占位性病变，内见较多钙化密度影。大体上为单发的卵圆形，表面包膜完整的结节。其突出的组织学特征为大量砂砾体样钙化的背景下肿瘤细胞呈器官样、巢团状排列，瘤细胞上皮样或短梭形，细胞质丰富嗜酸或透明，可见嗜酸性颗粒状物，瘤细胞的大小不太一致，细胞核不规则或扭曲，部分见核沟，可见小核仁及核内假包涵体，核分裂象少见，未见坏死。肿瘤间质富含血窦样毛细血管，偶见瘤细胞围绕厚壁血管呈放射状排列。免疫组化标记显示 TFE3 及 SOX10 弥漫强阳性，局灶性表达 HMB45 和 S-100，Ki-67 增殖指数低，其余标志物均为阴性。分子遗传学证实该肿瘤存在 *ASPSCR1* 基因的 7 号外显子与 *TFE3* 基因的 5 号外显子融合，DNA 甲基化分类显示该肿瘤是一种神经性肿瘤，但未能归类于现有的肿瘤类型。

该肿瘤诊断时需要与多种肿瘤进行鉴别。①腺泡状软组织肉瘤（alveolar soft part sarcoma，ASPS），伴有 *ASPSCR1-TFE3* 基因融合的肿瘤最常见于 ASPS，ASPS 是一种分化方向尚不能确定的恶性肿瘤，好发于青少年，多位于四肢和躯干，尤以大腿、臀部和小腿最为常见，少数病例可以发生于骨和神经系统。ASPS 在较早期即可发生转移，但目前仅有 1 例椎管内转移性 ASPS 的报道，未见原发性椎管内 ASPS 的报道。ASPS 组织学上常见细胞巢中央的细胞失去黏附性形成"腺泡状"结构，胞质内常见 PAS 阳性的针状或棒状结晶物，且耐淀粉酶消化，一般不见明显的钙化，且不表达 S-100。本例患者无其他部位原发肿瘤史，组织学示瘤细胞巢紧密排列，细胞巢中央未见明显失黏附，胞质内未见 PAS 阳性的结晶物，间质中伴有丰富的砂砾体样钙化，免疫组化标记示 SOX10 弥漫阳性表达。虽然本例同样伴有 *ASPSCR1-TFE3* 基因融合，但是临床特征、组织学及免疫组化标记结果均不支持 ASPS。②血管周上皮细胞样肿瘤（perivascular epithelioid cell tumors，PEComas）和 PEComa 样肿瘤，PEComas 也可伴有 *ASPSCR1-TFE3* 基因融合，伴有 *TFE3* 基因融合的 PEComas 最常见的基因融合为 *SFPQ-TFE3*，少见的伴侣基因包括 *DVL2*、*ASPSCR1*、*RBMX*。另外新近有报道伴有 *ASPSCR1-TFE3* 基因融合的 PEComa 样肿瘤，其均发生于内脏器官（如肾脏、肝脏、膀胱、子宫等），尚未见发生于椎管内的报道。本例肿瘤部分表达黑色素的标志物 HMB45，与 PEComas 的免疫表型相似，但弥漫性强表达 SOX10，又与 PEComas 和 PEComa 样肿瘤的免疫表型不同，且 DNA 甲基化分类更支持是神经性肿瘤。③转移性肾细胞癌，伴 *ASPSCR1-TFE3* 基因融合也可见于 MiT 家族易位相关性肾细胞癌，患者除了具有肾细胞癌的临床及影像学表现，瘤细胞还表达上皮性标记和 PAX8 等，可帮助鉴别。④其他肿瘤，如副神经节瘤、神经鞘瘤、脊膜瘤及恶性黑色素性神经鞘瘤等，根据形态及免疫组化标记和分子检测，多较易鉴别。

本例患者行手术完整切除后，至其他医院继续行化疗（安罗替尼单药）及小剂量放疗，术后 8 个月未见任何复发及转移，目前患者已经返回学校上学。从临床病理特征推测（肿瘤包膜完整，瘤细胞温和，核分裂象少见，未见坏死，Ki-67 增殖指数较低等），该肿瘤可能为良性或低度恶性，因此应避免过度的术后放化疗。*ASPSCR1-TFE3* 基因融合产物编码的转录因子可促进 *MET* 基因转录，从而产生 MET 受体酪氨酸激酶。具有抑制血管生成和肿瘤增殖作用的酪氨酸激酶抑制剂如克唑替尼和安罗替尼，

在伴有 *ASPSCR1-TFE3* 基因融合的 ASPS 的临床研究中目前已被证明有效且安全。幸运的是，本例患者接受了安罗替尼治疗，目前状态良好。

随着 DNA 甲基化检测等分子生物学技术在中枢神经系统肿瘤诊断中的广泛应用，越来越多的新肿瘤类型/亚型被发现。本例伴有 *ASPSCR1-TFE3* 基因融合的脊椎神经肿瘤尚不能归入现有的肿瘤类型，有望作为一种新的神经肿瘤类型，但需要更多的病例积累和研究。

[中国科学技术大学附属第一医院（安徽省立医院）　吴海波　王月娥]

参考文献

［1］RANDAZZO M J，THAWANI J P，MANUR R，et al. Metastatic alveolar soft part sarcoma of the spinal cord：A case report and review of literature［J］. World Neurosurg，2017，103：953.e1-953.e5.

［2］ZHAO M，HUANG Y，YIN X，et al. PEComa with ASPSCR1-TFE3 fusion：expanding the molecular genetic spectrum of TFE3-rearranged PEComa with an emphasis on overlap with alveolar soft part sarcoma［J］. Histopathology，2024，84（3）：482-491.

［3］ARGANI P，WOBKER S E，GROSS J M，et al. PEComa-like neoplasms characterized by ASPSCR1-TFE3 fusion：another face of TFE3-related mesenchymal neoplasia［J］. Am J Surg Pathol，2022，46（8）：1153-1159.

［4］CHI Y，FANG Z，HONG X，et al. Safety and efficacy of anlotinib，a multikinase angiogenesis inhibitor，in patients with refractory metastatic soft-tissue sarcoma［J］. Clin Cancer Res，2018，24（21）：5233-5238.

第五章
间叶－非脑膜内
皮源性肿瘤

病例44　女，17岁，松果体区占位

【临床资料】

患者，女，17岁。主诉"间断发热、头痛1周"。

现病史：患者1周前无明显诱因出现发热，伴乏力、额部及后枕部胀痛，可忍受，最高体温37.4℃，当地诊所给予抗感染药物后，症状稍缓解，仍间断发热，最高体温37.8℃。来我院神经内科就诊，门诊以"发热头痛查因"收入院。

既往史：无。

家族史：无明确家族史。

查体：患者发育正常，意识清醒，精神差，急性面容，定向力、计算力、记忆力、认知力及判断力均正常。无异常行为，无幻觉、妄想，无失语、失读、失写，姿势、步态正常，脑膜刺激征（-），脊神经根刺激征（-），各组颅神经正常，肌力、肌张力正常，感觉正常，生理反射正常，病理反射未引出。浅表淋巴结未触及肿大。自发病以来患者饮食、睡眠可，大小便正常，体重无明显减轻。

辅助检查：头颅MRI示松果体区类圆形占位性病变，呈长T₁长T₂信号，可见明显强化，瘤周水肿明显，伴柔脑膜增厚并强化，中线结构未见明显移位（图44-1）。

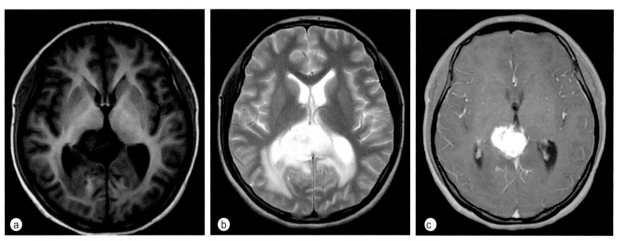

a. 轴位T₁WI扫描呈低信号；b. 轴位T₂WI扫描呈高信号；c. 轴位T₁WI增强扫描呈明显强化。

图44-1　头部MRI检查示病变位于松果体区，水肿明显

行松果体区立体定向脑活检术。

【病理结果】

大体所见：穿刺活检组织标本为灰白灰褐色碎组织，大小为1.1cm×0.6cm×0.5cm，质地韧，全取。

镜下所见：组织学表现为黏液背景中见小圆形、短梭形细胞增生，呈片状、模糊结节状排列，分布疏密不均，细胞轻度异型，其间富含小血管，局灶出血，可见不典型石棉丝样胶原纤维（图44-2）。

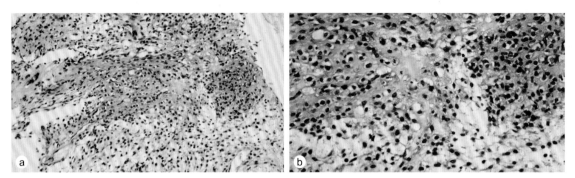

a. 黏液背景中见小圆形、短梭形细胞增生，呈片状、模糊结节状排列，肿瘤细胞分布疏密不均，细胞轻度异型，瘤内富含小血管（中倍放大）；b. 肿瘤细胞有异型，其间可见不典型石棉丝样胶原纤维（高倍放大）。

图 44-2　光学显微镜观察所见（HE 染色）

免疫组化检查：肿瘤细胞阳性表达 Vimentin（＋），INI1（＋），SMA（散在＋），Desmin（局灶＋），p53（约 50%＋），ATRX（＋）；阴性表达 CK（AE1/AE3）（－），EMA（－），GFAP（－），Olig-2（－），S-100（－），SALL4（－），STAT6（－），TTF-1（－），IDH1 R132H（－），CD34（－），Syn（－），PR（－），SSTR2（－），WT1（－）；Ki-67 增殖指数约为 10%（图 44-3）。

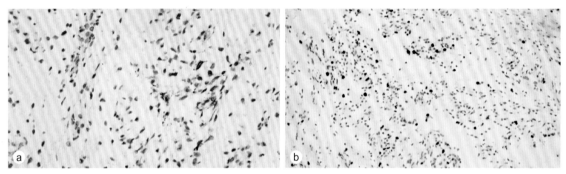

a. 肿瘤细胞局灶表达 Desmin（高倍放大）；b. Ki-67 增殖指数达 10%（中倍放大）。

图 44-3　免疫组织化学染色（EnVision 二步法）

分子病理结果：EWSR1（FISH）基因发生断裂（阳性）；IDH1/IDH2 基因无突变（野生型）。

病理诊断（整合诊断）：（松果体区，穿刺活检）黏液背景中见小圆形、短梭形细胞增生，呈片状、模糊结节状排列，分布疏密不均，细胞轻度异型，其间富含小血管，局灶出血，可见不典型石棉样胶原纤维，综合年龄、部位、影像学和组织学表现、局灶表达 Desmin 及 FISH 检测有 EWSR1 基因断裂，符合 EWSR1 断裂相关的间叶源性肿瘤，考虑骨外黏液样软骨肉瘤。

【松果体区占位二次手术切除病理结果】

大体所见：术中见肿瘤位于胼胝体压部下方，静脉复合体被肿瘤压向后下方，色鲜红，血供极丰富，肿瘤质地较韧，无包膜，与周围脑组织及血管粘连较重，完全切除肿瘤组织。手术切除组织标本为灰白色碎组织，大小为 2 cm × 1 cm × 0.2 cm，质韧，全取。

镜下所见：组织学表现为富含黏液样基质的细胞稀疏区及细胞密集区，细胞密集区由核为圆形或短梭形、细胞质少、边界不清的小细胞组成，可见不典型石棉丝样胶原纤维，稀疏区由星芒状细胞组成，瘤内富含小血管（图44-4）。

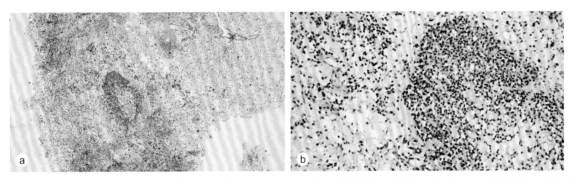

a. 肿瘤细胞分布疏密不均，间质富含黏液（低倍放大）；b. 细胞密集区由核呈圆形或短梭形、细胞质少、边界不清的小细胞组成，可见不典型石棉丝样胶原纤维，稀疏区由星芒状细胞组成，瘤内富含小血管（中倍放大）。

图44-4　光学显微镜观察所见（HE染色）

免疫组化检查：肿瘤细胞阳性表达EMA（局灶＋），Desmin（局灶＋），CD99（部分＋），S-100（局灶＋），SMARCA4（＋）；阴性表达MyoD1（－），Myoglobin（－），brachyury（－），BCOR（－），MUC4（－），NKX2.2（＋），Ki-67增殖指数约为10%（图44-5）。

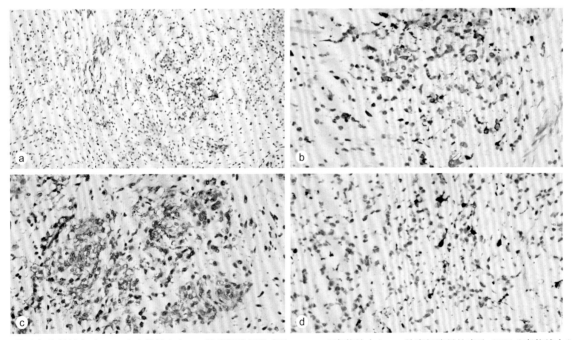

a. 肿瘤细胞局灶表达EMA（中倍放大）；b. 肿瘤细胞局灶表达Desmin（高倍放大）；c. 肿瘤细胞局灶表达CD99（高倍放大）；d. 肿瘤细胞局灶表达S-100（高倍放大）。

图44-5　免疫组织化学染色（EnVision二步法）

分子病理结果：*EWSR1* 融合基因 RNA 二代测序，结果显示 *EWSR1-CREB* 基因融合阳性。

病理诊断（整合诊断）：（松果体区）*FET-CREB* 家族基因融合阳性的颅内间叶性肿瘤。

【讨论】

"颅内间叶性肿瘤，*FET-CREB* 融合阳性"是起源于颅内的一种间叶性肿瘤，具有广泛不同的组织学形态，并存在 RNA 结合蛋白 FET 家族基因（通常为 *EWSR1*、罕见 *FUS*）与转录因子 CREB 家族基因（*CREB1*、*ATF1* 或 *CREM*）融合。其是 2021 年 WHO CNS 肿瘤分类新增的一种暂定肿瘤类型，曾被称为颅内血管瘤样纤维组织细胞瘤或颅内黏液样间叶性肿瘤。目前尚未给出明确的 CNS WHO 分级。

临床特征：该肿瘤好发于儿童和中青年人的幕上部位，多数附着于脑膜或硬脑膜的脑实质外或位于脑室内，也可发生于 50～60 岁的中年人。临床表现与肿瘤发生部位及占位效应相关，包括头痛、恶心、呕吐、耳鸣，偶见癫痫发作或局灶性神经功能缺陷，也有贫血或出血病例报道。影像学特征通常为附着于脑膜或硬脑膜的轴外肿瘤，边界清楚并压迫周围脑实质。多为囊实性分叶状肿块、明显对比增强、瘤内出血及明显的瘤周水肿。部分病例可见脑膜尾征或颅骨累及，类似脑膜瘤。

发病病因和发病机制：尚不清楚，目前为止，尚无家族性遗传易感综合征相关的病例报道。其细胞起源也不清楚，该肿瘤存在 RNA 结合蛋白 FET 家族基因（大多为 *EWSR1*）与转录因子 CREB 家族基因（*CREB1*、*ATF1* 或 *CREM*）的融合。1 例存在 *FUS-CREM* 基因融合。*FET-CREB* 融合阳性的颅内间叶性肿瘤与颅外软组织的颅内血管瘤样纤维组织细胞瘤和其他 *FET-CREB* 融合驱动的肿瘤（软组织透明细胞肉瘤、胃肠道透明细胞肉瘤、原发性肺黏液样肉瘤、唾液腺透明细胞癌）之间的关系尚不确定。

组织病理学特征：组织形态谱广泛，可表现为黏液样或胶原基质中见小圆形、短梭形、星芒状、上皮样/横纹肌样细胞形态，呈网状、条索状、合体片状、束状或漩涡状排列，分布疏密不均，可见分叶状结构，瘤内富含小血管，部分呈血管瘤样增生。不同肿瘤之间黏液样基质或胶原多少不等，可见石棉丝样/细丝样（日光放射状）的胶原蛋白束；肿瘤周围可见假包膜、多形性细胞、假血管瘤样腔隙、淋巴浆细胞袖套；核分裂象罕见。

免疫组化：肿瘤常弥漫或局灶表达 EMA、CD99 和 Desmin，少数病例不表达 CD99 和 Desmin。亦可表达 CD68、CD163 和 Vimentin；不同程度表达 Syn、S-100 和 MUC4。不表达上皮性标记（CAM5.2）、脑膜瘤标记（SSTR2a）、胶质瘤标记（GFAP、Olig-2）、肌源性标记（MyoD1、Myogenin、SMA、MSA）、恶性黑色素瘤标记（Melan-A、HMB45、MITF）及孤立性纤维性肿瘤标记（STAT6、CD34）；AT/RT 的标记 SMARCB1（INI1）和 SMARCA4（BRG1）无缺失；Ki-67 增殖指数一般较低。

分子检测：*FET-CREB* 基因融合可通过 FISH 或 DNA/RNA 测序检测来诊断，但通过断裂分离 FISH 检测 *EWSR1* 重排并不特异，建议通过二代测序确认 CREB 家族融合伴侣，或用 *EWSR1-CREB1*/*EWSR1-ATF1* 融合探针来检测。

该肿瘤诊断的基本条件为原发性颅内肿瘤和不同的组织学特征，包括梭形细胞、富含黏液基质、血管瘤样增生的血管，或上皮样细胞分布在黏液较少的胶原性基质中，以及 *FET-CREB* 基因融合。诊断的理想条件为 CD99、EMA、Desmin 免疫组化阳性表达。

鉴别诊断：需与具有脊索样、微囊状或横纹肌样形态改变的肉瘤或脑膜瘤鉴别，包括脊索瘤样脑膜瘤（阳性表达 SSTR2、PR，存在染色体 2p 缺失）；骨外黏液样软骨肉瘤（部分表达 S-100，局灶表达

CD117、Syn、ERG，横纹肌样形态的病例 INI1 表达缺失，存在 *EWSR1-NR4A3* 基因融合）；脊索样胶质瘤（阳性表达 GFAP、Olig-2、TTF-1、CD34，存在 *PRKCAp.D463H* 基因突变）；透明细胞肉瘤（阳性表达 Melan-A、HMB45、MITF、S-100、SOX10，存在 *EWSR1-ATF1* 基因融合）。

预后：未定级，通常为惰性生物学行为，也可局部复发，罕见脑脊液播散或颅外转移（肺、胸腔淋巴结）。现有数据表明，肿瘤全切患者的预后较次全切患者好，与间质富含黏液的肿瘤相比，缺乏黏液基质的患者预后较差。

本病例的组织病理学特点是在黏液背景中见小圆形、短梭形细胞增生，呈片状、模糊结节状排列，分布疏密不均，细胞轻度异型，其间富含小血管，局灶出血，可见不典型石棉样胶原纤维，未见典型血管瘤样增生及血管周围淋巴浆细胞浸润。肿瘤局灶表达 Desmin 及 FISH 检测有 *EWSR1* 基因断裂。鉴于对该类肿瘤的认识不足，故首次穿刺活检首先考虑的是骨外黏液样软骨肉瘤，经上级医院会诊，考虑可能为 *FET-CREB* 家族基因融合阳性的颅内间叶性肿瘤，后行二次手术，术后标本经 *EWSR1* 融合基因 RNA 二代测序，结果显示 *EWSR1-CREB* 基因融合阳性，证实了该诊断。这提示今后在遇到具有黏液样或横纹肌样形态改变的脑实质外肿瘤时，要考虑到 *FET-CREB* 家族基因融合阳性的颅内间叶性肿瘤这一鉴别诊断。

（河南省人民医院　孔令非　赵瑞皎）

参考文献

［1］KAO Y C, SUNG Y S, ZHANG L, et al. EWSR1 fusions with CREB family transcription factors define a novel myxoid mesenchymal tumor with predilection for intracranial location［J］. Am J Surg Pathol, 2017, 41（4）: 482-490.

［2］VELZ J, AGAIMY A, FRONTZEK K, et al. Molecular and clinicopathologic heterogeneity of intracranial tumors mimicking extraskeletal myxoid chondrosarcoma［J］. J Neuropathol Exp Neurol, 2018, 77（8）: 727-735.

［3］SLOAN E A, CHIANG J, VILLANUEVA-MEYER J E, et al. Intracranial mesenchymal tumor with FET-CREB fusion-A unifying diagnosis for the spectrum of intracranial myxoid mesenchymal tumors and angiomatoid fibrous histiocytoma-like neoplasms［J］. Brain Pathol, 2021, 31（4）: e12918.

［4］FIGARELLA-BRANGER D, APPAY R, METAIS A, et al.［The 2021 WHO classification of tumours of the central nervous system］［J］. Ann Pathol, 2022, 42（5）: 367-382.

病例 45　男，5 岁，左侧额叶占位

【临床资料】

患儿，男，5 岁。主诉"无明显诱因出现头痛伴呕吐 3 天"。

现病史：患儿 3 天前无明显诱因出现头痛伴呕吐，予对症治疗后好转，1 天前上述症状再次出现，无意识不清、肢体抽搐、大小便失禁等。颅脑 CT 平扫+增强提示左额叶占位并瘤卒中。

既往史：无特殊。

家族史：无明确家族史。

查体：患儿发育正常，意识清醒，无肢体抽搐，无失语、失读、失写，姿势、步态正常。脑膜刺激征：颈强直（+），Kernig 征（±），Brudzinski 征（±）。自发病以来患者饮食、睡眠可，大小便正常，体重无明显减轻。

辅助检查：头颅 MRI 示左侧额叶团块状占位性病变，T_1WI 呈稍低信号，T_2WI 呈稍高信号，FLAIR 呈稍高信号，增强扫描病灶呈不均匀明显强化，伴出血瘤卒中，瘤周水肿，伴轻度中线移位（图 45-1）。

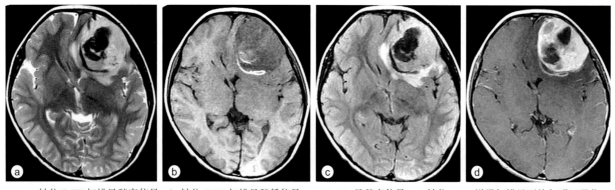

a. 轴位 T_2WI 扫描呈稍高信号；b. 轴位 T_1WI 扫描呈稍低信号；c. FLAIR 呈稍高信号；d. 轴位 T_1WI 增强扫描呈不均匀明显强化。

图 45-1　头颅 MRI 检查示病变位于左侧额叶，瘤周水肿，伴轻度中线移位

行左侧额叶开颅病灶切除术。

【病理结果】

大体所见：手术切除组织标本为不整形组织及碎组织，大小约 7.5 cm × 5.0 cm × 2.5 cm，切面灰白，质软。

镜下所见：肿瘤组织呈结节状生长，与周围脑实质边界尚清，肿瘤由多形性细胞和排列成束状的梭形细胞组成；束状区瘤细胞呈梭形或短梭形，细胞密度高或呈疏密相间，局灶呈鱼骨状排列，类似纤维肉瘤形态，细胞核中-重度异型，核分裂象易见，部分细胞细胞质呈嗜酸性，类似横纹肌母细胞形态；多形性区瘤细胞大小形态不一，见多量核奇异形细胞及瘤巨细胞，细胞质呈嗜酸性；部分细胞胞质内可

见嗜酸性小球，肿瘤局灶伴坏死（图45-2）。

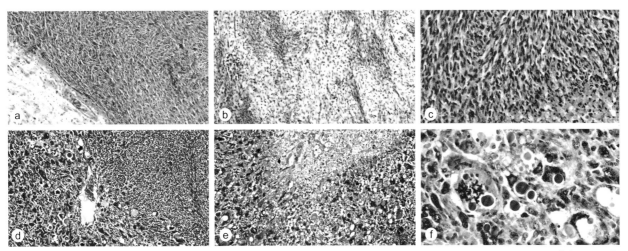

a. 肿瘤细胞与周围脑实质边界尚清（低倍放大）；b. 部分区域细胞较少，呈疏密相间（低倍放大）；c. 梭形细胞呈束状、鱼骨状排列，胞质拉长呈嗜酸性，类似横纹肌母细胞形态（中倍放大）；d. 显示多形性区与束状区混合存在（中倍放大）；e. 可见多量核奇异形细胞及瘤巨细胞，局灶伴坏死（中倍放大）；f. 部分细胞细胞质内可见嗜酸性小球。

图45-2　光学显微镜观察所见（HE染色）

免疫组化检查：肿瘤细胞阳性表达Vimentin、STAB2及INI1，Ki-67增殖指数高；束状区p53部分阳性表达，多形性区p53弥漫强阳性表达；GFAP、Olig-2、Syn、S-100、NF、CK、EMA、SSTR2a、STAT6、SMA、Desmin、CD34、ERG、CD117均为阴性；MyoD1、Myogenin部分阳性。网状纤维染色显示细胞间丰富的网状纤维（图45-3）。

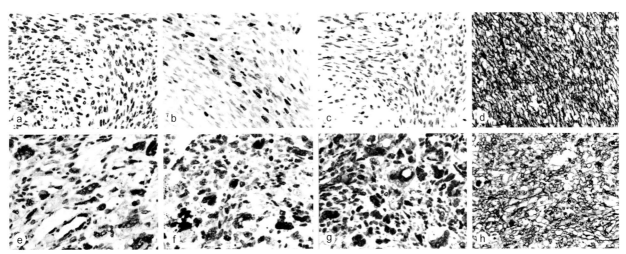

a、e. 显示束状区及多形性区肿瘤细胞INI1均阳性表达；b、f. 束状区Ki-67增殖指数约为25%，多形性区Ki-67增殖指数约为90%；c、g. 束状区p53 50%阳性表达，多形性区p53弥漫强阳性表达；d、h. 网状纤维染色显示细胞间丰富的网状纤维。

图45-3　免疫组织化学染色（EnVision二步法）及网状纤维染色（高倍放大）

分子病理结果：Sanger测序结果显示*DICER1*基因25号外显子发生热点错义突变p.E1813K，位于

RNase Ⅲ b 结构域内。

病理诊断（整合诊断）：（左额）*DICER1* 突变型原发性颅内肉瘤。

【讨论】

DICER1 突变型原发性颅内肉瘤是 2021 年 WHO 中枢神经系统肿瘤分类中一种新的肿瘤类型。是一种罕见的好发于儿童幕上的高度恶性肿瘤。*DICER1* 突变型原发性颅内肉瘤于 2017 年首次提出，临床表现无特异性。目前相关病例报道有限，其预后仍有待确定，但据相关文献数据（36 例）显示 33% 的患者出现局部复发，其中 86% 的患者在随访结束时存活。研究表明，手术、化疗和放疗的综合治疗对该疾病患者有益。

文献中关于该疾病的影像学数据较少，仅限于病例报告。主要表现为囊实性、团块状占位性病变，肿瘤紧贴软脑膜并伴有出血，T_1 加权像呈低信号，T_2 加权像呈高信号，增强扫描呈不均匀强化，可见瘤周水肿，肿瘤较大者可伴中线移位。

组织学特点：*DICER1* 突变型原发性颅内肉瘤是发生于脑实质的边界清楚的肿瘤，镜下是由多形性细胞或由排列成束状、编织状的梭形细胞组成。部分区域可似纤维肉瘤和（或）出现细胞疏密相间区，大部分肿瘤细胞胞质呈嗜酸性，部分细胞可呈横纹肌样形态或肌源性分化。可见横纹肌母细胞、瘤巨细胞或奇异核细胞，有较多的核分裂象，肿瘤内可见嗜酸性小球，基质可以是黏液样和（或）软骨样。免疫组织化学染色特点：肿瘤细胞 CD99 呈弥漫阳性，常表达肌源性标志物（Desmin、SMA 和 Myogenin），呈局灶性或斑片状表达。Myogenin 和 Desmin 表达于横纹肌母细胞样细胞。GFAP、Olig-2 和 CK 不表达，INI1 未见缺失，部分病例报道证实了肿瘤 p53 过表达和 ATRX 表达缺失，H3K27me3 完全或部分缺失，网状纤维染色显示细胞间丰富的网状纤维。

分子特征：*DICER1* 基因位于 14q32.13，编码 RNA 核糖核酸内切酶，通过产生小 RNA 在基因表达调控中起关键作用。*DICER1* 突变型原发性颅内肉瘤的特征是 *DICER1* 基因的双等位基因突变，在肿瘤的发生过程中，仅一个 *DICER1* 的等位基因发生胚系突变并不会导致肿瘤的发生，当另一等位基因再次发生突变后才导致肿瘤形成，而这第二次突变通常是位于 RNase Ⅲ b 结构域内。Koelsche 等报道了 22 例原发中枢神经系统肉瘤，患者年龄在 0 ~ 76 岁，平均年龄为 6 岁。肿瘤表现出与本例肉瘤相似的组织学特征，且均有横纹肌母细胞或横纹肌样细胞形态。核分裂象多见，并有灶性坏死，二代测序显示 *DICER1* 基因突变，突变位置位于 RNase Ⅲ b 结构域，其中 12 例伴有 *TP53* 突变。该系列中伴随突变的其他基因包括 *NF1*、*KRAS*、*NRAS* 和 *FGFR4*。*DICER1* 基因突变通常与 *DICER1* 相关疾病有关，这是一种家族性肿瘤易感综合征，相关疾病包括胸膜肺母细胞瘤、卵巢支持-间质细胞瘤、胚胎型横纹肌肉瘤、多结节性甲状腺肿、囊性肾病、肾间变性肉瘤及原发中枢神经系统的 *DICER1* 突变型肉瘤等。本例患者一代测序结果为 *DICER1* 体系突变，未行 *DICER1* 胚系突变检测，结合临床及影像学检查其余部位均未发现占位性病变，但尚不能完全除外 *DICER1* 突变相关综合征。

诊断标准：目前的 WHO CNS 肿瘤分类列出了以下基本诊断标准。①原发性颅内肉瘤；②致病性 *DICER1* 基因突变（胚系或体系）。鉴别诊断：首先需要排除胸膜肺母细胞瘤脑转移，胸膜肺母细胞瘤是 *DICER1* 综合征中最常见的肿瘤，而中枢神经系统是其最常见的转移部位，转移后形态上可能以横纹肌母细胞或梭形细胞为主，与颅内原发性 *DICER1* 相关肉瘤难以区分，鉴别时需做胸部 CT 等影像学检查以确定颅内是否为原发灶。其他鉴别诊断包括具有横纹肌样细胞形态的其他脑肿瘤，如髓母细胞瘤、非典型畸胎样/横纹肌样瘤、恶性外周神经鞘膜瘤、胶质肉瘤、间变性脑膜瘤和生殖细胞瘤等，这些均可以根据生长部位及起源相关的免疫组织化学染色进行鉴别。另外，*DICER1* 突变型原发性颅内肉瘤部分区域细胞可呈多形性，可见核奇异形细胞及瘤巨细胞，该形态需要与胶质母细胞瘤相鉴别，胶质母细胞瘤常伴有微血管增生及假栅栏状坏死，免疫组织化学染色示胶质母细胞瘤表达 GFAP、Olig-2、Nestin 等神经上皮标记。

综上所述，*DICER1* 突变型原发性颅内肉瘤是一种罕见肿瘤，部分患者涉及遗传性突变，与 *DICER1* 综合征有关，故对于怀疑存在 *DICER1* 基因突变的患者，需同时检测肿瘤 DNA 和胚系 DNA，并行相关影像学检查进一步排除是否合并其他部位肿瘤。该肿瘤组织学形态上与很多肿瘤具有重叠，所以在诊断工作中对于伴有横纹肌分化的中枢神经系统肉瘤应警惕颅内原发 *DICER1* 相关肉瘤的可能性，需要对肿瘤进行遗传分析，并进行胚系 *DICER1* 基因检测和咨询。

（福建医科大学附属第一医院　郑巧妍　王行富　张　声）

参考文献

［1］LOUIS D N，PERRY A，WESSELING P，et al. The 2021 WHO classification of tumors of the central nervous system：a summary［J］. Neuro Oncol，2021，23（8）：1231-1251.

［2］TAUZIÈDE-ESPARIAT A，HASTY L，MÉTAIS A，et al. Mesenchymal non-meningothelial tumors of the central nervous system：a literature review and diagnostic update of novelties and emerging entities［J］. Acta Neuropathol Commun，2023，11（1）：22.

［3］DIAZ CORONADO R Y，MYNAREK M，KOELSCHE C，et al. Primary central nervous system sarcoma with *DICER1* mutation-treatment results of a novel molecular entity in pediatric Peruvian patients［J］. Cancer，2022，128（4）：697-707.

［4］LEELATIAN N，GOSS J，PASTAKIA D，et al. Primary Intracranial Sarcoma，*DICER1*-Mutant Presenting as a Pineal Region Tumor Mimicking Pineoblastoma：Case Report and Review of the Literature［J］. J Neuropathol Exp Neurol，2022，81（9）：762-764.

［5］NEJO T，TAKAYANAGI S，TANAKA S，et al. Primary intracranial spindle cell sarcoma，*DICER1*-Mutant，with MDM2 amplification diagnosed on the basis of extensive molecular profiling［J］. Clin Med Insights Case Rep，2022，15：11795476221131189.

［6］FOULKES W D，PRIEST J R，DUCHAINE T F.*DICER1*：mutations，microRNAs and mechanisms［J］. Nat Rev Cancer，2014，14（10）：662-672.

［7］李俊磊，张蒙，蔡磊，等. DICER1 基因及其相关性肿瘤［J］.中华病理学杂志，2021，50（12）：1419-1422.

［8］KOELSCHE C，MYNAREK M，SCHRIMPF D，et al. Primary intracranial spindle cell sarcoma with rhabdomyosarcoma-like features share a highly distinct methylation profile and DICER1 mutations［J］. Acta Neuropathol，2018，136（2）：327-337.

病例 46 男，8 岁，双侧额叶占位

【临床资料】

患儿，男，8 岁。主诉"左额叶肿瘤切除后手术区局部膨隆并增大"。

现病史：患儿于 2020 年 7 月因突发头痛、呕吐于当地医院就诊，伴昏迷，双侧瞳孔散大，双下肢瘫痪。查头颅 CT 提示脑肿瘤卒中，中线偏移，遂急诊行左额叶占位并脑出血清除术 + 去骨瓣减压术。术后外院病理考虑为原始神经外胚层肿瘤，病理会诊考虑为小圆细胞未分化肉瘤。2020 年 9 月 14 日转至我院肿瘤科拟行放射治疗。2020 年 9 月 22 日家属发现患儿手术区局部膨隆并逐渐增大，复查头颅 MRI 考虑肿瘤复发，门诊拟脑肿瘤术后复发收入院。

既往史：2020 年 8 月 7 日行左额叶占位并脑出血清除术 + 去骨瓣减压术，2020 年 9 月 15 日行清创缝合术。

家族史：无明确家族史。

查体：患儿神清、气平，反应一般。额部可见陈旧性手术瘢痕，左额部膨隆，范围约 10 cm × 8 cm × 6 cm，张力较高，脑膜刺激征阴性，右上肢肌力Ⅳ+，双下肢肌力Ⅳ级，左上肢肌力基本正常，病理征未引出。浅表淋巴结未触及肿大。自本次发病以来患者胃纳不佳、轻度嗜睡，偶有二便失禁。

辅助检查：头颅 MRI 示双侧额叶见类圆形囊实性异常信号，右侧大小约 3.8 cm × 5.8 cm、左侧大小约 4 cm × 5.2 cm，病灶实性部分呈 T_1WI 稍低 T_2WI 稍高信号，DWI 呈高信号，增强后病灶实性部分及包膜明显强化，左侧肿块向颅外生长，病灶周围明显水肿。左侧枕叶见片状 T_2WI 高信号，增强后无明显强化。颅内结构中线居中，脑室系统形态及信号未见明显异常，脑沟脑池未见明显异常。左侧上颌窦黏膜增厚（图 46-1）。

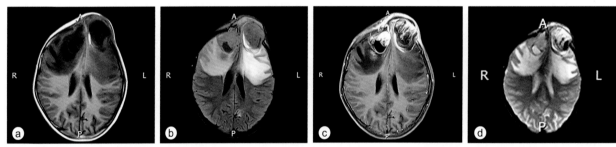

a. 轴位 T_1WI 扫描病灶实性部分呈稍低信号；b. 轴位 T_2WI 扫描病灶实性部分呈稍高信号；c. 轴位增强扫描病灶实性部分及包膜明显强化；d. 轴位 DWI 扫描病灶实性部分呈高信号。

图 46-1 头部 MRI 检查示双侧额叶见类圆形囊实性异常信号

行开颅探查 + 额叶肿瘤切除术。

手术所见：术中探查发现左侧肿瘤组织质韧，血供略丰富，部分区域坏死。右侧肿瘤实体呈灰色，质软，与脑组织有界限。完整切除左右侧肿瘤。

【病理结果】

大体所见：手术切除组织标本为碎组织一堆，最大径为 9 cm，切面呈灰红色。

镜下所见：肿瘤由未分化的小圆细胞组成，弥漫分布，部分细胞围绕血管排列呈假菊形团样，间质黏液变、微囊形成伴坏死；肿瘤细胞密度高，部分细胞核质比高，异型性明显，核呈圆形、卵圆形，可见核仁，核分裂易见（图 46-2）。

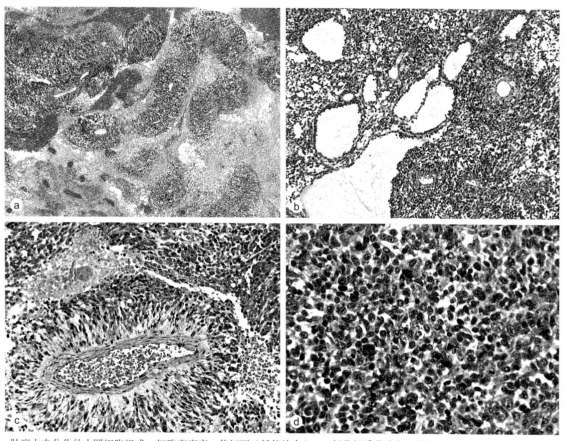

　a. 肿瘤由未分化的小圆细胞组成，细胞密度高，伴坏死（低倍放大）；b. 部分间质黏液变、微囊形成（低倍放大）；c. 部分肿瘤细胞围绕血管排列呈假菊形团样（中倍放大）；d. 肿瘤细胞核质比高，异型性明显，核呈圆形、卵圆形，可见核仁，核分裂易见（高倍放大）。

图 46-2　光学显微镜观察所见（HE 染色）

免疫组化检查：肿瘤细胞表达 CD99、WT1，局灶表达 Syn、Vimentin、EMA，INI1、BRG1、ATRX 均表达保留，p53（60%+），Ki-67 增殖指数约为 70%；NKX2.2、BCOR、GFAP、Olig-2、NeuN、AE1/AE3、IDH1 R132H 均为阴性（图 46-3）。

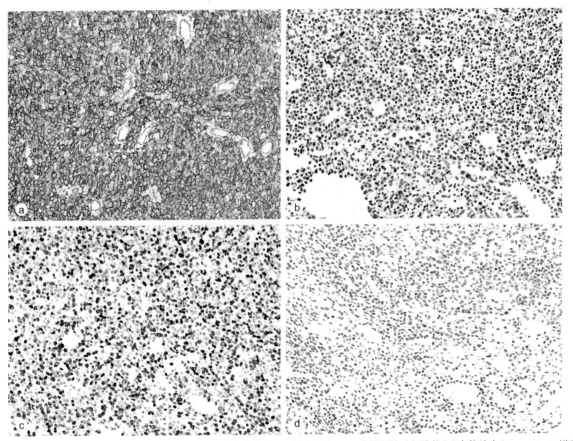

a. 肿瘤细胞 CD99 阳性，强弱不等，呈斑片状（中倍放大）；b. 肿瘤细胞 WT1 弥漫阳性（细胞核）（中倍放大）；c. Ki-67 增殖指数达 70%（中倍放大），肿瘤细胞 BCOR 阴性（中倍放大）。

图 46-3　免疫组织化学染色（EnVision 二步法）

分子病理结果：FISH 检测显示 *CIC* 基因有重排（分离探针）（图 46-4）。

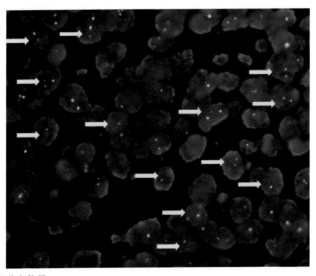

＞15% 肿瘤细胞内可见红绿分离信号。

图 46-4　分离探针显示 *CIC* 基因有重排

病理诊断（整合诊断）：（额叶）小圆细胞恶性肿瘤，酶标及分子检测符合伴 *CIC* 重排的肉瘤，CNS WHO 4 级。

【讨论】

中枢神经系统 *CIC* 重排的肉瘤是一种罕见的高级别圆形细胞未分化肉瘤，占所有肉瘤 1% 以下。2016 年首次被报道，2021 年第 5 版 WHO 中枢神经系统肿瘤分类中，将其归为间叶源性非脑膜上皮来源肿瘤。

CIC 重排的肉瘤具有一定的临床特点：大多数 *CIC* 重排的肉瘤发生在四肢或躯干的深部软组织，较少见于头颈部、腹膜后或盆腔。约 10% 的病例累及内脏，包括肾脏、胃肠道和中枢神经系统（髓内和髓外），其中大部分（85%）发生于幕上，其余 15% 发生于脊髓。临床症状取决于肿瘤部位，表现为局灶性神经功能缺失或颅内压升高。患者年龄分布宽泛，从儿童至老年人均可发生（0~71 岁），但儿童及青年人多见，其中 68% 的病例见于儿童组（中位年龄为 10 岁）。关于该肿瘤影像学特点的文献很少，仅限于病例报道。影像学上该肿瘤常表现为实质性肿块，文献中报道比例为 50%；还有 38% 表现为囊实性肿块。

肿瘤通常很大，边界清楚，切面呈白色或棕褐色，质地柔软，常伴有出血和坏死，与脑实质分界清楚。中枢神经系统 *CIC* 重排的肉瘤与发生在软组织的肿瘤组织形态学相似：组织学主要表现为未分化的圆形细胞弥漫分布，局部可呈分叶状的生长模式，由纤维间质分隔。肿瘤细胞具有相对一致的细胞形态，伴有轻度多形性核，染色质呈空泡状，核仁明显；细胞质呈轻度嗜酸性，偶尔透明；核分裂活跃，坏死常见。1/3 的病例伴基质黏液样变或异源性分化（如软骨、伴神经胶质或胶质神经元），肿瘤细胞呈网状或假腺状排列。此时，注意与多形性黄色瘤型星形细胞瘤或神经节细胞胶质瘤鉴别。此外，发生在中枢神经系统外的软组织 *CIC* 重排的肉瘤迄今为止还没有报道类似的神经胶质/胶质神经元分化。

免疫组化方面，*CIC* 重排的肉瘤可表达多种免疫组化标记，如 GFAP、CD56、Syn、NF、AE1/AE3、S-100、Desmin、SMA，但仅为局灶或部分瘤细胞表达。CD99 在软组织 *CIC* 重排肉瘤中常见阳性，但在中枢神经系统病例中常为斑片状、弱阳性或不表达；WT1 和 ETV4 常为阳性；伴 *CIC-NUTM1* 融合的肉瘤还表达 NUT 蛋白。

鉴别诊断方面，免疫组化 INI1 和 BRG1 可帮助鉴别非典型畸胎样/横纹肌样瘤。*CIC* 重排肉瘤在临床病理特点上与尤因肉瘤也有重叠，*CIC* 重排肉瘤的瘤细胞核形不规则，核染色质呈空泡状，常可见明显的核仁，核分裂象易见；CD99 标记常呈局灶性或斑片状染色，不表达 NKX2.2，新型抗体 ETV4 和 DUX4 通常阳性表达。

分子遗传学方面，发生在中枢神经系统的 *CIC* 重排肉瘤的融合伙伴基因与发生在软组织的有所不同，中枢神经系统的 *CIC* 重排肉瘤主要的融合基因有 *CIC-LEUTX* 融合（29%）、*CIC-NUTM1* 融合（29%）、*CIC-DUX4* 融合（18%）、*ATXN1-DUX4*（12%）、*ATXN1-NUTM1*（6%），且有 *CIC* 基因的移码缺失（6%）；而在软组织 *CIC* 重排肉瘤中 95% 的病例为 *CIC-DUX4* 融合，也有部分病例为 *CIC-LEUTX* 融合及 *CIC-NUTM1* 融合，但涉及 *ATXN1* 基因的融合似乎仅见于中枢神经系统肿瘤。

关于 *CIC* 重排肉瘤的起源细胞尚不清楚，但发生在软组织和中枢神经系统的 *CIC* 重排肉瘤具有相同的 DNA 甲基化特征，提示二者有共同的间充质细胞起源。

目前尚缺乏中枢神经系统 *CIC* 重排肉瘤的流行病学资料，非中枢神经系统的 *CIC* 重排肉瘤对尤因肉瘤化疗方案不敏感。

预后方面，与软组织 *CIC* 重排肉瘤相似，中枢神经系统 *CIC* 重排肉瘤也表现为高度侵袭性过程，61% 的病例见复发，最多见为局部复发，38% 的病例死于该病。5 年总生存率为 17% ~ 43%，明显低于尤因肉瘤。

综上所述，中枢神经系统 *CIC* 重排的肉瘤具有独特的临床病理和分子特征，诊断时需注意与尤因肉瘤及胚胎性肿瘤等进行鉴别。对于镜下表现为小圆细胞未分化肉瘤或胚胎性肿瘤样组织学形态的中枢神经系统肿瘤，推荐常规进行 WT-1 和 ETV4 免疫组化，并进一步行 FISH 检测证实 *CIC* 基因融合，必要时通过 NGS 检测融合伴侣基因。正确识别该肿瘤对针对特定遗传学改变开发靶向治疗药物及判断预后具有重要的临床意义。

（上海交通大学医学院附属新华医院　张　蒙　王瑞芬　王立峰）

参考文献

[1] MANCARELLA C, CARRABOTTA M, TORACCHIO L, et al. CIC-rearranged sarcomas: an intriguing entity that may lead the way to the comprehension of more common cancers [J]. Cancers, 2022, 14 (21).

[2] TAUZIEDE-ESPARIAT A, HASTY L, METAIS A, et al. Mesenchymal non-meningothelial tumors of the central nervous system: a literature review and diagnostic update of novelties and emerging entities [J]. Acta Neuropathol Commun, 2023, 11 (1): 22.

[3] WHO Classification of Tumours Editorial Board. WHO classification of tumours of soft tissue and bone, 5th ed. Lyon, France: IARC Press, 2020: 330-332.

[4] WHO Classification of Tumours Editorial Board. WHO classification of central nervous system tumours, 5th ed. Lyon, France: IARC Press, 2021: 320-322.

[5] LOUIS D N, PERRY A, WESSELING P, et al. The 2021 WHO classification of tumors of the central nervous system: a summary [J]. Neuro Oncol, 2021, 23 (8): 1231-1251.

[6] STURM D, ORR B A, TOPRAK U H, et al. New brain tumor entities emerge from molecular classification of CNS-PNETs [J]. Cell, 2016, 164 (5): 1060-1072.

[7] ANTONESCU C R, OWOSHO A A, ZHANG L, et al. Sarcomas with CIC-rearrangements are a distinct pathologic entity with aggressive outcome: a clinicopathologic and molecular study of 115 cases [J]. Am J Surg Pathol, 2017, 41 (7): 941-949.

[8] LE LOARER F, PISSALOUX D, WATSON S, et al. Clinicopathologic features of CIC-NUTM1 sarcomas, a new molecular variant of the family of CIC-fused sarcomas [J]. Am J Surg Pathol, 2019, 43 (2): 268-276.

[9] LINOS K, DERMAWAN J K, BALE T, et al. Expanding the molecular diversity of CIC-Rearranged sarcomas with novel and very rare partners [J]. Mod Pathol, 2023, 36 (5): 100-103.

[10] OUVRARD C, MÉTAIS A, BRIGOT E, et al. ETV4 immunohistostaining is a sensitive and specific diagnostic biomarker for CIC-rearranged sarcoma of the central nervous system [J]. Histopathology, 2022, 81 (6): 852-855.

病例 47 男，16 岁，胸 9 椎管内占位

【临床资料】

患者，男，16 岁。主诉"急起双下肢无力 20 天，加重 5 天"。

现病史：患者 20 天前无明显诱因出现双侧大腿外侧酸胀不适，后自行缓解，随之出现双下肢无力，未予重视，后逐步出现行走时拖步，5 天前患者开始无法行走，站立亦不稳，持续无缓解。患者曾于外院查头颅 CT、头颅 MRI+MRA、腰椎 MRI 均未见明显异常，未予特殊处理。患者为求进一步诊治，来我院门诊就诊，拟以"脊髓炎"收入神经内科。入院第 2 天查胸椎 MRI 平扫示 T9 水平椎管内占位。入院第 4 天查胸椎 MRI 增强示 T9 水平椎管内髓外硬膜下占位，脊膜瘤可能。遂转入神经外科手术治疗。

既往史：无特殊病史。

家族史：无明确家族史。

查体：神志清楚，精神一般，言语清楚，智能可；双上肢肌力 V 级，腱反射（+），左下肢肌力 Ⅳ + 级，右下肢肌力Ⅳ级，肌张力偏高，腱反射（++++），双侧踝阵挛可引出，双侧霍夫曼征（-），双侧 Babinski 征（+）；双侧 T10 平面以下深浅感觉减退；双侧指鼻试验稳准，双侧跟膝胫试验欠稳准；难立征：睁眼（+），直线行走不能；颈软，双侧 Brudzinski 征（-）、Kernig 征（-）。

辅助检查：头颅 MRI 示椎管骨环完整，T9 水平椎管内见块状等信号影，脊髓受压，病变上、下方硬膜下腔增宽，增强后示 T9 水平椎管内髓外硬膜下见团状高信号影，脊髓受压，直径约 1.2 cm，椎旁软组织未见改变（图 47-1）。

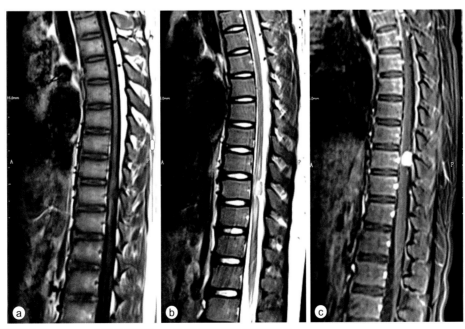

a. T₁WI 扫描呈等信号；b. T₂WI 扫描呈等信号；c. T₁WI 增强扫描呈团状强化。

图 47-1 头部 MRI 检查示病变位于 T9 水平椎管内

行椎管内肿瘤切除术。

【病理结果】

大体所见：手术切除组织标本为灰白色碎组织一堆，大小为 1.5 cm × 1 cm × 0.4 cm，质地韧。

镜下所见：组织学表现为小–中等大小的圆形或卵圆形肿瘤细胞呈片状分布，局部由厚胶原纤维分割呈结节状。肿瘤细胞细胞质丰富嗜伊红，部分细胞质透明。肿瘤细胞核有中度异型性，染色质粗糙，部分核仁明显。部分肿瘤细胞呈上皮样或横纹肌样细胞。个别肿瘤细胞核异型性明显，呈多形性。局灶间质黏液变，肿瘤细胞呈梭形。核分裂约 2 个 /10 HPF，未见出血和坏死。临近硬膜的肿瘤组织中可见个别散在分布的黑色素细胞（图 47－2）。

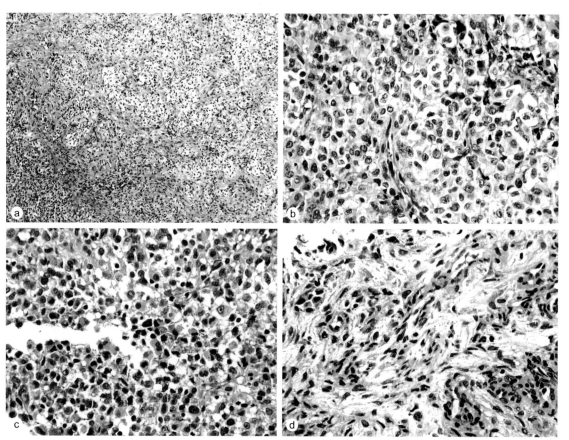

a. 肿瘤呈结节状分布，肿瘤细胞形态相对一致（中倍放大）；b. 肿瘤细胞核染色质粗糙，部分核仁明显，可见核分裂及多形性核（高倍放大）；c. 部分肿瘤细胞呈横纹肌样细胞（高倍放大）；d. 局灶间质黏液变，肿瘤细胞呈梭形（高倍放大）。

图 47－2　光学显微镜观察所见（HE 染色）

免疫组化检查：肿瘤细胞 WT1 部分阳性，CD99 局灶阳性，D2–40、Nestin、Syn 弥漫阳性，GFAP 部分阳性，SSTR2 局灶阳性，S–100 局部散在阳性。Ki–67 增殖指数约为 20%。INI1 核保留表达。其他免疫组织化学标记如 STAT6、PR、EMA、CK、Olig–2、PLAP、CD45、HMB45、Melan–A、CD34、CD31 及 ERG 均为阴性（图 47－3）。

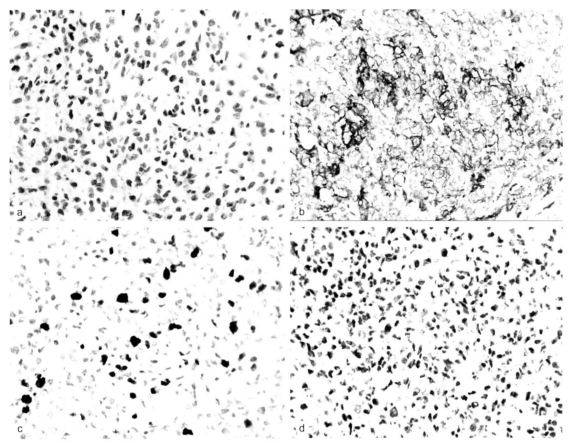

a. 肿瘤细胞部分表达 WT1（高倍放大）；b. 肿瘤细胞局灶表达 CD99（高倍放大）；c. Ki–67 增殖指数约为 20%（高倍放大）；
d. INI1 核保留表达（高倍放大）。

图 47–3　免疫组织化学染色（EnVision 二步法）

分子结果：*CIC* 基因 20 号外显子与 *LEUTX* 基因 3 号外显子处发生基因融合，变异频率为 9.3%。
IDH、*TERT*、*BRAF*、*H3F3A*、*HIST1H3B* 和 *HIST1H3C* 未见突变，1p/19q 染色体完整，7 号染色体无
扩增，10 号染色体无缺失（图 47–4）。

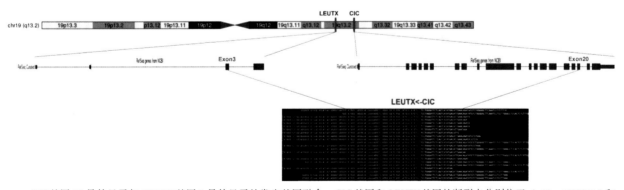

CIC 基因 20 号外显子与 *LEUTX* 基因 3 号外显子处发生基因融合，*CIC* 基因和 *LEUTX* 基因的断裂点分别位于 chr19：42799216 和
chr19：40276580。

图 47–4　分子检测结果

病理诊断（整合诊断）：（T9 椎管内）*CIC* 重排肉瘤（CNS WHO 4 级）。

【讨论】

1996 年 Richkind 等首次报道了 1 例染色体 t（4；19）（q35；q13.1）易位的儿童右踝软组织的间叶肉瘤。2006 年 Kawamura-Saito 等同样发现了 2 例具有染色体 t（4；19）（q35；q13）易位的 *CIC-DUX4* 融合的圆细胞肉瘤，其病理组织形态与尤因肉瘤相似，所以将其描述为尤因样肉瘤。但 Choi 等提出不建议将 *CIC-DUX4* 肉瘤称为尤因样肉瘤，认为它是一个独立的实体肿瘤，是具有独特病理学特征和快速疾病进展的一种新的基因重排相关肉瘤。首先其发生部位不同，尤因肉瘤以原发性骨肿瘤最常见，而 *CIC-DUX4* 肉瘤以软组织肿瘤报道最多。其次治疗和预后方面，不像尤因肉瘤对化疗药物敏感，*CIC-DUX4* 肉瘤通常迅速出现抗化疗药反应，并且临床更具有侵袭性。另外这两类肿瘤在组织学、免疫组织化学和分子特征等方面也不同。Specht 等也同样认为，*CIC-DUX4* 肉瘤独特的分子遗传学特征和免疫组织化学表达特征，提示其与尤因肉瘤具有不同的发病机制。

大多数 *CIC* 重排肉瘤发生在四肢或躯干深部软组织，其次是头颈部、腹膜或骨盆，罕见发生在肾脏、胃肠道或大脑等部位。发病年龄范围很广，但好发于中青年人，男性略多见。显微镜下，肿瘤细胞呈弥漫片状或由胶原纤维分割呈结节状，肿瘤细胞大部分呈圆形至卵圆形，也可见梭形细胞和上皮样/横纹肌样细胞；肿瘤细胞胞质呈嗜酸性或透明，细胞核呈现不同的染色质形态，部分肿瘤细胞可见明显核仁及泡状核；大部分肿瘤细胞形态单一，细胞核轻度多形性；常见间质黏液样改变，肿瘤细胞呈网状或假腺样排列；核分裂及坏死常见。个别病例治疗后组织形态发生改变，局灶有透明软骨形成、细胞出现明显的多形性、胞质内出现嗜酸性小球等。免疫组化显示 CD99 常呈局灶阳性，少数可呈阴性或弥漫表达，而 NKX2.2 呈阴性表达。Hung 等关于 *CIC* 重排肉瘤 ETV4 和 WT1 表达的评估发现，ETV4 表达的敏感性和特异性分别是 90% 和 95%，而 WT1 的敏感性和特异性是 95% 和 81%，并得出结论，弥漫性 ETV4 和局灶性 WT1 表达有助于将 *CIC* 重排肉瘤从尤因样肉瘤及其他组织形态相似的肿瘤中区分开来。另外少数病例可表达肌源性标志物和 CK、钙视网膜蛋白、NF、S-100、ERG、FLI1、MUC-4 和 D2-40 等，但没有特异性。本例中的组织形态及免疫组化结果与文献中描述的相似。但在临近脑膜附近的肿瘤组织中可见黑色素细胞，需要与恶性黑色素瘤进行鉴别，而相关恶性黑色素瘤的标记均为阴性，排除此诊断。本例 GFAP 在肿瘤细胞中呈部分表达，还未见有 *CIC* 重排肉瘤表达 GFAP 的报道，而本例位于髓外，胶质瘤相关基因均为阴性，因此排除胶质瘤，推测可能是肿瘤细胞的一种异质性表达。

CIC 重排肉瘤以 *CIC-DUX4* 融合最为常见，还有其他一些罕见的非 *DUX4* 的伴侣基因，如 *FOXO4*、*LEUTX*、*NUTM1* 和 *NUTM2A*。值得注意的是，在一篇关于血管肉瘤的报道中发现 3 例具有 *CIC* 重排，其中 1 例有 *CIC-LEUTX* 融合基因，但这 3 例缺乏血管形成，组织形态与 *CIC* 重排肉瘤相似，仅是血管相关的免疫组化标记 CD31 和 ERG 为阳性，所以归类于血管肉瘤。血管相关的免疫组化标记可能仅为非特异性表达，根据组织形态及分子检测将其归类于 *CIC* 重排肉瘤更为合适。另有 2 篇关于 *CIC-LEUTX* 融合基因的报道，均发生于中枢神经系统，但都不是 *CIC* 重排肉瘤。其中 2 例是儿童胶质瘤；1 例是儿童中枢神经系统胚胎性肿瘤，这例不仅有 *CIC-LEUTX* 融合基因，同时还伴有 *NBN* 胚系突变及 *TSC2* 体系突变。

位于中枢神经系统的 *CIC* 重排肉瘤距今仅有 6 篇文献总共 16 例病例报道，而其中位于脊髓的 *CIC* 重排肉瘤距今为止仅有 2 例报道。1 例为 15 岁女性，肿瘤位于硬膜外；1 例为 23 岁男性，肿瘤位于髓内。基因检测发现均为 *CIC-DUX4* 融合。而位于大脑的 14 例病例中有 5 例为 *CIC-NUTM1* 融合，所以 *CIC-NUTM1* 肉瘤似乎更常见于中枢神经系统中的大脑组织。

CIC 重排肉瘤首先要与尤因肉瘤鉴别，虽然两者都是小圆细胞肿瘤，并且均可有富含糖原的细胞质，*CIC* 重排肉瘤中结节状结构更常见，有较多更多形性的细胞，其具有较粗的染色质和更突出的核仁。它可以有黏液样基质，但在尤因肉瘤中未见报道。虽然尤因肉瘤和 *CIC* 重排肉瘤都有 CD99 阳性，但大多数 *CIC* 重排肉瘤仅显示局灶阳性或阴性，而尤因肉瘤则为弥漫且强烈的阳性。Yoshimoto 等研究发现 CCND2 和 MUC5AC 是鉴别两者的可靠标志物。此外还要与其他小圆细胞肿瘤、上皮样细胞肿瘤相鉴别，如 *BCOR* 重排肉瘤、腺泡状横纹肌肉瘤、非典型畸胎样/横纹肌样瘤、差分化的滑膜肉瘤、淋巴瘤、促纤维组织增生性小圆细胞肿瘤、癌及恶性黑色素瘤。它们的组织形态有相似之处，依靠免疫组化可以初步进行鉴别，但有些标记可能有交叉重叠，最终确诊需要依靠基因检测。FISH 分析有明显的假阴性结果，而基于 NGS 的诊断方法更加敏感。利用 DNA 甲基化阵列分析能将 *CIC* 重排肉瘤进行精确分类。

CIC 重排肉瘤临床病程侵袭性强，易发生转移，最常转移至肺，肝脏、脑、淋巴结、骨也有报道，其预后明显差于尤因肉瘤，对尤因肉瘤化疗方案反应差。随着对 *CIC* 重排肉瘤分子机制的深入研究，基于精准治疗的分子靶向治疗已经取得了一定的进展。Oyama 等发现了硼替佐米和克唑替尼可以显著抑制体外 *CIC-DUX4* 肉瘤的肿瘤细胞生长。Yoshimoto 等发现帕博西尼和曲贝替定可以阻断老鼠 *CIC-DUX4* 肉瘤的生长。而对于 *CIC* 重排肉瘤患者的最佳治疗方法还有待进一步明确，需要大量临床试验及多机构数据的综合分析。

（南京医科大学附属脑科医院　宋　坤　王　娟）

参考文献

［1］RICHKIND K E, ROMANSKY S G, FINKLESTEIN J Z. t（4；19）（q35；q13.1）：a recurrent change in primitive mesenchymal tumors［J］. Cancer Genet Cytogenet, 1996, 87（1）：71-74.

［2］KAWAMURA-SAITO M, YAMAZAKI Y, KANEKO K, et al. Fusion between CIC and DUX4 up-regulates PEA3 family genes in Ewing-like sarcomas witht（4；19）（q35；q13）translocation［J］. Hum Mol Genet, 2006, 15（13）：2125-2137.

［3］CHOI E Y, THOMAS D G, MCHUGH J B, et al. Undifferentiated small round cell sarcoma with t（4；19）（q35；q31.1）CIC-DUX4 fusion.A novel highly aggressive soft tissue tumor with distinctivehistolopathology［J］. Am J Surg Pathol, 2013, 37（9）：1379-1386.

［4］SPECHT K, SUNG Y S, ZHANG L, et al. Distinct transcriptionalsignature and immunoprofile of CIC-DUX4 positive round cell tumors compared to EWSR1-rearranged Ewing sarcomas-furthere vidence towards distinct pathologic entities［J］. Genes Chromosomes Cancer, 2014, 53（7）：622-633.

［5］ANTONESCU C R, OWOSHO A A, ZHANG L, et al. Sarcomas with CIC-rearrangements are a distinct pathologic entity with aggressive outcome：a clinicopathologic and molecular study of115 cases［J］. Am J Surg Pathol, 2017, 41（7）：941-949.

［6］YOSHIDA A, GOTO K, KODAIRA M, et al. CIC－rearranged sarcomas: a study of 20 cases and comparisons with Ewing sarcomas［J］. Am J Surg Pathol, 2016, 40（3）: 313－323.

［7］DONAHUE J E, YAKIREVICH E, ZHONG S, et al. Primary spinal epidural CIC－DUX4 undifferentiated sarcoma in a child［J］. Pediatr Dev Pathol, 2018, 21（4）: 411－417.

［8］HUNG Y P, FLETCHER C D, HORNICK J L.Evaluation of ETV4 and WT1 expression in CIC－rearranged sarcomas and histologic mimics［J］. Mod Pathol, 2016, 29（11）: 1324－1334.

［9］SUGITA S, ARAI Y, TONOOKA A, et al. A novel CIC－FOXO4 gene fusion in undifferentiated small round cell sarcoma: a genetically distinct variant of Ewing－like sarcoma［J］. Am J Surg Pathol, 2014, 38（11）: 1571－1576.

［10］YAMADA S, MUTO J, LEON JCAD, et al. Primary spinal intramedullary Ewing－like sarcoma harboring CIC－DUX4translocation: a similar cytological appearance as its soft tissue counterpart but no lobulation in association with desmoplastic stroma［J］. Brain Tumor Pathol, 2020, 37（3）: 111－117.

［11］HUANG S C, ZHANG L, SUNG Y S, et al. Recurrent CIC gene abnormalities in angiosarcomas: a molecular study of 120 cases with concurrent investigation of PLCG1, KDR, MYC, and FLT4 gene alterations［J］. Am J Surg Pathol, 2016, 40（5）: 645－655.

［12］LAKE J A, DONSON A M, PRINCE E, et al. Targeted fusion analysis can aid in the classification and treatment of pediatric glioma, ependymoma, and glioneuronal tumors［J］. Pediatr Blood Cancer, 2020, 67（1）: e28028.

［13］HU W, WANG J, YUAN L, et al. Case Report: a unique case of pediatric central nervous system embryonal tumor harboring the CIC－LEUTX fusion, germline NBN variant and somatic TSC2 mutation: expanding the spectrum of CIC－rearranged neoplasia［J］. Front Oncol, 2020, 10: 598970.

［14］STURM D, ORR B A, TOPRAK U H, et al. New brain tumor entities emerge from molecular classification of CNS－PNETs［J］. Cell, 2016, 164（5）: 1060－1072.

［15］ITO M, ISHIKAWAM, KITAJIMA M, et al. A case report of CIC－rearranged undifferentiated small round cell sarcoma in the cerebrum［J］. Diagnostic Cytopathology, 2016, 44（10）: 828－832.

［16］BIELLE F, ZANELLO M, GUILLEMOT D, et al. Unusual primary cerebral localization of a CIC－DUX4 translocation tumor of the Ewing sarcoma family［J］. Acta Neuropathol, 2014, 128（2）: 309－311.

［17］LOARER FL, PISSALOUX D, WATSON S, et al. Clinicopathologic features of CIC－NUTM1 sarcomas, a new molecular variant of the family of CIC－fused sarcomas［J］. Am J Surg Pathol, 2019, 43（2）: 268－276.

［18］YOSHIMOTO T, TANAKA M, HOMME M, et al. CIC－DUX4 induces small round cell sarcomas distinct from Ewing sarcoma［J］. Cancer Res, 2017, 77（11）: 2927－2937.

［19］SBARAGLIA M, RIGHI A, GAMBAROTTI M, et al. Ewing sarcoma and Ewing－like tumors［J］. Virchows Arch, 2020, 476（1）: 109－119.

［20］KOELSCHE C, HARTMANN W, SCHRIMPF D, et al. Array－based DNA－methylation profiling in sarcomas with small blue round cell histology provides valuable diagnostic information［J］. Mod Pathol, 2018, 31（8）: 1246－1256.

［21］MIELE E, VITO R D, CIOLFI A, et al. DNA methylation profiling for diagnosing undifferentiated sarcoma with capicua transcriptional receptor（CIC）alterations［J］. Int J Mol Sci, 2020, 21（5）: 1818－1832.

［22］OYAMA R, TAKAHASHI M, YOSHIDA A, et al. Generation of novel patient－derived CIC－DUX4 sarcoma xenografts and cell lines［J］. Sci Rep, 2017, 7（1）: 4712.

病例 48 女，9岁，延髓右侧及周围骨软组织占位

【临床资料】

患儿，女，9岁。主诉"颈部不适2个月，呛咳伴声音嘶哑1个月"。

现病史：患儿于2个月前开始无明显诱因突然出现颈部不适，颈项板紧，近1个月出现呛咳及声音嘶哑，周身乏力，无明显头痛、头晕，无恶心及呕吐，无肢体抽搐、大小便失禁等症状。头颅MRI提示延髓右侧及右前方、右侧斜坡区、右颈静脉孔、右颈动脉鞘、右侧咽旁占位，临床考虑肉瘤/胚胎性肿瘤？颈静脉球瘤？骨源性肿瘤？门诊以"脑干占位"收入院。

既往史：否认肝炎、结核、疟疾等传染病病史，否认高血压、心脏病、糖尿病及脑血管疾病、精神疾病病史，否认外伤史等。

家族史：父母体健，家族中无传染病及遗传病病史。

查体：神志清楚，定向力、理解力、判断力及计算力、近期、远期记忆力正常，查体合作；双手轮替试验、指鼻试验、双侧跟膝胫试验正常，闭目难立征检查阳性，直线行走试验阴性。

辅助检查：头颅MRI平扫+增强（图48-1）示延髓右侧及右前方、右侧斜坡区、右颈静脉孔、右颈动脉鞘、右侧咽旁可见不规则团块状混杂等T_1稍长T_2信号，边界尚清，大小约6.6 cm×6.1 cm×4.4 cm，相应颅骨可见骨质破坏，脑干、第四脑室受压变形，增强扫描后呈明显强化。

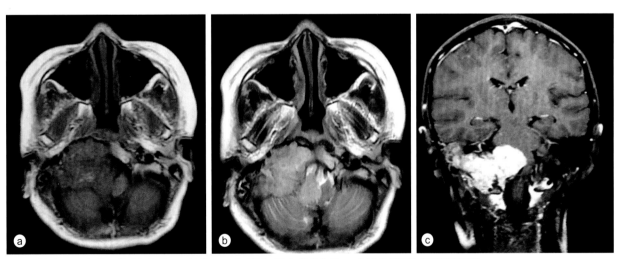

a. 轴位T_1WI扫描呈等稍长信号；b. 轴位T_2WI扫描呈不均匀稍长信号；c. 冠状位增强扫描呈明显强化。

图48-1 头部MRI检查结果

手术所见：术中见于颈后线分离筋膜和肌肉，显露枕鳞部、寰椎后弓，可见灰红色富血供的肿瘤组织，侵蚀硬膜，无明显界限。

【病理结果】

大体所见：灰白灰褐色碎组织一堆，总大小为 4 cm × 3.5 cm × 1.2 cm，切面呈灰红色，实性，质中。

镜下观察：肿瘤细胞片状分布，较密集，局灶呈上皮样改变（图 48-2a）；瘤细胞呈圆形或卵圆形，可见核仁，细胞异型性明显，核分裂象易见（图 48-2b）；部分区域瘤细胞较稀疏，并见裂隙样血管（图 48-2c）。

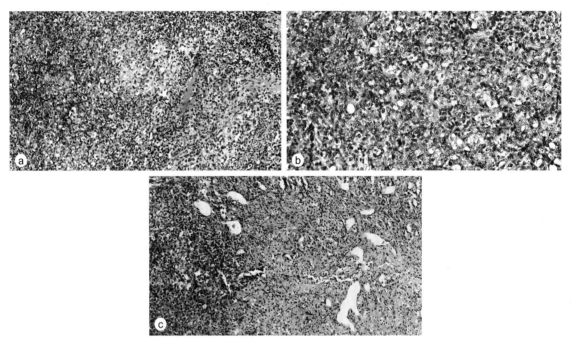

a. 肿瘤细胞成片状分布，较密集，局灶呈上皮样改变（低倍放大）；b. 瘤细胞异型性明显，可见核仁，核分裂象易见（中倍放大）；c. 部分区域瘤细胞较稀疏，可见裂隙样血管（中倍放大）。

图 48-2　光学显微镜观察所见

免疫组化检查：肿瘤细胞 WT1（图 48-3a）、CD99（图 48-3b）、NUT（图 48-3c）阳性表达，Ki-67 增殖指数为 30%（图 48-3d），Vimentin、FLI-1、BCL-2、CD56、STAT6、INI1、BRG1 均为阳性表达，Syn、SMA、BCOR 局灶阳性，GFAP、S-100、EMA、NeuN、SATB2、NSE、NKX2.2、Desmin、CK、MyoD1、NF、AE1/AE3、CD34 等阴性。

分子病理结果：检测到 CIC 与 NUTM1 基因融合，PMS2 移码突变；未检测到 IDH1/IDH2、ATRX、BRAF、TP53、H3F3A、TERT 启动子等基因突变。

病理诊断（整合诊断）：小圆细胞恶性肿瘤，结合形态、分子特征及免疫组化结果，符合 CIC 重排肉瘤，伴 CIC-NUTM1 基因融合、PMS2 移码突变等，CNS WHO 4 级。

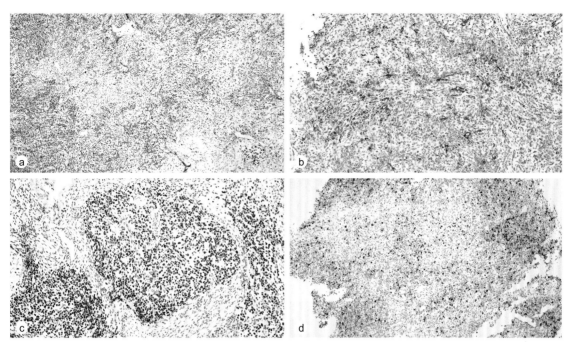

　　a. 肿瘤细胞 WT1 免疫组化染色阳性（低倍放大）；b. CD99 染色局灶阳性（低倍放大）；c. NUT 免疫组化染色呈核强阳性（中倍放大）；d. Ki-67 增殖指数达 30%（低倍放大）。

图 48-3　组织化学及免疫组织化学染色（EnVision 二步法）

【讨论】

　　尤因肉瘤和尤因样肉瘤均是具有高度侵袭性的小圆细胞肉瘤，而 *CIC* 重排肉瘤是尤因样肉瘤中最常见的特殊类型，其表现出比尤因肉瘤更具侵略性的病程，代表了一个独特的肉瘤家族。

　　CIC 重排肉瘤是一种发生于神经轴的高级别、低分化的肉瘤，于 2006 年首次被发现，其特征是涉及 *CIC* 的反复易位，编码一个具有高迁移群盒的转录抑制因子，位于染色体 19p13 上。CIC 重排肉瘤存在多种与 *CIC* 基因相关的伴侣基因，包括 *DUX4*、*FOXO4*、*LEUTX*、*NUTM1* 及 *NUTM2A*，其中最常见的融合类型为 *CIC-DUX4*。尽管上述融合组织病理学相似，但目前大多数研究认为具有 *CIC* 重排的颅内肉瘤常以 *NUTM1* 和 *LEUTX* 为融合伴侣，而颅外骨和软组织则以 *DUX4*、*FOXO4* 和 *NUTM2A* 为融合伴侣。

　　NUT 中线癌家族成员 1（NUT midline carcinoma family member 1，*NUTM1*）是 NUT 中线癌的特征性融合基因。本例颅内肿瘤 *CIC* 主要与 *NUTM1* 融合，被认为是 *CIC* 肉瘤的一种分子变异。当两者融合时，甲基组和转录组谱与 *CIC-DUX4* 肉瘤更紧密地聚集在一起，而远离 NUT 癌。该融合由 Watson 等于 2018 年首次报道，其生物学行为具有侵袭性，显微镜下呈圆形至上皮样细胞状，呈散在横纹肌样形态，具有独特的免疫组织化学特征和遗传表型。迄今为止共报道 13 例（2019 年和 2022 年分别报道了 6 例及 3 例，其余均为个案报道），其中 7 例为儿童病例，男女性别比为 7∶6，年龄 2～61 岁（平均24.3 岁）；肿瘤直径为 2.0～12.5 cm（平均 6.8 cm）；原发肿瘤部位为深部软组织（*n*=3）、椎体（*n*=3）、颅骨（*n*=2）、硬膜外脊髓（*n*=2）、脑（*n*=1）、肾（*n*=1）、肺（*n*=1）；11 例中有 8 例（占 72.7%）累及椎体（5 例）或颅底（3 例），表现为肿块局部浸润骨及周围软组织，仅 2 例发生于颞部及枕部并累及大脑。本例为女童，9 岁，肿瘤直径约 6.6 cm，主要位于延髓右侧及右前方、右侧斜坡区、右颈静脉孔、右颈动脉鞘、右侧咽旁，并累及颅骨，可见骨质破坏，脑干、第四脑室受压变形。

镜下肿瘤呈实片状分布，分叶模糊；瘤细胞呈圆形、卵圆形至上皮样外观，核为圆形或不规则，染色质泡状，核仁明显，细胞质呈嗜酸性或透明，部分瘤细胞呈"肌上皮样"生长模式，部分瘤细胞呈横纹肌样/浆细胞样改变，局部间质黏液变性，核分裂象易见伴局灶坏死。尽管 *CIC-NUTM1* 融合肉瘤的临床病理表现出与 *CIC* 肉瘤高度相似的形态学特征，但与 NUT 癌无法区分，存在部分重叠。Le Loarer 等对 6 例 *CIC-NUTM1* 融合肉瘤进行形态及免疫组织化学分析，认为 *CIC-DUX4* 融合转录物诱导多瘤增强子激活因子 3（*PEA3/ETV4/E1AF*）家族基因的上调，可表达 ETV4 和 WT1；除 1 例外，所有 *CIC-NUTM1* 肉瘤均表达 ETV4，而 NUT 癌不表达 ETV4；WT1 似乎在 *CIC-NUTM1* 肿瘤中呈斑片状表达，而 *CIC-DUX4* 融合肿瘤中只有 2 例表达，包括 ETV4 阴性的病例。故认为 ETV4 阳性更倾向于诊断 *CIC-NUTM1* 肉瘤，而不是 NUT 癌。与此同时，发现 NUT 免疫组化无论是表达还是分布模式似乎都更加弥漫深染、均匀一致，而不是 NUT 癌中典型的淡染斑点状染色模式。目前该病例数较少且这种差异的意义尚不清楚，需要更大的样本进一步阐明。Hung 等对 40 例 *CIC* 重排肉瘤的研究中发现，95%的该类肿瘤和 19% 的其他圆形细胞肿瘤（不包括尤因肉瘤）中 WT1 免疫阳性，同时 Calretinin、ERG、FLI1 和 TLE1 在这些肿瘤中也有阳性表达，约 3/4 的 *CIC* 肉瘤中观察到 Calretinin 不同程度的表达，并强调 ETV4 在 *CIC-NUTM1* 肉瘤中阳性表达率达 70%，与经典 *CIC* 肉瘤不一致（阳性率高达100%），最终提示 WT1、Calretinin 和 ETV4 可用来作为 *CIC* 重排肉瘤及其他小圆细胞肿瘤鉴别的有用标记。本例肿瘤局灶表达 WT1，NUT 蛋白为弥漫表达且均匀深染，与文献报道相一致。总而言之，在缺乏分子及甲基化谱证实之前，镜下形态加 WT1、ETV4、NUT 等免疫组化染色有助于该类肿瘤的诊断及鉴别诊断。

从基因组的角度来看，所有病例均显示出 *CIC* 和 *NUTM1* 位点内明确的断裂，分别位于外显子16 ~ 20 和外显子 2 ~ 5。同时，*CIC-NUTM1* 和 *CIC-DUX4* 肿瘤的转录和甲基化谱都聚集在一起，这表明所有 *CIC* 融合的肿瘤都属于一个独特的肿瘤家族。本例除了出现基因重排以外，还出现了 *PMSp. R578Afs* 杂合突变，为明确致病基因，随后重复了错配修复蛋白（MMR）染色及荧光毛细管电泳（微卫星不稳定）检测，发现两者结果均为微卫星稳定，而与上述分子检测不一致。可能的原因是由于错配修复系统是 DNA 在复制或重组过程中出现碱基错配错误后，由 *MLH1*、*MSH2*、*MSH6*、*PMS2* 编码的同名蛋白以二聚体形式发挥作用，维持基因组的稳定，其中 *MLH1* 和 *MSH2* 必须存在（属于主导蛋白），两者可以与其他错配修复蛋白形成异二聚体，即 *MSH3*、*MLH3* 和 *PMS1*，*MSH6* 可以被 *MSH3* 取代，*PMS2* 可以被 *PMS1* 或 *MLH3* 取代。因此，即便 *PMS2* 在分子水平上出现明确的杂合突变，但在蛋白水平上也并不会出现异常表达。此外，*PMS2* 基因的某些遗传性突变与林奇综合征的患病风险相关，该综合征患者多种肿瘤患病风险增加，特别是结直肠癌；2023 年有文献报道了 95 例肉瘤相关林奇综合征，软组织肉瘤占 93%，其中 *PMS2* 突变仅占 5%。本例明确 *PMS2* 为致病基因，随访并无家族史，该例是否归入林奇综合征还是林奇综合征相关基因携带者？推测该患者可能是首发林奇综合征（先证者），而 *CIC-NUTM1* 基因融合导致肿瘤的发生与其并无直接关系，可能分别位于两条不同的致病通路，只是前者目前尚未发病。

CIC–NUTM1 肉瘤的准确诊断具有重要的临床意义，原因在于其具有较差的预后。目前共报道的 13 例患者随访资料显示，总生存期为 7 ~ 37 个月，8 例患者死于该疾病；Le Loarer 等报道的 *CIC–NUTM1* 肉瘤平均生存期为 18.6 个月，而 *CIC–DUX4* 肉瘤患者的平均生存期为 139 个月。与尤因肉瘤相比，表现出更强的侵袭性，比经典 *CIC* 肉瘤预后更差。在治疗方面，大多数患者采用手术切除联合化疗（与尤因肉瘤患者的治疗方案相似），新辅助或辅助治疗以及辅助放疗；也有文献提出同时给患者行颅脊髓照射及局部放射治疗的总生存期要优于仅行颅脊髓照射。本例患者从发病到死亡仅 5 个月，因术后患者身体情况较差，故未做任何后续治疗，这也是生存期较短的原因。

综上所述，*CIC* 重排肉瘤是一种发生于神经轴的高级别肉瘤，具有多个融合伴侣，临床表现及影像学并无特异性，但具有独特的免疫组织化学特征和遗传表型。其肿瘤发生部位及组织学形态，易与 NUT 癌相混淆，因此 ETV4 表达及 NUT 蛋白的表达和分布模式可以作为筛选该类型肿瘤的替代标志物，但最终仍以 FISH 和（或）RNA 测序、DNA 甲基化检测作为诊断的金标准。目前该类型肉瘤例数较少，进展快，预后差，因此有必要提高对该类疾病的认识和诊断。

（解放军总医院第一医学中心　晋　薇）

参考文献

［1］中国抗癌协会肿瘤基因诊断专业委员会中线（NUT）癌基因诊断工作组，中国抗癌协会肿瘤标志专业委员会.中线（NUT）癌诊断与治疗专家共识（2023 版）［J］.中国癌症防治杂志，2023，15（5）：463–473.

［2］LE LOARER F，PISSALOUX D，WATSON S，et al. Clinicopathologic features of CIC–NUTM1 sarcomas，a new molecular variant of the family of CIC–fused sarcomas［J］. Am J Surg Pathol，2019，43（2）：268–276.

［3］HUNG Y P，FLETCHER C D，HORNICK J L.Evaluation of ETV4 and WT1 expression in CIC– rearranged sarcomas and histologic mimics［J］. Mod Pathol，2016，29：1324–1334.

［4］YANG S，LIU L，YAN Y，et al. CIC–NUTM1 sarcomas affecting the spine［J］. Arch Pathol Lab Med，2022，146：735–741.

［5］BIEDERMAN L E，LEE K，YEAGER N D，et al. CIC–NUTM1 sarcoma mimicking primitive myxoid mesenchymal tumour of infancy：report of a case［J］. Histopathology，2022，1（81）：131–141.

［6］MA Y，FENG J，DING D，et al. CIC–NUTM1 sarcoma in an 8–year–old female patient with a new fusion：A case report［J］. Pediatr Blood Cancer，2023（9）：70.

［7］POUMEAUD F，VALENTIN T，VANDE PERRE D，et al. Special features of sarcomas developed in patients with Lynch syndrome：a systematic review［J］. Cri Rev Oncol Hematol，2023，188：104055.

［8］REKHI B，RUMDEE R，SHETTY O，et al. Clinicopathological features of five cases of CIC：DUX4 positive sarcomas，including literature review［J］. Ann Diagn Pathol，2023，65：152153.

［9］LIU A P Y，DHANDA S K，LIN T，et al. Molecular classification and outcome of children with rare CNS embryonal tumors：results from St.Jude Children's Research Hospital including the multi–center SJYC07 and SJMB03 clinical trials［J］. Acta Neuropathology，2022，144（4）：733–746.

病例 49　女，16 岁，颈椎管内外占位

【临床资料】

患者，女，16 岁。主诉"颈部疼痛 2 年，左上肢麻木、无力 6 个月"。

现病史：患者 2 年前无明显诱因出现颈部疼痛，左侧偏重，可因体位改变而加重，休息后可缓解。6 个月前出现左上肢麻木、无力，症状逐渐加重，就诊时已无法抬过肩，晨起时症状最严重，颈部僵硬，上肢乏力，午后症状可稍缓解。

既往史：既往无明确病史。

家族史：无明确家族史。

查体：患者发育正常，神清语利，双侧瞳孔等大等圆，对光反射灵敏，颈部后伸受限。左上肢肌肉无萎缩。左上肢肌力Ⅳ级，肌张力下降，右上肢肌力Ⅴ级，肌张力正常，双下肢肌力、肌张力正常。左侧肱二、三头肌腱反射弱，右侧肱二、三头肌腱反射正常，双下肢腱反射正常。病理征均阴性。浅表淋巴结未触及肿大。自发病以来患者饮食、睡眠可，大小便正常，体重无明显减轻。

辅助检查：颈椎 MRI 示 C2 ~ C6 椎管内外巨大肿瘤，边界尚清，增强扫描呈明显不均匀强化，考虑神经来源，肿瘤有恶性倾向（图 49-1）。CT 示 C2 ~ C5 哑铃状软组织密度影，并 C2 ~ C5 椎体及 C4 ~ C5 左侧附件有溶骨性骨质改变。

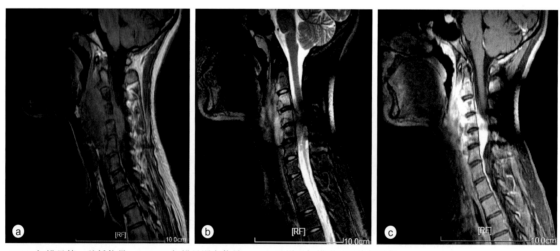

a. T₁WI 扫描呈等、稍低信号；b. T₂WI 扫描呈混杂信号；c. T₁WI 增强扫描明显不均匀强化。

图 49-1　MRI 示 C2 ~ C6 椎管内外不规则巨大软组织肿块，病灶边界尚清，增强扫描呈明显强化

【病理结果】

大体所见：手术切除标本为灰白灰粉色碎软组织一堆，总体积为 3 cm × 2.5 cm × 0.8 cm，切面为灰白灰粉色，实性，质中到质韧。

镜下所见：组织学表现为上皮样、横纹肌样或梭形细胞样肿瘤细胞呈结节状、巢团状或弥漫片状分布，瘤细胞胞质呈嗜酸性或透明，轻到中度核多形性，核分裂象易见，细胞核呈圆形、卵圆形，染色质呈空泡状，核仁明显，坏死常见。背景可见淋巴细胞、浆细胞和中性粒细胞浸润（图49-2）。

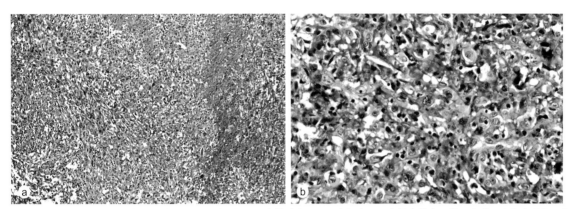

a. 梭形及上皮样肿瘤细胞呈束状或片状生长，并见坏死（中倍放大）；b. 瘤细胞呈上皮样或横纹肌样，胞质呈丰富嗜酸性，核呈空泡状，核仁明显，背景见淋巴细胞和中性粒细胞浸润（高倍放大）。

图49-2 光学显微镜观察所见（HE染色）

免疫组化检查：肿瘤细胞CK、EMA和Vimentin弥漫强阳性，Brachyury细胞核强阳性，SMARCB1/INI1细胞核表达缺失，S-100个别阳性。其余CD34、SMA、Myogenin、Desmin、PR、SSTR2、GFAP和Olig-2均阴性；Ki-67增殖指数约为80%（图49-3）。

分子病理结果：荧光原位杂交检测示细胞核内标记*SMARCB1/INI1*基因的红色信号均减少甚至消失。

病理诊断：（C2～C6椎体）差分化脊索瘤。

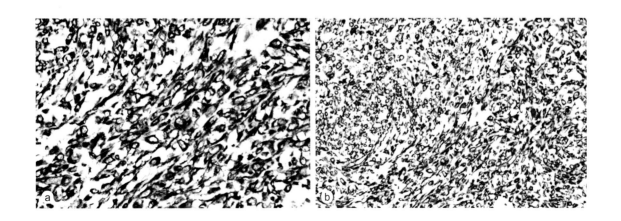

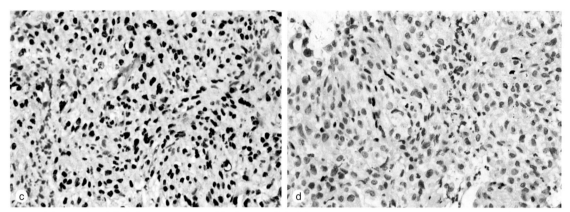

a. CK 呈弥漫强阳性（高倍放大）；b. Vimentin 弥漫强阳性（中倍放大）；c. brachyury 细胞核强阳性（高倍放大）；d. 肿瘤细胞 INI1 核表达缺失（血管内皮细胞为阳性内对照）（高倍放大）。

图 49-3　免疫组织化学染色（EnVision 二步法）

【讨论】

差分化脊索瘤（PDC）为第 5 版 WHO 软组织与骨肿瘤分类新增的肿瘤类型，为具有 SMARCB1/INI1 表达缺失的特殊脊索瘤。目前国内外文献报道共计 80 例，好发于儿童和中青年人，平均年龄为 9.7 岁（3 个月至 42 岁），女性略多见（女：男 = 1.4：1），通常见于斜坡、颅底和颈椎等。

PDC 组织学诊断要点：上皮样、横纹肌样或梭形细胞样肿瘤细胞呈巢团状或弥漫片状分布，常伴坏死；肿瘤细胞胞质丰富，呈嗜酸性或透明，细胞核呈圆形、卵圆形，中度多形性，核染色质呈囊泡状，核仁明显，核分裂象多少不等（5 ~ 20 个 / 10 HPF），部分病例局灶可见脑膜瘤样漩涡状结构。肿瘤间质可见淋巴细胞、浆细胞和中性粒细胞浸润。

brachyury 基因是 *T-box* 基因家族成员，定位于 6q27 区域，被认为是脊索瘤特异且灵敏的免疫标志物。PDC 肿瘤细胞 brachyury 核弥漫阳性，证实了 PDC 的脊索来源。肿瘤细胞表达 CK、EMA 和 Vimentin 等经典型脊索瘤标志物，但 S-100 表达下降，与经典型脊索瘤不同的是 PDC SMARCB1/INI1 核表达恒定缺失，但不同于 AT/RT 主要为 *SMARCB1* 位点突变，PDC 主要是由 *SMARCB1* 位点所在的 22q 纯合性或杂合性缺失导致的 SMARCB1 失活。除 SMARCB1 失活外，EWSR1 缺失可见于 1/3 PDC 病例，因 *EWSR1* 与 *SMARCB1* 在 22q 定位特别接近，故部分 PDC 表现为 *EWSR1* 基因和 *SMARCB1* 共缺失。表观遗传学上 PDC 研究甚少，Hasselblatt 等研究了 7 例 PDC 的 DNA 甲基化特征，结果显示 PDC 是具有独特 DNA 甲基化特征的肿瘤实体，不仅不同于经典型脊索瘤，也不同于 AT/RT。在组织病理学，PDC 需要与以下骨或软组织发生的 *SMARCB1/INI1* 缺失性肿瘤鉴别。① AT/RT：同样好发于儿童，但 AT/RT 多见于后颅窝，一般无骨质破坏，除横纹肌样细胞外，尚可见原始神经外胚叶成分、间质及上皮细胞，免疫组化 brachyury 阴性有助于鉴别。②肾外横纹肌样瘤：发病年龄、组织形态和免疫表型与 PDC 均有重合，但肾外横纹肌样瘤好发于儿童中轴深部软组织，一般不破坏骨组织，肿瘤为多角形横纹肌样细胞，部分为未分化小圆细胞，缺乏梭形细胞，不表达 brachyury。③ ES：结节状分布的上皮样细胞及横纹肌样细胞，组织学不易与 PDC 区分。两者免疫组化 CK、EMA 及 Vimentin 均阳性表达，INI1 表达缺失，但 ES 多数 CD34 阳性，不表达 brachyury。④经典型及去分化脊索瘤：PDC 常缺乏经

典型脊索瘤的"空泡状"细胞和黏液样基质；去分化脊索瘤包含经典型脊索瘤和未分化梭形细胞区，两者通常突然过渡、界限清楚。PDC免疫组化示INI1表达缺失有助于鉴别，且去分化脊索瘤中去分化成分不表达brachyury。⑤横纹肌样脑膜瘤：有报道称PDC可发生于脑膜，横纹肌样脑膜瘤也可出现横纹肌样细胞。但脑膜瘤局部可找到典型的漩涡状结构，常表达EMA、PR及SSTR2a，不表达CK及brachyury，SMARCB1/INI1无缺失。此外，部分软组织肿瘤呈现出双向分化特征，如肌上皮癌、上皮样恶性外周神经鞘瘤和滑膜肉瘤等，需要与PDC鉴别。这些肿瘤均有特征性的免疫表型和分子改变，不表达brachyury等有助于鉴别。

PDC预后差，易发生复发或远处转移，生存期短。Liu等研究发现PDC与去分化脊索瘤预后相似，明显差于经典型脊索瘤。但PDC术后放疗能够显著改善预后。本例患者术后仅3个月死亡，预后极差。

（解放军南部战区总医院　王　蔚）

参考文献

［1］NIELSEN G P，DICKSON B C，TIRABOSCO R，et al. WHO classification of tumours editorial board. Soft tissue and bone tumor.5th ed. Lyon：IARC Press，2020，456-457.

［2］YETER H G，KOSEMEHMETOGLU K，SOYLEMEZOGLU F，et al. Poorly differentiated chordoma：review of 53 cases ［J］. APMIS，2019，127（9）：607-615.

［3］REKHI B，MICHAL M，ERGEN F B，et al. Poorly differentiated chordoma showing loss of SMARCB1/INI1：clinicopathological and radiological spectrum of nine cases，including uncommon features of a relatively under-recognized entity ［J］. Ann Diagn Pathol，2021，55：151809.

［4］ZHAO J，FENG J，CHEN L，et al. Poorly differentiated SMARCB1/INI1 negative chordomas ［J］. Clin Neuropathol，2021，40（1）：36-45.

［5］CHA Y J，HONG C K，KIM D S，et al. Poorly differentiated chordoma with loss of SMARCB1/INI1 expression in pediatric patients：a report of two cases and review of the literature ［J］. Neuropathology，2018，38（1）：47-53.

［6］OWOSHO A A，ZHANG L，ROSENBLUM M K，et al. High sensitivity of FISH analysis in detecting homozygous SMARCB1 deletions in poorly differentiated chordoma：a clinicopathologic and molecular study of nine cases ［J］. Genes Chromosomes Cancer，2018，57：89-95.

［7］HASSELBLATT M，THOMAS C，HOVESTADT V，et al. Poorly differentiated chordoma with SMARCB1/INI1 loss：a distinct molecular entity with dismal prognosis ［J］. Acta Neuropathol，2016，132（1）：149-151.

［8］KOHASHI K，YAMAMOTO H，YAMADA Y，et al. Brachyury expression in intra-cranial SMARCB1-deficient tumors：important points for distinguishing poorly differentiated chordoma from atypical teratoid/rhabdoid tumor ［J］. Hum Pathol，2021，112：1-8.

［9］LIU F S，ZHENG B W，ZHANG T L，et al. Clinicopathological and prognostic characteristics in dedifferentiated/poorly differentiated chordomas：a pooled analysis of individual patient data from 58 studies and comparison with conventional chordomas ［J］. Front Oncol，2021，11：686565.

病例 50　女，33 岁，鞍区占位

【临床资料】

患者，女，33 岁。主诉"头痛伴视物模糊 2 个月，右眼睑下垂 2 周"。

现病史：患者 2 个月前无明显诱因下出现头痛，呈持续性，右侧为著，夜间明显，伴有视物模糊及双眼复视，偶伴有恶心呕吐，呕吐物为胃内容物。2 个月来，头痛及眼部症状基本同前。2 周前患者无明显诱因下出现右侧眼睑下垂，遂至当地医院就诊，头颅 MRI 提示颅底鞍旁结节样异常信号。为求进一步诊治来我院就诊。

既往史：无。

家族史：无明确家族史。

查体：视物模糊，右眼睑下垂，余无殊。

辅助检查：垂体增强 MRI 提示右侧鞍旁、斜坡占位，大小为 21 mm × 20 mm × 33 mm，T_1 等信号，T_2 等稍高信号，增强扫描呈明显强化，局部脑膜增厚强化。垂体右侧受侵犯，垂体柄居中，视交叉未见明显受压，右侧海绵窦及颈内动脉海绵窦段包饶。倾向脑膜瘤（图 50-1）。

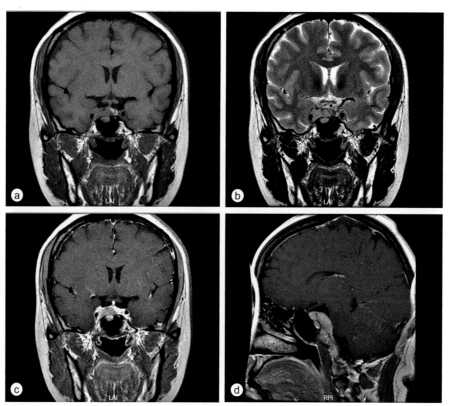

a. 冠状位 T_1WI 扫描呈等信号；b. 冠状位 T_2WI 扫描呈等稍高信号；c、d. 冠状位和矢状位 T_1WI 增强扫描呈明显强化，局部脑膜增厚强化。

图 50-1　垂体 MRI 检查示右侧鞍旁、斜坡占位

行开颅鞍区肿瘤切除术。术中见鞍底凸向蝶窦内菜花样灰红色肿瘤组织，质地软，血供丰富。

【病理结果】

大体所见：送检灰红囊壁样组织一块及碎组织一堆，总大小为 3.5 cm × 1 cm × 0.2 cm，囊壁厚 0.1 cm。切面灰红，质软。

镜下所见：组织学表现为衬覆纤毛柱状上皮的囊壁样组织中见肿瘤结节状生长，与周围界限尚清；可见黏液样基质，细胞质丰富、粉染，部分呈空泡状，体积中等到大，细胞密度中等，肿瘤细胞核呈圆形、卵圆形或不规则形，部分核偏位，偶见核仁，未见明显核分裂象；局部可见骨质破坏（图 50-2）。

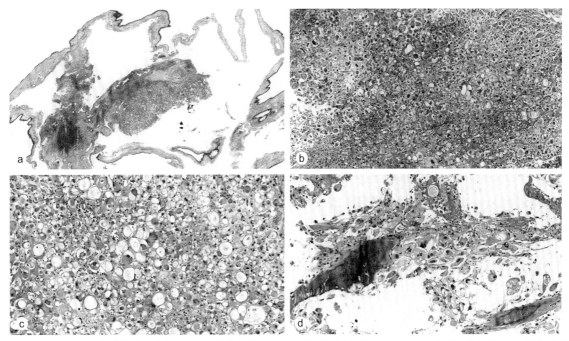

a. 衬覆纤毛柱状上皮的囊壁样组织中见肿瘤结节状生长，与周围界限尚清（低倍放大）；b、c. 肿瘤细胞核呈圆形、卵圆形或不规则形，部分核偏位，偶见核仁，未见明显核分裂象，细胞质丰富、粉染，体积中等到偏大，细胞密度中等（图 b 中倍放大，图 c 高倍放大）；d. 肿瘤侵犯骨组织（低倍放大）。

图 50-2　光学显微镜观察所见（HE 染色）

免疫组化检查：肿瘤细胞 CK（AE1/AE3）、EMA、Vimentin 弥漫细胞质表达；brachyury 弥漫核表达；INI1 核表达缺失；BRG1 存在；Syn 弱阳性；不表达 GFAP、Olig-2、S-100、SOX10、hCG、SALL4；p53 弥漫核阳性，Ki-67 增殖指数约为 20%（图 50-3）。

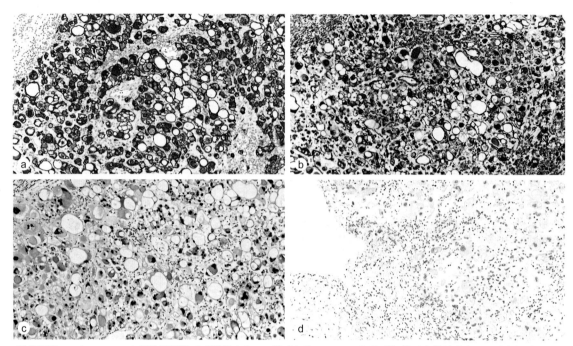

a. 肿瘤细胞 CK（AE1/AE3）细胞质阳性（高倍放大）；b. 肿瘤细胞 Vimentin 细胞质阳性（高倍放大）；c. 肿瘤细胞 brachyury 核阳性；d. 肿瘤细胞 INI1 核表达完全缺失（高倍放大）。

图 50-3　免疫组织化学染色（ultraView 二步法）

病理诊断：（鞍区）差分化脊索瘤，SMARCB1/INI1 缺失。

后续治疗：患者第一次手术（2020 年 4 月 28 日）后垂体增强 MRI 示部分肿瘤残留，术后未行放化疗；14 个月后（2021 年 7 月 1 日）肿瘤第一次复发，因肿瘤深部突破蛛网膜深层达脑干前方，包绕基底动脉、动眼神经等重要结构，分离困难，行肉眼下肿瘤近全切除；4 个月后（2021 年 11 月 14 日）肿瘤第二次复发，再次行手术切除大部分肿瘤；第二次术后 13 个月（2022 年 12 月 25 日），患者去世。总生存期为 32 个月。

【讨论】

脊索瘤是一种向脊索分化的恶性骨肿瘤家族，由经典型、软骨样、差分化和去分化 4 种类型组成，起源于胎儿时期的脊索组织，占所有原发性中枢神经系统肿瘤的 0.5%。其主要发生在成人，脊柱多见，尤其是骶骨和颅底。由于其发生部位及浸润性的特点，很难被完全切除，中位生存期不到 10 年。

PDC 是一种高级别的脊索瘤，以 SMARCB1 INI1 缺失为特征，新近才被纳入第 5 版 WHO 骨与软组织肿瘤分类（2020 年）和第 5 版 WHO 中枢神经系统肿瘤分类（2021 年）中。早年在儿童和年轻脊索瘤患者中常观察到肿瘤细胞呈上皮样形态，胞质呈嗜酸性至透明，无空泡细胞，肿瘤密度高，且具有侵袭性生物学行为，将之命名为"差分化脊索瘤""不典型脊索瘤"。直至 2010 年 Bret C.Mobley 等在 4 例 PDC 中发现了 SMARCB1/INI1 表达缺失，才认识到 PDC 的分子特征。截至 2024 年 2 月底，英文文献共报道了 90 例伴 SMARCB1/INI1 蛋白缺失的 PDC。

总结分析 91 例伴 SMARCB1/INI1 缺失的 PDC（文献报道及本病例），男女性别相当（42：47）。其主要发生在儿童（3 月至 74 岁，中位年龄为 14 岁，平均年龄为 11 岁），中青年人及老年人少见。

发生部位多在中轴骨的顶端（鞍区、蝶筛、颅底、斜坡总共 53 例，约 60%），其次为颈部（24 例，约 26%），骶骨（6 例，约 7%），尾骨（2 例，约 2%），个别发生在胸椎、腰椎、肘部、膝部、膝关节滑膜和软组织、硬脑膜。本例为发生在鞍区的 33 岁成年女性，较为罕见。

影像学上，PDC 与经典型脊索瘤类似，呈小叶状、溶解性、破坏性中线病变。MRI T_1 加权像呈低信号，T_2 加权像呈高信号，增强扫描可见强化。

组织学上，PDC 实性生长、可呈分叶状，细胞密度较高；肿瘤细胞呈上皮样，部分具有横纹肌样形态；细胞核为圆形-卵圆形，轻-中度异型，核分裂象增多；与经典型脊索瘤相比，往往缺乏特征性的空泡细胞及黏液样基质；常伴软组织侵犯。

免疫组化上，PDC 表达具有脊索瘤特征性的免疫组化标记 Brachyury；CK、EMA、Vimentin 往往弥漫细胞质阳性；S-100 表达不一，其诊断性标记是 SMARCB1/INI1 核缺失。FISH 呈 *SMARCB1/INI1* 纯合性缺失。FISH 检测对于明确 *SMARCB1/INI1* 纯合性缺失具有高度敏感性。

SMARCB1/INI1 在经典型脊索瘤中可见部分表达缺失。Alberto Righi 等对 65 例经典型和软骨样脊索瘤的研究中发现，32.3%（21/65）出现 SMARCB1/INI1 部分缺失（10% ~ 40% 的肿瘤细胞）。其中 60%（9/15）的病例中发现 *SMARCB1/INI1* 杂合性缺失，无纯合性缺失病例。SMARCB1/INI1 部分缺失与临床病理参数（年龄、肿瘤大小、性别、肿瘤大小和组织类型）之间无相关性。SMARCB1/INI1 是否缺失对总生存期和无病生存期均无影响。

关于 PDC 与经典型脊索瘤的关系，Angela R Shih 等在对 PDC 与经典型脊索瘤基因分析中发现两者的基因表型有所差异，认为两者是不同类型的肿瘤，PDC 遗传学上与经典型脊索瘤无关。而 Christian Curcio 等报道了 1 例组织学上具有 PDC 成分及 <5% 经典型脊索瘤成分的病例，两种成分 brachyury 均强阳性、SMARCB1/INI1 均核缺失，*SMARCB1/INI1* 均纯合性缺失（FISH），认为 SMARCB1/INI1 丢失是个别经典型脊索瘤的早期事件，PDC 可能是经典型脊索瘤通过额外的基因组畸变（如全基因组倍增）进展为差分化脊索瘤。在本病例亦观察到局灶具有黏液样基质及空泡细胞呈经典型脊索瘤成分的区域，SMARCB1/INI1 也发生了核缺失，与此病例有相似之处。

由于 PDC 组织学形态分化差，与许多低分化肿瘤有重叠，需鉴别诊断的如下。①经典型脊索瘤：经典型脊索瘤在临床特点（多老年人，侵袭性较低）、组织学（细胞密度低、富于黏液样基质、空泡细胞）和分子学（SMARCB1/INI1 核表达阳性）上与 PDC 不同，可帮助鉴别。②去分化脊索瘤：去分化脊索瘤组织学特征包括经典型脊索瘤及未分化梭形细胞肉瘤，SMARCB1/INI1 核表达阳性。③其他 SMARCB1/INI1 缺失肿瘤：非典型畸胎样/横纹肌样瘤、上皮样肉瘤、肌上皮癌等。虽然这些肿瘤均有 SMARCB1/INI1 缺失，但 PDC 表达 brachyury，这是胚胎发生过程中脊索分化和发育所需的转录因子，是脊索瘤的敏感特异性标志物，在上述类型肿瘤中均阴性。

对诊断困难的 PDC，DNA 甲基化谱分类会是一种非常好的辅助诊断工具。Natálie Klubíčková 等通过 DNA 甲基化谱分类诊断了 1 例 74 岁男性发生在膝关节滑膜和软组织肿瘤，DNA 甲基化聚类发现脊索瘤（校正分数 0.96）拷贝数变异分析有 *SMARCB1* 位点的丢失，之后免疫组织化学证实 brachyury 核阳性，INI1 核缺失。DNA 甲基化谱分类能帮助提高 PDC 的诊断。

PDC 预后比经典型脊索瘤差，总生存期在 0.3 ~ 276 个月，中位总生存期约 13 个月。PDC 比经典型脊索瘤更具侵袭性，疾病发展迅速，更易出现局部复发和远处转移。中位无进展生存期为 4 个月，局部进展率约 54%，转移率达 30%。

这是 1 例发生在鞍区的成年女性 PDC。组织学具有高度不典型的上皮样细胞成分，黏液样基质较少，并见核偏位和嗜酸性胞质的横纹肌样细胞。免疫组织化学显示 CK、EMA、Vimentin 弥漫细胞质阳性，brachyury 弥漫核阳性，S-100 蛋白阴性，SMARCB1/INI1 核表达缺失。肿瘤多次复发，侵袭性强，总生存期为 32 个月。这提示今后在遇到颅内差分化上皮样细胞肿瘤时，要考虑 PDC 这一鉴别诊断，并提示临床该病易复发且预后较差。

（浙江大学医学院附属第二医院　许晶虹　贺晓娟）

参考文献

[1] DAS P, SONI P, JONES J, et al. Descriptive epidemiology of chordomas in the United States [J]. J Neurooncol, 2020, 148（1）：173-178.

[2] HOCH B L, NIELSEN G P, LIEBSCH N J, et al. Base of skull chordomas in children and adolescents: a clinicopathologic study of 73 cases [J]. Am J Surg Pathol, 2006, 30（7）：811-818.

[3] MOBLEY B C, MCKENNEY J K, BANGS C D, et al. Loss of SMARCB1/INI1 expression in poorly differentiated chordomas [J]. Acta Neuropathol, 2010, 120（6）：745-753.

[4] SHIH A R, COTE G M, CHEBIB I, et al. Clinicopathologic characteristics of poorly differentiated chordoma [J]. Mod Pathol, 2018, 31（8）：1237-1245.

[5] HARADA K, SHINOJIMA N, YAMAMOTO H, et al. A rare case of adult poorly differentiated chordoma of the skull base with rapid progression and systemic metastasis: a review of the literature [J]. Cureus, 2024, 16（1）：e51605.

[6] OWOSHO A A, ZHANG L, ROSENBLUM M K, et al. High sensitivity of FISH analysis in detecting homozygous SMARCB1 deletions in poorly differentiated chordoma: a clinicopathologic and molecular study of nine cases [J]. Genes Chromosomes Cancer, 2018, 57（2）：89-95.

[7] RIGHI A, COCCHI S, MAIOLI M, et al. SMARCB1/INI1 loss in skull base conventional chordomas: a clinicopathological and molecular analysis [J]. Front Oncol, 2023, 13：1160764.

[8] CURCIO C, CIMERA R, ARYEEQUAYE R, et al. Poorly differentiated chordoma with whole-genome doubling evolving from a SMARCB1-deficient conventional chordoma: a case report [J]. Genes Chromosomes Cancer, 2021, 60（1）：43-48.

[9] KLUBÍČKOVÁ N, MICHAL M, KINKOR Z, et al. Poorly differentiated extra-axial extraskeletal chordoma diagnosed by methylation profiling: case report and analysis of brachyury expression in SWI/SNF-deficient tumors [J]. Virchows Arch, 2023.

[10] SHIH A R, CHEBIB I, DESHPANDE V, et al. Molecular characteristics of poorly differentiated chordoma [J]. Genes Chromosomes Cancer, 2019, 58（11）：804-808.

病例51　女，13岁，右额叶占位

【临床资料】

患儿，女，13岁。主诉"阵发性头痛伴恶心、呕吐2月余"。

现病史：患儿2月余前无明显诱因晨起出现头痛，主要表现为阵发性右侧前额部疼痛，伴恶心、呕吐，非喷射性，伴视物重影，右眼视力下降，无四肢无力，无发热，无抽搐，无意识改变，持续约30分钟后自行好转就医。

既往史：身体健，无特殊。

家族史：无明确家族史。

查体：患儿神智清，精神可，言语清，双侧瞳孔等大等圆，直径约0.3 cm，光反应存在，颈软，四肢肌力及肌张力正常，病理征未引出。

辅助检查：头颅CT及MRI示右额部大脑镰旁见一椭圆形长 T_1 略长 T_2 信号肿物，T_2FLAIR及DWI呈稍高信号，大小约5.4 cm×5.3 cm×6.5 cm，边缘光滑清晰，信号较均匀；增强扫描明显欠均匀强化，与额骨内板广基底相连。周围脑组织有片状长 T_2 信号水肿区，右侧侧脑室受压及邻近脑组织明显受压变形，局部中线结构左侧偏移。余脑实质内未见明显异常信号灶（图51-1）。

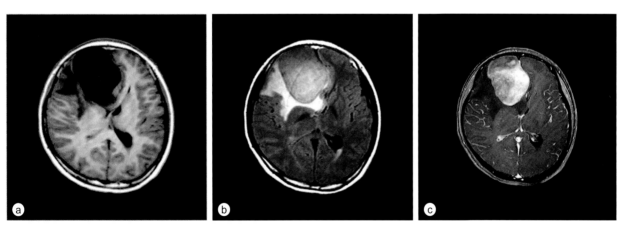

a.轴位 T_1WI扫描呈略长信号；b.轴位 T_2WI扫描呈长信号；c.轴位增强扫描呈不均匀强化。

图51-1　头部MRI检查示病变位于右侧额部，周围水肿明显，伴轻度中线移位

行右侧额叶开颅病灶切除术。

手术所见：病变位于右额叶，基底位于前颅底，质地韧，血运丰富，与周围脑组织边界清。

【病理结果】

大体所见：灰白灰红不规则组织多块，总体积为9 cm×7 cm×2 cm，部分覆包膜，切开切面灰白、灰红，质中，有黏滑感。

镜下所见：肿瘤细胞稀疏、间质黏液变明显，可见较多不规则的中小血管（图 51-2a）；肿瘤细胞为梭形，或星芒状，形态温和，核分裂罕见；间质中散在分布少量淋巴细胞、浆细胞（图 51-2b）。

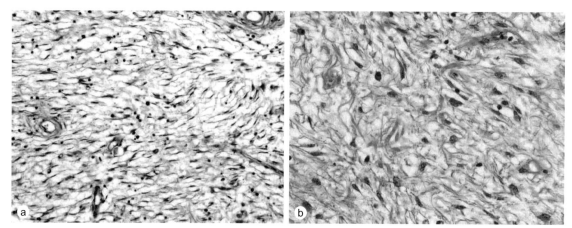

a. 肿瘤细胞稀疏、间质黏液变明显，可见较多不规则的中小血管（中倍放大）；b. 肿瘤细胞为梭形，或星芒状，形态温和，核分裂罕见，间质中散在分布少量淋巴细胞、浆细胞（高倍放大）。

图 51-2　光学显微镜观察所见（HE 染色）

免疫组化检查：肿瘤细胞：Vimentin（+），S-100（+），ALK（+），Desmin（部分细胞 +），SOX10（-），GFAP（-），Olig-2（-），EMA（-），SSTR2（-），CD34 血管（+），PR（-），STAT6（-），SMA（-），Ki-67 增殖指数（约 1%）（图 51-3）。

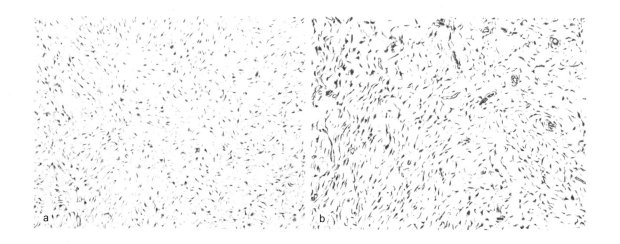

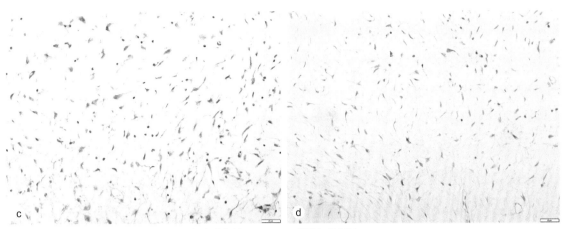

a. S-100 阳性；b. Vimentin 阳性；c. ALK 细胞质阳性；d. Desmin 部分细胞阳性。

图 51-3　光学显微镜观察所见（免疫组织化学染色）

　　分子病理结果：FISH 检测到 *ALK* 基因断裂（图 51-4）；NGS 检测到 *ALK-ATIC* 基因融合（图 51-5）。

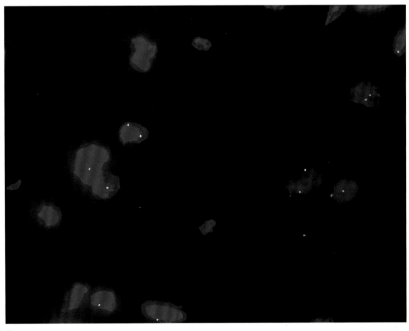

ALK 基因探针断裂。

图 51-4　荧光显微镜观察所见（FISH 检测）

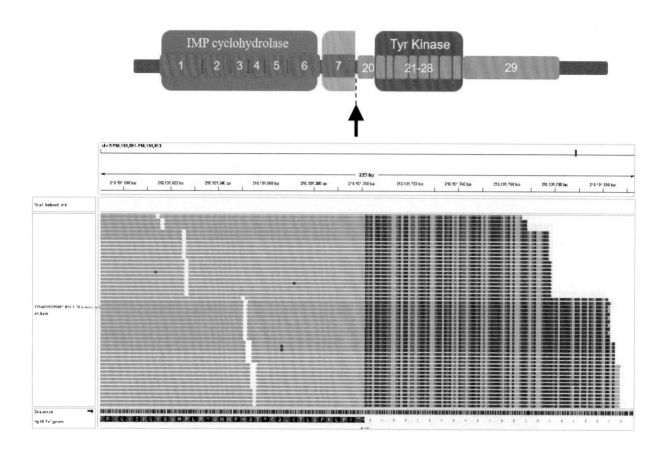

ALK-ATIC 基因融合。

图 51-5　NGS 分子检测

整合诊断：炎性肌纤维母细胞瘤（inflammatory myofibroblastic tumor，IMT），*ALK-ATIC* 基因融合。

【讨论】

IMT 是由纤维母细胞/肌纤维母细胞组成的肿瘤，间质常伴淋巴细胞和浆细胞为主的慢性炎细胞浸润。好发于儿童和青少年，中位年龄为 9 岁，极少数病例可发生于 40 岁以上，女性略多见。常发生于腹部软组织，包括肠系膜、大网膜、腹膜后和盆腔，其次为肺、纵隔、头颈部、胃肠道、膀胱、子宫，少见于四肢软组织、肝、胰、肾、乳腺、骨、皮肤、中枢神经系统等。其临床表现与发病部位有关，常见症状为局部疼痛、不适，如肺部 IMT 可表现为胸痛、咳嗽、咯血等，也可无症状在体检时发现；膀胱 IMT 多表现为血尿；大网膜 IMT 常见发热、贫血、白细胞及血小板增多等系统症状，且上述症状在肿块切除术后会逐渐消失。IMT 常为低度恶性，少数可发生远处转移（约 5%）。本例发生在右额叶，临床表现为阵发性右侧前额部疼痛，伴非喷射性恶心、呕吐及视物重影。

有文献分析总结了 23 例头颈部 IMT 的影像学特征，CT 平扫为不规则分叶状肿块，9 例可见骨质破坏，呈压迫性或膨胀性溶骨改变，4 例黏液型呈囊实性混杂密度，增强扫描呈"花环状"边缘强化，11 例梭形细胞密集型呈实性软组织密度，增强扫描呈全瘤填充型强化，8 例纤维型呈等或稍低密度，增强扫描呈轻度强化或不强化；MRI 扫描示软组织肿块，T_1WI 呈低信号，T_2WI 呈混杂等或高信号；增强扫描呈不均匀强化。

组织病理学特征方面，瘤组织形态多样，主要由增生的梭形肌纤维母细胞样和纤维母细胞样细胞组成，呈束状、编织状、旋涡状排列，可伴有纤维胶原化或玻璃样变；并常见间质水肿、黏液变性、软骨或骨组织分化。背景中伴有数量不等的淋巴细胞、浆细胞等炎细胞浸润，甚至可形成生发中心，部分病例可见不规则或奇异形细胞，核分裂象多少不等，坏死偶见。IMT 具有 3 种组织学类型，包括黏液型（结节性筋膜炎样型）、梭形细胞密集型（纤维组织细胞瘤样型）、纤维型（少细胞纤维型），以第 2 种为常见，3 种组织学类型可单独或同时存在。免疫表型方面，约 50% 的病例表达 ALK，ALK 免疫组化阳性对诊断 IMT 具有高度的敏感性和特异性，但是阳性程度和模式各不相同，免疫组化的染色模式主要取决于融合的伴侣基因，如 *RANBP2 – ALK* 融合表现为核膜着色，因 RANBP2 是一种核孔蛋白。*ALK* 重排阴性而 *ROS1* 重排阳性的病例可表达 ROS1；另外，几乎所有病例弥漫强阳性表达 Vimentin，不同程度表达 SMA、MSA、Calponin、Desmin，部分病例表达 CK（需与梭形细胞癌鉴别），S–100 一般阴性。本例 S–100 阳性表达，分析可能与肿瘤发生于颅内有一定关系。

分子检测方面，约 50% 的 IMT 病例具有 *ALK* 基因重排，常见的基因融合类型包括 *TPM3 – ALK*、*TPM4 – ALK*、*CLTC – ALK*、*CARS – ALK*、*ATIC – ALK*、*EML4 – ALK*、*RANBP2 – ALK* 和 *SEC31L1 – ALK* 融合。少数无 *ALK* 基因重排的 IMT 可显示 *ROS1 – PDGPRβ* 基因融合和 *ETV6 – NTRK3* 基因融合，少数情况下涉及 *RET* 基因重排。本例存在 *ATIC – ALK* 基因融合，因此更加支持 IMT 的诊断，同时提示，如患者后续病情有进展可尝试使用 ALK 靶向药物进行治疗。文献报道，ALK 抑制剂洛拉替尼在伴有 *ALK* 基因融合的婴儿型半球胶质瘤和儿童高级别神经胶质瘤的治疗中，取得了非常显著的疗效。

本病例 ALK 免疫组化检测阳性，很容易考虑到 IMT，但形态学仍需与以下疾病相鉴别：①脑膜瘤，形态多样，其中纤维型脑膜瘤的瘤细胞为长梭形，呈交织状或旋涡状排列，细胞形态温和，无明显异型性，也可以出现间质黏液样变，以及淋巴细胞、浆细胞的浸润；但星芒状细胞少见，免疫标记 EMA、PR、SSTR2 阳性，可与之鉴别。②结节性筋膜炎，形态与 IMT 相似，但结节性筋膜炎多见于皮下或筋膜，儿童多发生在头颈部，可发生于颅骨，称为颅骨筋膜炎，少数病例也可发生在颅内或硬膜外。该病生长迅速，术前病程较短，一般不超过 1 个月，可见红细胞外渗，免疫标记 ALK 和 Desmin 阴性，具有 *MYH9 – USP6* 基因融合。③侵袭性血管黏液瘤，由较一致的星芒状、卵圆形或短梭形细胞组成；细胞胞质少，核无异型；间质含有大量黏液、多少不等的胶原纤维、扩张的厚薄不等的血管，血管壁或其周围可见透明样变性，形态学与 IMT 相似。但一般发生于中青年女性盆腔，ER 通常阳性，可与之鉴别。④孤立性纤维性肿瘤，经典型的孤立性纤维性肿瘤一般由交替性分布的细胞丰富区和细胞稀疏区组成，细胞丰富区内，肿瘤细胞呈短梭形或卵圆形，胞质少；细胞稀疏区内，肿瘤细胞呈纤细的梭形，瘤细胞多呈无结构模式或无模式性生长，部分病例可见密集成簇的上皮样卵圆形或小圆形细胞，间质也可发生黏液样变性，免疫标记 CD34、STAT6、BCL–2 和 CD99 通常阳性，可检测到 *NAB2 – STAT6* 基因重排。

治疗及预后方面，IMT 手术切除后多数患者预后较好，对于不能手术者、侵袭性病例和复发病例，可尝试使用 ALK 抑制剂治疗。因其属于间叶源性中间性肿瘤，具有复发、转移等低度恶性肿瘤的生物学行为，需长期随访及定期复查，以便早发现、早治疗。

本病例的特点带来以下启示：①IMT 可发生在身体的任何部位，但发生在颅内较罕见。本例发生在右额叶，其临床和影像学表现不特异，单纯依靠组织形态学较难考虑到 IMT，但免疫标记 ALK 阳性对诊断有帮助。50% 的 IMT 病例具有 *ALK* 基因重排，因此可以借助分子检测进一步明确诊断。② ALK 抑制剂在临床上取得了不俗的治疗效果，尤其对于术后复发的肿瘤，因此当遇到发生在颅内的梭形细胞肿瘤时，应将其视为鉴别诊断，防止误诊及漏诊，避免延误治疗。

（山东大学齐鲁医院　张　钰　牟　坤）

参考文献

［1］王坚，朱雄增.软组织肿瘤病理学［M］.北京：人民卫生出版社，2017，8（2）：330.

［2］CHOI J H，RO J Y. The 2020 WHO classification of tumors of soft tissue：selected changes and new entities［J］. Adv Anat Pathol，2021，28（1）：44-58.

［3］郭晓旭，黄文鹏，雷丽敏，等.头颈部炎性肌纤维母细胞瘤的临床病理及影像学分析［J］.临床放射学杂志，2022，41（11）：2020-2024.

［4］COFFIN C M，PATEL A，PERKINS S，et al. ALK1 and p80 expression and chromosomal rearrangements involving 2p23 in inflammatory myofibroblastic tumor［J］. Mod Pathol，2001，14：569-576.

［5］SHAHAB S W，SCHNIEDERJAN M，VEGA J V，et al. Case report：ATIC-ALK fusion in infant-type hemispheric glioma and response to lorlatinib［J］. Front Oncol，2023，24（13）：1123378.

［6］BAGCHI A，ORR B A，CAMPAGNE O，et al. Lorlatinib in a child with ALK-fusion-positive high-grade glioma［J］. N Engl J Med，2021，385（8）：761-763.

［7］NISHADHAM V，RAO S，SARAVANAN A，et al. Inflammatory myofibroblastic tumors：a short series with an emphasis on the diagnostic and therapeutic challenges［J］. Clin Neuropathol，23，42（3）：100-111.

病例 52 女，10 岁，左枕骨粗隆病变

【临床资料】

患儿，女，10 岁。主诉"头痛头晕 9 天"。

现病史：患儿入院前阵发性头痛头晕 9 天，行头颅影像学检查提示左枕骨粗隆病变，脑电图正常。患者病程中饮食差，睡眠尚可，二便正常，近期无明显体重减轻。为求进一步诊治，来院就诊。

既往史：无。

家族史：无。

查体：一般状态尚可，意识清楚，言语流利。计算力下降，指鼻试验（-），闭目难立征（-）。眼动自如，双侧瞳孔等大同圆，直径约为 2.0 mm，光反应灵敏，四肢活动自如，肌力、肌张力正常，生理反射存在，病理反射未引出。

辅助检查：影像学检查提示左枕骨粗隆病变，侵犯骨及脑组织（图 52-1）。

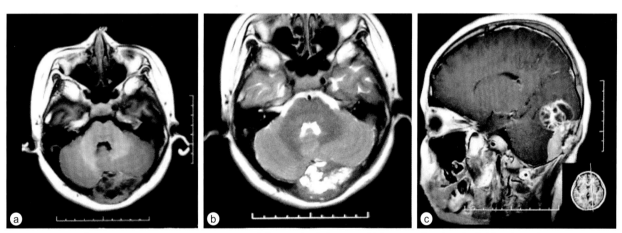

左侧枕骨粗隆区可见不规则形团块状长 T_1 长 T_2 混杂信号，增强扫描后见不均匀明显强化，邻近骨质受侵，侵犯脑组织。

图 52-1 头部 MRI 检查

【病理结果】

大体所见：术中见枕外粗隆处颅骨已破坏，肿瘤瘤体最大径为 6 cm，紫红色，血运丰富，质软，部分有包膜，侵透颅骨达皮下，侵及脑组织。送检为灰红色不整形组织 4 块，总大小为 4.5 cm × 2.0 cm × 6.0 cm，切面为灰红色，质地中等，局部有砂砾感。

镜下所见：镜下见成片的类圆形肿瘤细胞，部分细胞胞浆淡染，细胞核圆形或卵圆形，可见纵行核沟，细胞异型性不大，偶见核分裂象，但未见病理性核分裂象，可见多核巨细胞及小片粉红色-淡蓝色软骨样基质，偶有矿化灶，未见典型的窗格样钙化。部分区域见较多血窦样结构及囊性区域。局部伴脑组织及骨组织侵犯（图 52-2）。

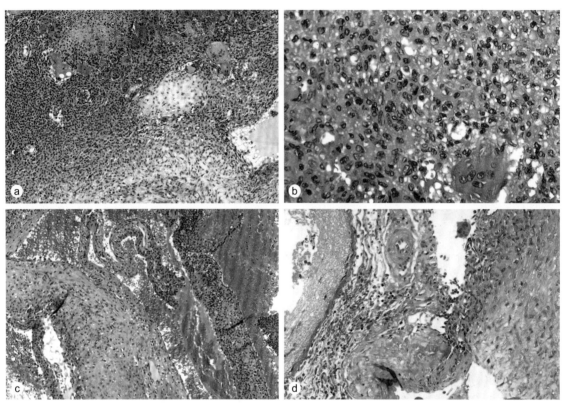

a. 可见片状分布的单核样细胞及散在无序不均匀分布的巨细胞；局部粉染似软骨样基质；b. 单核样细胞片状分布，细胞质嗜酸或透明，可见纵行核沟，可见隐约窗格样结构；见多核巨细胞；c. 见血窦样腔隙及囊壁，模拟动脉瘤样骨囊肿组织学特征；d. 局部见脑组织侵犯。

图 52-2 光学显微镜观察所见

免疫组化检查：单核样细胞弥漫性阳性表达 D2-40、SATB2；部分区域阳性表达 EMA、SMA；少许细胞阳性表达 H3K36M、S-100。组织细胞及多核巨细胞表达 CD68；多核巨细胞 SATB2、D2-40、SMA、EMA、H3K36M、S-100 阴性表达；CK、DOG1、H3F3AG34W、p63、CD1a、CD163、CD45、ALK、tDesmin 阴性表达。Ki-67 增殖指数低表达（图 52-3）。

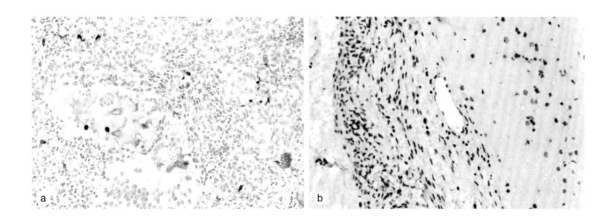

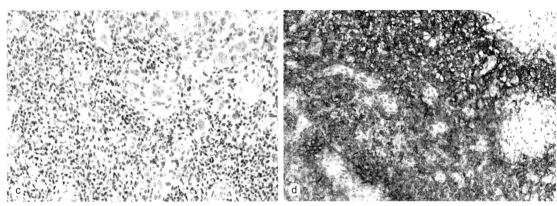

a. S−100 个别细胞阳性表达；b. H3K36M 个别细胞阳性表达；c. SATB2 阳性表达；d. D2−40 阳性表达。

图 52−3　免疫组织化学染色

病理诊断：侵袭性软骨母细胞瘤，伴继发性动脉瘤样骨囊肿，注意随诊。

【讨论】

软骨母细胞瘤是一种好发于骨骺，由软骨母细胞和嗜伊红软骨样基质组成的良性肿瘤，占所有骨肿瘤的 1% 以下。

临床上大多数患者是骨未发育成熟的 10 ~ 25 岁的儿童和青少年，男性多见，男：女约为 2：1；约 75% 的软骨母细胞瘤累及长骨的骺端，股骨是最常见的受累部位，其次是胫骨近端和肱骨近端。少数肿瘤位于髋臼、髂骨、距骨、跟骨、髌骨、颅骨和颞骨，位于这些部位的患者年龄较大（40 ~ 50 岁）。肋骨、椎骨和手脚的小骨头受到影响的情况较少。颅面骨受累更少见。在 30 岁以上的成年人患者中，短管状骨和扁平骨比长骨更常见。

临床表现随疾病发生部位的不同而异。最常见的症状是疼痛，局部压痛、关节积液、运动障碍和肌肉萎缩可被发现为主要症状。

影像学：X 线的典型表现为界限清楚、偏心性、溶骨性病变，周围有薄层硬化骨形成的边缘。病变一般较小（3 ~ 6 cm），病变范围常小于骨骺厚度的 50%。矿化程度不等，中心"绒毛状"钙化常见。骨皮质常被侵蚀或变薄，但病变局限于骨内，骨皮质破坏并侵犯软组织罕见，一般没有骨膜反应。MRI 显示病变周围广泛水肿，T_2 加权像强度不等。

大体检查：送检组织大多数为刮除标本，多为灰红、灰白色的破碎组织，触之有砂粒感，可有出血和囊性改变。

组织学：镜下肿瘤由成片软骨母细胞和嗜伊红软骨样基质组成，一致的圆形或多角形边界清晰的肿瘤细胞成片状生长，细胞质淡染，细胞界限清楚，细胞核为圆形或卵圆形，可有纵行核沟，有一个或多个小而不清晰的核仁。少数软骨母细胞有核的非典型性，核增大和深染，但不代表预后不好；核分裂象可见，甚至很丰富，但无病理性核分裂象。肿瘤组织中散布一些破骨细胞样多核巨细胞。很少见到透明软骨，约 1/3 的病例在瘤细胞之间的网状支架上有钙盐沉积，出现特征性窗格样钙化，1/4 的病例可有动脉瘤性骨囊肿样改变。某些发生在颅面骨的软骨母细胞瘤会出现肥硕且胞质嗜酸的上皮样软骨母细胞样细胞，伴或不伴有含铁血黄素沉着，软骨基质可多可少。

免疫组化：96% 的病例弥漫表达 H3K36M，此外还可表达 S-100、SOX9 和 DOG1，需注意的是瘤细胞也常表达 CK，不能将其误认为上皮性肿瘤。

鉴别诊断：①骨巨细胞瘤，好发年龄 20 ~ 45 岁，典型部位是长骨骨端，颅骨以蝶骨较好发；镜下由单核样细胞、破骨细胞前体、大量破骨细胞样巨细胞和肿瘤性梭形细胞组成。巨细胞通常间隔均匀，软骨样基质的形成不常见；很少出现钙化，更无窗格样钙化。免疫组化表达 H3F3AG34W 及 p63，而 S-100 阴性。②软骨黏液样纤维瘤，少见，好发于 10 ~ 29 岁，起源于干骺端，而非骺板；呈分叶状生长伴软骨黏液样区域，软骨、纤维、黏液这三种主要成分位于小叶的不同区域；分叶结构、小叶内细胞稀疏，小叶周边细胞丰富是主要组织学特点；小叶周围可见巨细胞分布；病灶内很少见钙化。③腱鞘巨细胞瘤，好发年龄为 30 ~ 50 岁，多种细胞类型组成，包括小的单核细胞、较大的浆细胞样单核细胞（真正的病变细胞）、破骨细胞样巨细胞和数量不等的黄色瘤细胞；免疫组化表达 CD163、CD45、CD68。④巨细胞修复性肉芽肿，镜下显示出血性血管背景下梭形和多角形单核细胞增生，伴有嗜酸性胞浆和破骨细胞样巨细胞。巨细胞分布不均匀，常位于出血灶周边，病变可能具有小叶结构，伴有反应性类骨质生成。⑤动脉瘤样骨囊肿，最常见于 20 岁以下，多位于长骨干骺端和脊柱骨；囊壁组织由纤维母细胞、组织细胞及破骨细胞样巨细胞构成类似巨细胞性肉芽组织，缺乏平滑肌，部分囊壁内含反应性编织骨；偶尔缺乏囊性结构，呈实性改变，USP-6 基因断裂融合检测有助于诊断。⑥朗格汉斯细胞组织细胞增多症好发于儿童和青年人，约半数患者发生在 10 岁以下；肿瘤细胞为圆形或椭圆形单核细胞，有核沟，胞质淡染，嗜酸性粒细胞浸润；免疫组化表达 CD1a、S-100、Langerin。⑦软骨母细胞性骨肉瘤，骨肉瘤发病高峰为 10 ~ 20 岁，镜下可类似于软骨母细胞瘤，并逐渐移行为软骨肉瘤；仔细寻找可见肿瘤性成骨组织。H3 K36M 点突变在 95% 的软骨母细胞瘤中被发现，而在骨肉瘤中没有报道。肿物位于干骺端、明显的浸润性生长和软组织肿块也有助于与软骨母细胞瘤鉴别。⑧内生性软骨瘤，10 ~ 20 岁多见，最常见于指、趾部短管状骨，其次是股骨和肱骨。镜下由分化成熟的透明软骨构成，呈分叶状结构，软骨基质呈淡蓝色，常出现钙化但不形成窗格样钙化，肿瘤内一般不出现破骨样巨细胞。

遗传学：组蛋白 H3.3 在基因转录调控和细胞发育分化过程中表现突出。H3F3A 和 H3F3B 是两个编码组蛋白 H3.3 的基因，分别位于 1 号染色体和 17 号染色体。K36M 基因突变抑制了 H3K36 甲基转移酶 MMSET 和 SETD2，导致 H3K36 甲基化水平降低，这些表观遗传途径的改变阻断了间充质细胞分化，从而导致软骨母细胞瘤发生。H3.3 基因在软骨母细胞瘤中具有很好的特异性和敏感性。绝大多数软骨母细胞瘤在 17 号染色体上编码组蛋白 H3.3 的 H3F3B（K36M）基因存在频发性突变。分子检测其基因突变是目前有力的辅助诊断方式。根据基因突变设计生产的抗体 H3.3K36M 也已经在国内外临床工作中使用。软骨母细胞瘤不存在 IDH1 和 IDH2 基因突变。

软骨母细胞瘤在世界卫生组织分类的第 4 版中被归类为具有中等生物学潜能的肿瘤，在第 5 版中被重新归类为良性肿瘤。80% 以上的病例通过手术成功治疗。复发率因疾病部位而异，长骨较低，扁平骨和颅面骨较高，复发率在 10% ~ 18%。没有可靠的组织学参数预测局部复发。在特殊情况下，可能会出现所谓的良性肺转移，复发或转移后组织形态与普通软骨母细胞瘤类似，切除后多数不影响自然寿命。文献有恶性软骨母细胞瘤的报道，这些肿瘤细胞标记 H3K36M，并显示细胞异型性及浸润性的生长方式。侵袭性软骨母细胞瘤偶尔可穿透骨密质，累及软组织，有的术后复发性肿瘤可在病灶周围形成边界清楚的软组织肿块，但这种情况十分少见。

本例软骨母细胞瘤镜下见成片的类圆形肿瘤细胞，见纵行核沟，细胞异型性不大，偶见核分裂象，但未见病理性核分裂象，见多核巨细胞，小片粉红色-淡蓝色软骨样基质，偶有矿化灶，未见坏死，免疫组化示 S-100 及 H3K36M 存在阳性表达细胞；符合软骨母细胞瘤。同时见较大量血窦样结构，USP-6 检测结果显示存在断裂改变，证实这些囊性区域为继发性动脉瘤样骨囊肿。但肿瘤发生于非典型部位——枕骨粗隆，并且局部具有侵袭性生长方式——侵犯脑组织及骨组织，这些都给诊断带来了挑战。最终将其诊断为侵袭性软骨母细胞瘤，伴继发性动脉瘤样骨囊肿。在患者术后 3 年随诊过程中，尚未发现复发。当然对于这样的少见病例，可能还需要更长期的随访。

（哈尔滨医科大学附属第一医院　戚基萍　丛玉玮）

参考文献

［1］PAPKE D J，HUNG Y P，SCHAEFER I M，et al. Clinicopathologic characterization of malignant chondroblastoma：a neoplasm with locally aggressive behavior and metastatic potential that closely mimics chondroblastoma-like osteosarcoma［J］. Mod Pathol，2020，33（11）：2295-2306.

［2］AMARY M F，BERISHA F，MOZELA R，et al. The H3F3 K36M mutant antibody is a sensitive and specific marker for the diagnosis of chondroblastoma［J］. Histopathology，2016，69（1）：121-127.

［3］蒋智铭. 骨关节肿瘤和瘤样病变的病理诊断［M］. 上海：上海科技教育出版社，2008.

病例 53　女，57 岁，右侧颅底占位

【临床资料】

患者，女，57 岁。主诉"骨痛、活动障碍 5 年余"。

现病史：患者 5 年前无明显诱因出现右侧髋部疼痛，逐渐加重并出现左侧髋部、腰骶部疼痛，活动受限，先后于多家医院就诊，查生化提示血磷降低，骨扫描示全身多发骨代谢活跃，恶性病变不能除外；PET-CT 提示全身多处骨折，未见葡萄糖代谢增高；骨髓涂片＋活检未见异常。外院考虑为"肿瘤骨转移"，予以唑来膦酸静脉注射治疗，病情无明显缓解，全身骨痛逐渐加重，出现翻身困难。1 年余前开始不能行走，需要坐轮椅。半年前夜间翻身后出现左髋部明显疼痛，外院骨盆 X 线示股骨颈及骨盆多发骨折，考虑为"低血磷性骨软化症"，予对症及中性磷、骨化三醇等治疗，病情仍无明显缓解，现为求进一步治疗而入院。

起病以来，患者身高变矮 6.5 cm（160→153.5 cm），牙齿逐渐脱落，现仅剩 1 颗，否认肉眼血尿及尿中排石，否认阿德福韦酯及其他抗病毒药物服用史，否认口腔溃疡、口眼干，否认长期慢性腹痛、腹泻。精神、食欲、睡眠可，夜尿 3～4 次/日，大便 1 次/日。体重无明显改变。

既往史：高血压 35 年，血压最高为 170/100 mmHg，现口服苯磺酸氨氯地平 5 mg qd，血压控制在 120～130/80 mmHg。2020 年 8 月诊断左下肢深静脉血栓，口服达比加群 150 mg qd 抗凝治疗 1 月余。否认冠心病、糖尿病等慢性病病史，否认肝炎、结核、伤寒、疟疾等传染病病史，否认重大手术、外伤及输血史，否认药物、食物过敏史。预防接种史不详。

个人史：生于原籍，无外地久居史。否认疫区、疫水接触史，否认特殊化学品及放射性物质接触史。无吸烟饮酒等不良嗜好。

家族史：一兄一姐有高血压病史，一弟有糖尿病病史。否认家族中有类似疾病史，否认家族性精神病、肿瘤、遗传性疾病病史。

查体：仅余 1 颗门齿，余牙齿脱落；胸廓挤压痛（＋），双侧肋骨压痛（＋），肋髂距 3 横指。双侧髂骨压痛（＋），骨盆挤压痛（＋）。左下肢较右侧粗，左下肢轻度可凹性水肿。双下肢近端肌力Ⅲ级，双上肢及双下肢远端肌力Ⅴ级。双侧膝腱及跟腱反射对称引出，双侧巴宾斯基征（－）。

辅助检查：PTH 108.5 pg/mL，Ca 2.24 mmol/L，P 0.62 mmol/L，24 小时尿钙 1.85 mmol，24 小时尿蛋白 28.00 mmol，β-CTX 0.56 ng/mL，ALP 194 U/L，TP1NP 119.0 ng/mL，T-25OHD 23.7 ng/mL；

生长抑素受体显像：相当于鼻咽部、右枕部异常所见；相当于右侧外踝部异常所见，考虑炎性病变可能；正电子发射计算机断层显像未见明确生长抑素受体高表达灶，右侧股骨颈及左侧股骨近端骨折处生长抑素受体表达稍增高，考虑炎性病变所致的非特异性摄取可能性大，左侧股骨颈、双侧坐骨多发骨折。

^{68}Ga-DOTA-TATE PET-CT：右侧颅底骨生长抑素受体高表达病灶，呈溶骨性改变，肿瘤性骨软化症（tumor induced osteomalacia，TIO）责任病灶可能。

MRI：右侧颅底骨可见等 T_1 稍长 T_2 信号团块，直径约为 12 mm，增强后显著强化，强化较均匀（图 53-1）。

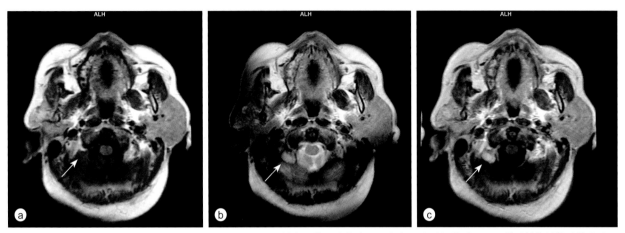

a. T_1WI 轴位图像示右侧颅底骨 T_1 等信号结节；b. T_2WI 轴位图像示该结节于 T_2 加权下为稍长信号；c. T_1 增强轴位图像示增强后显著强化（箭头所示为病灶）。

图 53-1　增强 MRI 图像

【病理结果】

大体所见：术中肿瘤位于乳突后外侧，破坏枕骨。肿瘤质脆，易出血。送检为灰粉不整形组织一堆，总直径为 1.2 cm。

镜下所见：梭形细胞背景的肿瘤组织，细胞形态温和，细胞核小，核仁不明显，未见核分裂象。肿瘤内可见丰富的血管，部分管壁增厚伴玻璃样变性，部分血管呈鹿角样。可见破骨细胞样多核巨细胞（图 53-2）。

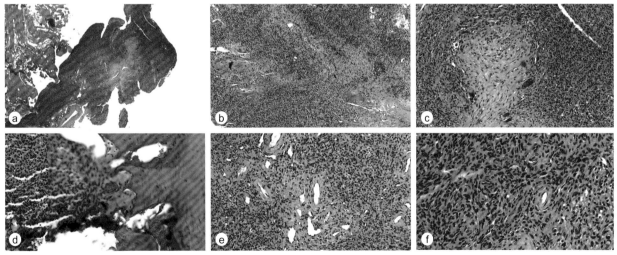

a. 扫描倍率下显示梭形细胞肿瘤组织，血管丰富，部分呈鹿角样；b. 血管壁增厚伴玻璃样变性（低倍放大）；c ~ e. 破骨细胞样多核巨细胞，可见骨质破坏及血管周细胞瘤样的血管网（中倍放大）；f. 细胞形态温和，胞核体积不大，核仁不明显（高倍放大）。

图 53-2　光学显微镜观察所见（HE 染色）

免疫组织化学：Vimentin、CD56、SSTR2、NSE、BCL2、D2-40、FGF23 阳性。AE1/AE3、S-100、EMA、STAT6、CD34、GFAP、S-100、CD99、PR、SMA、IgG/IgG4 阴性（图 53-3）。

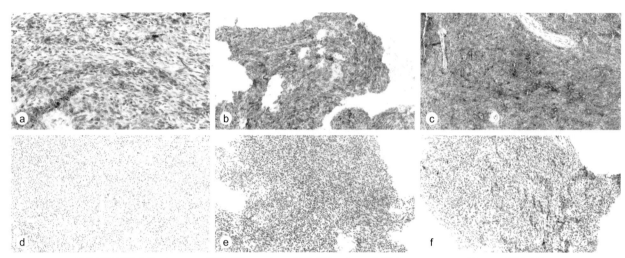

a. FGF23 显示部分阳性表达；b. SSTR2 阳性表达；c. CD56 阳性表达；d ~ f. 分别示 EMA、STAT6 及 CD99 阴性表达。

图 53-3　免疫组化标记图像（低倍放大）

分子病理（整合诊断）：RNA 测序及 DNA 测序检出 FN1-FGFR1 基因融合，磷酸盐尿性间叶源性肿瘤（phosphaturic mesenchymal tumor，PMT）。

【讨论】

本例为中年女性，慢性病程，右髋疼痛起病，逐渐进展为全身多发骨痛、活动受限、身高变矮、牙齿脱落，并有血磷明显减低，血钙正常，甲状旁腺激素升高。影像学检查示骨小梁模糊、椎体双凹变，并有双侧肋骨、股骨、骨盆多发骨折，临床表现符合低血磷性骨软化症。患者成年起病，^{68}Ga-DOTA-TATE PET-CT 示右侧颅底骨生长抑素高表达病灶，因此考虑为 TIO。TIO 相关的肿瘤好发于颌面部及四肢的间叶组织，多为良性，通常较小，生长缓慢且形态多样。

PMT 是一种较为罕见的间叶来源肿瘤，截至 2019 年，英文文献中约有 450 例报道。PMT 可累及全身任何部位，以骨受累多见，而腹膜后、脏器及纵隔受累少见。其机制为肿瘤分泌过多 FGF23，从而影响肾小管对磷的重吸收而引起低血磷。

北京协和医院病理科近来回顾性总结了 76 例通过形态及 TIO 表现诊断的 PMT 病例的临床病理及分子特征。患者一般中年发病（中位发病年龄为 47 岁），不同性别的发病率没有明显差别。几乎所有患者都以骨痛及肌肉无力起病，实验室检查显示低磷血症、高碱性磷酸酶及与此不匹配的正常或低 1，25-（OH）2D₃ 水平，提示为低血磷性骨软化症。在发病部位上，四肢（35/76，46.1%）及头颈部（22/76，28.9%）发病最为常见，但颅内病例占比不高。组织形态学上，PMT 通常呈浸润性生长，但肿瘤细胞形态温和，呈梭形或短梭形，部分呈星形；与本例较高的细胞密度不一致，报道中 PMT 的细胞密度一般为稀疏或中等。PMT 的另一个特点是具有丰富的毛细血管网络，部分较大者形成血管周细胞瘤的模式。经典的 PMT 可见蓝染"污浊"基质，这些基质可以絮状钙化，并形成类似原始的软骨或者骨的区域。此类钙化区域可能作为趋化因子，募集破骨样巨细胞或纤维组织细胞样的梭形细胞，形成类似软组织巨细胞瘤、良性纤维组织细胞瘤、非骨化性纤维瘤的区域。

免疫组织化学在 PMT 中的诊断价值较为有限。PMT 一般表达 SATB2、CD56、ERG 及 SSTR2a，在部分病例中也可局限性地表达 CD34、SMA、S-100 及 Syn 等，一部分病例可仅表达 Vimentin。此外，FGF23 可在部分 PMT 中表达，但其特异性有待进一步验证。

约 50% 的 PMT 中可检出 *FN1-FGFR1* 基因融合，该变异形成包含 *FN1* 基因 5' 端及 *FGFR1* 基因 3' 端的融合基因，其中 *FGFR1* 基因 3' 端区域需包含编码其跨膜蛋白结构域的序列，该序列位于 9 号外显子，因此 *FGFR1* 基因断点一般在 9 号外显子上游。其他被报道过的融合包括 *FN1-FGF1*、*FGFR1-USP33*、*FGFR1-TLN1*、*PDGFRA-USP35*、*GTF2I-RALGPS1*、*SPTBN1-YWHAQ*、*LTBP1-VWA8*、*FN1-FGFR2* 等，但除了 *FN1-FGF1* 之外，其他罕见融合的意义尚待进一步探索。

通过典型的病史及组织形态学，包括特征性的血管网及"污浊样"基质等，PMT 不难诊断。但需认识到有一部分 PMT 患者可能在取活检时并不表现为典型的低血磷性骨软化症。此种情况常见于老年女性患者，本身有明显的骨质疏松，此时需依赖典型的形态学表现及分子检测做出诊断。与此相对，尽管有报道认为其他软组织肿瘤（如多发性神经纤维瘤、多骨性纤维结构不良）及上皮性肿瘤（如小细胞肺癌、甲状腺未分化癌）可导致 TIO，这种情况极为罕见，在表现为 TIO 时，仍应将 PMT 作为首要考虑的诊断。在病史不明确时，PMT 应和孤立性纤维性肿瘤、鼻腔鼻窦球周皮细胞瘤、鼻腔血管纤维瘤、骨及软组织巨细胞瘤、软骨样腱鞘巨细胞瘤、非骨化性纤维瘤、动脉瘤样骨囊肿、各种软骨及骨源性肿瘤、梭形细胞脂肪瘤、血管瘤及神经内分泌肿瘤鉴别。

（北京协和医院　霍　真　赵大春　陆俊良）

参考文献

［1］FOLPE A L. Phosphaturic mesenchymal tumors: a review and update［J］. Semin Diagn Pathol, 2019, 36（4）: p.260-268.

［2］BOWE A E, FINNEGAN R, JAN DE BEUR S M, et al. FGF-23 inhibits renal tubular phosphate transport and is a PHEX substrate［J］. Biochem Biophys Res Commun, 2001, 284（4）: 977-981.

［3］LIU X, YIN X, LI D, et al. RNA Sequencing Reveals Novel Oncogenic Fusions and Depicts Detailed Fusion Transcripts of FN1-FGFR1 in Phosphaturic Mesenchymal Tumors［J］. Mod Pathol, 2023, 36（10）: 100266.

［4］BAHRAMI A, WEISS SW, MONTGOMERY E, et al. RT-PCR analysis for FGF23 using paraffin sections in the diagnosis of phosphaturic mesenchymal tumors with and without known tumor induced osteomalacia［J］. Am J Surg Pathol, 2009, 33（9）: 1348-1354.

［5］RIMINUCCI M, COLLINS M T, FEDARKO N S, et al. FGF-23 in fibrous dysplasia of bone and its relationship to renal phosphate wasting［J］. J Clin Invest, 2003, 112（5）: 683-692.

［6］OBO T, KORIYAMA N, TOKITO A, et al. Neurofibromatosis type 1 associated with hypophosphatemic osteomalacia due to hypersecretion of fibroblast growth factor 23: a case report［J］. J Med Case Rep, 2020, 14（1）: 56.

第六章
黑色素细胞肿瘤

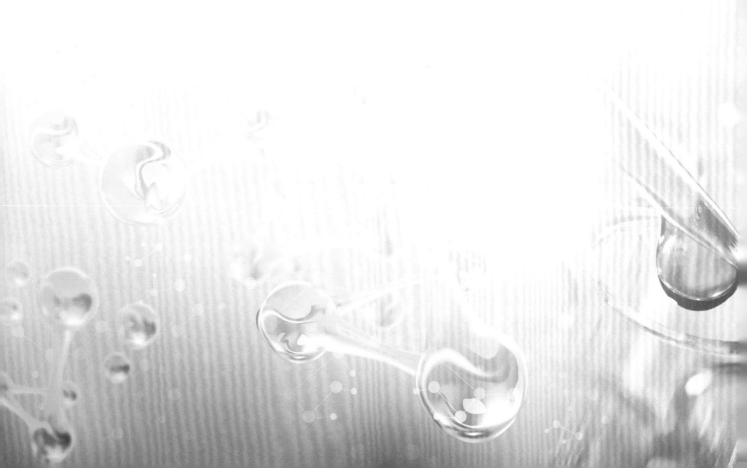

病例 54　男，38 岁，颅内多发占位

【临床资料】

患者，男，38 岁。入院前 1 周体检发现颅内多发占位性病变。

现病史：患者 1 周前体检发现颅内多发占位性病变，为求进一步诊治入院。无头痛、头晕，无恶心、呕吐，无肢体抽搐，无意识障碍等症状。

既往史：无。

家族史：无明确家族史。

查体：神清语明，双侧瞳孔等大等圆，直径为 3.0 mm，对光反射灵敏，四肢肌力 V 级，肌张力正常，生理反射存在，病理反射未引出，余颅神经检查未见异常。

辅助检查：头颅 MRI 提示双侧额顶叶、右侧枕叶、左侧颞叶、岛叶见多发结节状异常信号，增强扫描后有明显不均匀强化。结节周围见片状水肿信号影（图 54-1）。

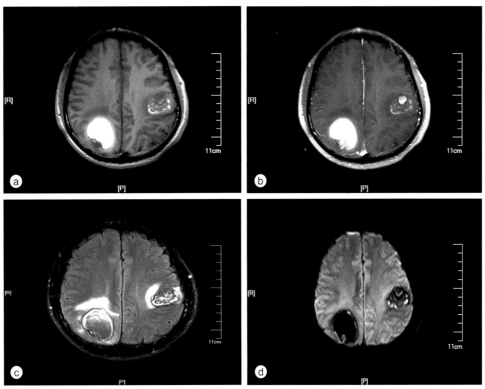

病变位于右侧顶叶及左侧额叶，周边可见水肿，但未见中线移位。a. 轴位 T_1WI 扫描呈不均匀高及低信号；b. 增强扫描示病变内大部分无强化，边缘见强化附壁结节；c. FLAIR 呈不均匀低及高信号，周边可见水肿；d. DWI 呈低及高信号。

图 54-1　头部 MRI 检查结果

行右侧额顶叶病损切除术。

【病理结果】

大体所见：送检囊性肿物 1 枚，局部已剖开，未见内容，体积为 3.0 cm × 2.0 cm × 1.3 cm，囊壁内外呈淡褐色，内壁较粗糙。肿物表面附少许脑组织（图 54-2）。

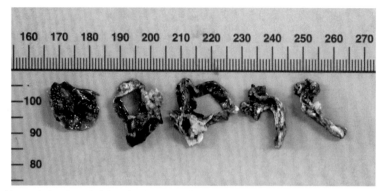

已剖开囊性肿物，囊外见少许脑组织，囊内侧壁粗糙，呈黑红色。

图 54-2　大体所见

镜下所见：组织学表现为小圆细胞样恶性肿瘤，肿瘤组织黏附性差，围绕血管生长；肿瘤细胞较一致，体积中等偏大，细胞质略嗜双色，未见明显色素沉着；核呈圆形或卵圆形，部分肿瘤细胞可见核仁，核分裂象多见（图 54-3）。

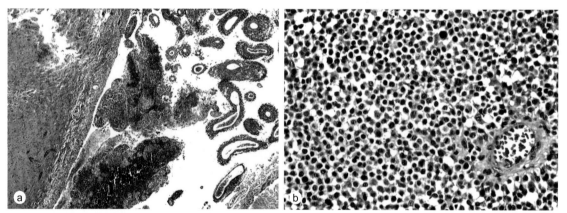

a. 肿瘤与周边脑组织界限清晰，肿瘤细胞呈血管中心性生长（低倍放大）；b. 血管周边肿瘤细胞弥漫分布，黏附性差，肿瘤细胞体积中等偏大，形似浆细胞，核有异型性，核仁明显，分裂象易见（高倍放大）。

图 54-3　光学显微镜观察所见（HE 染色）

免疫组化检查：Ki-67 增殖指数为 30%，肿瘤细胞弥漫表达 S-100、Nestin 和 Cyclin D1，部分表达 CD117 和 HMB45，不表达 GFAP、Olig-2、LCA（CD45）、SALL、Oct3/4、CK-pan 等，EBER-ISH（-）（图 54-4）。

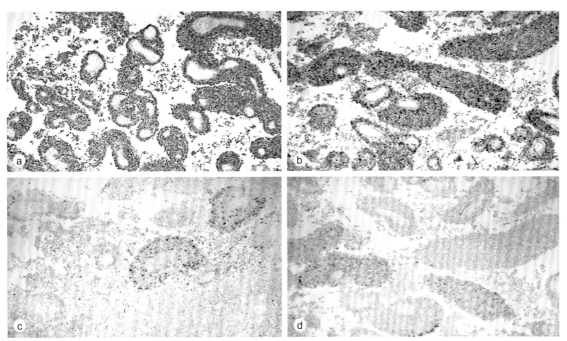

a. S-100 标记显示血管周边肿瘤细胞弥漫强阳性表达（高倍放大）；b. Cyclin D1 标记显示大多数肿瘤细胞核表达（高倍放大）；c、d. HMB45 和 CD117 标记显示部分肿瘤细胞表达（高倍放大）。

图54-4　组织化学及免疫组织化学染色（EnVision 二步法）

病史追溯：1 年前患者因小腿部位皮肤痣就诊于内蒙古当地医院行切除术，未做病理检查。

分子病理结果：扩增受阻突变系统 PCR（amplification refractory mutation system PCR，ARMS-PCR）检测到 *BRAF* 基因第 15 外显子点突变（V600E）。

病理诊断（整合诊断）：（右侧额顶叶）恶性黑色素瘤，结合既往病史不除外转移可能。

【讨论】

颅内恶性黑色素瘤罕见，可分为原发性颅内恶性黑色素瘤（primary intracranial malignant melanoma，PIMM）和转移性颅内恶性黑色素瘤（metastatic intracranial malignant melanoma，MIMM）两大类，其中 MIMM 占绝大多数，PIMM 更为罕见，在颅内肿瘤中占比不到 0.1%。

蛛网膜、软脑膜、脊髓及脑干等部位均有黑色素细胞存在，这些细胞都可以成为 PIMM 的起源，因此 PIMM 可发生于颅内任何部位，但多位于神经轴外或脑表面，常有软脑膜受累。MIMM 多表现为颅内多发病灶，软脑膜转移较少见，且患者有皮肤的黑色素痣恶变病史，或由内脏或视网膜黑色素瘤转移所致。因此在诊断 PIMM 前，应排除黑痣皮损病史、皮肤、内脏和（或）视网膜黑色素瘤病史及黑色素瘤手术史。本例为多发病灶，且追问患者有小腿部位痣切除病史，考虑其为转移性黑色素瘤可能性大。

颅内黑色素瘤术前影像学误诊率高。CT 示类圆形或分叶状高密度影，少数呈混杂密度或低密度影，肿瘤或实体成分增强扫描多呈均匀一致或环形强化，肿瘤周边可见明显水肿，占位效应显著，可因肿瘤内出血、坏死而呈囊性改变。大多数黑色素瘤 MRI 表现复杂多变，与肿瘤内黑色素含量及是否伴有出血相关。如为黑色素性或瘤内伴出血的黑色素瘤，典型 MRI 表现为 T_1WI 高信号、T_2WI 低信号；而非黑色素性和瘤内不伴出血的黑色素瘤则表现为 T_1WI 呈等或低信号，T_2WI 呈等或高信号。本例缺乏黑色素，但伴明显出血，呈明显囊性变，因此无论 T_1WI 还是 T_2 压水压脂像均呈不均匀高及低信号改变。

颅内黑色素瘤的确诊主要依靠组织病理学检查。黑色素瘤组织结构复杂多样，可呈弥漫性生长，也可呈巢状、腺泡状、假腺样、编织状等结构。肿瘤细胞形态多样，上皮样、气球样、梭形、印戒细胞样、横纹肌样、血管外皮样、淋巴细胞或浆细胞样等均可出现，也可形成单核或多核瘤巨细胞，核仁通常大且红，胞质内常见黑色素，这两点是诊断黑色素瘤的关键特征。但部分病例肿瘤细胞缺乏黑色素，诊断可能相对困难。本例肿瘤细胞黏附性差，大小较一致，异型性不明显，大红核仁特征并不显著，且缺乏黑色素，因此诊断颇费周折。胶质神经元肿瘤、生殖细胞瘤、淋巴造血系统肿瘤、转移性低分化/未分化癌、神经内分泌癌、原始神经外胚层肿瘤等均需纳入鉴别诊断范畴。正因为黑色素瘤的组织结构及细胞形态多样，因此免疫组化至关重要。诊断黑色素瘤的常用的特异性免疫组化抗体有 S-100、SOX10、HMB45、MelanA、Tyrosinase 和 MITF 等，兼顾敏感性及特异性通常选择 2～3 个，避免误诊和漏诊。此外 Cyclin D1 和 CD117 对于诊断黑色素瘤也有一定作用。本例 S-100 弥漫阳性表达，HMB45、Cyclin D1 和 CD117 均有不同程度的表达，且 BRAF V600E 突变检测阳性更进一步支持黑色素瘤的诊断。

颅内黑色素瘤依据其为原发还是转移，治疗上有差别。对于 PIMM，手术彻底切除是主要治疗方法。MIMM 多表现为多发病灶，手术可作为一种姑息治疗，相对而言，综合治疗更为重要，包括放疗、化疗、免疫疗法及靶向治疗。靶向药物 BRAF 激酶抑制剂、MEK 抑制剂单用或联合使用确实可延长 BRAF V600E 突变阳性的黑色素瘤患者的生存期并改善预后。总的治疗原则是手术治疗为主，放化疗、免疫及靶向治疗为辅的综合治疗。本例表现为多发病灶，经追溯后明确皮肤痣病史，更倾向为转移性颅内恶性黑色素瘤。因为皮肤痣已切除且未做病理，无法证实其性质。因此本例仅采用手术切除相对浅表病灶以获取组织明确诊断，并未对其他病灶予以激进性切除，且分子病理检测到 BRAF V600E 突变，BRAF 抑制剂也可用于术后辅助治疗。

（吉林大学白求恩第一医院　曲丽梅　闫　旭）

参考文献

［1］SACKS P, RAHMAN M. Epidemiology of brain metastases［J］. Neurosurg Clin N Am, 2020, 31: 481-488.

［2］MAGRO C M, CROWSON A N, MIHM M C. Unusual variants of malignant melanoma［J］. Mod Pathol, 2006, 19 Suppl 2: S41-70.

［3］SHERMAN W J, ROMITI E, MICHAELIDES L, et al. Systemic therapy for melanoma brain and leptomeningeal metastases［J］. Curr Treat Options Oncol, 2023, 24: 1962-1977.

［4］BOUTROS A, CROCE E, FERRARI M, et al. The treatment of advanced melanoma: current approaches and new challenges［J］. Crit Rev Oncol Hematol, 2024, 196: 104276.

［5］Isiklar I, Leeds N E, Fuller GN, et al. Intracranial metastatic melanoma: correlation between MR imaging characteristics and melanin content［J］. AJR Am J Roentgenol, 1995, 165: 1503-1512.

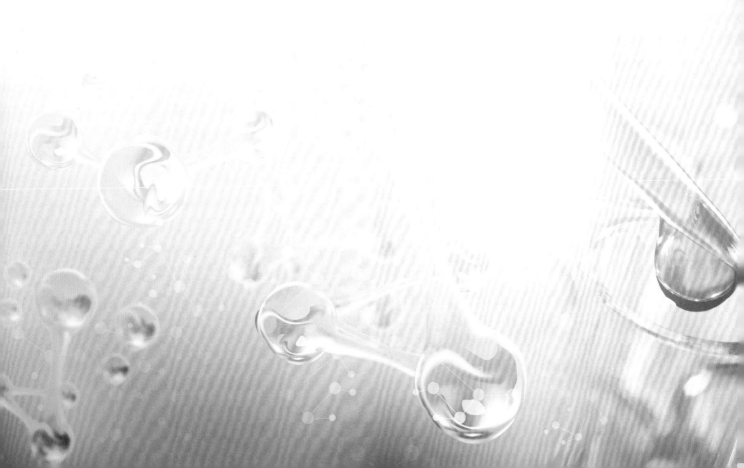

第七章
淋巴造血系统肿瘤

病例 55　男，64 岁，尸检

【临床资料】

患者，男，64 岁。主诉"言语不清、左侧肢体无力 1 周"。

现病史：患者因"言语不清、左侧肢体无力 1 周"于 2019 年 9 月 9 日急诊入院。血常规：WBC 6.68×10^9/L，淋巴细胞 4.17×10^9/L（62.43%），血红蛋白 105 g/L。2019 年 10 月 12 日脑脊液流式诊断为慢性淋巴细胞白血病（chronic lymphocytic leukemia，CLL）。2019 年 11 月 15 日骨髓活检提示符合 CLL，收入血液科病房。2019 年 11 月 13 日患者开始发热，伴寒战，体温逐渐升高 38.20 ℃→40.00 ℃，呼吸逐渐增快 20 次/分→30 次/分→40 次/分，逐渐出现咳嗽、咳白黏痰，听诊双下肺啰音，血 CRP 11.2mg/dL，CT 显示双肺多发磨玻璃影及斑片影，考虑为侵袭性肺真菌感染，肺孢子菌肺炎不除外，因患者饮食呛咳，诊断也不能除外吸入性肺炎。2019 年 11 月 18 日患者出现心房颤动，心率波动在 130 ~ 140 次/分，率不齐，心肌酶回报肌钙蛋白 I 及肌红蛋白轻度升高。考虑为与感染相关的心肌损伤。11 月 20 日血生化提示患者 AST、ALT 较前升高，考虑为药物性肝损伤，加用保肝治疗，将伏立康唑改为卡泊芬净，同时因患者有明显的低白蛋白血症，予补充人血白蛋白对症治疗。因患者呼吸衰竭明显，同时合并多脏器功能不全，于 11 月 22 日转入呼吸与危重症监护室进一步治疗。11 月 24 日患者嗜睡、咯血，吸痰有鲜血，查 3 次胃液潜血（＋＋）~（＋＋＋＋），便潜血阳性，考虑为弥散性血管内凝血（disseminated intravascular coagulation，DIC）引起的出血倾向。之后患者的临床症状和化验指标进行性恶化，11 月 26 日宣布临床死亡。经家属同意，于 2 日后对患者进行了局部解剖，主要是脑和骨髓。

既往史：12 年前曾诊断心房颤动、腔隙性脑梗死，无肿瘤及其他系统性疾病史。

家族史：无明确家族史。

查体：生命体征平稳，体温 36.20 ℃，患者神志清楚、表情淡漠、反应迟钝，时间、地点、定向力正常，双眼各向运动正常，额纹对称，左侧鼻唇沟浅，伸舌明显左偏，左侧肢体肌力 Ⅲ+级，指鼻试验尚稳准，双侧病理征阳性，左侧肢体及面部痛觉减退。

辅助检查：头部 MRI 显示右侧放射冠、胼胝体膝部、双侧额叶多发急性、亚急性梗死；双侧基底节及放射冠多发陈旧性梗死灶，排除短暂性脑缺血发作、颅内出血及占位（图 55-1）；头部 MRA 显示脑血管良好，与脑内大面积梗死灶不符，除外由脑血管缺血导致的脑梗死。

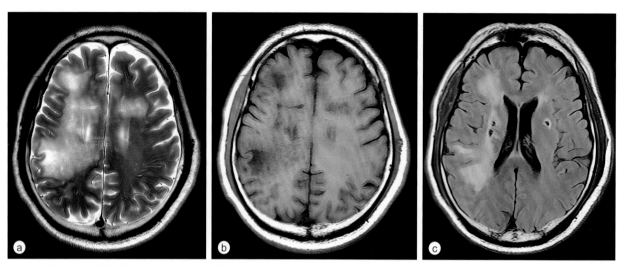

右侧放射冠、胼胝体膝部、双侧额叶多发急性、亚急性梗死；双侧基底节及放射冠多发陈旧性梗死灶。a. 轴位 T$_2$；b. 轴位 T$_1$；c. 轴位 FLAIR。

图 55-1　头部 MRI 检查结果

【病理结果】

大体所见：尸检检查示脑重 1500 g，沟回结构清晰，切面双侧顶、额叶都可见不规则地图样灰黄色梗死软化灶，最大径 5～6 cm，小脑及延髓未见异常，软脑膜和蛛网膜未见明显增厚，各部位均未见肿瘤结节。椎基底动脉局灶管壁增厚，可见粥样斑块形成，管腔狭窄 Ⅱ－Ⅲ 级。骨髓组织切面呈灰褐色，质硬。

镜下所见：脑病理切片显示脑实质软化灶主要为脑组织结构破坏，神经组织疏松、坏死，有大量泡沫细胞浸润，未见明显肿瘤灶。软脑膜和蛛网膜可见多量淋巴细胞浸润，间隙内滞留部分淋巴细胞。淋巴细胞形态一致，具有轻度异型性，于脉管内聚集成片。骨髓组织显示可见多灶小淋巴细胞结节状增生（图 55-2）。

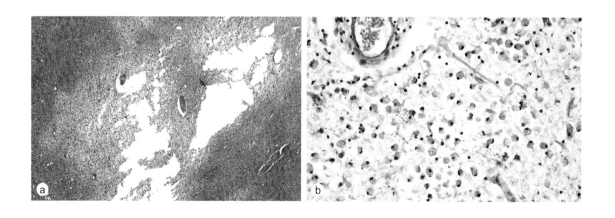

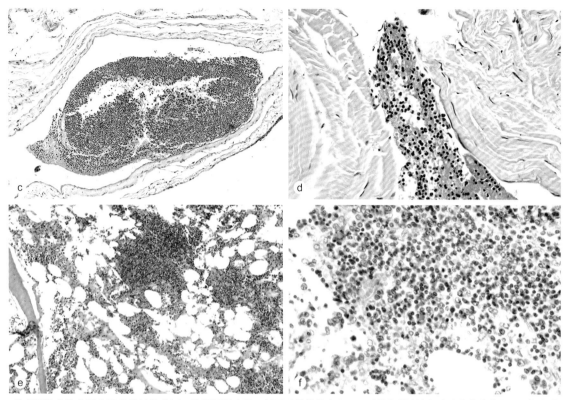

　　a. 脑实质软化灶主要为脑组织结构破坏、神经组织疏松、坏死（低倍放大）；b. 可见大量泡沫细胞（高倍放大）；c. 软脑膜和蛛网膜血管内可见多量淋巴细胞滞留（低倍放大）；d. 软脑膜间隙内滞留部分淋巴细胞（高倍放大）；e. 骨髓组织可见多灶小淋巴细胞结节状增生（低倍放大）；f. 骨髓组织可见多灶小淋巴细胞结节状增生（高倍放大）。

图 55-2　光学显微镜观察所见（HE 染色）

　　免疫组化检查：免疫组化证实脑组织血管腔内滞留淋巴细胞 CD20+、CD5+，符合慢性淋巴细胞白血病累及蛛网膜下腔。骨髓组织增生的淋巴细胞 CD20+、CD5+，与脑组织内淋巴细胞表达一致（图 55-3）。

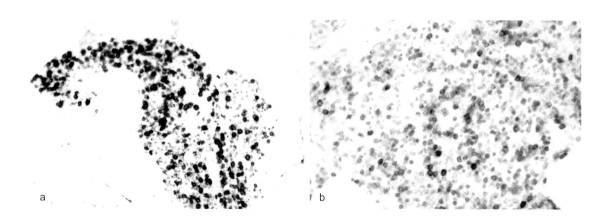

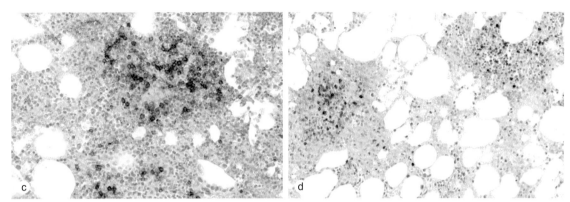

a. CD20 标记显示在脑血管内增生明显的淋巴细胞以 B 细胞为主（高倍放大）；b. 增生的淋巴细胞表达 CD5（高倍放大）；c. 骨髓组织增生淋巴细胞表达 CD20（高倍放大）；d. 骨髓组织增生淋巴细胞表达 CD5（中倍放大）。

图 55-3　免疫组织化学染色（EnVision 二步法）

脑脊液流式细胞分析：分析细胞中可见 CD5+ 单克隆小 B 淋巴细胞占 29.58%，为 CLL 的可能性大。同时行外周血免疫分型示分析细胞中单克隆 B 淋巴细胞占 25.5%。

脑脊液及外周血免疫分型：均可见单克隆 B 淋巴细胞，考虑为 CLL。

病理诊断（整合诊断）：慢性小 B 淋巴细胞白血病，骨髓组织可见多灶肿瘤性淋巴细胞浸润；肿瘤侵犯蛛网膜下腔，引起淋巴瘤性脑病，脑多发性软化梗死，脑水肿。

【讨论】

本病的诊断过程十分曲折，患者是以脑梗死起病的，在住院期间，先辗转了急诊科和神经内科，排除了脱髓鞘疾病、系统性血管炎、自身免疫性脑炎和副肿瘤综合征引起的脑梗死。病情进行性加重，因为外周血细胞异常，WBC $6.68 \times 10^9/L$，淋巴细胞 $4.17 \times 10^9/L$（62.43%），血红蛋白 105 g/L。脑脊液出现 IgG 寡克隆区带弱阳性，同时血清 IgG 寡克隆区带弱阳性，二次腰穿发现脑脊液 CD5+ 的单克隆小 B 淋巴细胞占 29.58%，外周血流式细胞查见单克隆 B 淋巴细胞占 25.5%，行骨穿证实了慢性小 B 淋巴细胞白血病的诊断。

脑梗死的原因比较多，1% ~ 4% 的病例是由于血液系统疾病或凝血障碍引起，特别是年龄轻或者多发梗死的患者，应积极寻找证据，明确病因。曾有文献报道 590 例临床和 MRI 确诊的脑梗死患者，有 13 例（2.2%）是由于血液系统疾病引起的，包括骨髓增生性疾病、多发性骨髓瘤、淋巴瘤、慢性淋巴细胞白血病、弥漫性血管内凝血、血栓性血小板减少性紫癜、抗磷脂抗体综合征等。这些血液系统的疾病主要是容易形成血栓造成脑实质的缺血梗死，临床上可选择抗凝、激素、化疗、静脉切开或血浆置换等不同措施治疗。本例证实是慢性小 B 淋巴细胞性白血病引起的淋巴瘤性脑病，缺血缺氧引起的脑梗死。

患者入院时 WBC $6.68 \times 10^9/L$，淋巴细胞 $4.17 \times 10^9/L$（62.43%）；感染前期最高 WBC $11.02 \times 10^9/L$，NEUT 60.3%，LYMPH 36.5%。骨髓涂片和活检均证实为少量的单克隆小 B 淋巴细胞浸润。患者淋巴细胞总数一直 < 5000/L，且除了中枢神经系统外，其他脏器未见累及，属于肿瘤完全切除早期。文献报道 CLL 很少累及中枢神经系统，临床累及中枢神经系统的只有 0.8% ~ 2%，而且累及形式多为聚集滞留在蛛网膜下腔，很少在脑实质形成肿瘤占位，据报道只有 11% 的患者有实质的占位病灶，如本例患者脑实质为梗死软化灶，肿瘤滞留浸润在蛛网膜下腔内。CLL 累及中枢神经系统可以发生在起

病初期，或是确诊以后 14 年中的任何时期。有报道称 80 例中枢神经系统受累的 CLL 患者中，有 18 例为肿瘤完全切除期患者。另一回顾性报道显示 25 例中枢神经系统受累的 CLL，9 例为早期 CLL。甚至某些患者以神经系统受累为首发症状，就像本例患者。目前的文献表明 CLL 累及中枢神经系统与 RAI 分期、进展、外周血肿瘤细胞计数或病程相关性不大。有报道 36 例患者从出现中枢神经系统症状到死亡的平均病程为 12 个月，预后明显差于没有中枢神经系统受累的患者，后者的平均生存期为 6 年。有文献报道 CD49d 和 CD82 的表达关系可能影响 CLL 细胞的黏附和迁移能力，进而导致中枢神经系统侵袭。CD49d 表达与 CD82 表达结合具有增强的预测价值。

中枢神经系统的低级别 B 细胞淋巴瘤是一类仅局限于中枢神经系统的淋巴瘤，组织学上类似于体外低级别 B 细胞淋巴瘤。这类淋巴瘤最常见的类型是结外边缘区淋巴瘤，其他类型包括 CLL、淋巴浆细胞性淋巴瘤或低度恶性 B 细胞淋巴瘤。肿瘤可能表现为单发病灶、多发病灶（不常见）或弥漫性累及脑白质。病变通常位于幕上，影响大脑皮质或基底神经节，但小脑和脊髓也可能受到影响。软脑膜和脉络丛的受累也有报道。临床特征方面，男性和女性患者受到的影响大致相同，患者几乎都是成年人，但也有少数儿童病例。患者的年龄范围广泛，在 5 ～ 79 岁，中位年龄为 49 岁。疾病的诊断依赖于 IGH 和（或）IGK 基因的克隆重排的检测。治疗和预后方面，低级别 B 细胞淋巴瘤相对于原发性中枢神经系统的高级别 B 细胞淋巴瘤来说，侵袭性较低，预后较好。患者可能接受手术、皮质类固醇治疗、放疗和（或）化疗。大多数患者存活且无疾病或病情稳定，中枢神经系统以外的扩散非常罕见。在病理机制方面，中枢神经系统低级别 B 细胞淋巴瘤的遗传变化数据有限，已报道了 IGH 和（或）IGK 的克隆重排，以及少数情况下的 MYD88 L265P 突变、NFAIP3 位点的 6q 杂合性丢失和 MALT1 重排。但对于 IGH、BCL2 和 CCND1 易位的 FISH 检测多为阴性。

本例患者病情复杂多变，临床诊断有困难，最终通过尸体解剖明确诊断为 1 例少见中枢神经系统 CLL，CLL 的疾病过程中涉及功能不全的小 B 淋巴细胞的增殖，可能导致促血栓物质的分泌、血液黏度增加或凝血系统中断，继发引起多灶状脑梗死。尸体解剖及相关病理检测为临床诊断及治疗总结了经验，并为疾病发生发展的机制研究提供了宝贵的资料。

（北京医院　杜　俊　方　芳　何　磊　刘东戈）

参考文献

［1］FAGNIEZ O, TERTIAN G, DREYFUS M, et al. Hematological disorders related cerebral infarctions are mostly multifocal［J］. J Neurol Sci, 2011, 304（1-2）：87-92.

［2］STRATI P, UHM J H, KAUFMANN T J, et al. Prevalence and characteristics of central nervous system involvement by chronic lymphocytic leukemia［J］. Haematologica, 2016, 101（4）：458-465.

［3］ALBAKR A, ALHOTHALI W, SAMGHABADI P, et al. Central nervous system lymphoma in a patient with chronic lymphocytic leukemia: a case report and literature review［J］. Cureus, 2018, 10（11）：e3660.

［4］ROJAS-HERNANDEZ C M, NEMUNAITIS J, MARJON K D, et al. Chronic lymphocytic leukemia with clinical debut as neurological involvement: a rare phenomenon and the need for better predictive markers［J］. BMC Hematol, 2017, 17：3.

病例 56　女，24 岁，颅内多发占位

【临床资料】

患者，女，24 岁。主诉"颅内多发占位"。

现病史：患者于入院前 20 天左右逐渐出现精神面貌差，不自主吐舌、小幅扭颈、耸肩、手指过度伸展等表现。

既往史：无免疫抑制病病史，其余无特殊。

家族史：无明确家族史。

查体：意识清楚，语言流利程度下降，构音障碍，语速慢，对问话少答，反应稍迟钝，其他高级认知功能未受损，患者存在不自主吐舌、扭颈、扭动躯干、耸肩、手指过度伸展，肢体随意动作明显增加，同时在行走时躯干扭动，无法控制的努嘴、拌舌，阵发性双眼斜视，持物不稳。动作缓慢，准确性差，无法完成系鞋带等精细动作。双下肢远端可见轻颤。

辅助检查：头颈 MRI 检查提示双侧额顶叶、双侧基底节区、左侧颞叶、左侧岛叶及左侧小脑多发片状异常信号影，T_1WI 呈稍低信号，T_2WI 呈稍高信号，FLAIR 呈高信号，弥散部分受限，增强扫描示部分明显强化，各脑沟、脑回未见明显增宽、加深，中线结构居中，脑干无异常（图 56-1），PET-CT 检测患者全身其他部位无明显高摄取。

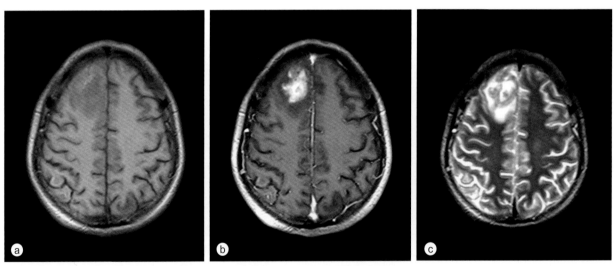

a. 轴位 T_1WI 扫描呈稍高信号；b. 轴位 T_1 增强呈稍低信号，c. T_2WI 呈稍高信号。

图 56-1　头部 MRI 检查示病变主要位于右侧额叶

【病理结果】

大体所见：送检为灰白、灰褐色组织一堆，总大小约 1.8 cm × 1.5 cm × 2.0 cm，切面为灰白色，质地稍硬。

　　镜下所见：肿瘤细胞弥漫性生长，细胞小至中等大小，界限不清，部分区域可见体积较大的瘤细胞，细胞异型性较大，细胞胞浆少，色淡染，核形状不规则，染色质呈粗颗粒状，核分裂象及凋亡小体常见，可见肿瘤细胞围绕血管生长，肿瘤组织内可见组织细胞和浆细胞浸润，并可见片状凝固性坏死（图56-2）。

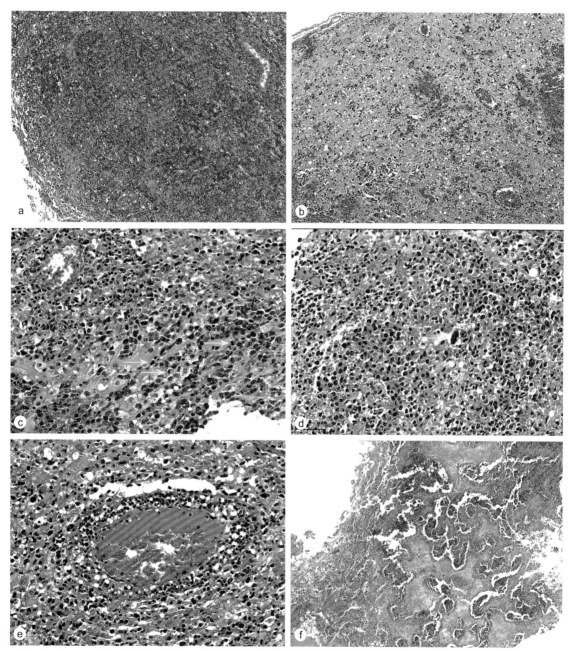

　　a. 肿瘤细胞呈弥漫性生长（低倍放大）；b. 肿瘤细胞呈小灶性生长，并向正常脑组织浸润性生长（中倍放大）；c. 组织内核分裂象易见（箭头所示，高倍放大）；d. 肿瘤异型性较大（箭头所示，高倍放大）；e. 肿瘤细胞围绕血管浸润性生长并破坏血管壁（高倍放大）；f. 肿瘤组织内可见片状坏死（低倍放大）。

图56-2　光学显微镜观察所见（HE染色）

　　免疫组化检查：肿瘤细胞 CD2 弥漫阳性、CD3 弥漫阳性、CD30 弥漫强阳性、CD45 弥漫阳性、Perforin 灶性阳性、CD56 个别细胞阳性、GranB（个别细胞＋）、INI1 阳性、CD20 个别细胞阳性、Ki-67 增殖指数为 60%。免疫组化标志物呈阴性的有 CD4、CD5、CD8、CK、EMA、GFAP、Nestin、CD99、Syn、Desmin、SALL4、CD138、ALK、EBNA2、CD79a、PAX5、TIA-1（图 56-3）。

　　分子病理结果：*EBER* 原位杂交阳性（图 56-3 f），*TCR* 基因重排检测阴性；二代测序检测发现 *ARID1A* 无义突变，*HGF* 基因扩增，*STAT3*、*GNAS*、*PGR*、*TMPRSS2* 错义突变。

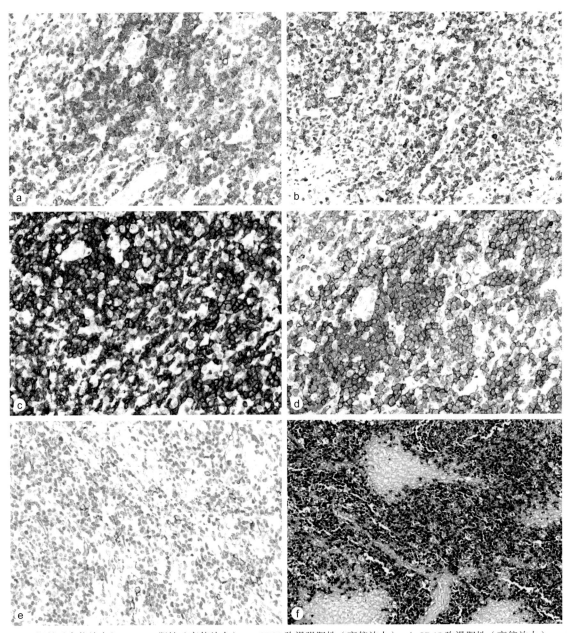

a. CD2 阳性（高倍放大）；b. CD3 阳性（高倍放大）；c. CD30 弥漫强阳性（高倍放大）；d. CD45 弥漫阳性（高倍放大）；e. CD56 散在阳性（高倍高大）；f. *EBER* 原位杂交检测阳性（高倍放大）。

图 56-3　免疫组织化学染色（EnVision 二步法）及原位杂交检测

病理诊断（整合诊断）：原发于中枢神经系统的结外 NK/T 细胞淋巴瘤。

【讨论】

结外 NK/T 细胞淋巴瘤是一种恶性的非霍奇金淋巴瘤，多见于鼻腔，也可见于胃肠道、皮肤、肺脏、肾脏等部位，而原发于中枢神经系统的结外 NK/T 细胞淋巴瘤罕见，迄今报道的病例不足 20 例。该肿瘤发病中位年龄约为 50 岁，男女比例为 2∶1。其临床进展迅速，预后差，临床常表现为头晕、头痛、瘫痪、失语等症状。影像学上该肿瘤通常为单个界限清楚的肿块，也可多发，肿瘤常位于额叶、颞叶和小脑等部位，软脑膜也可累及。组织学上，肿瘤细胞形态多样，组织内见小、中、大的细胞，以及多形性细胞，多形性细胞的染色质呈粗颗粒状，染色质淡染，核仁少见。肿瘤细胞异型性大，核分裂象易见。细胞常围绕血管生长并破坏血管壁，瘤组织内血管内皮细胞的增生、组织细胞浸润及大片坏死常见。免疫组织化学染色提示肿瘤细胞 CD2、CD3、CD56 通常阳性，而 CD5 和 B 细胞标志物通常阴性，个别病例可见 CD5 阳性或 CD56 阴性，EBER 原位杂交染色阳性。CD30、CD43、细胞毒性分子（Granzyme B、TIA1 及穿孔素）也可表达。*TCR* 基因重排通常阴性。该肿瘤常与下列肿瘤进行鉴别：① ALK 阴性的间变性大细胞淋巴瘤，肿瘤细胞 CD30 阳性表达，而 ALK 和 EBER 阴性、*TCR* 基因重排阳性；②淋巴瘤样肉芽肿，该肿瘤形态上也可见肿瘤细胞围绕血管生长和大片坏死，组织内也常见异型的淋巴细胞，但该肿瘤镜下可见肉芽肿形成，免疫组织化学染色提示为 B 细胞表型并伴有 EBER 原位杂交染色阳性，不表达 T 细胞标记；③非特指型外周 T 细胞淋巴瘤：该肿瘤常见于中老年男性，细胞形态多样，但多以中等大的细胞为主，免疫组织化学染色提示肿瘤可表达细胞毒性分子及 CD30，半数病例可检测到 EBER 阳性，*TCR* 基因重排通常阳性。原发于中枢神经系统的结外 NK/T 细胞淋巴瘤的预后较差，大多数患者经历快速进展的疾病。中位生存期约为 6 个月（1～18 个月），本例患者出院 2 周后死亡。

（陆军军医大学第一附属医院　林　勇　姚小红）

参考文献

［1］MIYATA-TAKATA T，TAKATA K，KATO S，et al. Clinicopathological analysis of primary central nervous system NK/T cell lymphoma：rare and localized aggressive tumour among extranasal NK/T cell tumours［J］. Histopathology，2017，71（2）：287-295.

［2］GUAN H，HUANG Y，WEN W，et al. Primary central nervous system extranodal NK/T-cell lymphoma，nasal type：case report and review of the literature［J］. J Neurooncol，2011，103（2）：387-391.

［3］YAN J，LIU W，WANG X，et al. Primary central nervous system extranodal natural killer/T-cell lymphoma，nasal type colliding with meningioma［J］. World Neurosurg，2018，120：17-26.

［4］LIN GW，XU C，CHEN K，et al. Genetic risk of extranodal natural killer T-cell lymphoma：a genome-wide association study in multiple populations［J］. Lancet Oncol，2020，21（2）：306-316.

病例 57　女，11 岁，右侧颞顶叶占位

【临床资料】

患儿，女，11 岁。主诉"头痛、呕吐伴左侧肢体麻木 8 天"。

现病史：患儿 8 天前无明显诱因出现头痛、呕吐，伴左侧肢体麻木，无发热、咳嗽、咳痰，无视物模糊、肢体活动障碍、言语不利、口角歪斜、大小便失禁等。就诊当地医院，行头颅 MRI 示右侧颞顶叶肿瘤（未见单）。为进一步诊治来我院就诊。

既往史：无。

家族史：无明确家族史。

查体：发育正常，营养良好，体型匀称，神志清楚，自主体位，正常面容，表情自如，查体合作。肌张力正常，肌力 V 级，肢体无瘫痪，左侧 Babinski 征阳性，左侧肢体麻木。食欲正常，睡眠正常，大小便正常，体重无减轻。

辅助检查：头颅 MRI 示 T_1WI 图像示右侧颞顶叶肿块呈混杂短/长 T_1 信号，右侧侧脑室受压，中线结构轻度左移。T_2WI 图像示病变呈混杂高信号，病变区可见片状短 T_2 低信号及囊片状明显长 T_2 信号，病变周围可见大片高信号水肿。FLAIR 序列图像上病变呈混杂信号，灶周水肿呈高信号。DWI（b=1000）图像上病变扩散受限呈混杂高信号，病变内可见条片状低信号，灶周水肿扩散不受限（图 57-1）。

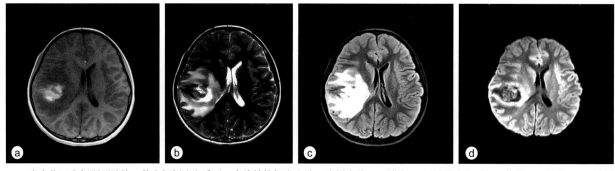

　　病变位于右侧颞顶肿块，伴右侧侧脑室受压，中线结构轻度左移，瘤周水肿。a. 轴位 T_1WI 呈混杂短/长 T_1 信号；b. 轴位 T_2WI 呈混杂高信号，病变区可见片状短 T_2 低信号及囊片状明显长 T_2 信号，病变周围可见大片高信号水肿；c. 轴位 FLAIR；d. 轴位 DWI 病变扩散受限呈混杂高信号，病变内可见条片状低信号，灶周水肿扩散不受限。

图 57-1　头部 MRI 检查结果

行开颅手术。

术中所见：病变位于右侧颞顶叶皮层下 1.5 cm 处，约 5.0 cm × 4.0 cm × 4.0 cm，呈灰黄色，质软，未见包膜，与周围脑组织分界不清，病变内部可见大量坏死和异常增生的血管，全切除肿瘤组织至周围水肿带。

【病理结果】

大体所见：手术切除标本为不规则脑组织一块，大小约 4.0 cm × 2.8 cm × 1.1 cm，切面灰白灰红，质软，局部见出血坏死。

镜下所见：镜下见脑皮白质结构，局部区域可见坏死，其内见增生的淋巴组织，大部分淋巴样细胞围绕血管生长，形成"袖套样"结构，并破坏血管壁；细胞小–中等大，轻–中等异型性，细胞质少，核型不规则，核仁不明显，核分裂较易找见。并伴大量组织细胞浸润及星形胶质细胞反应性增生（图 57–2）。

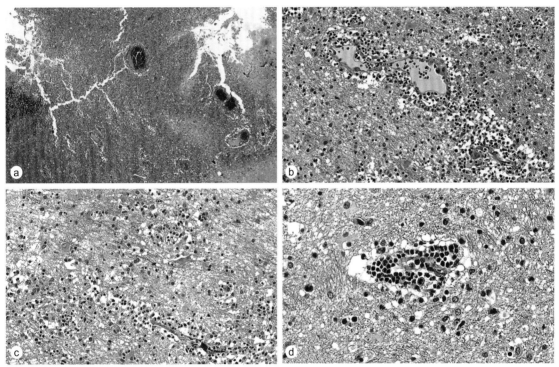

a. 脑组织内见散在分布的淋巴样细胞，并见灶状坏死（低倍放大）；b. 细胞围绕血管生长，并破坏血管壁（中倍放大）；c. 可见组织细胞浸润及反应性增生的星形胶质细胞（中倍放大）；d. 细胞小–中等大，轻–中度异型，核型不规则，可见核分裂（高倍放大）。

图 57–2　光学显微镜观察所见（HE 染色）

免疫组织化学染色及原位杂交检测：增生的淋巴样细胞表达 T 细胞标记 CD2、CD3、CD5、CD7；同时表达细胞毒性 T 细胞标志物 TIA1 及 Granzyme B；少量淋巴细胞表达 B 细胞标记 CD20、CD79a；组织细胞表达 CD68；反应性增生的星形细胞表达 GFAP，不表达 CD10、BCL6、CD30、ALK、CD56、PD–1、CXCL–13，Ki–67 增殖指数为 60% ~ 70%。EBER 原位杂交阴性（图 57–3）。

分子病理结果：PCR–毛细管电泳测序克隆性分析显示存在单克隆增生的 T 细胞群。

其他相关检查：患者血淋巴细胞免疫分析、骨髓穿刺活检未见异常，全身 PET–CT 未见其他部位占位。

病理诊断：（右侧颞顶叶）原发性中枢神经系统淋巴瘤（primary central nervous system lymphoma，PCNSL），符合外周 T 细胞淋巴瘤，非特指（peripheral T-cell lymphomas，not otherwise specified，PTCL–NOS）。

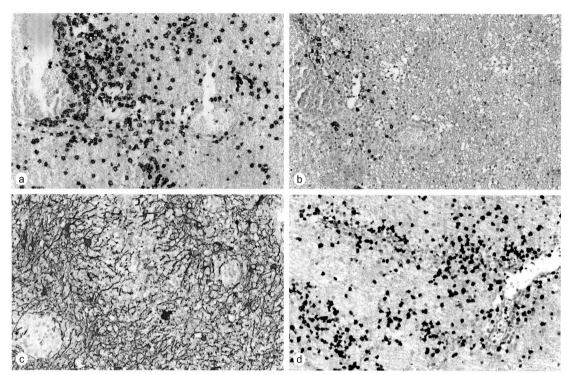

a. CD3 标记显示增生的淋巴细胞以 T 细胞为主；b. CD20 标记显示少量 B 淋巴细胞；c. GFAP 标记显示反应性增生的星形细胞；d. Ki-67 标记显示增殖指数为 60% ~ 70%。

图 57-3　免疫组织化学染色（中倍放大）

　　治疗及随访：患者后续于其他医院开始化疗，具体方案不详，化疗后行头颅 MRI 检查，提示病变范围无明显变化，视力及四肢肌力较前好转。后予 PD-1 维持治疗及三联鞘注，现患者情况稳定。

【讨论】

　　PTCL-NOS 是一类淋巴结或结外部位的、具有明显异质性的成熟性 T 细胞淋巴瘤，缺乏足以进一步分类的特征，目前不能归类为任一种已知的成熟 T 细胞淋巴瘤亚型。主要累及淋巴结，也可累及结外组织如皮肤、胃肠道、肝、脾、骨髓等，中枢神经系统较少累及。PCNSL 最常见类型为 DLBCL，原发性中枢神经系统 T 细胞淋巴瘤（primary central nervous system T-cell lymphoma，PCNSTCL）则较为罕见，仅占所有 PCNSL 的 2% 左右，其中 PCNSTCL 中最常见病理类型为 PTCL-NOS。

　　PCNSTCL 与原发性中枢神经系统 B 细胞淋巴瘤发病年龄分布类似，偏好发生于老年人，儿童病例很少见，文献报道 <60 岁是预后的有利因素。临床表现多无特异性，多与病灶部位相关，可表现为颅内压增高、癫痫或认知障碍等，病灶可单发或多发，多为边界清楚的类圆形肿块。MRI 上 T_1WI 多表现为等信号、T_2WI 为等或稍高信号；增强后多表现为环形强化或明显均匀强化，可伴"开环征""脐凹征""握拳征""尖角征"等，影像学上易被误诊为胶质瘤、瘤样脱髓鞘等病变，病理学检查仍是确诊本病的金标准。

　　病理学上，PCNSTCL 最常见类型为 PTCL-NOS，镜下肿瘤细胞于脑组织内弥漫浸润性生长，部分区域可见肿瘤细胞围绕血管形成"袖套样"结构，可伴有血管壁浸润和破坏，并可见出血、坏死。肿瘤细胞学形态谱较广泛，细胞可为小-中等或中-大等，核为不规则形、多形性，核仁不明显或呈核泡状,核仁明显,核分裂象多见。免疫组织化学表达 T 细胞标志物如 CD2、CD3、CD5、CD7 等,亦可表达细胞毒性标记 TIA-1、Granzyme B。组织学上 PTCL-NOS 需要与以下疾病相鉴别。①非特异性炎症:非特异性炎症中炎性细胞以 T 淋巴细胞浸润为主,可围绕血管生长,但淋巴细胞一般较成熟,多为小淋巴细胞,核仁不明显,且无病理性核分裂象。免疫组化也表达 T 细胞标记,但不会有 T 细胞标记的表达异常,如 CD5 或 CD7 的表达下调或丢失,Ki-67 增殖指数相对于淋巴瘤较低,且 *TCR* 重排显示为多克隆重排。②其他类型淋巴瘤:本例为儿童患者,较常见的淋巴瘤类型为间变性大细胞淋巴瘤、伯基特淋巴瘤、DLBCL 等,这些淋巴瘤都可见弥漫生长或围绕血管生长模式,与 PTCL-NOS 形态学有一定重叠,间变性大细胞淋巴瘤也表达 T 细胞标记,但其肿瘤细胞体积一般较大,细胞质丰富,可见"肾形"核、"马蹄"核,核仁明显,免疫组化表达 CD30、ALK 等,伯基特淋巴瘤及 DLBCL 会表达 B 细胞标记 CD20、CD79a、PAX5,这些可以相鉴别。③瘤样脱髓鞘:瘤样脱髓鞘病变主要累及脑白质,白质崩解,髓鞘脱失,轴索相对保留,小胶质细胞或巨噬细胞吞噬神经组织崩解产物后,胞体增大,细胞质中出现大量脂质小滴,呈空泡状,形成"格子细胞",伴小淋巴细胞增生,血管周围亦可见增生淋巴细胞,形成"袖套样"结构,并见反应性增生的星形细胞。增生的巨噬细胞主要表达 CD68,小淋巴细胞以 T 淋巴细胞为主,细胞分化成熟,*TCR* 重排阴性且 NF 显示轴索保留,劳克坚牢蓝(Luxol fast blue,LFB)显示髓鞘脱失。

PCNSTCL 目前主要的治疗策略是参考中枢神经系统 B 细胞瘤方案,主要是以大剂量甲氨蝶呤为基础的化疗。有研究发现,运用大剂量甲氨蝶呤为基础的化疗可以延长患者的生存期,部分患者可联合全脑放疗。

本例患者组织学上肿瘤细胞数目相对较少,多围绕血管生长,且细胞体积小,易被误诊为炎症性病变,免疫组化有一定提示作用,Ki-67 增殖指数较高,提示在免疫有异常时应进一步去检查 *TCR* 重排,这对诊断淋巴组织增生性病变有很大帮助,从而避免误诊及漏诊。

(郑州大学第一附属医院　胡培珠　张红燕)

参考文献

[1] LUETH M, STEIN H, SPORS B, et al. First case report of a peripheral T-cell lymphoma, not otherwise specified, of the central nervous system in a child [J]. J Pediatr Hematol Oncol, 2012, 34 (2): e66-e68.

[2] LONG H, LI S, ZHANG Y, et al. Primary central nervous system T-cell lymphoma: an analysis from the surveillance, epidemiology, and end results program [J]. J Clin Neurosci, 2020, 79: 74-79.

[3] ZHAO Q, ZENG L S, FENG X L, et al. Magnetic resonance imaging characteristics of primary central nervous system T-cell lymphoma [J]. Chin Med J (Engl), 2017, 130 (3): 374-376.

[4] MENON M P, NICOLAE A, MEEKER H, et al. Primary CNS T-cell lymphomas: a clinical, morphologic, immunophenotypic, and molecular analysis [J]. Am J Surg Pathol, 2015, 39 (12): 1719-1729.

[5] SHENKIER T N, BLAY J Y, O'NEILL B P, et al. Primary CNS lymphoma of T-cell origin: a descriptive analysis from the international primary CNS lymphoma collaborative group [J]. J Clin Oncol, 2005, 23 (10): 2233-2239.

病例 58　男，10 岁，鞍区占位

【临床资料】

患儿，男，10 岁。主诉"多饮多尿 3 个月"。

现病史：患儿 3 个月前无诱因出现多饮、多尿症状（日饮水量 4000 mL，尿液清亮，日尿 1 次/1 ~ 2 小时，夜尿 2 次/晚），体重 2 个月内下降 10 斤。无头痛、头晕、视力和视野改变，无发热、皮疹、关节痛和口腔溃疡等。当地查血 Na^+ 150 mmol/L ↑、血 K^+ 4.7 mmol/L、血 Cl^- 111 mmol/L ↑、血总皮质醇（8 点）28.3 μg/dL ↑；血糖、ACTH（8 点）、GH、IGF、PRL、LH、FSH、睾酮和甲状腺功能基本正常。头颅 MRI 示垂体弥漫性增大，考虑原发性垂体炎可能性大。自服中药症状缓解不明显，门诊以"多尿原因待查"收入院。

既往史：足月顺产，出生时体重 7 斤 4 两，人工喂养，自幼生长发育与同龄人无差异，智力正常。余既往史无特殊。

家族史：父亲高血压家族史，母亲 5 个月前确诊乳腺癌。

查体：神清，语利。双侧瞳孔等大等圆，对光反射灵敏。双侧甲状腺 Ⅱ 度肿大，心、肺、腹查体阴性。双侧肌力、肌张力未见异常，双侧腱反射正常，Babinski 征未引出。血压 104/69 mmHg，血氧饱和度 98%，身高 148 cm，体重 39 kg，体重指数 17.8 kg/m^2。专科检查：双侧睾丸 2 mL，质韧，阴毛 Ⅰ 期。

辅助检查：垂体平扫+动态增强 MRI（图 58-1）：蝶鞍形态、大小未见明显异常，垂体显示欠清，鞍区团块状异常信号，呈等/稍短 T_1 信号，横径 23.5 mm，高 12.6 mm，前后径 10.2 mm，垂体柄横径 7.0 mm，前后径 4.5 mm，居中，视交叉未见受压移位，双侧海绵窦受累，垂体后叶短 T_1 信号未见。头颅 CT 平扫+三维重建（图 58-2）：垂体柄增粗；颅骨多发斑片状、结节状高密度影。禁水加压试验及弥凝试验：符合中枢性尿崩症。视野检查：左中心、颞侧、下方不规则盲点。脑脊液常规、生化、细菌学检查：未见异常。甲状腺超声：甲状腺多发囊性结节，良性倾向。骨龄相（手、肘）：相当于 8 ~ 9 岁。全身骨显像：额骨左侧异常所见，性质待定。胸部（含上腹）高分辨 CT：左肺上叶微小结节，肝右叶多发钙化灶。

行神经内镜下经鼻蝶窦入路鞍区占位活检术+鞍底重建术。

术中所见：蝶窦内黏膜增厚明显，鞍底下陷，鞍底骨质变薄；鞍内可见灰红色质韧组织，鞍区正中接近鞍上位置可见灰白色占位，质地软，供血不丰富。

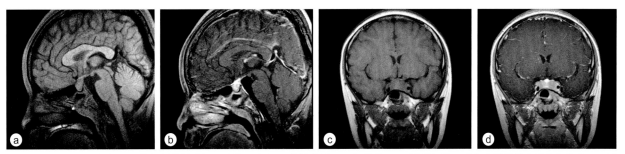

a. 矢状位 T_1WI 扫描，垂体柄结节状增粗，垂体后叶短 T_1 信号未见；b. 矢状位 T_1WI 增强扫描，垂体弥漫性增大伴均匀强化；c. 冠状位 T_1WI 扫描，病变累及双侧海绵窦；d. 冠状位 T_1WI 增强扫描，病变呈均匀强化。

图 58-1　垂体平扫+动态增强 MRI 检查结果

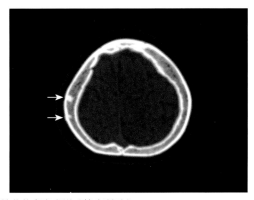

颅骨结构完整，可见多发斑片状、结节状高密度影（箭头所示）。

图 58-2　头颅 CT 平扫+三维重建结果

【病理结果】

大体所见：送检鞍区肿瘤组织及蝶窦内炎性包膜和瘤周增生组织，其中鞍区肿瘤组织为灰粉色碎组织一堆，总直径 0.4 cm；蝶窦内炎性包膜为灰粉色碎组织一堆，总体积 2 cm × 2 cm × 1.6 cm；瘤周增生组织为灰粉色碎组织一堆，总直径 0.3 cm。

镜下所见：组织学表现上，低倍镜下见多量破碎的组织块（图 58-3a），其中可见一块垂体前叶组织（图 58-3b），其周围以纤维结缔组织为主，可见多量淋巴细胞、浆细胞及组织细胞浸润，伴纤维组织增生（图 58-3c，图 58-3d）。部分组织细胞胞质丰富呈泡沫样，部分胞质呈淡粉色，胞核较小（图 58-3e，图 58-3f）。炎细胞散在分布于组织细胞之间，可见小灶性炎细胞聚集，局灶可见钙化和多核巨细胞。

免疫组织化学和组织化学染色结果：组织细胞表达 CD68（图 58-4a）、CD163（图 58-4b）、Cyclin D1（图 58-4c）和 BRAF（图 58-4d），热点区 Ki-67 增殖指数为 5%（图 58-4e），不表达 S-100（图 58-4f）、CD1a（图 58-4 g）、CD23、CD35、AE1/AE3、CgA、SALL4、PLAP 和 HCG；背景淋巴细胞部分表达 CD3、CD20；垂体前叶组织表达 CgA。网织纤维染色显示垂体前叶组织网状纤维结构保留，周围的纤维组织网状纤维阳性（图 58-4h）；六胺银和 PAS 未找到病原体。

分子病理结果：PCR 检测到 BRAF V600E 位点突变（图 58-5）。

病理诊断（整合诊断）：埃德海姆-切斯特病。

　　随诊结果：鞍区占位活检术后回当地医院行弥凝治疗，21 个月后来我院门诊复查，垂体 MRI 显示鞍区病变较前弥漫性增大，左侧小脑半球、右侧小脑幕、大脑镰矢状窦旁见多发强化灶；全身骨显像（图 58-6）显示新增额骨多发、多发双侧股骨中上段、右侧胫骨和腓骨中段、左侧胫骨中上段异常。门诊加用 BRAF V600E 突变抑制剂维莫非尼治疗 3 个月后复查全身骨显像显示部分病变消退，复查垂体 MRI 显示垂体和双侧海绵窦占位明显缩小。

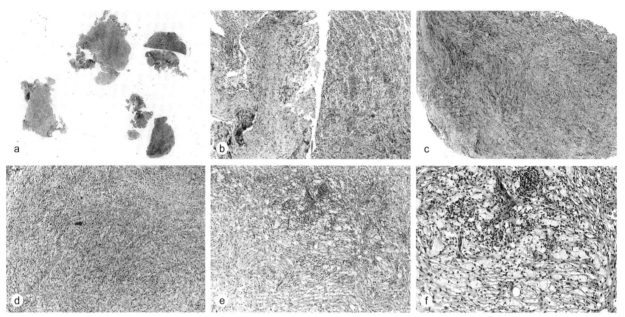

　　a. 低倍镜下见送检组织较破碎（低倍放大）；b. 局部可见残留的垂体前叶组织（图片右侧，中倍放大）；c. 部分区域为增生的纤维结缔组织，其中可见多量炎细胞浸润（中倍放大）；d. 大部分区域在纤维组织中见组织细胞聚集（中倍放大）；e. 病变中可见多量泡沫样组织细胞聚集（中倍放大）；f. 泡沫样组织细胞体积较大，胞质丰富呈泡沫样，胞核较小，其间见多量慢性炎细胞聚集（高倍放大）。

图 58-3　送检鞍区肿瘤组织光学显微镜观察所见（HE 染色）

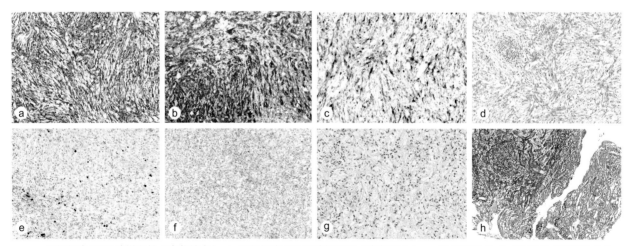

　　a. 组织细胞 CD68 弥漫阳性（高倍放大）；b. 组织细胞 CD163 弥漫阳性（高倍放大）；c. 组织细胞 Cyclin D1 阳性（高倍放大）；d. 组织细胞 BRAF 阳性（高倍放大）；e. 热点区 Ki-67 增殖指数为 5%（高倍放大）；f. 组织细胞 S-100 阴性（中倍放大）；g. 组织细胞 CD1a 阴性（中倍放大）；h. 网状纤维染色显示病变中纤维组织增生，残留垂体前叶组织网状纤维结构保留（图片右侧，中倍放大）。

图 58-4　免疫组织化学及组织化学染色（EnVision 二步法）

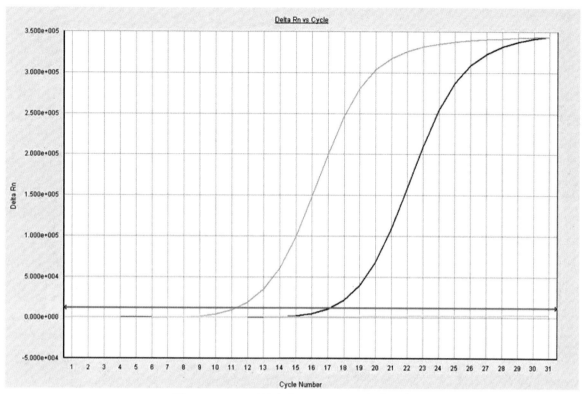

图 58-5　PCR 检测到 BRAF V600E 位点突变

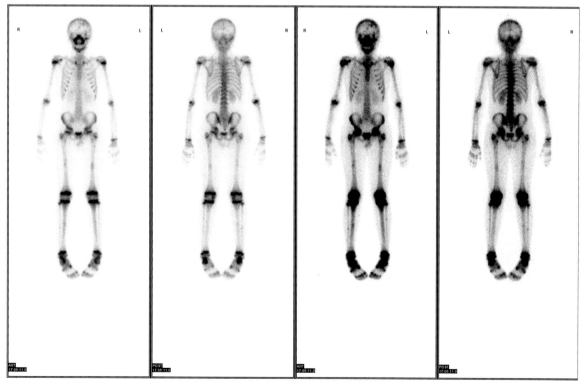

鞍区占位活检术 21 个月后全身骨显像见新增额骨多发、多发双侧股骨中上段、右侧胫骨和腓骨中段、左侧胫骨中上段异常。

图 58-6　全身骨显像

【讨论】

埃德海姆-切斯特病（Erdheim-Chester disease，ECD）是一种较为罕见、多系统受累的非朗格汉斯组织细胞肿瘤，2016 年组织细胞肿瘤的新建议中，将 ECD 和 LCH、未分类组织细胞肿瘤及混合性 LCH 和 ECD 均同归属于 L 组。ECD 最早由 Jakob Erdheim 和 William Chester 于 1930 年定义并描述，其致病细胞来源于单核-巨噬系，是富于脂质的组织细胞增生性疾病，主要发生于成年人，常侵犯骨及内脏。自首次报道至今，医学文献中的病例数量不足 1000 例。

大多数 ECD 患者确诊年龄在 50～70 岁，平均发病年龄为 55 岁，男性多见（男女比例为 3∶1）。儿童 ECD 罕见，目前文献中报道的儿童 ECD 病例不足 20 例，最小的 2 岁起病。ECD 特征性临床表现是长骨对称性多灶性硬化性病变（74%～95%），出现中度关节附近疼痛。ECD 常累及中枢神经系统（37%～50%），可累及垂体、小脑和硬脑膜，出现尿崩症（25%）和小脑功能障碍，尿崩症可为 ECD 的首发表现。此外可累及腹膜后（30%）、内分泌系统、肺、心脏、皮肤和眼眶，眼周黄色瘤是最常见的皮肤症状，累及皮肤还表现为多灶性红棕色皮疹，累及心脏时表现为瓣膜异常、主动脉周纤维化和传导功能障碍，累及肺组织时出现呼吸困难、咳嗽和限制性通气功能下降。

ECD 的发病机制尚不完全清楚，ECD 中 38%～70% 的病例发现 BRAF V600E 突变，其次是 *MAP2K1*（接近 20%），ECD 中还发现 *NRAS* 和 *KRAS* 的激活突变及 *PI3K-AKT* 通路的激活突变，提示 ECD 的发病与 MAPK 信号传导通路频繁过度活化相关。ECD 病变中的组织细胞表达促炎细胞因子和趋化因子，如 α 干扰素、白细胞介素、单核细胞趋化因子-1，目前认为 ECD 是一种炎性克隆性疾病。

ECD 诊断的必要指标为出现多量泡沫样组织细胞，表达 CD68 和 CD163，同时不表达朗格汉斯细胞的标志物［CD1a 和（或）CD207］。诊断 ECD 的完美指标包括除外其他方向分化（如胶质细胞、上皮细胞、黑色素细胞和淋巴细胞等），除外反应性和脱髓鞘病，发现 *BRAF*、*MAP2K1*、*KRAS*、*NRAS* 突变和多系统受累（影像学依据）。ECD 还需要和其他类型的组织细胞疾病进行鉴别，详见表 58-1。此外，ECD 与 LCH 存在重叠，有报道多达 20% 的 ECD 患者可伴有 LCH，因而在诊断 ECD 的时候应仔细鉴别有无 LCH 成分，除外混合性 ECD 和 LCH 病变。值得一提的是，Cyclin D1 是 MAPK 通路的下游标记，在 ECD 中经常被激活，有助于区分肿瘤性病变和反应性改变，本例泡沫样组织细胞表达 Cyclin D1，支持 ECD 的诊断。

表 58-1　组织细胞疾病的鉴别诊断

名称	组织学特点	免疫组化	分子改变
朗格汉斯细胞组织细胞增生症	为朗格汉斯组织细胞，可见核沟；伴多量嗜酸性粒细胞浸润；电镜显示胞质内伯贝克颗粒	CD68（+）、CD1a（+）、S-100（+）、CD207（+）	*BRAF*、*MAP2K1*
Rosai-Dorfman 病	胞质丰富的组织细胞，胞质内常见完整的淋巴细胞、浆细胞（"伸入现象"）	S-100（+）、CD68（+）、CD163（+）、CD11c（+），CD1a（-）、CD207（-）	*BRAF*、*MAP2K1*、*KRAS*、*NRAS*

续表

名称	组织学特点	免疫组化	分子改变
Erdheim–Chester 病	泡沫样组织细胞、多核图顿巨细胞和纤维组织增生	CD68（＋）、CD163（＋）、CD14（＋），S－100（不定），CD1a（－）、CD207（－）	*BRAF*、*MAP2K1*、*KRAS*、*NRAS*
幼年性黄色肉芽肿	泡沫细胞、多核图顿巨细胞、淋巴细胞浸润；多伴有皮肤斑丘疹	CD68（＋）、CD11c（＋）、CD14（＋），CD1a（－）、S－100（－）、CD207（－）、lysozyme（－）	*BRAF*、*ARAF*、*KRAS*、*NRAS*
组织细胞肉瘤	增殖较活跃的组织细胞，异型性明显，核分裂象易见	CD68（＋）、CD163（＋）、CD11c（＋）、CD14（＋）、lysozyme（＋）、S－100（＋）	*MAP2K1*、*KRAS*、*NRAS*

使用 α 干扰素是 ECD 的常见初始治疗方法，其他治疗包括手术切除、全身化疗和皮质类固醇治疗等。近年来 *BRAF* 抑制剂疗效显著，但最佳治疗剂量及时间尚不清楚。预后方面，ECD 曾被认为是一种致命性疾病，多数患者确诊 3 年内死亡，α 干扰素和 *BRAF* 抑制剂的使用提高了 ECD 患者的生存率，但致死率仍很高。ECD 预后取决于受累部位，不良预后因素包括高龄、累及中枢神经系统、肺和腹膜后。关于儿童 ECD 治疗，文献中使用干扰素、糖皮质激素、白介素受体拮抗剂及 *BRAF* 抑制剂。北京协和医院 2012—2018 年经病理诊断的 ECD 患者有 35 例，其中儿童患者 3 例，2 例使用 α 干扰素治疗的患者 5 个月后随访病情均有进展，故 α 干扰素的疗效仍需长时间随访。本例患者确诊后未在我院接收术后规范治疗，回当地医院仅对症治疗（弥凝控制尿崩症），未使用干扰素和 *BRAF* 抑制剂，病情明显进展，于我院门诊再次就诊加用 *BRAF* 抑制剂（维莫非尼），仅 3 个月就观察到明显的治疗效果（鞍区和骨病变均明显缩小，部分骨病变消退），由此可见 ECD 患者进行相关基因检测来指导靶向治疗非常重要。

本病例是 1 例发生于儿童的罕见 ECD 病例，以中枢性尿崩症为首发临床表现，鞍区为明确累及的首发部位，长骨病变晚于鞍区病变出现，给临床和病理诊断带来挑战。鞍区病变活检对于本例病变的早期准确诊断尤为重要，当镜下表现为泡沫样组织细胞和纤维组织增生及多量炎细胞浸润时，需要考虑到本病的可能。免疫组化 CD68、CD163、Cyclin D1 阳性，而 S－100、CD1a 和 CD207 阴性，有助于与其他组织细胞疾病和反应性病变相鉴别。MAPK 激酶通路相关分子检测（*BRAF*、*MAP2K1*、*KRAS*、*NRAS* 等）有助于 ECD 的诊断和指导靶向治疗。

（北京协和医院　霍　真　王　征　赵大春　陆俊良）

参考文献

［1］EMILE J F，ABLA O，FRAITAG S，et al. Revised classification of histiocytoses and neoplasms of the macrophage–dendritic cell lineages［J］. Blood，2016，127（22）：2672–2681.

［2］SWERDLOW S H，CAMPO E，HARRIS N L，et al. WHO classification of tumours of haematopoietic and lymphoid tissues（revised 4th edition）［M］. IARC Press：Lyon，2017，465-482.

［3］CREE I A，LOKUHETTY D，PEFEROEN L A N，et al. WHO classification of tumours of the central nervous system（5th edition）［M］. IARC Press：Lyon，2021，370-380.

［4］TRAN T A，FABRE M，PARIENTE D，et al. Erdheim-Chester disease in childhood：a challenging diagnosis and treatment［J］. J Pediatr Hematol Oncol，2009，31（10）：782-786.

［5］COHEN-AUBART F，EMILE J F，CARRAT F，et al. Phenotypes and survival in Erdheim-Chester disease：Results from a 165-patient cohort［J］. Am J Hematol，2018，93（5）：E114-E117.

［6］CAO X X，SUN J，LI J，et al. Evaluation of clinicopathologic characteristics and the BRAF V600E mutation in Erdheim-Chester disease among Chinese adults［J］. Ann Hematol，2016，95（5）：745-750.

［7］CAVALLI G，GUGLIELMI B，BERTI A，et al. The multifaceted clinical presentations and manifestations of Erdheim-Chester disease：comprehensive review of the literature and of 10 new cases［J］. Ann Rheum Dis，2013，72（10）：1691-1695.

［8］HAROCHE J，COHEN-AUBART F，AMOURA Z.Erdheim-Chester disease［J］. Blood，2020，135（16）：1311-1318.

病例 59 女，51 岁，左侧额叶占位

【临床资料】

患者，女，51 岁。主诉"左侧肢体麻木 20 余天"。

现病史：20 余天前患者无明显诱因出现左侧肢体麻木。外院就诊，PET-CT 显示双肺多发结节影，左心室外侧壁近心尖部结节状糖代谢增高灶，左额叶结节影，纵隔及双肺门、腹膜后区、双侧髂血管旁及双侧腹股沟多发淋巴结显示部分稍增高。为求进一步诊治，来我院就诊。

查体：神志清楚，对答切题，面部对称，左侧瞳孔等圆，为 5 mm，对光反射消失；右侧瞳孔等圆，为 3 mm，对光反射灵敏。眼球各向运动正常。左侧上肢麻木。颈软，四肢肌力、肌张力正常，病理征阴性。

影像学：头颅 MRI 提示左侧额叶大脑镰旁占位，明显强化，紧贴上矢状窦（图 59-1）。

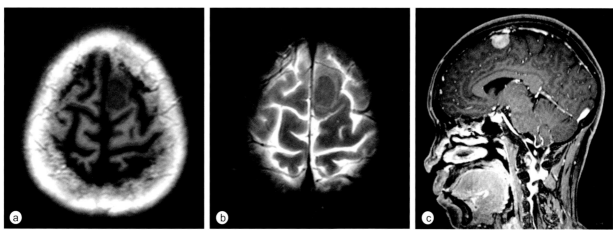

a. 轴位 T₁WI；b. 轴位 T₂WI；c. 矢状位 T₁WI 增强扫描。

图 59-1 头部 MRI 检查见病变位于左侧额叶大脑镰旁，边界清楚

行左侧额叶占位切除术。

手术所见：肿瘤位于左侧额叶窦镰旁，肿瘤根蒂位于额叶脑膜，质韧，为黄色，呈实性，血供少，与周围脑组织边界清楚。

【病理结果】

大体所见：灰黄色不整形组织一块，大小为 2.5 cm × 2 cm × 1.4 cm，切面灰黄，实性，质中。

镜下所见：肿块与周围脑组织界限较清，呈推挤性浸润生长，肿瘤内可见陷入的脑组织。组织细胞样细胞弥漫分布，部分区域呈结节状，细胞体积较大，胞质丰富，呈嗜酸性或泡沫状，细胞核呈圆形及卵圆形，有小核仁，部分细胞核可见核沟，可见图顿巨细胞及淋巴细胞伸入现象，间质内散在淋巴细胞及少量嗜酸性粒细胞浸润（图 59-2）。

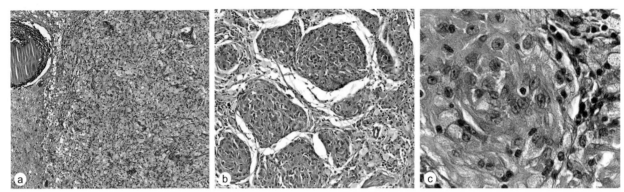

a. 泡沫状胞质的组织细胞弥漫分布，推挤周围脑组织（低倍放大）；b. 组织细胞呈团巢状结构，胞质呈嗜酸性（中倍放大）；c. 组织细胞核呈圆形、卵圆形及不规则形，部分细胞可见核沟，可见淋巴细胞伸入现象（高倍放大）。

图 59−2　光学显微镜观察所见（HE 染色）

免疫组化检查：肿瘤细胞表达 CD68、CD163、CD23、ALK1、S−100，S−100 阳性程度弱于周围及陷入的脑组织；不表达 GFAP、EMA、PR、SSTR2、CK（AE1/AE3）、TTF−1、Langerin、CD1a，Ki−67 增殖指数 < 1%（图 59−3a ~ 图 59−3e）。

分子病理结果：*ALK* 基因分离探针 FISH 检测检出 *ALK* 基因信号分离，提示 *ALK* 基因易位（图 59−3f）。全外显子高通量基因测序结果显示 *KIF5B−ALK*（K24：A20）融合。未检出 *BRAF* 基因突变。

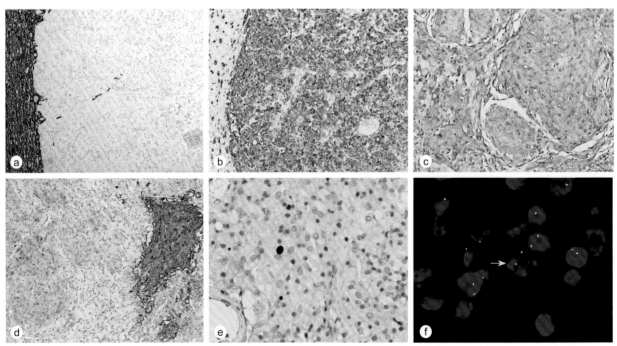

a. GFAP 示肿瘤性组织细胞阴性，推挤周围 GFAP 阳性的脑组织（低倍放大）；b. 肿瘤细胞 CD68 阳性（中倍放大）；c. 肿瘤细胞 CD163 阳性（高倍放大）；d. 肿瘤细胞 S−100 阳性，阳性程度弱于陷入的脑组织（箭头所示）；e. Ki−67 增殖指数 < 1%（高倍放大）；f. *ALK* 基因分离探针 FISH 检测显示红绿信号分离，提示 *ALK* 基因易位（箭头所示，高倍放大）。

图 59−3　免疫组织化学染色（EnVision 二步法）及荧光原位杂交染色

病理诊断（整合诊断）：ALK 阳性组织细胞增生症。

【讨论】

ALK 阳性组织细胞增生症最早由 Chan 等于 2008 年首次描述，是一类被第 5 版 WHO 淋巴造血系统肿瘤分类和国际共识分类纳入的新型组织细胞肿瘤，到目前，文献共报道 60 多例。该肿瘤可累及多系统或局限于单系统，一项国际回顾性研究将该实体分为 3 组：有肝脏和造血系统受累的婴儿（第 1A 组）、其他多系统受累的患者（第 1B 组）和单系统受累的患者（第 2 组）。单系统受累的病例中，神经系统受累最为多见。本例患者除有神经系统发生外还有多器官受累，可归为第 1B 组。

ALK 阳性组织细胞增生症患者发病年龄在 7 小时至 52 岁，大部分为儿童和青少年，中位年龄为 7 岁。女性比男性更常见（女：男为 2.5：1）。本例为较少见的老年患者。该肿瘤临床表现多样，可出现神经系统、肝、肺、骨骼、皮肤、软组织、造血系统、脾、肾、淋巴结、乳腺、胰腺、阑尾等多系统受累的表现。中枢神经系统受累为 ALK 阳性组织细胞增生症的常见表现，神经系统受累的患者可出现癫痫发作、共济失调、头痛等神经系统症状。影像学表现为各系统界限清楚或不清的占位性病变。包括本例在内的大部分中枢神经系统受累病例表现为颅内界限较清的局限性肿块，增强扫描具有强化表现。

组织病理学改变。病变主要由大量圆形、卵圆形或者梭形的组织细胞样细胞组成，呈束状、漩涡状或片状分布，伴有不同程度的周围组织浸润。组织细胞核染色质细腻，可有核仁，可见轻度异型，核分裂象罕见，部分细胞可见核沟。细胞胞质丰富，呈嗜酸性、淡染，呈泡沫状或空泡状，偶尔可见到图顿巨细胞及类似罗萨伊-多尔夫曼病样的淋巴细胞伸入现象。背景中可以见到淋巴细胞、浆细胞、嗜酸性粒细胞浸润，偶尔可见到中性粒细胞。

免疫组织化学染色。所有组织细胞样细胞均表达组织细胞标记 CD68 和（或）CD163，可表达滤泡树突状细胞标记 fascin、ⅩⅢa 因子和 CD23。几乎所有病例均显示 ALK 阳性，阳性模式主要为胞质和（或）胞膜阳性，少数病例为局灶性弱阳性，个别病例显示胞质高尔基区的点状染色，易被误判为阴性，这种特殊的染色模式可能与 ALK 基因的融合位点不同有关。大部分病例肿瘤细胞表达 OCT2，约 1/3 病例表达 S-100、Cyclin D1。CD1a、Langerin、BRAF V600E、Desmin 和 SMA 均为阴性。Ki-67 增殖指数低，多数 ≤ 5%，个别可达 10%～20%。本例免疫表型较典型，组织细胞标记阳性的同时 ALK 免疫组化阳性是该疾病的重要诊断线索和要点。

ALK 基因重排是 ALK 阳性组织细胞增生症最重要的分子遗传学改变。ALK 基因重排最初在间变性大细胞淋巴瘤中发现，该基因改变导致 ALK 蛋白过度表达。ALK 阳性组织细胞增生症中，ALK 基因有多种融合伴侣，KIF5B 是最常见的融合伴侣，本病例亦为 KIF5B-ALK 基因融合。ALK 融合的其他不太常见的伴侣基因包括 TPM3、COL1A2、TRIM33、CLTC、TFG、DCTN1 和 EML4。ALK 基因融合是否与肿瘤的生物学行为和患者的预后有关还需要进一步的长期随访和积累更多的病例研究。所有报道的病例均未检出 BRAF V600E 基因突变。

ALK 阳性组织细胞增生症组织学形态可类似其他组织细胞增生性疾病，主要包括 ECD、LCH、罗萨伊-多尔夫曼病、幼年性黄色肉芽肿和一些富含组织细胞的肿瘤，如炎性肌纤维母细胞瘤，故鉴别诊断非常重要。① Erdheim-Chester 病（ECD）：主要发生在中位年龄为 55～60 岁的成年人中，小儿病例罕见。95% 的 ECD 病例有骨骼受累，伴有骨骼疼痛，通常累及四肢长骨的骨干和干骺端，表现为双侧、对称性的干骺端皮质骨硬化。其基因改变主要为 BRAF V600E 突变或其他 MAPK 通路活化而不是 *ALK* 基因重排。②朗格汉斯细胞组织细胞增生症 LCH：是朗格汉斯细胞的克隆性增殖，骨骼和邻近的软组织是孤立型的主要受累部位。肿瘤细胞表达 S-100、CD1a 和 Langerin，超微结构具有伯贝克颗粒。大约 50% 的病例携带 BRAF V600E 突变，没有 *ALK* 重排。③罗萨伊-多尔夫曼病（Rosai-Dorfman disease，RDD）：发病年龄、发病部位与 ALK 阳性组织细胞增生症相似，并且 RDD 常见的组织学形态如淋巴细胞伸入现象等也可见于 ALK 阳性组织细胞增生症，RDD 中的组织细胞通常亦表达 S-100、CD68、CD163，但 ALK 阴性，没有 *ALK* 基因重排。④幼年性黄色肉芽肿：该疾病是儿科最常见的肿瘤之一，可出现皮肤、肝、脾、肺和中枢神经系统受累，组织学表现为大量组织细胞浸润，并有数量不等的图顿巨细胞，其发病部位和形态学特点与 ALK 阳性组织细胞增生症相似，缺乏 *ALK* 基因重排是其区别于 ALK 阳性组织细胞增生症的主要鉴别点。⑤炎性肌纤维母细胞瘤，有时 ALK 阳性组织细胞增生症的组织细胞可表现为明显的梭形细胞形态，需与炎性肌纤维母细胞瘤相鉴别，其肿瘤细胞 ALK 与 SMA 阳性，经过双染技术仔细对比可发现 ALK 阳性的细胞为 SMA 阳性而 CD163 和 CD68 阴性，可有助于鉴别诊断。此外，本例原发病变位于大脑镰附近，组织细胞为上皮样，还需要鉴别脑膜瘤及多形性黄色瘤型星形细胞瘤，肿瘤细胞组织细胞标记和 ALK 阳性，而 GFAP、EMA、PR 和 SSTR2 阴性，可与胶质瘤和脑膜瘤相鉴别。

ALK 阳性组织细胞增生症患者的治疗方式目前主要以传统的化疗、激素、抗生素等常规治疗为主。由于该疾病具有 *ALK* 重排，少数病例接受了 ALK 抑制剂治疗，均有明显治疗反应。本例患者接受了肿块手术切除，随后口服 ALK 抑制剂阿来替尼维持治疗 24 个月，未观察到颅内肿瘤复发，双侧肺结节和肿大的淋巴结也明显减少。由于样本量有限，ALK 抑制剂是否应作为一线或二线治疗目前仍存在争议。该病大部分患者预后良好，仅累及中枢神经系统的单系统病例通过手术和（或）化疗和 ALK 抑制剂可治愈。多系统受累患者的预后比单系统差，尤其是幼儿。

ALK 阳性组织细胞增生症是近年来发现的一种新的组织细胞疾病类型，组织学形态可类似其他组织细胞增生性病变和炎性肌纤维母细胞瘤等富含组织细胞的肿瘤，在病理诊断过程中需要对该肿瘤有充分的认识，避免诊断陷阱。该病大部分患者预后良好，ALK 抑制剂具有较好的治疗反应。因此，对于组织细胞性疾病患者进行全面的基因组分析有助于疾病的正确分类及治疗方案的选择。

（四川大学华西医院　龚　静　陈　铌）

参考文献

［1］CHAN J K，LAMANT L，ALGAR E，et al. ALK+ histiocytosis：a novel type of systemic histiocytic proliferative disorder of early infancy［J］. Blood，2008，112（7）：2965-2968.

［2］KEMPS P G，PICARSIC J，DURHAM B H，et al. ALK-positive histiocytosis：a new clinicopathologic spectrum highlighting neurologic involvement and responses to ALK inhibition［J］. Blood，2022，139（2）：256-280.

［3］LUCAS C G，GILANI A，SOLOMON D A，et al. ALK-positive histiocytosis with KIF5B-ALK fusion in the central nervous system［J］. Acta Neuropathol，2019，138（2）：335-337.

［4］CHANG K T E, TAY A Z E, KUICK C H, et al. ALK-positive histiocytosis: an expanded clinicopathologic spectrum and frequent presence of KIF5B-ALK Fusion［J］. Mod Pathol, 2019, 32（5）: 598-608.

［5］TRAN T A N, CHANG K T, KUICK C H, et al. Local ALK-positive histiocytosis with unusual morphology and novel TRIM33-ALK gene fusion［J］. Int J Surg Pathol, 2021, 29（5）: 543-549.

［6］BAI Y, SUN W, NIU D, et al. Localized ALK-positive histiocytosis in a Chinese woman: report of a case in the lung with a novel EML4-ALK rearrangement［J］. Virchows Arch, 2021, 479（6）: 1079-1083.

［7］KASHIMA J, YOSHIDA M, JIMBO K, et al. ALK positive histiocytosis of the breast: a clinicopathologic study highlighting spindle cell histology［J］. Am J Surg Pathol, 2021, 45（3）: 347-355.

病例 60　男，37 岁，左侧脑室占位

【临床资料】

患者，男，37 岁。主诉"头晕 2 个月加重伴意识不清 1 周"。

现病史：患者于 2020 年 11 月中旬出现头晕后逐渐加重，无头痛、恶心、呕吐等症状。于当地医院行 CT 检查：左侧侧脑室体后部内侧占位性病变，未行治疗。近 1 周症状加重，呼之不应，为明确诊断入院。目前精神状态差、乏力、食欲差、睡眠状况差，体重略有降低，大便正常，排尿状况顺畅。

既往史：否认肝炎、结核、疟疾等传染病病史，否认高血压、心脏病、糖尿病及脑血管疾病、精神疾病病史，否认外伤史等。

家族史：家族中无传染病及遗传病病史。

查体：神志模糊，定向力、理解力、判断力及计算力、近期及远期记忆力减弱，查体不合作；双手轮替试验、指鼻试验、双侧跟膝胫征、闭目难立征及直线行走试验均不能配合。

辅助检查：头颅 MRI（图 60-1）示左侧额叶、丘脑突入左侧侧脑室内占位性病变（淋巴瘤？星形细胞瘤？）

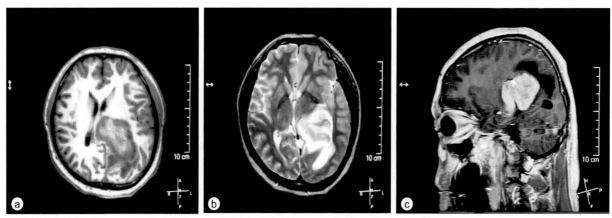

a. 轴位 T_1WI 扫描呈等稍长信号；b 轴位 T_2WI 扫描呈等稍长信号；c. 矢状位 T_1WI 增强扫描呈明显强化。

图 60-1　头部 MRI 检查见病变位于左侧额叶，伴中线移位

手术所见：打开侧脑室三角区即见肿瘤，其内脑脊液消失，肿瘤呈鱼肉样，血供丰富，质地相对稀软，呈灰红色，与周围脑组织存在一定界限。

【病理结果】

大体所见：术中送检（侧脑室占位）灰白灰红色组织一堆，大小为 1 cm×1 cm×0.3 cm，质软。术后送检（侧脑室占位）灰黄及灰红色破碎组织一堆，总大小 8 cm×8 cm×4 cm，质软。

镜下观察：肿瘤由成片排列的细胞质呈嗜酸性的上皮样细胞构成（图60-2a），部分细胞异型性显著，体积大，黏附性差，核呈圆形或不规则折叠状，偏位（图60-2b），可见瘤巨细胞及多核巨细胞（图60-2c），核分裂象易见（图60-2d）。另见散在的泡沫细胞、局灶性炎细胞浸润。

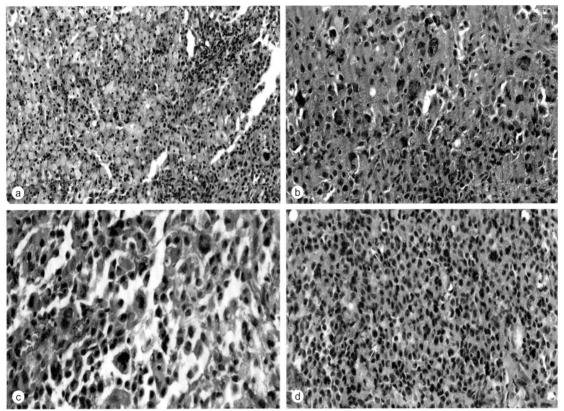

a. 肿瘤由成片排列的细胞质呈嗜酸性的上皮样细胞构成（低倍放大）；b. 部分细胞异型性显著，体积大，核呈圆形或不规则折叠状，偏位（中倍放大）；c. 可见瘤巨细胞及多核巨细胞（高倍放大）；d. 核分裂象易见（箭头所示，中倍放大）。

图60-2　光学显微镜观察所见

免疫组化检查：显示肿瘤细胞 CD68（图60-3a）、CD163（图60-3b）、CD4（图60-3c）、波形蛋白阳性，溶菌酶部分阳性，S-100蛋白局部阳性，CD45、CD45RO、CD3、CD20部分阳性，GFAP、Olig-2、CK、EMA、SSTR2、CD99、CD117、MPO、CD1a、Langerin、CD21、CD23、D35、CD34、CD15、CD30、CD38、CD138等阴性，Ki-67增殖指数为25%～50%（图60-3d）。

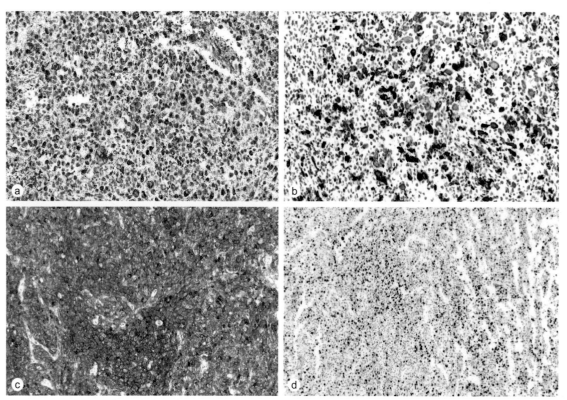

a. 肿瘤细胞 CD68 免疫组化染色阳性（中倍放大）；b. CD163 染色阳性（中倍放大）；c. CD4 免疫组化染色呈强阳性（中倍放大）；d. Ki-67 增殖指数达 25%～50%（低倍放大）。

图 60-3　组织化学及免疫组织化学染色（EnVision 二步法）

特殊染色：网织纤维染色见局部网状纤维围绕肿瘤细胞团。

分子病理结果：BRAF V600E 未见突变，*CSF1R*、*BAI3*、*GRM3*、*TP53*、*MED12* 点突变；*SMARCA4* 插入突变；*CCND1*、*FGFR3*、*GNA11*、*NOTCH1* 扩增改变。

病理诊断（整合诊断）：（侧脑室）结合形态、免疫组化及分子病理结果，诊断为组织细胞肉瘤。

【讨论】

1970 年 Mathé 等首先提出"组织细胞肉瘤"的概念，2016 年 WHO CNS 肿瘤分类将组织细胞肉瘤单独作为一个类别，其发病率在淋巴造血组织肿瘤中占比＜1%。淋巴造血系统肿瘤 WHO 分类定义该肿瘤为具有成熟组织细胞形态和相似免疫表型特征的恶性组织细胞增生，表达 1 种或 1 种以上组织细胞标志物，且不表达朗格汉斯细胞肉瘤、滤泡树突状细胞肉瘤等肿瘤的相关标志物，并不伴有急性单核细胞白血病/原始单核细胞肉瘤等。

组织细胞肉瘤患者年龄分布较广，6 个月至 89 岁，主要见于成年人，中位发病年龄为 46 岁。男性发病率略高于女性。一般发生于淋巴结外，如胃肠道、表浅及深部软组织、肺、鼻腔等，淋巴结、皮肤、脑等处的原发组织细胞肉瘤也有报道。经检索 CNS 组织细胞肉瘤仅有 36 例被报道，该类肿瘤发病部位可位于各个脑叶，也可发生于小脑、脊髓、脑膜等处；可单发，也可多发。该例表现为大脑实质占位并突入侧脑室。

影像学检查可以表现为脑实质内肿瘤，类似胶质瘤、淋巴瘤和转移癌，也可表现硬脑膜受累，类似脑膜瘤，实质部分多强化明显，周围可有水肿带，目前通过影像学检查尚不能确定其诊断。

CNS组织细胞肉瘤的诊断主要依赖于形态学及免疫组织化学结果（表达1种或多种组织细胞标志物），并排除其他形态相似的肿瘤。镜下肿瘤为黏附性差的多边形大细胞，呈片状排列；肿瘤细胞形态呈上皮样至多形性，胞质丰富、呈嗜酸性，可呈空泡状、泡沫状不等；细胞核呈卵圆形至不规则，核仁显著程度不一。核分裂象及肿瘤性坏死易见，背景常见显著混合炎性细胞。有时肿瘤细胞被大量包括中性粒细胞在内的炎性细胞所掩盖，从而被误认为是炎性病变，这是CNS组织细胞肉瘤不同于其他部位组织细胞肉瘤的一个特点。该例肿瘤细胞多形性明显，核分裂象易见，可见炎性病变背景，并可见泡沫样细胞。

有文献指出组织细胞肉瘤诊断中，免疫组化不可或缺。一方面需要某些阳性指标以证实为真正的组织细胞分化；另一方面需要某些阴性指标来排除其他类似肿瘤。建议至少应有免疫组化CD68、CD163、CD4、溶菌酶这4项中的2项阳性来证实组织细胞分化。其中CD163比CD68的特异性更好。CD4不仅可作为辅助性T细胞标志物，同时也是单核细胞及组织细胞标志物。该例CD68、CD163、CD4免疫组化均为阳性表达，提示为组织细胞来源的肿瘤。另排除其他肿瘤的阴性指标包括朗格汉斯细胞标记（CD1a、Langerin）、滤泡树突状细胞标记（CD21、CD35）、髓细胞标记（CD13、MPO）、黑色素细胞标记（SOX10、HMB45、Mart-1）、上皮标记（CK、EMA）、血管标记（ERG）、B细胞和T细胞标记（CD20、PAX5、CD3）等。该例均行了上述免疫组化标记，可排除其他类型肿瘤。

分子生物学方面，组织细胞肉瘤无Ig及TCR重排现象，目前尚无确定的分子学改变。2014年Go等对组织细胞肉瘤的研究发现8例中有5例存在BRAF V600E突变，Idbaih等报道的1例原发于颅内的组织细胞肉瘤及我们发现的3例原发颅内的组织细胞肉瘤中的2例发现有BRAF V600E突变。本病例就是未见BRAF V600E突变的颅内病例，但分子检测出现基因拷贝数变异，包括GNA11、NOTCH1、P53等。2019年Caoimhe Egan等对21例原发性组织细胞肉瘤进行RNA-测序检测，结果显示21例中均出现RAS/RAF/MAPK通路的基因改变，分别为NF1（6例/21例）、MAP2K1（5例/21例）、PTPN11（4例/21例）、BRAF（4例/21例）、KRAS（4例/21例）、NRAS（1例/21例）及LZTR1（1例/21例）等。其他异常还包括NOTCH及其他信号通路的改变，如出现GNA11、NOTCH1及TP53等改变。后者与本病例分子改变有部分相同。因目前该类病例数尚少，研究还不充分，期待今后更多的病例及研究以进一步明确及阐明其特异的分子学改变，为诊断提供有力的证据。

CNS组织细胞肉瘤是罕见的高度恶性肿瘤，侵袭性强，多首选手术切除，术后辅以放疗或化疗，化疗多采用淋巴瘤治疗方案。报道了1例BRAF V600E突变的原发性颅内组织细胞肉瘤患者使用维莫非尼（其具有靶向抑制BRAF基因表达的作用）治疗1个月后，临床症状、影像学及脑脊液检测都有了显著改善。本病例术后1个月肿瘤原部位复发，后续未行放射治疗及化疗，手术2个月后死亡。

综上所述，CNS组织细胞肉瘤临床表现、影像特征无特异性，诊断需结合形态及免疫组织化学，排除其他肿瘤进行诊断。该肿瘤进展快，预后差，目前尚无统一的、疗效确切的治疗方案，新的化疗方案及靶向药物治疗效果尚不明确，完整手术切除辅以高剂量集中放疗有助于改善患者预后。

（解放军总医院第一医学中心　桂秋萍　晋　薇）

参考文献

［1］MATHÉ G，GERARD-MARCHANT R，TEXIER J L，et al. The two varieties of lymphoid tissue "reticulo sarcomas"，histiocytic and histioblastic types［J］. Br J Cancer，1970，24（4）：687–695.

［2］LOUIS D N，PERRY A，REIFENBERGER G，et al. The 2016 World Health Organization classification of tumors of the central nervous system：a summary ［J］. Acta Neuropathol，2016，131（6）：803–820.

［3］SWERDLOW S H，CAMPO E，PILERI S A，et al. The 2016 revision of the World Health Organization classification of lymphoid neoplasms ［J］. Blood，2016，127（20）：2375–2390.

［4］MA S，SCHILD M，TRAN D，et al. Primary central nervous system histiocytic sarcoma：a case report and review of literature ［J］. Medicine（Baltimore），2018，97（26）：e11271.

［5］MAY J M，WADDLE M R，MILLER D H，et al. Primary histiocytic sarcoma of the central nervous system：a case report with platelet derived growth factor receptor mutation and PD–L1 /PD–L2 expression and literature review ［J］. Radiat Oncol，2018，13（1）：167.

［6］ALMEFTY R O，TYREE T L，FUSCO D J，et al. Primary histiocytic sarcoma of the brain mimicking cerebral abscess ［J］. J Neurosurg Pediatr，2013，12（3）：251–257.

［7］HUNG Y P，QIAN X H.Histiocytic sarcoma ［J］. Arch Pathol Lab Med，2020，144：650–654.

［8］LAVIV Y，ZAGZAG D，FICHMAN–HORN S，et al. Primary central nervous system histiocytic sarcoma ［J］. Brain Tumor Pathol，2013，30（3）：192–195.

［9］GO H，JEON Y K，HUH J，et al. Frequent detection of BRAF（V600E）mutations in histiocytic and dendritic cell neoplasms ［J］. Histopathology，2014，65（2）：261–272.

［10］IDBAIH A，MOKHTARI K，EMILE J F，et al. Dramatic response of a BRAF V600E–mutated primary CNS histiocytic sarcoma to vemurafenib ［J］. Neurology，2014，83（16）：1478–1480.

［11］邵立伟，宋欣，孙璐，等. 原发性中枢神经系统组织细胞肉瘤三例临床病理学观察［J］. 中华病理学杂志，2019，48（6）：453–457.

［12］EGAN C，NICOLAE A，LACK J，et al. Genomic profiling of primary histiocytic sarcoma reveals two molecular subgroups［J］. Haematologica，2020，105（4）：951–960.

第八章
鞍区肿瘤

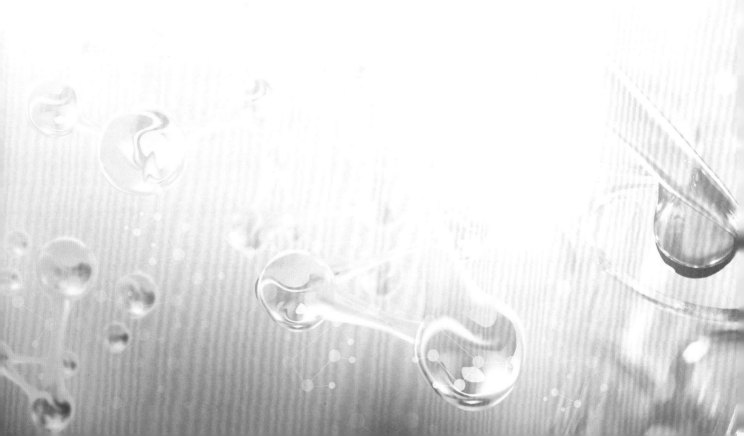

病例 61　女，30 岁，鞍区占位

【临床资料】

患者，女，30 岁。因"月经不规律 8 个月"而入院。

现病史：患者于 2017 年 4 月 9 日因月经不规律在当地妇科门诊就诊，泌乳素水平为 54.850 ng/mL，给予溴隐亭口服 2 个月后复查泌乳素水平为 1.280 ng/mL，予以停药。月经在服药及停药期间间断来潮，经量及月经持续时间仍然异常。停药后于 2017 年 10 月 25 日患者出现间断性头痛，无突发剧烈头痛，就诊于当地神经内科。MRI 示鞍区占位，考虑为垂体瘤。为求进一步诊治，来我院就诊。我院查泌乳素 108.40 ng/mL，促甲状腺激素 6.317 μIU/mL。

查体：神清，精神可，言语流利，无肢体活动异常，伸舌居中，脑膜刺激征阴性，肌力、肌张力正常，病理征未引出。

影像学：头颅 MRI 显示鞍区见椭圆形等 T_1（图 61-1a）稍长 T_2 信号（图 61-1b）肿块，边界清晰，内见斑点状短 T_1 或长 T_2 信号，增强扫描见渐进性强化（图 61-1c，图 61-1d）。

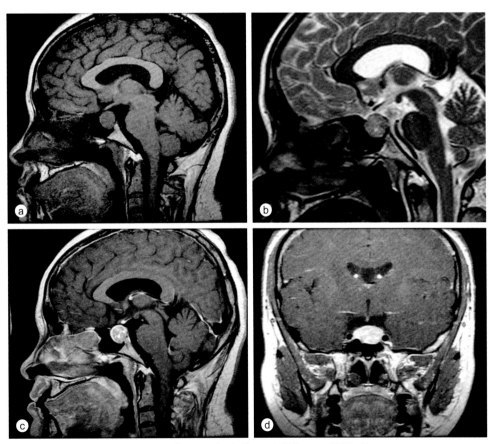

a. 矢状位 T_1WI 相；b. 矢状位 T_2WI 相；c. 矢状位 T_1WI 增强扫描；d. 冠状位 T_1WI 增强扫描。

图 61-1　患者 MRI 检查

手术所见：经鼻蝶入路切开鞍底骨质及硬膜，见肿瘤呈灰白色，血运丰富，实性，质地稀软。

【病理结果】

大体检查：灰白组织一堆，体积为 1 cm × 1 cm × 0.5 cm。

镜下所见：肿瘤由实性分布的形态较一致的梭形细胞组成（图 61 - 2a），呈束状（图 61 - 2b）或编织状（图 61 - 2c）排列。肿瘤细胞核淡染呈圆形或卵圆形（图 61 - 2d），偶见核分裂象，细胞质中等量、呈嗜酸性。肿瘤间质毛细血管丰富。

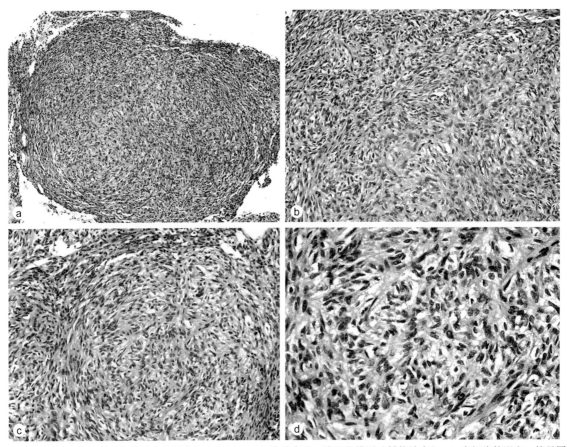

a.肿瘤由弥漫生长的梭形细胞构成（低倍放大）；b、c.细胞呈束状、编织状排列（低倍放大）；d.瘤细胞较温和，核呈圆形或卵圆形，核分裂象少见，细胞质嗜酸性（高倍放大）。

图 61 - 2 肿瘤组织形态学表现

免疫组化检查：免疫组化染色显示 Vimentin（＋）（图 61 - 3a）、S - 100（＋）（图 61 - 3b）、SSTR2a（＋）、EMA（＋）（局灶）、TTF - 1（＋）（强）（图 61 - 3c）、Syn（＋）、MIB - 1/Ki - 67 增殖指数（＋）（5%）（图 61 - 3d）；PR（－）、STAT6（－）、CK（－）、GFAP（－）、NF（－）、Olig - 2（－）。

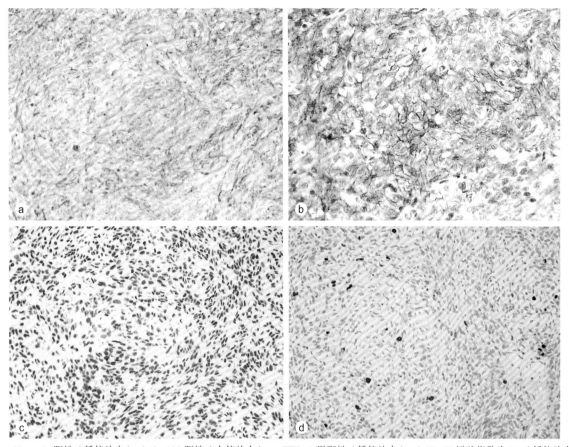

a. Vimentin 阳性（低倍放大）；b. S-100 阳性（中倍放大）；c. TTF-1 强阳性（低倍放大）；d. Ki-67 增殖指数为 5%（低倍放大）。

图 61-3　肿瘤免疫组织化学染色结果（EnVision 二步法）

病理诊断：垂体细胞瘤，CNS WHO 1 级。

预后：术后 6 年随访未见复发和转移。

【讨论】

垂体细胞瘤是一种少见的鞍区或鞍上区肿瘤，2000 年 Brat 等首次对垂体细胞瘤的特征进行了描述。2007 年第 4 版 WHO 中枢神经系统肿瘤分类将其正式列入，属于 CNS WHO 1 级。2021 年第 5 版 WHO 中枢神经系统肿瘤分类将其与鞍区颗粒细胞瘤、梭形细胞嗜酸细胞瘤一起归为神经垂体或漏斗部起源的低级别神经胶质细胞肿瘤，并且是基底前脑表达 TTF-1 相关肿瘤谱系成员之一。

垂体细胞瘤多发于 40 ~ 60 岁（约 67%）成年人，男女患者比例为 1.5∶1。临床症状和体征与垂体腺瘤类似，均与肿瘤对邻近脑结构的压迫有关，包括视交叉受压迫而引起的视力障碍；腺垂体受压引起的垂体功能不全（如疲劳、闭经和性欲减退）；漏斗部受压影响多巴胺向腺垂体传递，导致高催乳素血症（垂体柄效应）；少数出现尿崩症。垂体细胞瘤影像学无特异性，表现为边界清楚的实性、强化肿块，囊性变少见。肉眼显示肿瘤多表现为实性、质韧、表面光滑的肿块。镜下肿瘤由弥漫生长的双极梭形细胞构成。瘤细胞呈短梭形、长梭形，细胞质丰富呈嗜酸性，细胞核中等大小，呈卵圆形或长梭形，核异型性小，核分裂象少见。肿瘤间质可见丰富的小血管，但无血管内皮细胞增生。免疫组化通常

Vimentin、S-100 均弥漫阳性，部分病例 GFAP 局灶阳性，EMA 偶尔灶状胞质内表达，垂体腺瘤相关抗体如 CgA、Syn 和垂体激素阴性。垂体细胞瘤 TTF-1 呈弥漫性核表达模式。TTF-1 在胚胎发育期和成年期均表达于前脑腹侧，而神经垂体起源于腹侧的神经外胚层，故垂体细胞及其来源的肿瘤，如垂体细胞瘤、垂体颗粒细胞瘤、垂体梭形细胞嗜酸细胞瘤等均表达 TTF-1。垂体细胞瘤 Ki-67 增殖指数低，多为 1% ~ 4%。本例均与之相符。基因检测结果显示，垂体细胞瘤 MAPK 通路发生了改变，包括 BRAF V600E、NF1 和 TSC 基因变异。

垂体细胞瘤肿瘤细胞较稀疏时，需与正常垂体后叶组织鉴别。后者可见 TTF-1 阳性的垂体细胞、Syn 和 NF 阳性的神经元和神经纤维，并可见嗜酸性 Herling 小体。垂体细胞瘤还需与起源于神经垂体的其他肿瘤，如垂体颗粒细胞瘤、垂体梭形细胞嗜酸细胞瘤相鉴别。三者均为 CNS WHO 1 级肿瘤，免疫组化染色均表现为 TTF-1 阳性。形态学上，神经垂体颗粒细胞瘤由致密的多角形细胞构成，细胞质含有丰富的颗粒状嗜酸性物质，PAS 染色阳性；肿瘤细胞呈结节状、片状或束状排列；瘤细胞 S-100、CD68 阳性。垂体梭形细胞嗜酸细胞瘤由细胞质呈嗜酸性的梭形或上皮样细胞交织而成，细胞质嗜酸性程度多少不一，轻至中度核异型，有时局部可见显著的核多形性，核分裂象罕见；瘤细胞中 S-100、Vimentin、Galectin-3、EMA 和线粒体抗体阳性，GFAP 阳性程度不一。此外，垂体细胞瘤还需与脊索样胶质瘤相鉴别。该肿瘤好发于第三脑室，形态学表现为细胞质红染的上皮样肿瘤细胞呈簇状和索状排列，多少不等的黏液基质内含有淋巴浆细胞浸润，相当于 CNS WHO 2 级。免疫组化染色显示 TTF-1、GFAP、Vimentin 阳性。

垂体细胞瘤还需与鞍区 TTF-1 阴性的肿瘤相鉴别，如纤维性脑膜瘤、孤立性纤维性肿瘤、神经鞘瘤、梭形细胞垂体腺瘤。纤维性脑膜瘤常见漩涡状结构、砂砾体形成，EMA、SSTR2a、PR 常阳性表达。孤立性纤维性肿瘤可见"鹿角"样裂隙血管和间质粗细不等胶原纤维束，BCL-2、CD34、CD99 和 STAT6 常阳性表达。神经鞘瘤分为致密区和疏松区，前者瘤细胞呈长梭形，核呈栅栏状排列；后者细胞少，常见厚壁血管伴玻璃样变性、含铁血黄素沉积，Syn 阴性。梭形细胞垂体腺瘤可见束状、梭形、上皮样细胞交织排列，CK、Syn、CgA 阳性，TTF-1 阴性。

垂体细胞瘤生长缓慢且局限，手术完整切除是其首选治疗方案。完整切除后预后良好，未见复发和转移。少数病例因肿瘤血供丰富，术中大出血风险高，或与周围组织粘连而采取次全切除也可获得满意疗效。但不完全切除仍有 20% ~ 60% 的复发率。

（山东第一医科大学附属省立医院　姚志刚　马继伟　王　舟）

参考文献

［1］BRAT D J, SCHEITHAUER BW, STAUGAITIS S M, et al. Pituicytoma: a distinctive low-grade glioma of the neurohypophysis［J］. Am J Surg Pathol, 2000, 24（3）: 362-368.

［2］WHO Classification of Tumours Editorial Board. WHO Classification of Tumours of the Central Nervous System［M］. 4th ed. International Agency for Research on Cancer Lyon, 2007.

〔3〕WHO Classification of Tumours Editorial Board. World Health Organization Classification of Tumours of the Central Nervous System〔M〕. 5th ed. Lyon：International Agency for Research on Cancer，2021.

〔4〕徐艳华，王红莉. 垂体细胞瘤1例并文献复习〔J〕. 诊断病理学杂志，2022，29（1）：41-43，48.

〔5〕EL HUSSEIN S，VINCENTELLI C. Pituicytoma：review of commonalities and distinguishing features among TTF-1 positive tumors of the central nervous system〔J〕. Ann Diagn Pathol，2017，29：57-61.

〔6〕KUHARIC M，JANKOVIC D，SPLAVSKI B，et al. Hemangioblastomas of the posterior cranial fossa in adults：demographics，clinical，morphologic，pathologic，surgical features，and outcomes〔J〕. World Neurosurg，2018，110：e1049-e1062.

〔7〕SCHMID S，SOLOMON D A，PEREZ E，et al. Genetic and epigenetic characterization of posterior pituitary tumors〔J〕. Acta Neuropathol，2021，142（6）：1025-1043.

〔8〕宋征，李青，张丽英. 垂体细胞瘤7例临床病理分析〔J〕. 临床与实验病理学杂志，2021，37（10）：1231-1233.

〔9〕CHAKRABORTI S，MAHADEVAN A，GOVINDAN A，et al. Pituicytoma：report of three cases with review of literature〔J〕. Pathol Res Pract，2013，209（1）：52-58.

〔10〕OGIWARA H，DUBNER S，SHAFIZADEH S，et al. Spindle cell oncocytoma of the pituitary and pituicytoma：Two tumors mimicking pituitary adenoma〔J〕. Surg Neurol Int，2011，2：116.

病例 62 女，35 岁，鞍区占位

【临床资料】

患者，女，35 岁。主诉"头痛 1 月余"。

现病史：患者持续头痛 1 月余，休息后无缓解。视物清晰，未见视野缺损，无面容改变，无头晕，不伴恶心呕吐，无意识障碍，无四肢运动或感觉异常。于 2021 年 11 月在当地医院就诊，MRI 检查发现鞍区占位病变，外院影像科诊断意见：垂体瘤卒中可能。门诊以垂体瘤收治入院。

既往史：无特殊病史

家族史：无特殊

查体：患者精神一般，饮食睡眠尚可，大小便正常，体力、体重未见明显异常。体温 36.70 ℃，脉搏 76 次/分，心律规则，呼吸 20 次/分，规则，血压 118/81 mmHg。双侧瞳孔等大等圆，直径为 3 mm，对光反射灵敏，视野正常。舌居中，颈软，心、肺、腹部未见明显异常。神经专科检查：生理反射存在，病理反射未引出。

辅助检查：头部 MRI 检查显示鞍区占位，由于患者 MRI T_1 和 T_2 均为外院所完成，追踪时患者已出院。故此处仅展示我院的 T_1 增强图像。手术中病变位于硬膜下，可见褐色混有蛋黄结晶液体流出，部分与左后硬膜粘连紧密，肿瘤直径约 2 cm（图 62-1）。

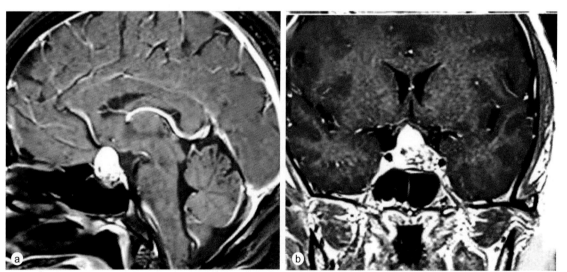

核磁检查增强 T_1 像显示病变的矢状位（a）和冠状位（b），病变为卵圆形结节，边界清楚，显示为高信号，为均质化的明显增强表现。

图 62-1 鞍区占位病变的 MRI 特征

【病理结果】

大体所见：灰褐色破碎组织一堆，大小为 1.2 cm × 0.6 cm × 0.6 cm，质地中等。

镜下所见：组织学表现为由增生的纤维结缔组织构成的囊壁样结构，局部纤维组织透明变性伴局灶出血。囊壁衬有乳头状排列的单层或假复层排列立方上皮细胞，乳头结构内可见纤维血管轴心，部分衬覆上皮退变脱落。个别瘤细胞有纤毛样结构，细胞无明显异型性，未见坏死及核分裂象（图 62-2）。

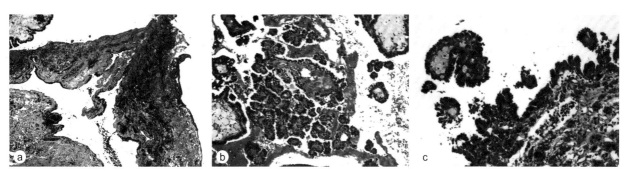

a. 纤维结缔组织增生构成囊壁，衬覆单层或假复层立方上皮，部分囊壁灶性出血（低倍放大）；b. 上皮细胞排列成乳头状结构，可见明确的纤维血管轴心，瘤细胞无明显异型性，未见坏死及核分裂象（低倍放大）；c. 瘤细胞乳头状结构，个别细胞出现纤毛样结构（中倍放大）。

图 62-2　光镜观察（HE 染色）鞍区肿瘤的组织学特征

免疫组化检查：乳头状排列的上皮细胞 TTF-1、CK7、CK8/18、EMA、Vimentin、INI1 均为阳性表达，p53 灶阳，Ki-67 LI 为 3%（低增殖活性）；而 TG、CK20、S-100、SOX10、GFAP、Olig-2、Nestin、Syn、CgA、CEA、BRAF V600E 等均为阴性表达（图 62-3）。

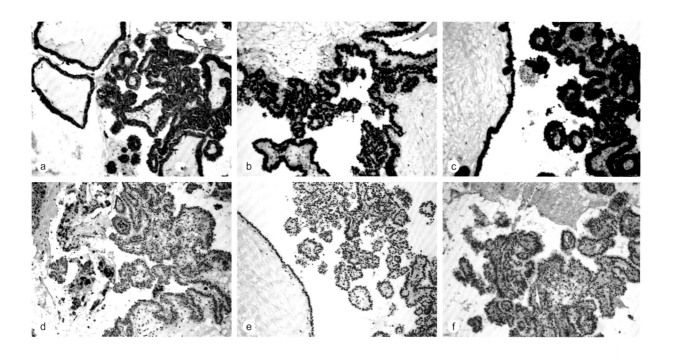

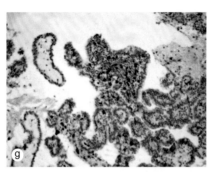

a. 瘤细胞胞浆内棕褐色色素沉积，CK8/18 阳性表达（低倍放大）；b. 瘤细胞核见色素沉积，提示 TTF-1 为阳性表达（低倍放大）；c. 瘤细胞胞浆 EMA 阳性表达（低倍放大）；d. 瘤细胞胞浆 GFAP 阴性表达（低倍放大）；e. 瘤细胞核 Olig-2 阴性表达（低倍放大）；f. 瘤细胞胞浆 Syn 阴性表达（低倍放大）；g. 显示 Ki-67 阳性定位于细胞核，细胞增生活性主要见于上皮下固有膜内增生的淋巴组织，而乳头状排列的上皮细胞，其细胞增生活性极低（低倍放大）。

图 62-3　免疫组织化学染色（Envision 二步法）显示鞍区肿瘤的免疫组化表达特征

分子病理结果：未见相关基因分子异常。

病理诊断（整合诊断）：鞍区原发的乳头状上皮性肿瘤（primary papillary epithelial tumour of the sella, PPETS）。

【讨论】

鞍区作为一个独具临床意义的解剖部位，其内既有神经内分泌细胞，又有神经胶质细胞，还有胚胎发生的残余组织等，因此，其肿瘤发生和肿瘤诊断分型有时甚为复杂。Rocardi 等首先提出这一肿瘤的描述性诊断名词，即鞍区原发的乳头状上皮性肿瘤。此肿瘤发生于鞍区，患者性别男∶女为 1∶1，年龄分布为 19 ~ 40 岁。发生于鞍区，组织病理学显示囊壁样结构，衬覆单层立方上皮，细胞形态温和的乳头状肿瘤，瘤细胞增生活性较低。可有间质透明变性和微钙化灶出现。免疫组化显示细胞角蛋白标志物、TTF-1 阳性表达，而垂体激素、垂体转录因子、Syn、CgA、TG、NapsinA、生殖细胞相关标志物等均为阴性表达。新近研究工作累计报道了两组病例，并报道此肿瘤相关的分子病理检测，甲基化检测结果提示其为一独立肿瘤类型，而同时进行的基因拷贝数目和 NGS 突变检测均未见异常。

此肿瘤鉴别诊断如下。①垂体后叶发生的肿瘤（垂体细胞瘤、嗜酸细胞瘤和颗粒细胞瘤等），均有 TTF-1 免疫组化阳性表达，但是其组织学特征各有特点，与此瘤可鉴别；②与脉络丛乳头状瘤的鉴别，鉴于其明显的乳头状结构，曾有人推定为"异位脉络丛乳头状瘤"。但脉络丛乳头状瘤可 Kir7.1、EAAT-1 和 GFAP 阳性，TTF-1 为阴性表达；③鞍区的甲状腺乳头状癌转移的鉴别，尤其是高分化甲状腺乳头状癌，细胞异型性不明显，细胞增生活性也不显著增高，TTF-1 阳性，但甲状腺球蛋白也为阳性表达；④其他少见肿瘤的鉴别，如鞍区原发色素细胞性肿瘤，肿瘤细胞显示类似于脉络丛乳头状结构，瘤细胞细胞质内有黑色素沉积，细胞增生活性低，免疫组化显示 CK-pan、S-100、CD56 阳性，但 TTF-1、GFAP、EMA 和垂体激素等均为阴性表达，可资鉴别诊断。

PPETS 是一种新近认识的发生于鞍区的具有乳头状结构的上皮源性良性肿瘤。甲基化检测支持其为一个独立肿瘤类型，尽管其组织来源不明。完整切除有比较好的预后。

（华中科技大学同济医学院附属同济医院　柯昌庶）

参考文献

[1] RONCAROLI F, CHATTERJEE D, GIANNINI C, et al. Primary papillary epithelial tumour of the sella: expanding the spectrum of TTF-1-positive sellar lesions [J]. Neuropathol Appl Neurobiol, 2020, 46 (5): 493-505.

[2] CHEN C G, ALDAPE K, DHILLON K S, et al. DNA methylation profiling and histologic analysis of sellar TTF-1-positive papillary epithelial tumor supports a novel CNS entity [J]. J Neuropathol Exp Neurol, 2022, 82 (1): 96-98.

[3] FENG J, DUAN Z, YAO K, et al. Primary papillary epithelial tumor of the sella and posterior pituitary tumor show similar (epi) genetic features and constitute a single neuro-oncological entity [J]. Neuro Oncol, 2023, 25 (8): 1487-1497.

[4] RIMA S, RAO S, NIGAM P, et al. Primary papillary epithelial tumor of the sella: a case report of an emerging tumor type [J]. Brain Tumor Pathol, 2024, 41 (1): 30-34.

[5] MADRONIO E B, LANTION-ANG F L. The tale of two tumours: an undiagnosed case of papillary thyroid carcinoma [J]. BMJ Case Reports, 2011, 8: 4604.

[6] VARSHNEY K, EPARI S, SAHAY A, et al. Pigmented primary epithelial tumor of the sella: A report of an intriguing case [J]. Neuropathology, 2019, 39 (5): 378-381.

第九章
中枢神经系统相关的遗传肿瘤综合征

病例 63　男，34 岁，椎管内占位

【临床资料】

患者，男，34 岁。主诉"四肢麻木 1 年余，加重伴双下肢活动障碍 20 余天"。

现病史：患者入院前 1 年余无明显诱因出现四肢麻木，指尖麻木感较重，并伴有后颈部不适，于 2019 年 3 月来我院就诊，查头部 MRI 示延髓异常信号影，遂行手术治疗，术后症状略好转，出院回家静养。本次（2019 年 10 月）入院前 20 余天，患者后背部剧烈疼痛，随即出现渐进性双下肢活动不能，左下肢较右下肢重，左手麻木感较前加重，自述乳头平面以下感觉减退，大小便无力感，行胸椎 MRI 检查，门诊以"$T_1 \sim T_2$ 椎管内占位性病变"收入院。

查体：神清语明，双侧瞳孔等大等圆，直径 3.0 mm，对光反射灵敏，双上肢肢体肌力 V 级，左下肢肢体肌力 0 级，右下肢肢体肌力 III 级，肌张力正常，生理反射存在，未引出病理反射，余颅神经检查未见异常。

辅助检查（图 63-1）：胸椎 MRI 示 $T_1 \sim T_2$ 椎体水平髓内见强化结节影。

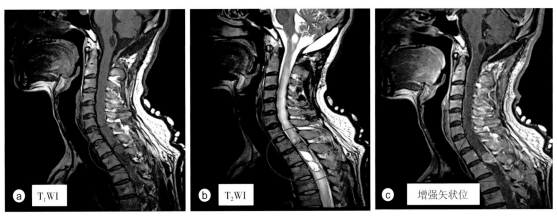

a. T_1WI 等及稍低信号；b. T_2WI 低信号；c. 增强扫描见结节异常强化。

图 63-1　椎体 MRI 示 $T_1 \sim T_2$ 椎体水平髓内见结节影

手术所见：将受侵蚀的硬脊膜剪开即暴露肿瘤的主体，见肿瘤大部分匍匐样位于 $T_1 \sim T_2$ 脊髓的背外侧，部分肿瘤自脊髓的外侧向前侵及脊髓的腹侧，以左侧为著。肿瘤质地较为硬韧，血供非常丰富，仔细分离肿瘤与脊髓的界面，共切除肿瘤大小约 1.5 cm × 1.0 cm × 1.0 cm。并可见到脊髓表面被肿瘤推挤、压迫而形成的凹陷性压迹，脊髓搏动良好。切除肿瘤及受累硬脊膜全部送检病理。

【病理结果】

大体所见：（胸椎管内）红褐色结节型肿物 1 枚，体积为 1.5 cm × 1 cm × 1 cm，切面呈红褐色、实性、质略韧。

组织学检查（图 63-2a ~ 图 63-2c）：镜下见肿瘤内含两种不同形态的肿瘤成分，两种成分局部可见移行。一种成分形态为血管母细胞瘤，表现为肿瘤富于薄壁血管，血管间见轻 - 中度异型的肿瘤性间质细胞，间质细胞细胞质淡染，核不规则、可见深染的核，核分裂象罕见；另一种成分形态上呈索梁状排列，索梁之间富于薄壁血管，肿瘤细胞细胞质呈淡嗜酸性较丰富，细胞核呈圆形和卵圆形，核分裂象较易见。

免疫组化检查（图 63-2d ~ 图 63-2f）：血管母细胞瘤成分：Ki-67（+1%），CK-pan（-），NSE（-），Inhibin（部分+），CD56（-），D2-40（+），Syn（-）；另一种形态成分：Ki-67 增殖指数（+5%），CK-pan（+），NSE（+），Inhibin（+），CD56（+），D2-40（-），Syn（+）；

两种成分表达一致的组化项目：S-100（+），Vimentin（+），EGFR（+），CD34（血管内皮+），Nestin（血管内皮+），IDH1 R132H 突变（-），EMA（-），p53（-），Olig-2（-），GFAP（-），Tg（-）。

当时给出的病理诊断：乳头状室管膜瘤与血管母细胞瘤碰撞。

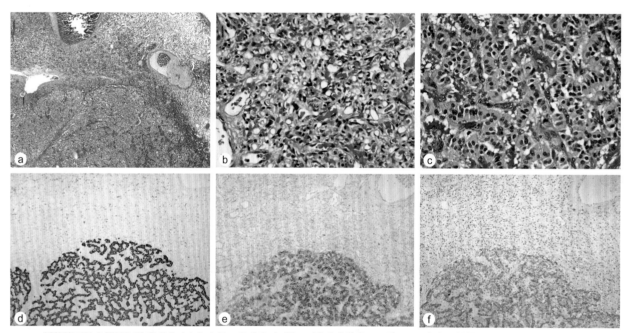

a. 低倍镜下见血管母细胞瘤成分（上）和另一种成分（下），两种成分均富于血管，HE 染色（低倍放大）；b. 血管母细胞瘤成分富于薄壁血管，血管间见轻 - 中度异形的肿瘤性间质细胞，间质细胞细胞质淡染，核不规则、可见深染的核，核分裂象罕见，HE 染色（高倍放大）；c. 另一种成分呈索梁状排列，索梁之间富于薄壁血管，肿瘤细胞细胞质呈淡嗜酸性较丰富，细胞核呈圆形和卵圆形，图中可见核分裂象，HE 染色（高倍放大）；d. 免疫组化 CK-pan，血管母细胞瘤成分（上）阴性，另一种成分（下）阳性（低倍放大）；e. 免疫组化 CD56，血管母细胞瘤成分（上）阴性，另一种成分（下）阳性（低倍放大）；f. 免疫组化 Inhibin-α，血管母细胞瘤成分（上）部分阳性，另一种成分（下）阳性（低倍放大）。

图 63-2　光学显微镜观察所见

病史追溯：该患者 7 年间共有 5 次手术史，本次为第 3 次手术，时间为 2019 年 10 月。其余 4 次手术史分别为：2013 年 1 月左侧小脑半球占位，病理诊断血管母细胞瘤；2019 年 3 月延髓及颈髓 1 ~ 2 水平占位，病理诊断血管母细胞瘤；2019 年 12 月胸 7 ~ 8 椎体水平髓内占位，病理诊断考虑为神经内分泌肿瘤；2020 年 6 月胸 9 ~ 11 椎体水平椎管内占位，病理诊断符合神经内分泌肿瘤。

此外，该患者弟弟亦有两次手术史：2015年10月延髓后部及小脑占位，病理诊断血管母细胞瘤；2021年3月小脑占位，病理诊断血管母细胞瘤。

因此，结合该患者历次手术史及其家族史，最终该患者临床病理诊断为希佩尔–林道（Von Hippel–Lindau，VHL）综合征。

本病例于2020年第十八届全国神经病理读片讨论会（线上会议）上讨论，于士柱教授点评该病例的观点如下：同意该患者诊断为VHL，但本次病理表现形式应为血管母细胞瘤加上神经内分泌肿瘤，鉴于VHL本身可以出现这两种肿瘤，所以也不能算作是碰撞瘤。

【讨论】

VHL是一种常染色体显性遗传病，由位于染色体3p25.3的 *VHL* 肿瘤抑制基因致病性种系变异引起，以中枢神经系统和视网膜的血管母细胞瘤、透明细胞肾细胞癌、嗜铬细胞瘤、胰腺神经内分泌肿瘤和内耳内淋巴囊肿瘤为特征。据估计VHL的年发病率为2.8例/10万人。

血管母细胞瘤是一种富于血管的肿瘤，肿瘤性间质细胞细胞质透明至空泡状，具有特异性的免疫组化特征（如抑制素 Inhibin 阳性）和分子表现（如 *VHL* 改变），相当于 CNS WHO 1级。该肿瘤起源细胞尚不明确，但目前的证据指向发育受阻的血管母细胞前体。

视网膜血管母细胞瘤的平均发病年龄为25岁（早于肾细胞癌），因此使VHL早期诊断成为可能。中枢神经系统血管母细胞瘤主要发生于年轻人（平均年龄为29岁），它们主要位于小脑，其次是脑干或脊髓，但也可发生在颅脊髓轴的任何部位，包括周围神经甚至神经系统外的组织。约25%的中枢神经系统血管母细胞瘤病例与遗传性VHL相关。

透明细胞肾细胞癌通常是多灶和双侧的，患者就诊时的平均年龄为37岁，VHL患者在70岁时有70%的概率发展为透明细胞肾细胞癌。转移性肾细胞癌是VHL患者死亡的主要原因。

20%的VHL患者出现肾上腺嗜铬细胞瘤，平均发病年龄为30岁。

其他与VHL相关的肿瘤包括胰腺神经内分泌肿瘤、内耳内淋巴囊肿瘤、附睾和阔韧带囊腺瘤。目前有文献报道鼻腔鼻窦肾细胞样腺癌是一种与VHL相关的罕见的新兴肿瘤。

VHL可分为4个亚型，分别为1型、2A型、2B型和2C型，1型与2型的区分在于是否存在嗜铬细胞瘤。VHL 1型以血管母细胞瘤和肾细胞癌为特征，通常由 *VHL* 缺失、截断和错义突变引起；2A型以血管母细胞瘤和嗜铬细胞瘤为特征，由错义突变引起；2B型以血管母细胞瘤、肾细胞癌和嗜铬细胞瘤的高发为特征，主要由错义突变引起；2C型以嗜铬细胞瘤为特征（未见血管母细胞瘤和肾细胞癌），主要由错义突变引起。

VHL相关肿瘤的组织病理学与对应的散发性肿瘤相似。

小脑血管母细胞瘤历史上曾有人将其分为4种亚型：1型为单纯囊肿，肉眼看不到结节；2型为囊肿伴附壁结节；3型为实体瘤；4型为实体瘤伴有小的内部囊肿。大多数血管母细胞瘤界限清楚，也可能侵犯周边脑或脊髓实质，肿瘤血管丰富且常为薄壁血管，部分可呈鹿角样血管，肿瘤性间质细胞细胞质透明至空泡状或富含脂质样外观，可表现出深染核和较轻的核多形性，核分裂象少见。肿瘤性间质细胞常表达 Inhibin–α、D2–40 和 brachyury（细胞质表达），NSE、S–100、CD56 间质细胞可阳性表达。

有文献报道血管母细胞瘤和室管膜瘤碰撞，认为血管母细胞瘤和室管膜瘤存在密切关系，但这种不同寻常的混合性肿瘤形成的组织起源尚不确定，有人认为血管母细胞瘤可能诱发反应性室管膜增生进而发展为肿瘤，但也有假设认为可能存在一种共同的致癌因素来诱导这两种肿瘤的发展。

VHL 的临床诊断是基于中枢神经系统或视网膜血管母细胞瘤的存在及典型的神经外肿瘤之一的存在，或相关的家族史。通过基因检测，*VHL* 的种系序列变异几乎总能被识别出来。证明 *VHL* 种系序列变异是确诊的理想条件。

VHL 患者的中位预期寿命为 49 岁，患有肾细胞癌的预后较差。治疗多以手术为主，中枢神经系统肿瘤应尽可能全切除，肾肿瘤、肾上腺肿瘤、内淋巴囊肿瘤不论有无症状应早发现早切除。不能手术或部分切除的肿瘤可考虑局部放疗。药物治疗应用很少，酪氨酸激酶抑制剂可用于不可切除的嗜铬细胞瘤的治疗。2021 年美国食品药品监督管理局批准缺氧诱导因子–2α 抑制剂 Welireg（belzutifan）用于治疗 VHL 相关的肾细胞癌、中枢神经系统血管母细胞瘤、胰腺神经内分泌肿瘤的成人患者，这些患者不需要立即手术。VHL 的诊治需要多学科团队的合作。

（吉林大学白求恩第一医院　曲丽梅　滕永亮）

参考文献

［1］WHO Classification of Tumours：Central Nervous System Tumours，5th Edition［M］.Lyon，2021.

［2］KLEINSCHMIDT–DEMASTERS，RODRÍGUEZ，TIHAN，et al. Diagnostic Pathology：Neuropathology，3rd Edition［M］.Elsevier，2022.

［3］MAHARAJ S，SEEGOBIN K，WAKEMAN K，et al. Sinonasal renal cell–like adenocarcinoma arising in von Hippel Lindau（VHL）syndrome［J］. Oral Oncol，2022，125：105705.

［4］LODI M，MARRAZZO A，CACCHIONE A，et al. Synchronous presentation of rare brain tumors in von Hippel–Lindau syndrome［J］. Diagnostics（Basel），2021，11（6）：1005.

［5］CHENG H X，CHU S G，XU Q W，et al. A spinal tumor showing mixed features of ependymoma and hemangioblastoma：a case report and literature review［J］. Brain Tumor Pathol，2015，32（2）：112–118.

［6］SCHILD M H，DOANE E P，FRIEDMAN A H，et al. Mixed hemangioblastoma and ependymoma collision tumor of the cerebellum［J］. Clin Neuropathol，2017，36（5）：248–249.

［7］GAVRYUSHIN A V，VESELKOV A A，GALSTYAN S A. Cellular type of hemangioblastoma. Case report and literature review［J］. Zh Vopr Neirokhir Im N N Burdenko，2022，86（5）：96–100.

［8］LOUISE M，BINDERUP M，SMERDEL M，et al. von Hippel–Lindau disease：updated guideline for diagnosis and surveillance［J］. Eur J Med Genet，2022，65（8）：104538.

病例 64　男，53 岁，右侧颞叶占位

【临床资料】

患者，男，53 岁。因"头痛半月余"而入院。

现病史：患者半个月前无明显诱因间断出现额顶部疼痛，无恶心、呕吐。于当地医院行头颅 CT 检查示右侧颞叶占位性病变，考虑为转移癌。为求进一步诊治，于 2018 年 5 月来我院就诊。

既往史：患者 2004 年患结肠腺癌，2011 年患阴茎鳞状细胞癌，均已手术切除。

查体：神清语利，双瞳孔等大等圆，对光反射灵敏，视力、视野正常，双侧鼻唇沟对称，无口角歪斜。脑膜刺激征阴性，肌力、肌张力正常，病理征未引出。

影像学：头颅 MRI 显示右侧颞叶不规则形短、长 T_1 信号，增强扫描呈花环状强化（图 64-1a，图 64-1b），等、长 T_2 异常信号（图 64-1c），最大截面大小约 5.0 cm×5.4 cm，DWI（b=1000）呈混杂信号（图 64-1d），病灶周围见大片水肿带，脑干略受压，右侧侧脑室及第三脑室受压。

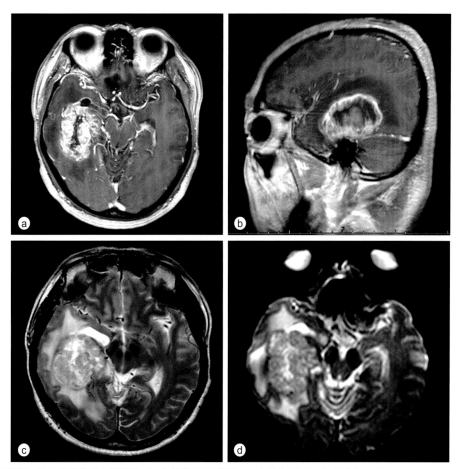

a. 轴位 T_1WI 增强，显示病变位于右侧颞叶；b. 矢状位 T_1WI 增强；c. 水平位 T_2WI；d. 水平位 DWI。

图 64-1　颅脑 MRI 检查所见

【病理结果】

大体所见：术中肿瘤呈肉红色，血运极其丰富，周边见多条粗大动脉及静脉，与脑组织边界尚清，质软，周围脑组织水肿明显。送检标本示碎组织一堆，体积为 2 cm × 1 cm × 0.5 cm，灰白略灰黄，质软。

镜下所见：组织学显示肿瘤弥漫性生长，可见大片坏死、"假栅栏"样坏死（图 64-2a）。肿瘤细胞核呈圆形、卵圆形或梭形，染色深，核仁不明显（图 64-2b），可见病理性核分裂象。肿瘤内散在分布较多多核巨细胞和巨核细胞（图 64-2c），部分多核细胞核呈花环状或簇状排列（图 64-2d），细胞质丰富呈嗜酸性。可见血管增生。

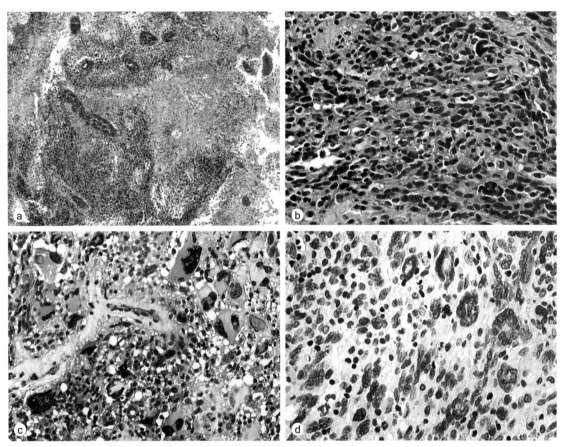

a. 肿瘤内大片坏死（低倍放大）；b. 瘤细胞核呈梭形或卵圆形，染色质深（中倍放大）；c. 可见散在的含有多核、巨核的肿瘤性巨细胞（高倍放大）；d. 核排列成花环状的多核巨细胞（高倍放大）。

图 64-2　胶质母细胞瘤镜下形态

免疫组化检查：肿瘤细胞显示 GFAP（＋）、Olig-2（＋）、MAP2（＋）、Vimentin（＋）、S-100（＋）、Syn（＋）、CK（－）、EMA（－）、SOX10（－）、IDH1 R132H（－）、ATRX（－）、Ki-67 增殖指数（＋）（40%）。

分子病理结果：*IDH1 / IDH2* 突变（NGS）阴性，1p/19q 共缺失（FISH）阴性，*TERT* 启动子突变（PCR）阴性，*MGMT* 启动子区甲基化（PCR）阴性，*BRAF* 突变（PCR）阴性，*CDKN2A/B* 纯

合性缺失（FISH）阴性，*TP53*（NGS）错义突变（c.818G＞A、c.524G＞A），*NF1*（NGS）移码突变
（c.3822_3823del）、无义突变（c.5902C＞Tp.R1968*）。

　　患者异时性肿瘤免疫组化检查：患者 39 岁患右半结肠腺癌（图 64-3a），免疫组织化学染
色显示 MSH2（-）（图 64-3b）、MSH6（-）（图 64-3c）、MLH1（+）、PMS2（+）。患者 46 岁患阴
茎鳞状细胞癌（图 64-3d），免疫组织化学染色显示 MSH2（-）（图 64-3e）、MSH6（-）（图 64-3f）、
MLH1（+）、PMS2（+）。患者 53 岁患右侧颞叶胶质母细胞瘤，免疫组织化学染色示 MSH2（-）
（图 64-3g）、MSH6（-）（图 64-3h）、MLHI（+）（图 64-3i）、PMS2（+）（图 64-3j）。

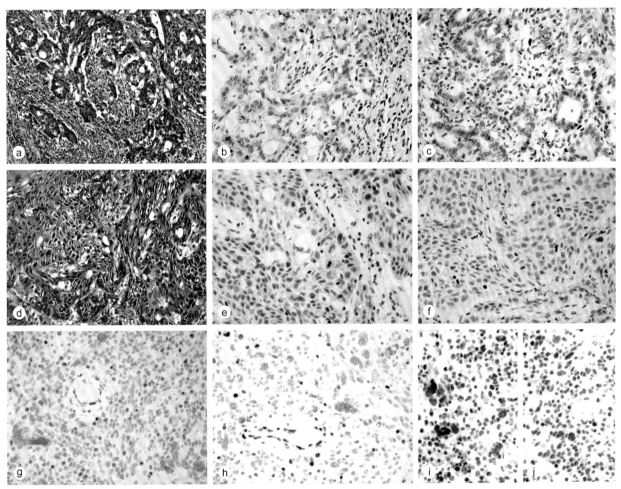

　　a～c. 39 岁患右半结肠腺癌，MSH2 和 MSH6 免疫组化染色显示表达缺失（高倍放大）；d～f. 46 岁患阴茎鳞状细胞癌，MSH2 和
MSH6 免疫组化染色显示表达缺失（高倍放大）；g～j. 53 岁右侧颞叶胶质母细胞瘤 MSH2 和 MSH6 免疫组化显示表达缺失，MLH1 和
PMS2 表达阳性（高倍放大）。

图 64-3　患者异时性肿瘤错配修复蛋白免疫组织化学染色结果（EnVision 二步法）

此图由山东第一医科大学第一附属医院（山东省千佛山医院）病理科张贵慧提供。

患者家族成员胶质母细胞瘤组织形态学：患者父亲（Ⅰ：1）58 岁患结肠癌、69 岁患左额叶胶质母细胞瘤。胶质母细胞瘤形态学表现为弥漫性增生的细胞质透亮的胶质细胞，散在分布的巨核、怪异核巨细胞和核呈花环状排列的多核巨细胞（图 64-4a），伴有大片坏死。免疫组化显示 MSH2（图 64-4b）和 MSH6（图 64-4c）表达缺失。患者妹妹（Ⅱ：4）48 岁患结肠多发性低级别管状腺瘤、左侧颞叶和额叶胶质母细胞瘤。胶质母细胞瘤形态学表现为大量细胞质空亮的少突胶质细胞样细胞呈巢状分布，散在分布核呈花环状排列的多核巨细胞（图 64-4d），可见分支状血管和坏死。免疫组化显示 MSH2（图 64-4e）和 MSH6（图 64-4f）表达缺失。

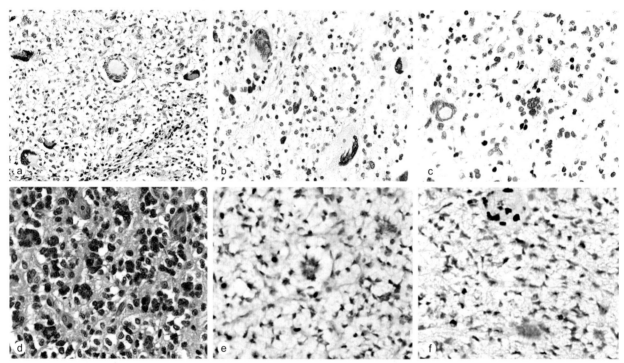

a ~ c. 患者父亲胶质母细胞瘤可见大量细胞质空亮的细胞，散在多核、巨核巨细胞，免疫组化显示 MSH2 和 MSH6 表达缺失（高倍放大）；d ~ f. 患者妹妹胶质母细胞瘤可见成巢的少突胶质细胞样细胞，散在核呈花环状排列的多核巨细胞，免疫组化显示 MSH2 和 MSH6 表达缺失（高倍放大）。

图 64-4　患者父亲（Ⅰ：1）和妹妹（Ⅱ：4）胶质母细胞瘤组织形态和错配修复蛋白表达状态（EnVision 二步法）

患者家族成员皮肤改变：患者家族中多人在 30 岁以后出现皮肤病变，表现为面部、颈部、四肢和躯干皮肤出现的浅表、环状和褐色的斑丘疹。Ⅱ：2 由于职业原因较多暴露在阳光下导致皮损较为显著（图 64-5）。Ⅱ：3 和 Ⅱ：4 的躯干和四肢上的斑丘疹较少。Ⅱ：2 皮肤活检可见斑丘疹处表皮鳞状细胞内陷并形成角化不全细胞柱，诊断为汗孔角化症（图 64-5）。

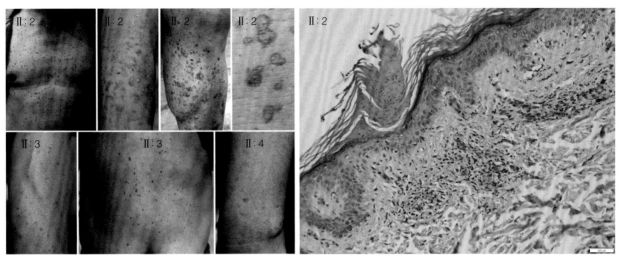

图 64-5　家族成员汗孔角化症的皮肤表现和活检病理（高倍放大）表现

胚系基因检测和家系系谱图绘制：*MSH2* 胚系基因存在杂合性 492 bp 的片段缺失（chr2:47656751-47657242）。根据美国医学遗传学和基因组学学院的变异解释指南，该变异被确认为致病性突变。根据患者和家系成员临床和基因检测结果，诊断为林奇综合征。同时，全外显子检测还发现 *FDPS* 胚系基因 c.284T > C 杂合性胚系突变，MutationTaster 和 PolyPhen-2 软件预测该突变均为致病性变异。结合该患者及家系成员皮肤病变、病理诊断结果和基因检测结果，诊断为播散性浅表性光线性汗孔角化症（disseminated superficial actinic porokeratosis，DSAP）。因此，该家族合并了两种遗传性疾病。家系系谱见图 64-6。

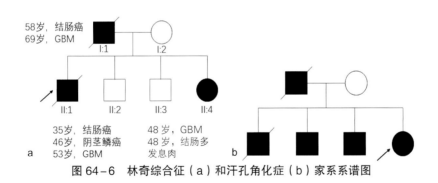

图 64-6　林奇综合征（a）和汗孔角化症（b）家系系谱图

病理诊断（整合诊断）：胶质母细胞瘤，IDH 野生型，林奇综合征相关。形态学诊断：胶质母细胞瘤，具有多核巨细胞，CNS WHO 4 级。

患者随访：患者术后接受放疗和口服替莫唑胺治疗，1 年后脑肿瘤复发并接受第二次手术切除，之后口服替莫唑胺治疗。半年后因再次复发而死亡。患者妹妹术后经放疗、替莫唑胺联合血管内皮生长因子抑制剂贝伐珠单抗和表皮生长因子受体抑制剂厄洛替尼靶向治疗，随访 27 个月未见显著进展。患者父亲颅内肿瘤手术切除后接受了两次放疗，术后 4 个月肿瘤复发，6 个月后死亡。

【讨论】

DNA 错配修复系统主要由 MSH2、MSH6、MLH1 和 PMS2 4 个关键蛋白质组成。当 DNA 在复制过程中出现单碱基错配或 2 ~ 5 个碱基插入或缺失时，MMR 系统可识别错配序列并将之修复成正确序列。MMR 基因致病性变异或启动子区甲基化可引起 DNA 错配修复蛋白表达缺陷，引起错配修复蛋白表达缺陷（deficient mismatch repair，dMMR）发生，导致基因突变累积和基因组不稳定性。DNA dMMR 胶质母细胞瘤包括以下 4 种情况：①肿瘤体细胞 MMR 双等位基因缺失；② MMR 胚系基因杂合性突变导致的林奇综合征；③ MMR 胚系基因纯合性突变导致的结构性错配修复缺陷综合征（CMMRD）；④替莫唑胺治疗后诱导产生继发性 dMMR。林奇综合征相关胶质母细胞瘤较为罕见。最新发表的研究资料显示，在 459 例成人原发性 IDH 野生型胶质母细胞瘤中，具有错配修复蛋白表达缺陷的病例仅有 9 例（2%），而经遗传学确认的林奇综合征患者仅有 4 例（0.87%）。9 例 dMMR 胶质母细胞瘤诊断时的中位年龄为 50 岁（27 ~ 78 岁）。另外一份研究显示，在 288 个林奇综合征家族中，有 41（14%）个家族发生了脑胶质瘤，发病中位年龄为 41.5 岁（2 ~ 73 岁）。在林奇综合征相关的脑肿瘤中，56% 为胶质母细胞瘤，其次是星形细胞瘤（22%）和少突胶质细胞瘤（9%），92.3% 的胶质瘤为 CNS WHO 3 ~ 4 级。*MSH2*、*MLH1*、*MSH6* 和 *PMS2* 的突变率分别为 68%、15%、15% 和 2%。林奇综合征患者 70 岁之前发生脑肿瘤的累积风险与携带的基因突变有关，其中 *MSH2*、*MLH1* 和 *MSH6* 突变者的风险分别为 2.5%、0.5% 和 0.85%。其中，携带 *MSH2* 热点突变 c. 942+3A＞T 的患者脑肿瘤发生风险为 3.74%，死亡率增加 1.7 倍，携带其他 *MSH2* 突变位点发生脑肿瘤的风险则为 2.20%。

林奇综合征相关胶质母细胞瘤影像学与普通胶质母细胞瘤影像学无明显差异，均可表现为肿瘤环周强化征象。在组织形态学上，林奇综合征相关胶质母细胞瘤常见巨细胞或肉瘤样细胞。本家族 3 例患者胶质母细胞瘤镜下均可见较多多核瘤巨细胞，这与文献报道一致。dMMR 胶质母细胞瘤可表现为 IDH 突变型和 IDH 野生型。伴 IDH 突变的 dMMR 的胶质瘤常具有 *TP53* 突变、ATRX 缺失、*MGMT* 低甲基化、PD-L1 不表达、肿瘤突变负荷高、基因组甲基化水平低等特点。在 Hadad 等的研究中，9 例具有错配修复蛋白表达缺陷的胶质母细胞瘤病例均未见 *IDH* 基因突变，并且多例具有 ATRX 蛋白丢失和 *TP53* 错义突变，同时缺乏 IDH 野生型胶质母细胞瘤的分子特征，如 *EGFR* 扩增、+7/-10 染色体改变，且很少出现 *TERT* 启动子突变或 *CDKN2A* 纯合缺失。此外，还伴有 *NF1*、*PTEN* 和 *SETD2* 的失活突变及 *PDGFRA* 的激活突变。DNA 甲基化分析表明它们与已知的成人胶质母细胞瘤甲基化类别不一致，而是具有独特的全局低甲基化表观基因组，并且主要分类为"弥漫性儿童类型高级别胶质母细胞瘤，受体酪氨酸激酶 I 型，A 亚群"。在 II：1 和 II：4 的胶质母细胞瘤中观察到 *MGMT* 启动子的高甲基化，但在这 3 例胶质母细胞瘤中也没有发现常见的基因改变，包括 *TERT* 启动子突变、*CDKN2A* 缺失、*EGFR* 和 *PDGFRA* 扩增及 +7/-10 染色体改变。二代测序结果显示，本家族 3 例胶质母细胞瘤存在 *ARID1A*、*TP53*、*ATM*、*SETD2* 和 *NF1* 基因突变。DNA 甲基化聚类分析结果显示，II：1 复发的胶质母细胞瘤和 II：4 的胶质母细胞瘤分别被归类为胶质母细胞瘤-间充质亚型和高级别胶质瘤-受体酪氨酸激酶 I 型。

MMR 表达缺陷肿瘤基因组常表现为高度微卫星不稳定性和高突变负荷，适用于 PD-1/PD-L1 免疫抑制靶点药物的治疗。本家族 3 例所有的胶质母细胞瘤均表现为高突变负荷，但无高度微卫星不稳定性。研究证实，9 例 dMMR 胶质母细胞瘤均表现出低至中等水平的微卫星不稳定性，不稳定性占评价微卫星的 10% ~ 30%，并且接受免疫检查点抑制剂治疗的 5 名患者的生存时间分别为 37.4、36.8、50.5、15.2 和 69.4 个月，9 例 dMMR 胶质母细胞瘤患者的中位生存期为 36.8 个月，显著长于常规 IDH 野生型胶质母细胞瘤成人患者（中位生存期为 15.5 个月）。另外的研究报道证实，1 例 5 岁具有 MSH6 突变的 CMMRD 复发性胶质母细胞瘤的女性患者经 PD-1 抑制剂纳武单抗治疗（每两周 3 mg/kg）36 周后，瘤体缩小 60%，随访 10 个月无明显进展。另一例 14 岁具有 *PMS2* 突变的 CMMRD 胶质母细胞瘤和肠癌的男性患者经纳武单抗（每 2 周 3mg/kg）联合能够产生 IL-12 的自体树突状细胞疫苗、替莫唑胺治疗后，随访 21 个月仍存活。但文献报道认为林奇综合征相关胶质母细胞瘤预后与散发性患者无显著差异。这仍需要大宗病例的观察和随访。本家族中，Ⅱ：1 原发及其复发胶质母细胞瘤 PD-L1（克隆号：SP263）表达的肿瘤细胞阳性比例分数（tumor cell proportion score，TPS）为 75%，显示 PD-L1 高表达，而Ⅰ：1 和Ⅱ：4 的 TPS 均小于 1%，即为 PD-L1 低表达。Ⅰ：1 和Ⅱ：1 两位患者术后生存期分别为 6 个月和 18 个月，而Ⅱ：4 经过抗肿瘤、抗血管生成等辅助治疗后已生存 27 个月。

此外，本家成员还同时伴有汗孔角化症。该病是一种较少见的慢性角化不全性皮肤病，属于常染色体显性遗传病。临床上可分为 5 型，其中以 DSAP 最为常见，临床表现为慢性进行性角化不全性皮肤病变。DSAP 好发于中年女性，皮损主要累及面颈部、上肢伸侧、躯干，日晒可以诱发或加重此病。目前已发现与 DSAP 相关的胚系致病性变异基因包括甲羟戊酸激酶（mevalonate kinase，MVK）、5 焦磷酸甲羟戊酸脱羧酶（mevalonate decarboxylase，MVD）、异戊二烯焦磷酸异构酶（farnesyl diphosphate synthase、FDPS）、弹弓蛋白磷酸丝切酶、鳞状细胞癌抗原和溶质运载蛋白家族 17 中第 9 成员。其中，MVK、MVD、FDPS 主要参与甲羟戊酸途径，影响皮肤表皮细胞的生长和分化。但目前 FDPS 在胶质母细胞瘤发生中的作用机制尚未见报道，有待进一步研究。

总之，林奇综合征相关胶质母细胞瘤在临床病理学、分子病理学、遗传学、预后等方面均与普通 IDH 野生型胶质母细胞瘤存在差异。提高对这类肿瘤的识别能力将有助于高危家族成员肿瘤的"早发现、早诊断和早治疗"。在临床诊疗过程中需仔细询问患者的既往史和家族史，结合肿瘤形态学特征、4 种 MMR 蛋白质的免疫组织化学染色和患者 MMR 基因胚系突变检测即可做出诊断。此外，PD-1/PD-L1 免疫检查点抑制剂对该类胶质母细胞瘤可能具有潜在的治疗作用。希望本病例能够为病理医师和临床医师对该类肿瘤的诊疗提供思路。

（山东第一医科大学附属省立医院　姚志刚　马继伟　王　舟）

参考文献

［1］FISHEL R. Mismatch repair［J］. J Biol Chem，2015，290（44）：26395-26403.

［2］INDRACCOLO S，LOMBARDI G，FASSAN M，et al. Genetic，epigenetic，and immunologic profiling of MMR-deficient relapsed glioblastoma［J］. Clin Cancer Res，2019，25（6）：1828-1837.

［3］HADAD S，GUPTA R，OBERHEIM BUSH N A，et al. "De novo replication repair deficient glioblastoma，IDH-wildtype" is a distinct glioblastoma subtype in adults that may benefit from immune checkpoint blockade［J］. Acta Neuropathol，2023，147（1）：3.

［4］LUSIS E A，TRAVERS S，JOST S C，et al. Glioblastomas with giant cell and sarcomatous features in patients with Turcot syndrome type 1：a clinicopathological study of 3 cases ［J］. Neurosurgery，2010，67（3）：811-817.

［5］SUWALA A K，STICHEL D，SCHRIMPF D，et al. Primary mismatch repair deficient IDH-mutant astrocytoma （PMMRDIA）is a distinct type with a poor prognosis ［J］. Acta Neuropathol，2021，141（1）：85-100.

［6］YAO Z G，HUA F，YIN Z H，et al. Characteristics of glioblastomas and immune microenvironment in a Chinese family with Lynch syndrome and concurrent porokeratosis ［J］. Front Oncol，2023，13：1194232.

［7］ALHARBI M，ALI MOBARK N，ALMUBARAK L，et al. Durable response to nivolumab in a pediatric patient with refractory glioblastoma and constitutional biallelic mismatch repair deficiency ［J］. Oncologist，2018，23（12）：1401-1406.

［8］PAVELKA Z，ZITTERBART K，NOSKOVÁ H，et al. Effective immunotherapy of glioblastoma in an adolescent with constitutional mismatch repair-deficiency syndrome ［J］. Klin Onkol，2019，32（1）：70-74.

［9］李秀玲，周倩，朱路得，等. 九例播散性浅表性光化性汗孔角化症患者的临床表型及遗传学分析［J］. 中华医学遗传学杂志，2017，34（4）：481-485.

［10］李秀玲，王秀丽，张国龙. 中国汉族人播散性浅表性光化性汗孔角化症的分子遗传学研究进展［J］. 国际遗传学杂志，2018，41（6）：530-535，544.

病例 65 右侧额颞叶占位

【临床资料】

患者，男，40 岁。主诉"头痛 15 天"。

现病史：无明显诱因出现持续性头痛，主要位于右侧额颞部，呈搏动样痛，休息后无明显缓解，伴左侧肢体无力，左侧嘴角流涎。记忆力下降，恶心，呕吐，无意识障碍。

既往史：出生时患"神经纤维瘤病"，33 年前因左下颌神经纤维瘤病在当地医院行相应手术，具体不详。现患者全身广泛大小不一无痛凸起肿物，以前胸与后背为甚，可见咖啡斑（图 65-1）。高血压病史 9 年，最高达 140/95 mmHg，未规律服药。

家族史：其母健在，其父已故（神经纤维瘤病），具体死因不详。兄弟、儿子、侄子均患神经纤维瘤病，无类似疾病病史。

查体：清醒，语利。四肢肌张力正常，左侧肢体肌力Ⅲ级。

辅助检查：头颅 MRI 检查显示右侧额颞叶交界区可见团块状混杂信号，呈 T_1 低/高，T_2 等/高、FLAIR 等/高信号，T_1 压脂高信号未见减低。增强扫描呈明显不均匀花环样强化，最大截面面积 2.6 cm × 2.8 cm × 2.5 cm（左右径 × 前后径 × 上下径），周围可见大片状 FLAIR 高信号影。右侧侧脑室、丘脑及周围脑质受压，中线结构局部左移约 1.2 cm。头皮下多发结节 T_1 等、T_2 等、FLAIR 等信号，大者大小约 2.0 cm × 1.0 cm，增强扫描可见轻度强化（图 65-2）。

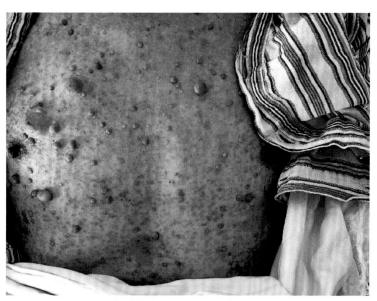

图 65-1 患者前胸大小不一无痛凸起肿物，可见咖啡斑

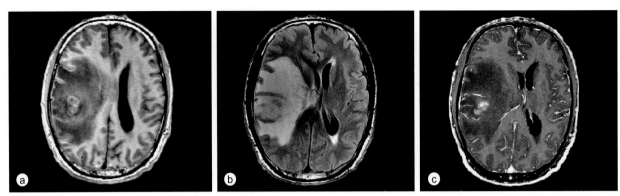

病变位于右侧额顶叶交界区，右侧侧脑室、丘脑及周围脑质受压，中线结构局部左移。a. 轴位 T₁ 扫描呈低/高信号；b. 轴位 T₂ 扫描呈等/高、FLAIR 等/高信号；c. 轴位 T₁ 增强扫描呈不均匀花环样强化。

图 65-2　头部 MRI 检查结果

行右侧额颞叶开颅病灶切除术。

【病理结果】

大体所见：送检手术切除标本为碎组织一堆，共大小 5 cm × 4 cm × 1.5 cm，切面实性，色灰白灰黑，质软。

镜下所见：肿瘤呈结节状，与周围脑组织界限尚清。肿瘤细胞密度较大，部分呈束状或交织状排列；大部分肿瘤细胞呈胖梭形，部分呈上皮样、横纹肌样形态，局灶可见肿瘤细胞围绕血管排列；核异型性明显，核分裂易见；可见大片不规则坏死（图 65-3）。

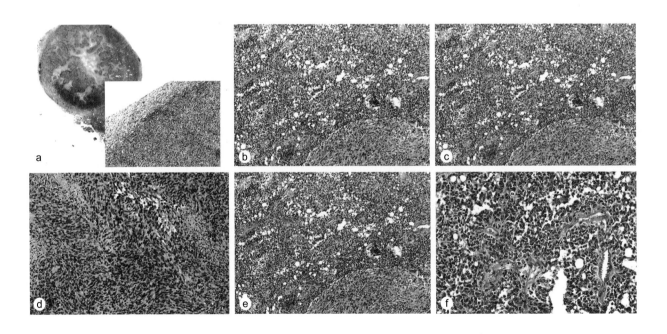

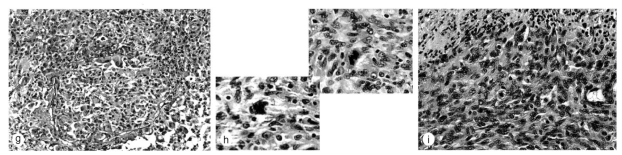

　　a. 病变组织呈结节性外观，与周围脑组织界限较清楚（低倍放大）；b. 大部分肿瘤细胞呈胖梭形或多角形，背景中淋巴细胞浸润（中倍放大）；c. 可见不规则坏死（低倍放大）；d. 梭形细胞交织排列（中倍放大）；e. 两种形态肿瘤细胞界限清楚（左上，血管周围假菊形团结构；右下，梭形细胞区）（中倍放大）；f. 血管周围假菊形团（高倍放大）；g. 梭形细胞区（高倍放大）；h. 散在怪异瘤巨细胞（高倍放大）；i. 核分裂易见（高倍放大）。

图 65-3　光学显微镜观察所见（HE 染色）

　　免疫组化检查：Vimentin（＋）、ATRX（＋）、SOX10（灶＋）、S-100（灶＋）、p53（＋）、CD34（灶＋）、GFAP（灶＋）、Olig-2（灶＋）、NF（灶＋）、CD68（灶＋）、D2-40（灶＋）、H3K27me3（＋）、EMA（－）、IDH1 R132H（－）、NeuN（－）、Syn（－）、CK-pan（－）、Desmin（－）、SSTR2（－）、STAT6（－）、Ki-67 增殖指数（约 40%＋）（图 65-4）。

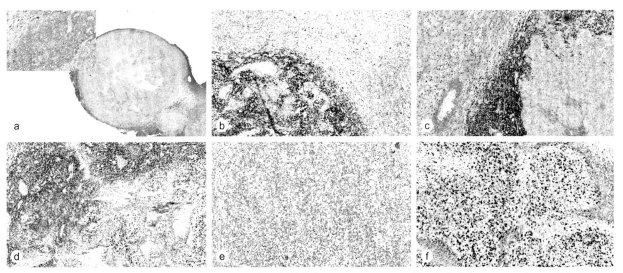

　　a. GFAP 局灶阳性（低倍放大）；b. Olig-2 局灶阳性（低倍放大）；c. SOX10 局灶阳性（低倍放大）；d. p53 表达（低倍放大）；e. H3K27me3（低倍放大）；f. Ki-67 增殖指数约为 40%（低倍放大）。

图 65-4　免疫组织化学染色（EnVision 二步法）

　　分子病理结果：NGS 检测到 *NF1* 基因胚系突变、*TP53* 错义突变。
　　DNA 甲基化聚类分析结果：胶质母细胞瘤，IDH 野生型，间充质亚型，B 亚类（图 65-5）。
　　病理诊断（整合诊断）：右侧额颞叶神经纤维瘤病 1 型（neurofibromatosis type 1，NF1）相关胶质母细胞瘤，IDH 野生型，*TP53* 突变，CNS WHO 4 级。

2.2 甲基化分型（版本号：BP-CNS v12.2）

甲基化类别（阳性阈值：>= 0.9）	校准分数	注释
成人型弥漫性胶质瘤	0.94	高度匹配
胶质母细胞瘤，IDH 野生型	0.94	高度匹配
胶质母细胞瘤，IDH 野生型，间充质亚型	0.94	高度匹配
胶质母细胞瘤，IDH 野生型，间充质亚型，B 亚类	0.93	高度匹配

注释：
若肿瘤甲基化类别评分< 0.9，则结果与分型不匹配，但仍可能与低肿瘤含量和低 DNA 质量的病例原因有关。
甲基化分型结果中，评分数值>=0.9 即与该分型相匹配。

2.5 无监督聚类模型

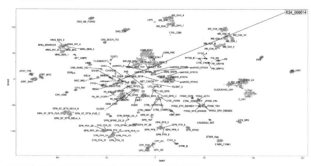

图为生成的 134 亚型可视化无监督聚类图。黑色箭头为该样本的聚类位置。

图 65-5 甲基化聚类结果

【讨论】

NF1 是一种常染色体显性遗传肿瘤易感性综合征，以多发性神经纤维瘤、牛奶咖啡斑、恶性外周神经鞘膜瘤及胶质瘤等病变为特点。世界发病率为 2：10 000 ~ 3：10 000，约 20% 的 NF1 患者出现中枢神经系统原发性胶质瘤，可发生在儿童期至成年期，包括视路和脊髓在内的整个中枢神经系统，组织学上表现为低级别或高级别胶质瘤。视神经胶质瘤最常见，发病率为 15% ~ 20%，通常发生在 7 岁之前。成人 NF1 相关胶质瘤以高级别为主，表观遗传学多样。

一项研究通过对 47 名 NF1 相关胶质瘤进行 NGS、基因拷贝数分析和 DNA 甲基化聚类分析，确定了 NF1 相关胶质瘤的 2 个分子亚组。一组定义为 "NF1 相关毛细胞型星形细胞瘤"，主要发生在儿童时期，仅携带双等位基因 NF1 失活，表现为惰性的临床过程，并具有独特的表观遗传学特征。组织学形态从经典的毛细胞型星形细胞瘤到具有浸润性生长模式的类似于弥漫性星形细胞瘤或神经节细胞胶质瘤的胶质瘤，NF1 相关低级别胶质瘤可聚类为独立的表观遗传簇。第二个亚组主要发生在成年期，表观遗传学多样，包括 CDKN2A 纯合性缺失和 ATRX 突变，表现为更具侵袭性的临床过程，大多数肿瘤与具有毛样特征的高级别星形细胞瘤或 IDH 野生型胶质母细胞瘤的各种甲基化亚组一致。但缺乏经典的 IDH 野生型胶质母细胞瘤的分子特征，如 TERT 启动子突变或 EGFR 扩增。HGAP 是第 5 版 WHO 中枢神经系统肿瘤分类描述的新增亚型，具有独特的表观遗传学特征，仅能依靠甲基化聚类确诊，常伴有 MAPK 通路激活（最常涉及 NF1、FGFR1 或 BRAF）及 CDKN2A 纯合性缺失和 ATRX 突变。NF1 相关的高级别胶质瘤的其他分子改变还包括 TP53 突变（18%）、PIK3CA 或 PIK3R1 突变（24%）、PTEN 突变（6%）、PDGFRA 扩增（60%）、MYCN 扩增（6%）、PPM1D 突变（7%）和 SETD2 突变（6%）。

本例 NF1 相关胶质瘤组织学结构及细胞形态多样，肿瘤细胞弥漫成片，或排列呈菊形团，或类似纤维肉瘤的排列方式；细胞呈梭形、上皮样或横纹肌样形态；免疫表型仅部分区域出现 GFAP、Olig-2 的阳性表达，且与肿瘤其他区域界限清楚，提示是否同时合并高级别胶质瘤成分（胶质瘤与肉瘤的碰撞）还是胶质瘤的不同分化阶段值得探讨。本例需要与以下疾病相鉴别。①原发性恶性周围神经鞘瘤（malignant peripheral nerve sheath tumor，MPNST）：是一种来源于周围神经或显示向神经鞘分化的少见的神经系统恶性肿瘤，多数 MPNST 与 NF1 有关，NF1 相关的 MPNST 通常由良性生长的丛状神经纤维瘤（plexiform neurofibromas，PN）演变而来，发生率仅为 0.001%，其中起源于颅内神经的更为罕见，且47%的病例与第8对颅神经相关。本例解剖位置与颅神经无关。②外周神经纤维瘤恶变转移至颅内：MPNST是一种非常罕见的软组织肉瘤，通常来源于PN的恶变，并与先前存在的神经纤维瘤成分混合，颅内转移罕见，目前文献中仅报道了21例。且最常见的转移部位是肺，其次是椎旁区域。镜下瘤细胞呈梭形，排列紧密，呈条束状增生，细胞核呈弯曲状、逗点状，可见核分裂，细胞质呈嗜酸性，可见纤维基质，类似于纤维肉瘤的组织学形态。本例无外周神经纤维瘤恶变的证据。③碰撞瘤：是指在同一部位发生两种不同组织学类型的肿瘤，出现在脑组织中的原发性肿瘤与转移性恶性肿瘤的"碰撞"更为罕见，且本例NGS检测结果并不支持恶性间叶源性肿瘤与胶质瘤的碰撞。

NF1相关胶质瘤诊断应常规进行分子检测，将其区分低级别与高级别分子组，并进行DNA甲基化分析，将高级别肿瘤准确分类为HGAP、IDH野生型胶质母细胞瘤或其他亚型。

（河北医科大学第二医院　李月红　娄　蕾　邵琪琪）

参考文献

［1］PUFFER R C，GRAFFEO C S，MALLORY G W，et al. Brain metastasis from malignant peripheral nerve sheath tumors［J］. World Neurosurg，2016，92：580.e1－580.e4.

［2］MIETTINEN M M，ANTONESCU C R，FLETCHER C D M，et al. Histopathologic evaluation of atypical neurofibromatous tumors and their transformation into malignant peripheral nerve sheath tumor in patients with neurofibromatosis 1－a consensus overview［J］. Hum Pathol，2017，67：1－10.

［3］LUCAS C G，SLOAN E A，GUPTA R，et al. Multiplatform molecular analyses refine classification of gliomas arising in patients with neurofibromatosis type 1［J］. Acta Neuropathol，2022，4：747－765.

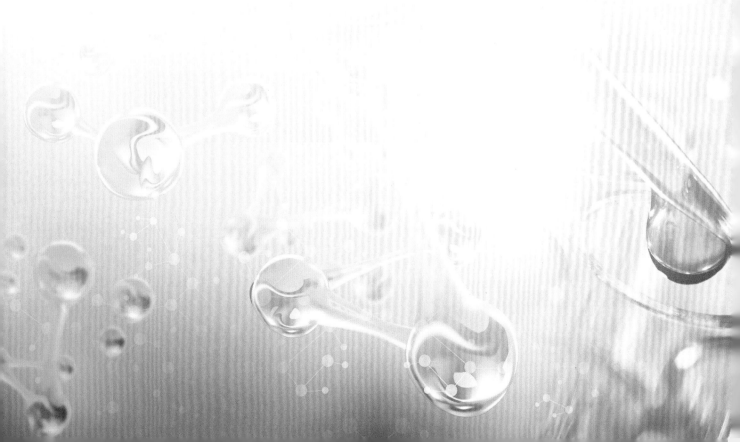

第十章
转移性肿瘤

病例 66　女，65 岁，鞍区占位

【临床资料】

患者，女，65 岁。主诉"视力下降 1 年，加重伴头痛 2 个月"。

现病史：患者 1 年前出现视力下降，未行诊治，2 个月前视力下降明显，伴头痛，行头颅 CT 检查发现鞍区占位，进一步行头颅 MRI 检查提示垂体瘤卒中，为行手术入院。

既往史：高血压。

家族史：无明确家族史。

查体：神清语利，查体合作，双侧瞳孔等大等圆，直径 3.0 mm，对光反应灵敏，眼球运动正常，心肺听诊未闻及明显异常，四肢自主活动，双侧巴宾斯基征阴性。

辅助检查：

1. 血清激素水平检查示黄体生成素下降，催乳素升高（图 66-1）。

	结果	参考值范围
血清促卵泡激素（FSH）	20.86	16.74 ～ 113.59 mIU/mL
黄体生成素（LH）	3.40 ↓	10.87 ～ 58.64 mIU/mL
催乳素（PRL）	48.38 ↑	2.74 ～ 19.64 ng/mL
雌二醇（E2）	30.22	< 40 pg/mL
生长激素（GH）	0.509	0.01 ～ 3.607 ng/mL
促甲状腺激素（TSH）	0.44	0.55 ～ 5.5 μIU/mL
游离三碘甲状腺原氨酸（FT3）	2.82	2.3 ～ 4.2 pg/mL
三碘甲状腺原氨酸（T3）	0.74	0.6 ～ 1.81 ng/mL
游离甲状腺素（FT4）	1.60	0.89 ～ 1.76 ng/dL
甲状腺素（T4）	9.00	4.5 ～ 10.9 μg/dL
皮质醇（COR 8am）	4.41	6.2 ～ 19.4 μg/dL
皮质醇（COR 5pm）	1.94	2.3 ～ 11.9 μg/dL
皮质醇（COR 0am）	2.18	1.0 ～ 5.0 μg/dL

图 66-1　术前血清激素水平检查结果

2. 头颅 MRI 示鞍区占位性病变，可见不规则强化，垂体柄轻度偏移（图 66-2）。

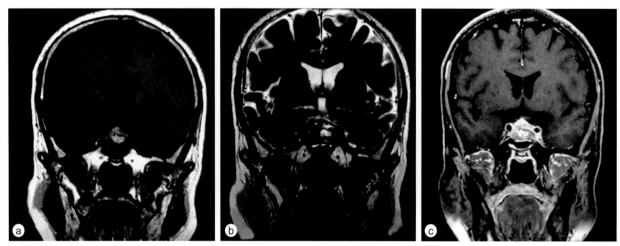

a. 冠状位 T_1WI 扫描；b. 冠状位 T_2WI 扫描；c. 冠状位 T_1WI 增强扫描呈明显强化。

图 66-2　头部 MRI 检查见鞍区占位性病变

行经鼻内镜鞍区肿瘤切除术。

【病理结果】

大体所见：手术切除组织标本为灰白灰褐色碎组织，总大小约 1.1 cm × 1.1 cm × 0.3 cm，质软，全部取材。

镜下所见：肿瘤主呈实片状生长，部分呈乳头状排列。部分肿瘤细胞核小，无明显异型性，乳头状区域肿瘤细胞核增大，异型性明显，易见核分裂象（图 66-3）。

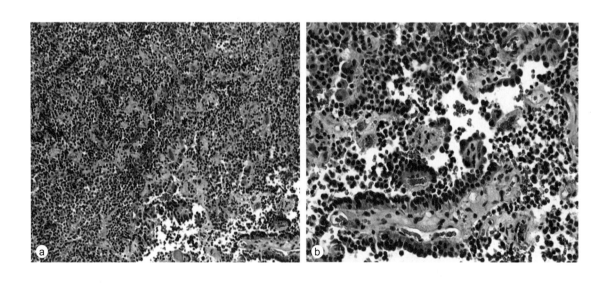

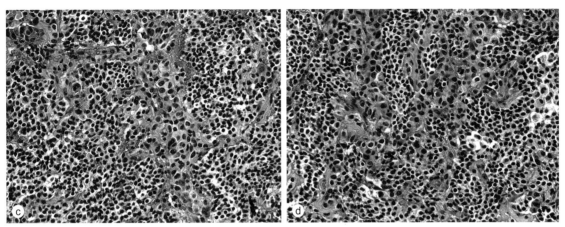

a. 肿瘤呈实片状生长（低倍放大）；b. 部分区域呈乳头状排列。（中倍放大）；c. 实片状区域肿瘤细胞核小，无明显异型性，乳头状区域肿瘤细胞核增大，异型性明显（中倍放大）；d. 乳头状排列区域可见核分裂象（高倍放大）。

图66-3　光学显微镜观察所见（HE染色）

免疫组化检查：在异型性较小的实片状区域，肿瘤细胞表达 SF1、ER、LH、Syn、Ki-67（1%～2%）等标记；在异型性明显的乳头状区，肿瘤细胞表达 TTF-1、NapsinA、SP-B、CK18、p53、Ki-67（60%+）等标记（图66-4）。

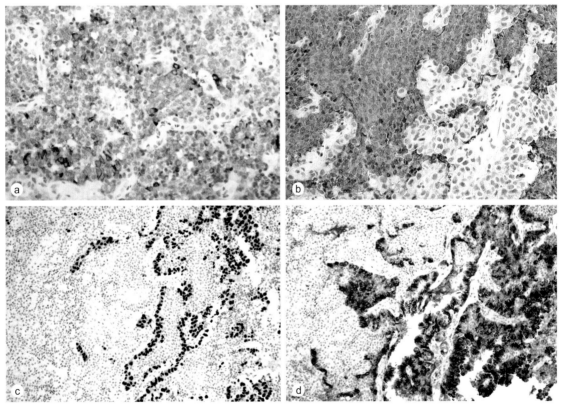

a. LH 标记显示实片状区域异型性较小的肿瘤细胞阳性（中倍放大）；b. Syn 标记显示实片状区域异型性较小的肿瘤细胞阳性，而乳头状区域则为阴性（中倍放大）；c. TTF-1 标记显示乳头状区域肿瘤细胞为阳性，实片状区域为阴性（低倍放大）；d. SP-B 显示乳头状区域肿瘤细胞为阳性，实片状区域为阴性（低倍放大）。

图66-4　免疫组织化学染色（EnVision 二步法）

分子病理结果：ARMS－PCR 检测提示 *EGFR* 基因 19 号外显子缺失（图 66－5）。

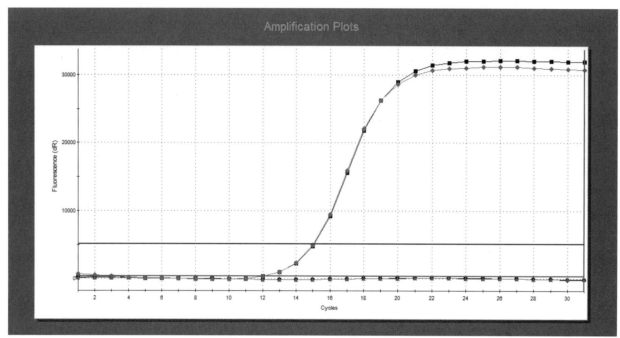

图 66－5　ARMS－PCR 检测结果

后续胸部影像学检查：CT 提示右肺下叶基底段可见分叶状软组织密度影（图 66－6）。

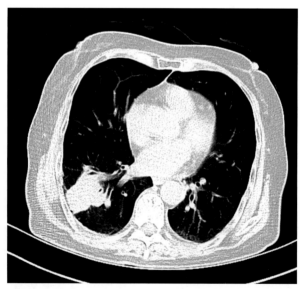

胸部 CT 提示呈右肺下叶基底段可见软组织密度影，呈分叶状，最大截面积约 4.6 cm×3.8 cm，边界清，内可见空泡征，周围可见条索影及少许模糊影，邻近胸膜增厚，可见胸膜凹陷征，右肺下叶部分支气管远端闭塞。

图 66－6　胸部 CT 检查结果

病理诊断：（鞍区）肺腺癌转移至垂体腺瘤（促性腺激素细胞瘤）中。

【讨论】

肿瘤 – 肿瘤转移（tumor–to–tumor metastasis，TTM），即肿瘤间转移，是一种相对罕见但能被确切识别的现象。Berent 等于 1902 年首次报道，迄今已报道了 200 余例。TTM 是指体内某一具有转移能力的肿瘤转移到另一先前已经存在的肿瘤当中。Campbell 等于 1968 年提出关于肿瘤对肿瘤转移的 4 个诊断标准：①肿瘤必须在同一个患者体内；②受体肿瘤必须是真正的肿瘤；③转移性肿瘤必须是真正的转移；④受体肿瘤不可以是白血病和淋巴系统肿瘤。Chambers 等于 1980 年提出了关于颅内外肿瘤 TTM 的诊断标准：①转移病灶必须至少部分被组织学上不同的原发肿瘤组织包围；②必须证明原发肿瘤的存在；③必须通过形态学或免疫组化方法证明转移性肿瘤与原发肿瘤共同存在。

TTM 应与"碰撞肿瘤"区分开来，如恶性肿瘤出现软脑膜播散而延伸到甚至侵袭已存在的脑膜瘤、多发脑膜瘤或乳腺癌脑转移等。"碰撞瘤"一般是指两种肿瘤同时发生在同一部位，即发生于同一部位的两种及以上原发肿瘤。患者可能发生多个原发性脑肿瘤；在某些情况下，两个原发性脑肿瘤可能是相邻的，被称为"碰撞瘤"。然而，TTM 和"碰撞肿瘤"在文献中偶尔会互换使用，因为这两种现象在某些情况下可能很难或难以区分。

颅外恶性肿瘤转移到颅内肿瘤的情况十分罕见，脑膜瘤是最常见的受体肿瘤，垂体腺瘤、血管母细胞瘤、胶质瘤、神经鞘瘤、颅咽管瘤和海绵状血管瘤作为受体肿瘤也有报道；乳腺癌或肺癌是最常见的供体（原发肿瘤）。

目前认为 TTM 的发病机制与多种因素有关，包括细胞起源、肿瘤的内在特性、组织亲和力、受体肿瘤的血管分布和惰性生长模式等。关于 TTM 发病机制的阐述尚未十分明确，目前被大多数人所接受的是佩吉特在 1889 年提出的"种子和土壤"概念。"种子和土壤"理论认为，转移性肿瘤细胞（种子）优先在低代谢率、高胶原和脂质含量丰富的肿瘤（如垂体腺瘤）环境（土壤）中转移和生长。近些年来开发的转移生态模型也是建立在"种子和土壤"理论之上。

TTM 的性别差异不明显，女性发生颅内 TTM 相对多见一些。临床症状具有非特异性，神经系统的体征和症状一般是由颅内压升高或肿瘤对邻近脑组织的局部影响引起的。颅内 TTM 最常见的症状及体征包括头痛、精神状态改变、麻痹、共济失调、视觉症状、恶心、感觉障碍等，也可能临床症状不明显，部分颅内 TTM 是在尸检时首次被诊断出来的。影像学检查也不具备明显特征，在转移到脑膜瘤的病例中，一些人报道了 CT 上肿瘤存在高密度及低密度区域；或 MRI 上肿瘤显示强化不均匀。大多数生长在颅内受体肿瘤内的转移瘤不能被外科医师在术中肉眼识别。偶尔可观察到转移瘤与受体肿瘤的颜色和（或）质地可能有局部不同。因此 TTM 的诊断主要依赖于组织病理学检查。

颅内 TTM 患者的治疗和预后与一般肿瘤脑转移患者相似。恶性肿瘤患者发生中枢神经系统转移是其发病和死亡的主要原因。预后较差，中位生存期通常小于 1 年。颅内 TTM 患者的预后一般取决于颅外的转移灶情况，目前文献中报道发生颅内 TTM 的患者生存时间一般也小于 1 年，且治疗方面，有文献证实放化疗可能对肿瘤转移存在促进作用，新的治疗方案还需要进一步深入研究及探索。

本例颅内 TTM 发生于鞍区，肿瘤存在两种形态，一种为典型原发垂体腺瘤结构；另一种为乳头状肿瘤，且影像学检查发现肺内也存在占位病变，考虑转移癌可能，通过免疫组化及分子学检测证实为两种组织来源，且两种来源的肿瘤虽发生部位相同，但并无相应联系，符合 TTM 的病理学表现。随访显示患者于术后 6 个月死亡，术后未进行放化疗。

　　TTM 相对罕见，且预后不良，因此病理医师在临床病理诊断实践中，需要提高对 TTM 的识别及诊断能力，从而辅助临床制定针对性的治疗策略及更为积极的治疗方案。

（首都医科大学宣武医院　张　萌　高　敏）

参考文献

［1］CAMPBELL L V, Jr, GILBERT E, CHAMBERLAIN C R, Jr, et al. Metastases of cancer to cancer［J］. Cancer, 22：635 - 643.

［2］CHAMBERS P W, DAVIS R L, BLANDING J D, et al. Metastases to primary intracranial meningiomas and neurilemomas［J］. Arch Pathol Lab Med, 1980, 104：350 - 354.

［3］TAKEI H, POWELL S Z.Tumor - to - tumor metastasis to the central nervous system［J］. Neuropathology, 2009, 29：303 - 308.

［4］JIAN - QIANG L U, ARTHUR W C. Tumor - to - Tumor Metastasis：Extracranial Tumor Metastatic to Intracranial Tumors［J］. Tumors of the Central Nervous system, Volume 3（pp.35 - 46）.

［5］KAMEDA - SMITH M M, ZHANG E, LANNON M, et al. Pituitary metastasis：from pathology to clinical and radiological considerations［J］.J Clin Neurosci, 2021, 93：231 - 240.

［6］WIDDELL, KLEINSCHMIDT - DEMASTERS B K, KINDT G. Tumor - to - tumor metastasis from hematopoietic neoplasms to meningiomas：report of two patients with significant cerebral edema［J］. World Neurosurg, 2010, 74（1）：165 - 171.

病例 67 男，61岁，垂体占位

【临床资料】

患者，男，61岁。主诉"间断视物模糊4年，加重伴乏力恶心1月余"。

现病史：患者2019年无明显诱因出现视物模糊，休息后可好转，无黑蒙，无眼部胀痛，未予重视。2021年9月视物模糊较前加重，当时未明显自觉视野受限，不伴有头痛、头晕，未诊治。2022年8月31日行肺部增强CT后自觉乏力、食欲缺乏，无恶心呕吐，患者当晚休息后第二日出现视物不清，患者无头痛头晕。于外院查ALT升高，当地医院给予保肝治疗后肝功能逐渐正常，但视物模糊症状未有缓解。

既往史：2022年1月于当地医院行胃癌根治术，术后化疗3次。术后病理：食管与胃交界组织中见管状腺癌残存，伴有多量高级别神经内分泌癌残存，核分裂>20个/10 HPF。

家族史：无明确家族史。

查体：患者发育正常，意识清醒，对答切题，自主睁眼，遵嘱活动，查体合作。GCS评分：15分（E4V5M6）。脑膜刺激征（−），脊神经根刺激征（−）。视力右眼0.02、左眼0.25，双眼颞侧视野偏盲。余无异常。自发病以来患者饮食、睡眠可，大小便正常，体重无明显减轻。

辅助检查：头颅MRI示蝶鞍增大，鞍区可见类圆形异常信号，边界清楚，大小约为37 mm×19 mm×24 mm，并可见明显"腰"征，信号欠均匀，T_1WI主要呈等信号，T_2WI信号欠均匀，大部分呈等信号，右上部小片明显高信号。鞍底骨质侵蚀下陷，并伸入到蝶窦内。视交叉明显受压抬高。病变紧邻双侧海绵窦。垂体后叶短T_1信号不可见（图67-1）。

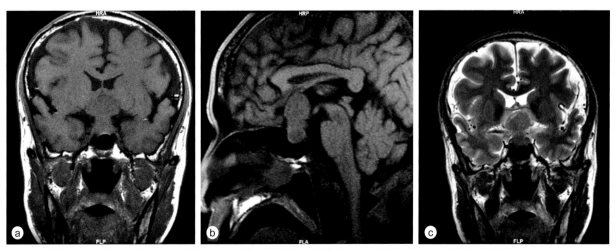

a.冠状位T_1WI扫描呈等信号；b.矢状位T_1WI扫描呈等信号；c.冠状位T_2WI，信号欠均匀、大部分呈等信号。

图67-1 头部MRI检查见病变位于鞍区，向上突入鞍上池压迫下丘脑，伴周围水肿

【病理结果】

术中所见：肿瘤位于鞍区，术中见鞍底骨质下陷，略扩大，骨质变薄，开窗后鞍底硬膜完整，张力略大，切开鞍底硬膜，见质韧的灰白色肿瘤组织翻出，呈块状，组织紧密，血供丰富，不易刮出。

大体所见：冰冻送检标本为破碎组织一小堆，总体积约为 0.5 cm × 0.5 cm × 0.4 cm。后送检常规标本为破碎组织一小堆，总体积约为 0.6 cm × 0.5 cm × 0.3 cm。

镜下所见：垂体肿物组织学表现为典型神经内分泌肿瘤形态，细胞弥漫成片，排成巢索状结构，可见血管丰富的纤细间质，周围部分区域见纤维分隔，肿物周边未见明确的垂体前叶及后叶组织（图 67-2a）。因患者有胃癌病史，借阅原单位化疗后手术切除标本切片示，残留神经内分泌癌成分与垂体肿瘤成分形态类似，相对垂体单纯成分部分区域含有腺管样结构（图 67-2b）。

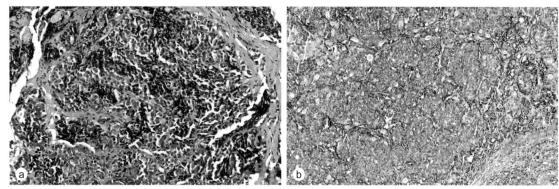

a. 垂体肿瘤呈现类似原发垂体神经内分泌肿瘤形态（高倍放大）；b. 残留胃肿瘤组织呈现高级别神经内分泌癌及腺癌混杂存在形态（高倍放大）。

图 67-2　光学显微镜观察所见（HE 染色）

免疫组化检查：肿瘤细胞因子 PIT1、TPIT 阴性，SF1 阳性，GATA3、ER 阴性，GH、PRL、TSH、FSH、ACTH 激素表达阴性，CgA 阴性，Syn 阳性表达，LH 有个别细胞呈散在的阳性表达，CAM5.2 弥漫阳性，p53 弥漫阳性，Ki-67 增殖指数约为 80%，未了解病史情况下，形态及免疫组化易误诊为 SF1 因子相关谱系的垂体神经内分泌肿瘤。结合病史，垂体肿瘤加染 CDX-2 阳性，同时借原单位化疗后组织切片，加染 SF1 也呈阳性表达，两者都具有类似的 CAM5.2 弥漫阳性、p53 弥漫阳性、Ki-67 增殖指数高的表现，胃部肿瘤免疫组化同样 CgA 阴性，Syn 阳性表达（图 67-3）。

分子病理结果：垂体肿瘤行二代测序检测，检测出具有潜在临床意义的 Ⅱ 类变异两项，TP53 基因 6 号外显子错义突变，c.584T > C（p.I195T），丰度为 89.34%，CCNE1 基因拷贝数增加，染色体位置 19q12，丰度 CN 为 21.0。临床意义不明的基因变异 16 项，包含错义突变、移码突变、剪切区域突变及拷贝数增加。

病理诊断：（鞍区占位）结合病史及免疫组化，符合转移性神经内分泌癌，考虑来源于胃。

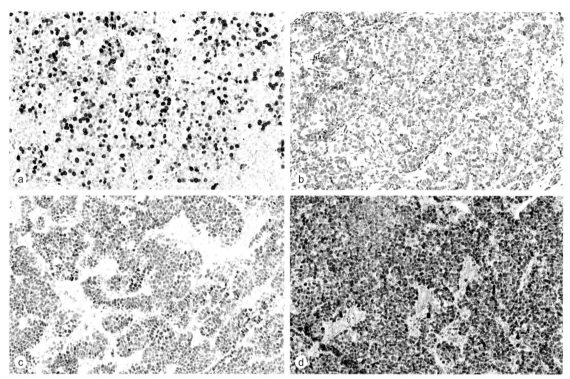

a. 垂体肿瘤中 SF1 阳性表达（高倍放大）；b. 原胃癌切片神经内分泌成分显示 SF1 阳性表达（高倍放大）；c. 垂体肿瘤 CDX−2 弥漫阳性表达（高倍放大）；d. 垂体肿瘤中 p53 弥漫阳性表达（高倍放大）。

图 67−3　免疫组织化学染色（EnVision 二步法）

【讨论】

自 1857 年 Benjamin 首次报道了基于尸检的 1 例黑色素瘤转移到垂体的恶性肿瘤后，随着影像学和神经诊断技术的发展，全身多处原发的实体瘤转移到垂体的病例在文献中时有报道。但是垂体转移癌仍然是罕见情况，其发生率仅占垂体恶性肿瘤的 1.0% ~ 3.6%，在所有颅内转移肿瘤中占比约 0.4%。

按照文献报道，绝大多数的垂体转移癌为无症状类型，症状性垂体转移癌占总数的 7% 左右。肺癌及乳腺癌是最常见的转移肿瘤原发部位，其中男性以肺癌为主，女性以乳腺癌为主，男女的发病率类似，平均诊断年龄在 58 岁。对于鞍区的病变来说，明确是否为转移性病变至关重要，因为原发性肿瘤和转移性肿瘤的治疗方式可能截然不同，而垂体转移癌的临床和影像学表现并没有明确的特异性，极易造成临床漏诊和误诊。本例患者在临床过程中即被诊断为垂体腺瘤，患者的首发症状实际为垂体的转移性肿瘤造成的视力异常，但是患者的胃肠道原发肿瘤通过其他方式检查并手术后将近半年才进行了垂体部位的手术治疗。

垂体转移癌的常见部位为蝶鞍区和鞍上区，包括垂体实质组织、垂体柄、下丘脑等结构，对于有症状的患者，最常见为尿崩症，可能是由于肿瘤侵及垂体柄造成的。其他的主要临床症状包括视力视野异常、颅高压相关症状、垂体功能减退或紊乱等。视力下降和视野缺损是由于肿瘤压迫视神经或者视交叉造成，挤压鞍区内的垂体正常结构造成了相应的功能减退或者紊乱等症状。垂体转移癌的影像学表现多变，缺乏特征性，其 MRI 表现可以类似垂体神经内分泌肿瘤、肉芽肿、脓肿、垂体卒中等疾病。相对特征性的影像学表现有以下特点：①常见于垂体后叶或垂体柄部位；②T_1WI 呈低信号，T_2WI 呈高信号表现；③增强扫描有显著强化表现；④肿瘤呈"哑铃征""束腰征"表现，周围水肿；⑤肿瘤侵犯或压迫周围组织。

相对于其他类型的实体肿瘤转移到垂体部位，神经内分泌肿瘤（neuroendocrine tumors，NETs）转移至垂体的病例就更加罕见，据报道显示，肺癌是实体瘤中最多见转移至垂体对应的，小细胞肺癌是转移到垂体最常见的原发神经内分泌肿瘤，其次是肺的非典型类癌、胰腺神经内分泌肿瘤和甲状腺髓样癌。胃肠道的腺神经内分泌癌转移到垂体的之前鲜见有过病例报道。相对于其他类型的实体肿瘤，NETs 的临床表现略有不同，最近一项文献分析纳入 43 例神经内分泌肿瘤转移性垂体瘤患者，其中 73% 的患者至少存在一种垂体前叶激素缺乏症（性腺轴功能低下最常见）。57% 和 35% 的患者分别被诊断为高催乳素血症和尿崩症。40% 的患者被检测出继发性皮质醇功能低下和甲状腺功能减退。罕见情况下，激素活性神经内分泌肿瘤转移可导致肢端肥大症和库欣综合征，也曾报道过转移瘤位于预先存在的垂体腺瘤内的情况（"碰撞性肿瘤"）。本例患者表现为视野缺损和视物模糊，而且在影像学中没有显著的强化表现，这样的临床症状也是造成本例诊断困难的重要原因。

本病例另一个造成临床诊断困惑的重要指标为垂体肿瘤中的 SF1 阳性表达及散在细胞的 LH 表达，SF1 是一种与多种器官发育和功能相关的蛋白质，按照 WHO 内分泌肿瘤分册，其作为垂体神经内分泌肿瘤分类中重要的转录因子，广泛应用于临床垂体肿瘤的诊断。但 SF1 有其自身的非转录因子作用的表达部位和特点，SF1 在人类胚胎中先于性别决定基因出现，卵巢发育过程中始终可检测到，并在多个脏器中可以呈现蛋白表达。多项研究表明，SF1 在胃肠道神经内分泌肿瘤中表达，包括胃、肠、胰腺和胰十二指肠的肿瘤。胃肠道 NET 中 SF1 的表达率为 20% ~ 50%。故而只看到垂体肿瘤中 SF1 免疫组化表达对本病例诊断垂体原发 SF1 谱系的神经内分泌肿瘤是有问题的。

综上所述，实体肿瘤转移至垂体罕见，尤其是神经内分泌肿瘤转移到垂体的相对文献记载较少。由于垂体转移瘤可能导致危及生命的并发症，因此需要早期诊断并给予恰当治疗。尽管神经内分泌肿瘤很少转移至垂体，但在临床诊断过程中，老年患者同时出现鞍区肿块、尿崩症和神经麻痹时，应考虑转移性病变的可能。在形态学诊断时，综合应用免疫组化，并关注原发肿瘤的特殊免疫组化表达的异常有助于明确病变性质，减少误诊漏诊，为临床提供更精确的指导治疗。

（北京协和医院　赵大春　霍　真　陆俊良）

参考文献

［1］CHIANG M F, BROCK M, PATT S. Pituitary metastases［J］. Neurochirurgia（Stuttg），1990，33（4）：127－131.

［2］RAGNI A, NERVO A, PAPOTTI M, et al. Pituitary metastases from neuroendocrine neoplasms：case report and narrative review［J］. Pituitary，2021，24（5）：828－837.

［3］MORENO-PEREZ O, PEIRÓ F M, LÓPEZ P, et al. An isolated pituitary metastasis as presentation of a differentiated hepatocellular carcinoma mimicking a nonfunctioning macroadenoma［J］. J Endocrinol Invest，2007，30（5）：428－433.

［4］HE W, CHEN F, DALM B, et al. Metastatic involvement of the pituitary gland：a systematic review with pooled individual patient data analysis［J］. Pituitary，2015，18（1）：159－168.

［5］ARMENI E, ALEXANDRAKI K I, RONCAROLI F, et al. Primary pituitary carcinoids do not exist：a reappraisal in the era of pituitary neuroendocrine tumours［J］. Arch Med Res，2023，54（8）：102841.

病例68 女，61岁，左顶叶病变

【临床资料】

患者，女，61岁。主诉"右上肢无力20天，加重3天"。

现病史：患者20天前无明显诱因出现右上肢无力，伴远端精细活动能力下降，表现为书写困难，右侧下肢症状不明显，伴间断头晕症状。当地MRI提示左顶叶占位。

既往史：右颌下占位，具体结果不详。

家族史：无明确家族史。

查体：全身皮肤黏膜无黄染、皮疹及出血点，浅表淋巴结未触及肿大。双肺叩诊呈清音，听诊呼吸音清，未闻及干湿啰音。心界不大，心率70次/分，律齐，各瓣膜听诊区未闻及病理性杂音。腹平，未见腹壁静脉曲张，腹软，无压痛、反跳痛，肝脾肋缘下未及，墨菲征阴性，移动性浊音阴性，双肾区无叩击疼。肠鸣音次/分。肛门及外生殖器未见异常。脊柱四肢无畸形，活动自如，关节无红肿，双下肢无水肿。神经系统生理反射存在，病理反射未引出。

辅助检查：头颅MRI示混杂短/长T_1、混杂长/稍长T_2信号，增强扫描示可见少量点片状强化。病变边界不清，瘤周可见片状水肿，左侧侧脑室后脚受压移位（图68-1）。

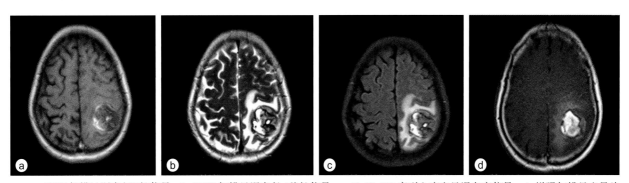

a. T_1WI扫描呈混杂短/长信号；b. T_2WI扫描呈混杂长/稍长信号；c. T_2 FLAIR序列上病变呈混杂高信号；d. 增强扫描呈少量片状强化。

图68-1 头颅MRI检查见病变位于左侧顶叶，脑凸面类圆形占位

【病理结果】

术中所见：肿瘤位于左侧顶叶，灰红色，质韧，血供丰富，浸润性生长，与周围脑组织无明显界限。

大体所见：送检灰红碎组织一堆，大小为4.5 cm×4.0 cm×1.8 cm，切面灰红色，质软。

镜下所见：低倍镜下肿瘤细胞密度较大，围绕血管分布；肿瘤细胞呈圆形/卵圆形，异型性大，可见较多的核分裂，继发性改变可见坏死（图68-2）。

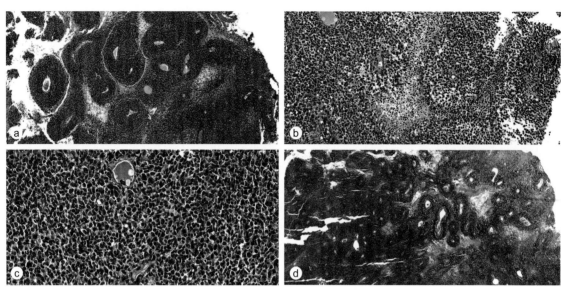

a. 肿瘤细胞围绕血管分布，呈乳头状外观，肿瘤细胞密度较大（低倍放大）；b. 可见坏死（中倍放大）；c. 肿瘤细胞呈圆形/卵圆形，异型性大，可见核分裂（高倍放大）；d. 右颌下占位组织学形态（低倍放大）。

图 68-2　光学显微镜所见（HE 染色）

免疫组化检查：S-100（少数+），Olig-2（+），SOX10（+），HMB45（+），Melan-A（+），p53（+），SSTR2（少数+）；AE1/AE3（-），CK8/18（-），EMA（-），GFAP（-），PR（-），CD34（-），STAT6（-），CD99（-），FLI-1（-），Syn（-），INI1（-），BRG1（-）；Ki-67 增殖指数（约 50%+）（图 68-3）。

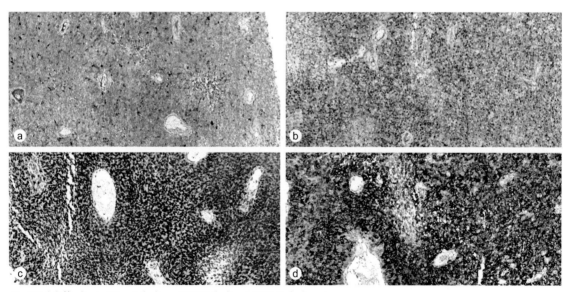

a. S-100（少数+）；b. Olig-2（+）；c. SOX10（+）；d. HMB45（+）。

图 68-3　免疫组织化学染色（中倍放大）

分子病理结果：Sanger 测序检测未发现 IDH1 R132 位点和 IDH2 R172 位点突变；FISH 未检测到 *Ewsr1* 基因断裂。

病理诊断（整合诊断）：转移性恶性黑色素瘤。

既往史：右颌下占位切除术，调阅其他医院右颌下占位的手术标本切片，诊断为恶性黑色素瘤。本例为颅内单发病例，并且组织学形态和右颌下的恶性黑色素瘤组织学形态一致，故诊断为转移性恶性黑色素瘤。

【讨论】

恶性黑色素瘤是一种起源于黑色素细胞的恶性肿瘤，好发于黏膜、皮肤、眼脉络膜等部位。颅内黑色素瘤可分为原发性和转移性。

颅内原发性黑色素瘤的特点包括占脑肿瘤的 0.06% ~ 0.1%，主要起源于软脑膜的黑素细胞，发病年龄较低，多在 50 岁以下，不易发生全身转移。颅内黑色素瘤的 CT 扫描多表现为高密度影或等密度影，无明显特征性；MRI 表现多样，取决于黑色素瘤的类型和是否发生肿瘤内出血。典型的 MRI 表现为短 T_1 短 T_2 信号，这是由于存在于黑色素中的不成对电子和自由基生成的金属离子螯合物增强了 MRI 的顺磁性质子弛豫，使 T_1、T_2 弛豫时间明显缩短，故 MRI 是颅内黑色素瘤的最佳影像学诊断方法，但 MRI 信号易受肿瘤内部的色素含量和瘤内出血情况的影响，大部分肿瘤在 MRI 增强上有明显的强化；若无黑色素或者出血，则 MRI 表现为等长 T_1 长 T_2 信号。颅内原发性黑色素瘤治疗主要是完全切除术联合术后放化疗，生存时间较颅内转移性黑色素瘤较长。

颅内转移性黑色素瘤临床表现与转移灶所在部位、大小和数目有关，以头痛、恶心、呕吐等颅内压增高症状及偏瘫、失语、偏盲、癫痫等运动、精神和颅神经功能失调症状最为常见。所以对病史不详和原发病灶不明确的患者，极易误诊。颅内转移性黑色素瘤的特点包括多发性颅内肿瘤，发病年龄较大，多为老年患者，因全身转移所致的快速、严重的临床过程。

Olig-2 是一种基础的螺旋-环-螺旋转录因子，它在胚胎发育过程中可促使神经干细胞向少突胶质细胞分化，并与少突胶质细胞的成熟密切相关，是少突胶质细胞较特异的免疫标记。研究发现 Olig-2 不仅表达于少突胶质细胞，也可在中枢神经细胞瘤、室管膜瘤、胚胎发育不良性神经上皮肿瘤等中枢神经系统透明细胞肿瘤中表达，且在恶性黑色素瘤、肺癌、乳腺癌、T 淋巴母细胞淋巴瘤等多种恶性肿瘤中过度表达，因此颅内 Olig-2 阳性的肿瘤在诊断时并不能仅局限于中枢神经系统原发的肿瘤。Lee 等研究证实了 Olig-2 在恶性黑色素瘤细胞和组织中均存在过度表达，且 Olig-2 通过调节 p53 介导黑色素瘤细胞凋亡、迁移和侵袭。Olig-2 阳性表达的颅内转移性黑色素瘤需与具有上皮样特点或横纹肌样细胞形态及 Olig-2 阳性表达的相关肿瘤进行鉴别诊断。颅内转移性恶性黑色素瘤的治疗目前尚无标准，传统的治疗方法以肿物手术切除为主，化疗药物因无法穿过血脑屏障，因此对颅内转移性黑色素瘤无明显效果。靶向药物 BRAF 抑制剂对颅内外 *BRAF* 突变的转移灶均有显著的疗效。

（郑州大学第一附属医院　崔　黎　张红燕）

参考文献

［1］吕青青，张勇，程敬亮，等 . 颅内原发恶性黑色素瘤 MRI1 例报告［J］. 中国临床医学影像杂志，2018，29（11）：832－833.

［2］LEE P H，WANG L C，LEE E J. Primary intracranial melanoma［J］. J Cancer ResPract，2017，4（1）：23－26.

［3］LIN Y W，DEVENEY R，BARBARA M，et al. OLIG2（BHLHB1），a bHLH transcription factor，contributes to leukemogenesis in concert with LMO1［J］. Cancer Research，2005，65（16）：7151－7158.

［4］饶洁，陈芳芳，刘雯，等 . Oligo2 阳性的脑转移性恶性黑色素瘤临床病理观察［J］. 中国组织化学与细胞化学杂志，2022，31（3）：279－283.

病例 69　男，5 岁，左小脑半球占位

【病例资料】

患儿，男，5 岁。

现病史：患儿 1 个月前出现头晕、头痛、呕吐伴四肢站立不稳。行头颅 MRI 检查提示左侧小脑半球肿块，双侧侧脑室、第三脑室扩张积水。

既往史：患儿 4 年前行"经腹右肾肿瘤根治术"，术后诊断为肾母细胞瘤；3 年前行"右侧第 7 肋骨部分切除术 + 右肺下叶表面肿物切除术"，术后诊断为婴儿型纤维瘤病。

辅助检查：头颅 MRI 提示左侧小脑半球肿块，双侧侧脑室、第三脑室扩张积水，边界清，大小约 66 mm × 58 mm × 54 mm（图 69-1）。

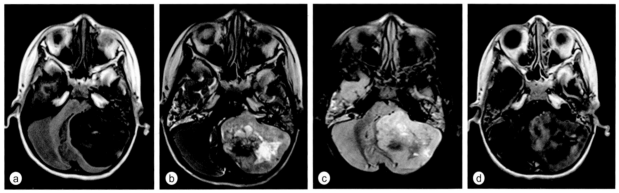

a. T$_1$WI 高低混杂信号；b. T$_2$WI 高低混杂信号；c. T$_2$ FLAIR 其内见坏死囊变信号；d. 增强扫描可见部分不均匀强化。

图 69-1　头部 MRI 检查所见

【病理结果】

大体所见：送检碎组织一堆，大小为 10 cm × 9 cm × 3 cm，呈灰白色，质地中等。

镜下所见：肿瘤与周围脑组织境界清楚，肿瘤形态较多样，部分呈弥漫实性或束状排列，部分区域似有血管周假菊形团，部分可见微囊变。瘤细胞疏密不均，呈圆形、卵圆形、梭形，细胞质少到中等，轻度呈嗜酸性或透凉，核有一定异型性，染色质细腻，部分可见细小的核仁，不同区域核分裂象不等，3 ~ 10 个 /10 HPF；间质富于血管，呈薄壁分枝状或厚壁伴玻璃样变性血管。回顾原肾脏病灶：瘤细胞呈片状分布，局灶可见残留的肾小管结果，肿瘤细胞呈卵圆形或短梭形，核染色质细腻，核分裂象易见（图 69-2）。

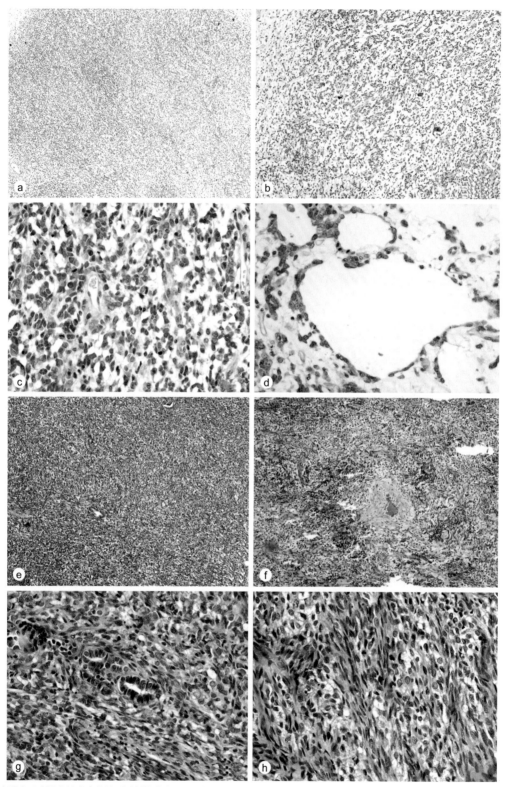

a. 小脑内肿瘤呈弥漫实性或束状排列（低倍放大）；b. 瘤细胞疏密不均，部分呈短梭形，间质血管丰富（低倍放大）；c. 核有异型，染色质细腻，核分裂象易见（高倍放大）；d. 局灶可见囊腔形成（高倍放大）；e. 肾脏肿瘤细胞同样为弥漫实性或束状排列（低倍放大）；f. 可见厚壁血管（低倍放大）；g. 可见肾小管样结构（高倍放大）；h. 肿瘤细胞呈圆形、卵圆形或短梭形，染色质细腻，核分裂象易见（高倍放大）。

图 69-2　光学显微镜观察所见（HE 染色；a～d 为小脑病灶，e～h 为肾原脏病灶）

免疫组化检查：GFAP（－），Olig－2（－），CK（AE1/AE3）（－），EMA（－），Vimentin（＋），BCOR（弥漫强＋）WT1（－），INI1（＋），CD56（＋），Syn（－），CgA（－），Desmin（－），SMA（－），S－100（－），CD34（ 血 管＋），Myogenin（－），CD99（＋），FLI－1（＋），NeuN（－），NSE（－），NF（部分＋），STAT6（－），PAX2（部分＋），PAX8（少量＋），Cyclin D1（＋），Ki－67（热点区域70%＋）（图69－3）。

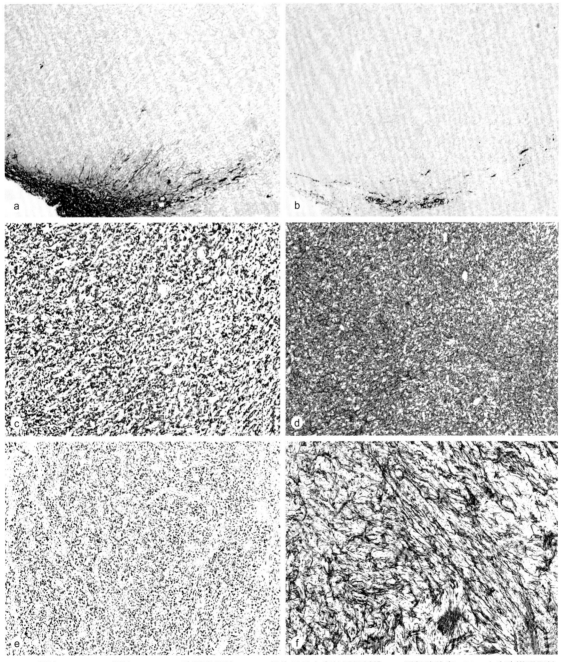

a. GFAP 阴性；b. Olig－2 阴性；c. BCOR 弥漫强阳性；d. Ag 银染显示丰富的网织纤维；e. 原肾脏肿瘤 BCOR 也为弥漫强阳性；f. 原肾脏肿瘤 Ag 银染同样显示丰富的网织纤维。

图 69－3　组织化学及免疫组织化学染色（EnVision 二步法，中倍放大）

分子病理结果：颅内病灶及原肾脏病灶均有 *BCOR* 15 号外显子内部串联重复（图 69–4）。

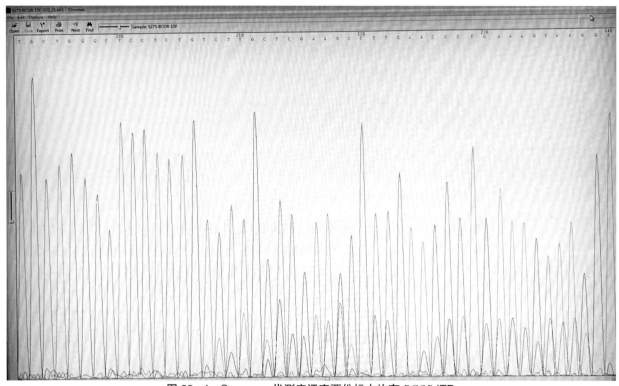

图 69–4　Sanger 一代测序证实两份标本均有 *BCOR* ITD

病理诊断：恶性肿瘤，需鉴别原发的 *BCOR* ITD 中枢神经系统肿瘤与肾透明细胞肉瘤脑转移，结合病史、免疫组化、分子检测及特殊染色结果，符合肾透明细胞肉瘤脑转移。

【讨论】

BCOR ITD 最早于 2015 年在肾透明细胞肉瘤中报道。串联重复是指 DNA 中的一个或多个核苷酸前后相连接的重复，以相对恒定的短序列为重复单位。*BCOR* ITD 是 *BCOR* 基因第 15 号外显子 3' 端发生内部串联重复（1700–1755）。

中枢神经系统肿瘤伴 *BCOR* 串联重复，最初研究称为伴有 *BCOR* 改变的 CNS 高级神经上皮肿瘤，第 5 版 WHO CNS 肿瘤分类中并未纳入 *BCOR* 突变及 *BCOR–EP300* 融合等分子改变的神经上皮肿瘤，仅认可了 *BCOR* ITD 的中枢神经系统肿瘤，属于中枢神经系统胚胎性肿瘤大类下。

该病就诊时的中位年龄为 3.5 岁（0～22 岁），好发于儿童，可发生于中枢神经系统任意部位，发生于小脑的多见于 5 岁以下幼儿，幕上肿瘤则好发于幼儿和年龄较大儿童。MRI 上，肿瘤通常边界清楚，常有中央囊性成分，不均匀增强。大部分邻近脑组织界线清楚，可有栅栏状坏死。显著特点：室管膜瘤样血管周围假菊形团，可有胶质瘤胶质样纤维的区域，局灶基质黏液或微囊变，局灶间质透明玻璃样变。核呈圆形、卵圆形，染色质细腻，密度可变，部分区域高密度和多量核分裂象，可有 Homer–Wright 样菊形团，但并不是真正的 Homer–Wright 菊形团。免疫组化上，中央区 Syn 为阴性，

Vimentin 和 CD56 常阳性，但这两个抗体并不特异。Olig-2 常为阳性，GFAP 常为阴性或可有少量弱阳性，神经元标记 NeuN 可阳性，Syn 阴性。BCOR 一般为弥漫强阳性，但需要注意的是，BCOR 免疫组化结果可能不特异，最终确诊还是需要明确的分子 BCOR ITD 结果。Ki-67 增殖指数常为 15% ~ 60%。

对 34 例患者进行临床随访（总生存期），BCOR ITD 中枢神经系统肿瘤总生存期较差，在 0.2 ~ 14.2 年（中位数 1.7 年）。OS 分析表明，手术全切是一个良好的预后因素（$P<0.01$）。同时接受放疗和化疗的患者比未接受辅助治疗或仅接受其中一种治疗的患者表现出更高的存活率，但没有统计学意义（$P=0.06$）。此外，OS 与年龄、性别和位置无关（$P>0.05$）。

BCOR 15 号外显子内部串联重复除了可见于伴有 BCOR ITD 的 CNS 高级别神经上皮肿瘤，还常见于肾透明细胞肉瘤、高级别子宫内膜间质肉瘤、软组织圆细胞未分化肉瘤及婴儿原始黏液样间充质肿瘤等。最新观点认为，中枢和外周的 BCOR ITD 肿瘤属于 BCOR 家族肿瘤中的两个亚群，二者的甲基化聚类分析也聚类在两个亚组。BCOR ITD 的中枢神经系统肿瘤富含神经胶质细胞表达的基因，是原始神经上皮祖细胞起源，而 BCOR ITD 肉瘤主要表达胚胎发育基因，来自于间充质祖细胞。

（中山大学肿瘤防治中心　胡婉明　曾　敬）

参考文献

［1］STURM D，ORR B A，TOPRAK U H，et al. New Brain Tumor Entities Emerge from Molecular Classification of CNS-PNETs［J］. Cell, 2016, 164（5）：1060-1072.

［2］WANG R，GUAN W，QIAO M，et al. CNS tumor with BCOR internal tandem duplication：Clinicopathologic, molecular characteristics and prognosis factors［J］. Pathol Res Pract, 2022, 236：153995.

［3］FERRIS S P，VELAZQUEZ VEGA J，ABOIAN M，et al. High-grade neuroepithelial tumor with BCOR exon 15 internal tandem duplication-a comprehensive clinical, radiographic, pathologic, and genomic analysis［J］. Brain Pathol, 2020, 30（1）：46-62.

［4］YOSHIDA Y，NOBUSAWA S，Nakata S，et al. CNS high-grade neuroepithelial tumor with BCOR internal tandem duplication：a comparison with its counterparts in the kidney and soft tissue［J］. Brain Pathol, 2018, 28（5）：710-720.

［5］BOUCHOUCHA Y，TAUZIÈDE-ESPARIAT A，Gauthier A，et al. Intra- and extra-cranial BCOR-ITD tumours are separate entities within the BCOR-rearranged family［J］. J Pathol Clin Res, 2022, 8（3）：217-232.

第十一章
非肿瘤性病变

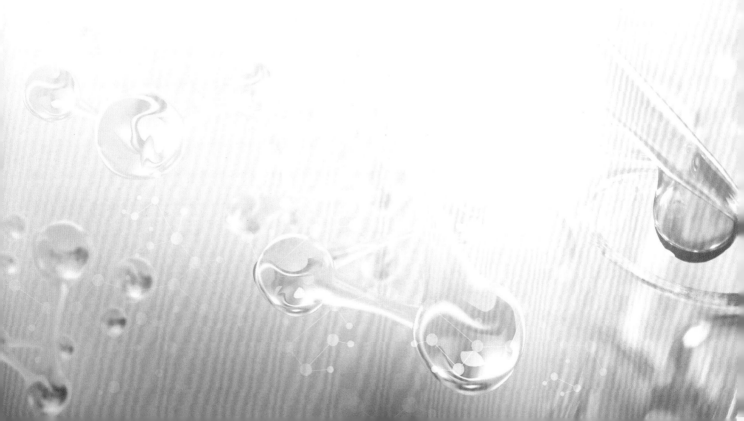

病例 70　男，11 月龄，下丘脑占位

【临床资料】

患儿，男，11 月龄。主诉"间断性低热 2 月余"。

现病史：患儿间断性发热 2 个月，热峰为 37.8 ℃；曾于外院多次怀疑支气管肺炎，对症处理后效果欠佳。追问病史，患儿偶有发作性痴笑，平素多饮奶水，排尿次数较多。血清学检查显示尿素、肌酐降低、低钠及血糖升高（具体不详）；血清激素生化检测显示皮质醇（16 pm）374.74 nmol/L，促肾上腺皮质激素 13.14；颅脑 MRI 检查示鞍上占位性病变收治入院。

既往史 & 家族史：无特殊病史，父母体健。

查体：患儿发育可，意识清醒，精神反应佳，轻度肥胖体态（体重 12 kg），毛发尚均匀，面容圆润，少许潮红，肢体活动度好。发病以来睡眠尚可，小便次数多，大便正常。阴囊无水肿，无阴毛发育，双侧睾丸在位，生殖器略大。浅表淋巴结未触及肿大。

辅助检查：头颅 MRI 显示鞍上的下丘脑区片状异常信号（31 mm × 25 mm × 24 mm），T_1WI 呈等低信号，T_2WI 呈等高信号，边界清晰，T_1WI 增强后呈轻度均匀强化（图 70-1）。CT 平扫显示下丘脑等密度影。

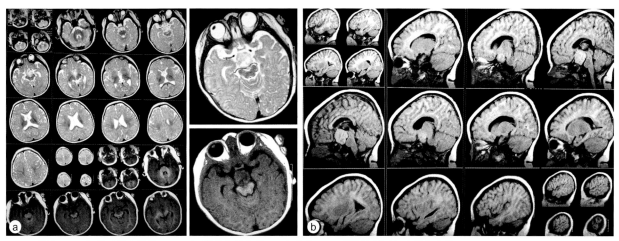

a. 轴位 T_2WI 扫描呈等高信号，T_1WI 扫描呈等低信号；b. 矢状位 T_1WI 增强扫描呈轻度均匀强化。

图 70-1　头部 MRI 检查见病灶位于三脑室的下丘脑区，结节状，边界清晰

经鼻内镜行病灶部分切除术。

【手术所见】

经鼻内镜行病灶部分切除术。术中见鞍上一白色肿块，有边界，质软，血供一般。

【病理结果】

大体所见：送检灰白色碎组织一堆约 1 cm × 1 cm。

镜下所见：病灶主要由大量神经元和胶质细胞混杂分布，类似灰结节。神经元中等大，散在无序分布，局部可呈模糊的结节样排列；发育成熟，小到中等体积，找不到发育异常神经元。胶质细胞散在分布，以星形细胞为主，细胞异型性不明显（图 70-2）。

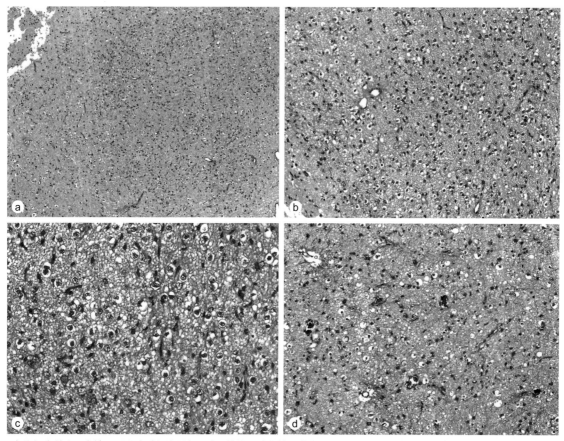

a. 病灶细胞稀疏，由神经元和胶质细胞混杂组成，模糊不清的簇状分布（低倍放大）；b. 神经元中等大小，无序排列，混杂星形胶质细胞（低倍放大）；c. 神经元发育好，胶质细胞无异型（高倍放大）；d. 病灶内外伴有细钙化（低倍放大）。

图 70-2　镜下组织病理学改变（HE 染色）

免疫组化检查：病灶神经元成分显示 NeuN 和 MAP2 阳性，部分 NF 阳性，星形细胞则表达 GFAP、Olig-2 和 SOX10，二者均不表达 CD34、TTF-1 和 BRAF V600E 蛋白，Ki-67 增殖指数约为 1%（图 70-3）。

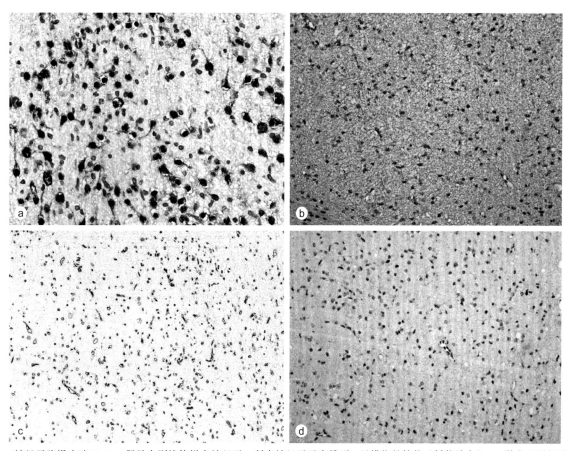

a. 神经元弥漫表达 NeuN，偶见个别锥体样大神经元，所有神经元无序排列，呈模糊的簇状（低倍放大）；b. 散在星形细胞表达 GFAP（低倍放大）；c. 病灶 CD34 阴性（低倍放大）；d. Ki-67 增殖指数为 1%（低倍放大）。

图 70-3　免疫组织化学染色结果（EnVision 二步法）

分子病理结果：ARMS-PCR 检测 *BRAF* 基因 15 外显子第 600 密码子为野生型。

病理诊断（整合诊断）：（鞍上）下丘脑错构瘤。

【讨论】

下丘脑错构瘤（hypothalamic hamartomas，HH）又称下丘脑神经元错构瘤，是一种非肿瘤性的先天性发育畸形，由神经元和胶质细胞构成的结节状病灶，类似下丘脑灰质。HH 位于下丘脑腹侧，其发病率据估为 1/20 万，非常罕见，通常儿童起病，以痴笑发作和中枢性性早熟为主要表现。

关于下丘脑错构瘤的起源和发生机制尚不明了。HH 通常为散发性，无家族病史，极罕见情况下发生于 Pallister-Hall 综合征，近来分子遗传学显示散发病例中存在 SHH 信号通路的 *GLI3* 和 *OFD1* 基因的体系突变。

HH 病灶呈现卵圆形或圆形，0.5～5 cm，偶可超过 10 cm，生长缓慢，主要位于下丘脑腹侧前部的灰结节和乳头体附近。MRI 与 CT 检查显示病灶边界清晰，类似正常灰质，但 MRI 通常 T_1WI 信号略低于灰质，T_2WI 信号略高，且与病灶内胶质细胞数量有关，胶质细胞越多，其 T_2WI 信号越高，增强后不强化或轻度强化；很少囊变，偶有钙化。

HH 的临床表现包括神经和内分泌症状，以及认知、行为、精神异常，但患者呈现的表现各不一致，超过 60% 的患者表现为癫痫发作，超过 50% 为中枢性性早熟，30% ~ 49% 出现认知能力逐渐下降和行为异常，部分出现精神障碍；少数有垂体柄和视神经受累的一些症状。成人症状通常不典型，HH 的特征性表现是痴笑发作，甚至哭泣样发作，通常是儿童起病，药物控制不佳，可逐步进展至严重癫痫。约 5% 的患者表现为 Pallister－Hall 综合征。根据解剖关系 HH 存在多种分类方法，应用更简便的是 Boyko 分类，依据灰结节区附着情况分为无蒂广基型和带蒂型；与之类似的 Arita 分类将其分为下丘脑内型（类似广基型）和下丘脑旁型（类似带蒂型），下丘脑旁型主要与垂体轴功能障碍，特别是中枢性性早熟有关，很少与癫痫相关；而下丘脑内型与癫痫和认知障碍等症状相关。据推测，癫痫的发生主要始于其异常成簇的神经元。临床症状轻微者，可予以观察，性早熟可选择药物治疗，但癫痫和认知障碍方面通常药物控制不佳； HH 的病灶切除或离断手术是控制癫痫等症状方面首选治疗方式，立体定向放射治疗对神经认知功能和神经内分泌的负面影响更小，逐渐成为新的治疗选择。

HH 镜下显示发育成熟的神经元与散在胶质细胞混杂分布，细胞密度低－中等，类似灰质，神经元成分居多，排列并无极性，可见模糊的簇状分布，绝大多数为小神经元（分泌 γ－氨基丁酸，抑制型神经元），极少数为锥体样大神经元（可能为兴奋型神经元），均表达成熟神经元标记，神经纤维杂乱分布；胶质细胞主要为星形细胞。所有细胞并无发育异常和异型性，找不到核分裂。

鉴别诊断：主要是正常下丘脑组织和胶质神经元混合性肿瘤，如节细胞胶质瘤。通过影像、组织形态、免疫组化和分子检测均可鉴别。

（复旦大学附属华山医院　杜尊国　汪　寅）

参考文献

［1］ARITA K，KURISU K，KIURA Y，et al. Hypothalamic hamartoma［J］. Neurol Med Chir（Tokyo），2005，45（5）：221－231.

［2］STRIANO S，STRIANO P，COPPOLA A，et al. Clinical features and evolution of the gelastic seizures－hypothalamic hamartoma syndrome［J］. Epilepsia，2017，50（Suppl.5）：62－65.

［3］KERRIGAN J F，PARSONS A，TSANG C，et al. Hypothalamic hamartoma：neuropathology and epileptogenesis［J］. Epilepsia，2017，58（Suppl.2）：22－31.

［4］COHEN N T，CROSS J H，ARZIMANOGLOU A，et al. Hypothalamic Hamartomas：Evolving Understanding and Management［J］. Neurology，2021，97（18）：864－873.

［5］GREEN T E，MOTELOW J E，BENNETT M F，et al. Sporadic hypothalamic hamartoma is a ciliopathy with somatic and bi－allelic contributions［J］. Hum Mol Genet，2022，31（14）：2307－2316.

病例 71　男，21 岁，颅内多发病变

【临床资料】

患者，男，21 岁。主诉"反复发作性肢体抽搐 20 年，加重 1 个月"。

现病史：患者 1 岁 3 个月开始出现频繁眨眼、点头，持续数秒。1 岁 9 个月出现双眼偏斜、头偏转、四肢强直性阵挛发作，伴跌倒及意识丧失，约半分钟缓解，发作频率为数次/日。12 岁 6 个月开始出现入睡后惊恐、四肢抖动，10 余次/晚；有时大发作，表现为双眼向上凝视，四肢强直抽搐，伴尖叫。遂行 γ–刀治疗，自诉无效。13 岁行"胼胝体前段切开+左额叶致痫灶皮层热灼术"，口服抗癫痫药，癫痫样发作，1 次/年。20 岁参加工作后，发作变频繁，1 次/月。21 岁时癫痫发作频繁，3～4 次/天，故入院。

既往史：患者 1 岁时有高热史。

家族史：患者姐姐 16 岁时肾脏肿瘤切除，其他亲属无同类疾病。

查体：神志清醒，对答切题，反应迟钝，左侧胸前及左侧小腿片状色素缺失，形状不规则，左额手术瘢痕，四肢肌力、肌张力正常。入院后患者仍有频繁发作，表现为眨眼、点头，偶尔继发双上肢强直，不能持物，持续数秒钟后缓解，发作过程中患者意识清醒，无全身强直性阵挛发作表现。

辅助检查：头颅 CT 示左额叶、胼胝体前段片状低密度影，左枕叶见条索状钙化影，双侧脑脑室室管膜下见多发大小不一结节状钙化影；MRI 示左额叶、胼胝体前段及枕叶条索状高信号影（FLAIR 序列）（图 71–1）。

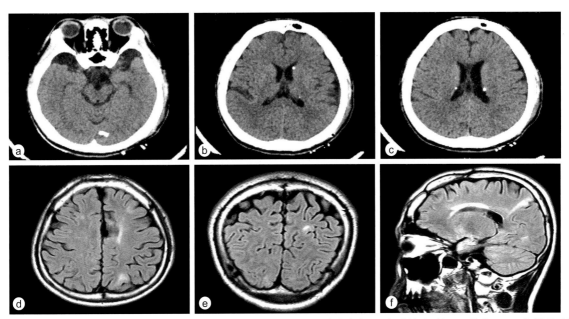

a. 轴位扫描显示左枕叶片状钙化灶（CT）；b、c. 轴位扫描显示脑室壁多发大小不一钙化灶（CT）；d. 轴位 FLAIR 扫描显示左额叶、左枕叶见条索状高信号影（MRI）；e. 冠状位 FLAIR 扫描显示左枕叶条索状高信号影（MRI）；f. 矢状位 FLAIR 扫描显示胼胝体前段、左顶叶条索状高信号影（MRI）。

图 71-1　头部 CT 及 MRI 检查示脑内多发病变

颅内电极评估：癫痫样放电起始围绕左顶叶及左枕叶结节，考虑左顶叶及左枕叶两个较大结节均为致痫结节；手术方案：选择左侧顶部及枕部结节向周围扩大 1 cm 处切除（图 71-2）。

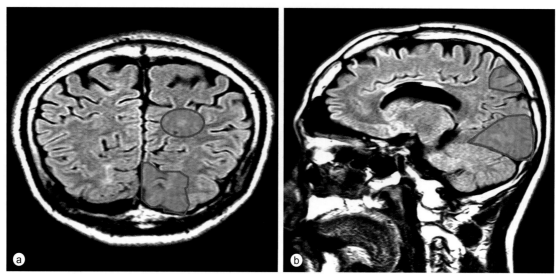

图 71-2　冠状位（a）、矢状位（b）蓝色所标识区域显示为手术切除部位及范围

【病理结果】

大体所见：手术切除组织标本左顶叶为灰白、灰粉色不规则脑组织 3 块，大小为 4 cm × 3.6 cm × 2 cm，局灶皮层增厚，质地较韧；左枕叶为灰白、灰粉色脑组织 1 块，大小为 4.8 cm × 3.5 cm × 2 cm，切面灰白、灰粉，局灶皮层白质分界模糊，质韧。

镜下所见：组织学表现为病变区皮层明显增厚，神经元正常排列层次消失，见异常形态的细胞成分，包括散在分布的形态异常神经元和细胞质丰富、红染的散在及簇状排列的"气球样"巨细胞，局灶还可见小血管壁和间质钙化。移行区皮层的正常层次相对保留，皮质深层及白质浅层内也可见异常细胞成分；周围正常皮层，神经元正常层次基本保留，但呈明显柱状结构不良（图 71-3）。

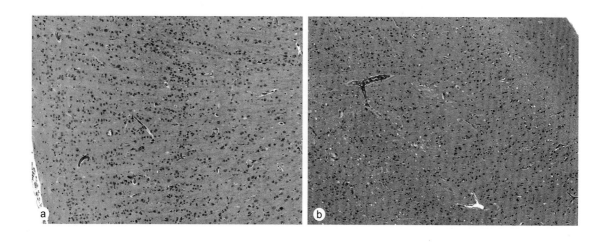

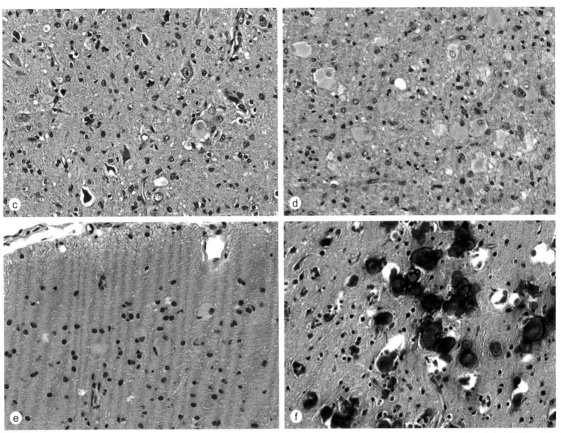

a. 病变周围正常皮层，神经元正常层次基本保留，但呈明显柱状不良（中倍放大）；b. 移行区皮层的正常层次相对保留，皮质深层及白质浅层内也可见异常细胞成分（中倍放大）；c、d. 神经元正常排列层次消失，见异常形态的细胞成分，包括形态异常的神经元和细胞质丰富、红染的小簇状及散在分布的"气球样"巨细胞（高倍放大）；e. 皮质浅层分布的巨细胞（高倍放大）；f. 白质内小血管壁及间质的钙化（高倍放大）。

图 71-3　光学显微镜观察所见（HE 染色）

　　免疫组化检查：体积大、细胞质均质的星形细胞样的巨大细胞 Nestin 阳性表达，少数 CD34 阳性表达；体积偏大、形态异常的神经元 NeuN 明显阳性表达，NF 可见少数阳性表达（图 71-4）。

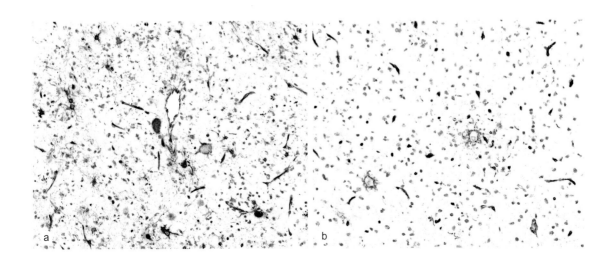

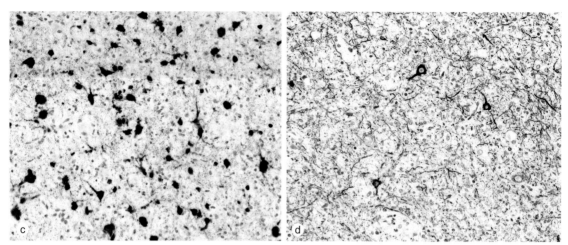

a、b. 体积大、细胞质均质的星形细胞样的巨大细胞 Nestin 阳性表达，CD34 少数阳性表达（中倍放大）；c、d. 体积偏大形态异常的神经元 NeuN 明显强阳性表达，NF 可见少数阳性表达（中倍放大）。

图 71-4　免疫组织化学染色（EnVision 二步法）

分子病理结果见表 71-1。

表 71-1　基因检测结果

检测结果：发现如下变异						
TSC1 基因（NM_001162427）						
核苷酸变化	氨基酸变化	变异类型	家系来源验证情况			
			受检者之父	受检者之母	受检者姐姐	受检者弟弟
c. 1488_1489del	p. 496fs	杂合	未发现变异	杂合变异	杂合变异	未发现变异
结果说明						

在受检者 TSC1 基因发现 c. 1488_1489del（编码区第 1488_1489 号核苷酸缺失）的杂合核苷酸变异，该变异导致从第 496 号氨基酸开始的氨基酸合成发生改变（p. 496fs），为移码变异。该变异可能导致蛋白质功能受到影响。受检者父亲及弟弟该位点均未见异常，其母及姐姐该位点均为杂合子。该变异的致病性尚未见文献报道。该变异不属于多态性变化，在人群中发生的频率极低。TSC1 基因是结节硬化症 1 型的致病基因，为常染色体显性遗传方式。对于该类遗传方式，杂合变异可能导致发病。由于受检者所发现的杂合变异遗传自受检者母亲，如果其母没有与上述疾病相关的临床表现，则该变异是导致受检者发病的致病性变异的可能性不大。建议结合受检者临床表现及家族史进一步分析确定该变异是否具有临床意义。

病理诊断（整合诊断）：（左顶枕）结节性硬化复合症（tuberous sclerosis complex，TSC）（皮质结节），TSC1 突变型。

【随访】

本例患者术后至出院无癫痫发作；神清可语，双侧瞳孔等大等圆，光反射灵敏，四肢自主活动，肌力 V 级，肌张力正常；术后 3 个月复查，仅发作 1 次，为漏服抗癫痫药物后出现，表现为双上肢强直性抽搐，持续 5 ~ 6 秒后自行缓解，后规律服药；术后 6 个月至今，发作 2 次，其中 2015 年车祸外伤发作 1 次，2018 年 1 月因漏服药发作 1 次。

【讨论】

TSC 是一组由染色体 9q 上的 *TSC1* 或 16p 上的 *TSC2* 基因突变所致的常染色体显性遗传病，以 CNS 和各种非神经组织的错构瘤和良性肿瘤性病变为特点。

CNS 病变主要表现为皮质错构瘤（结节）、皮质下胶质神经元错构瘤、室管膜下胶质结节和室管膜下巨细胞星形细胞瘤。神经系统外病变包括皮肤表现为血管纤维瘤（"皮脂腺瘤"）、鲨鱼斑、甲下纤维瘤，是比较有特征的临床体征；内脏表现为心脏横纹肌瘤、肠息肉、囊肿、肺淋巴管平滑肌瘤病和肾血管平滑肌脂肪瘤。约 60% 的 TSC 病例是散发性的，无家族史，这表明此病有很高的新生突变率。家族性病例以常染色体显性方式遗传。在受影响的亲属中，疾病遵循常染色体显性遗传模式，具有高外显率，也同时存在相当大的表型变异性。TSC 多见于婴幼儿，男性居多，年发病率为 3.3/10 万。

影像学上，CT 在有明确钙化的病变中诊断意义较大。MRI 往往表现为 T_2WI 高信号和 T_1WI 低信号的皮质和皮质下结节，伴或不伴钙化和囊性变。室管膜下结节或室管膜下巨细胞星形细胞瘤则是沿侧脑室室管膜表面呈 T_1WI 等至高信号和 T_2WI 等至高信号结节，可有或无密集钙化，室管膜下巨细胞星形细胞瘤的结节相较于室管膜下结节大且明显强化，常位于室间孔附近，可引起阻塞性脑积水。本例在 CT 上表现为左枕叶及双侧侧脑室壁多发钙化结节，MRI 的 FLAIR 序列则明确了左额叶、顶叶、枕叶及胼胝体前段条索状高信号影，具有 TSC 的提示意义，结合临床特征，对诊断有帮助。

TSC 突出的病理学特点是皮质结节，约 90% 的 TSC 患者存在皮质结节，它与癫痫密切相关，特别是婴儿期痉挛和全身性强直-阵挛性癫痫发作，也是癫痫外科常见的手术原因。皮质结节的组织病理学常表现为皮层结构紊乱，出现畸形、体积大的形态异常神经元和细胞质丰富的"气球样"的巨细胞，巨细胞分布比较弥散，从皮质浅层到白质均可见，白质内的巨细胞有时呈簇状或形成小结节。病变区还可见胶质细胞增生、血管壁和（或）间质钙化、髓鞘丢失等组织学改变。本例组织学改变符合上述特点：可见皮层结构紊乱，体积大的异常神经元和细胞质丰富的"气球样"的巨细胞，以及小血管壁和间质钙化。在组织病理学上，发生于 CNS 的 TSC 应与局灶性皮质发育不良（FCD Ⅱb 型）进行鉴别，FCD Ⅱb 型是一个偶发性的皮质发育障碍性疾病，无皮肤、组织器官的错构瘤或良性肿瘤改变；影像学一般为局灶性单病灶改变；组织学"气球样细胞"通常分布于皮质深层或白质浅层，罕见血管及间质钙化；目前也没有 FCD Ⅱb 型与家族遗传相关的明确证据。

在遗传学上，TSC 表现为 9q 上的 *TSC1* 或 16p 上的 *TSC2* 基因失活突变。散发病例常为 *TSC2* 基因突变（≈ 5 倍 *TSC1* 基因），家族病例两者突变率类似。85% 的 TSC 患者存在 *TSC1* 或 *TSC2* 基因突变，15% 的病例表现为镶嵌或难以检测的非编码基因突变。*TSC1* 和 *TSC2* 基因的不同之处在于，*TSC1* 突变主要是无义突变或移码突变，导致蛋白质截断，而 *TSC2* 则更多地出现错义突变、大缺失或重排。TSC 的发病机制见图 71-5。

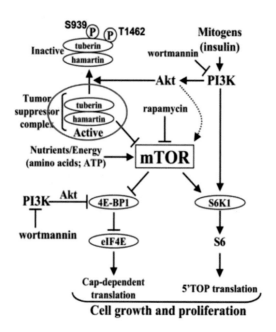

显示 tuberin（TSC2）-hamartin（TSC1）错构体复合物通过 mTOR 调节 PI3K 依赖性信号传导至 4E-BP1 和 S6K1。PI3K 的激活通过 Akt 介导的 tuberin S939 和 T1462 位点的磷酸化导致 tuberin-hamartin 错构体复合物失活。Tuberin-hamartin 错构体复合物失活释放对 mTOR 的抑制，允许 mTOR 向 S6K1 和 4E-BP1-eIF4E 复合物传递营养依赖性信号。因此，Cap 依赖性和 5'-TOPmRNA 介导的翻译增加，从而导致蛋白质合成和细胞增殖不受限。

图 71-5 TSC 发病机制

由于 mTOR 信号通路的过度激活，引起细胞的异常增殖改变，导致患者可能患者表现为癫痫、自闭症谱系障碍和行为异常、智力低下、皮肤改变等一系列临床症状及体征，TSC 最主要的神经系统症状是癫痫，90% 的患者出现癫痫症状。TSC 诊断标准见表 71-2。

表 71-2 根据 2012 年国际结节性硬化症共识会议的诊断标准

明确诊断：2 个主要特征，或 1 个主要特征伴 2 个以上次要特征，或存在确定致病性的 *TSC1* 或 *TSC2* 突变
可能诊断：1 个主要特征或 2 个以上次要特征
主要标准：
皮肤、口腔
· 色素脱失斑（$n > 3$，直径至少 5 mm）
· 血管纤维瘤（$n > 3$）或纤维性斑块
· 指趾纤维瘤（$n > 2$）
· 鲨鱼斑

续表

中枢神经系统

· 皮质发育不良（包括结节和脑白质径向迁移线）

· 室管膜下结节

· 室管膜下巨细胞星形细胞瘤

心脏

· 心脏横纹肌瘤

肺脏

· 淋巴管平滑肌瘤病

肾脏

· 血管平滑肌脂肪瘤（$n > 2$）

眼睛

· 多发性视网膜错构瘤

次要标准：

皮肤、口腔

· 五彩纸屑状皮肤病损

· 牙釉质凹坑（$n > 3$）

· 口腔纤维瘤（$n > 2$）

肾脏

· 多发肾囊肿

眼睛

· 视网膜缺失斑

其他器官

· 非肾错构瘤

遗传学：在正常组织的 DNA 中检测出 *TSC1* 或 *TSC2* 致病性突变可以做出明确的诊断

（首都医科大学三博脑科医院　齐雪岭　段泽君）

参考文献

［1］TEE A R，FINGAR D C，MANNING B D，et al. Tuberous sclerosis complex−1 and −2 gene products function together to inhibit mammalian target of rapamycin（mTOR）−mediated downstream signaling［J］. Proc Natl Acad Sci U S A，2002，99（21）：13571−13576.

［2］UYSAL S P，ŞAHIN M.Tuberous sclerosis：a review of the past，present，and future［J］. Turk J Med Sci，2020，50：1665−1676.

［3］NORTHRUP H，ARONOW M E，BEBIN E M，et al. Updated international tuberous sclerosis complex diagnostic criteria and surveillance and management recommendations［J］. Pediatr Neurol，2021，123：50−66.

［4］LOUIS D N，PERRY A，WESSELING P，et al，The 2021 WHO classification of tumors of the central nervous system：a summary［J］. Neuro Oncol，2021，23（8）：1231−1251.

病例 72 男，21 岁，双侧侧脑室颞角旁脑白质病变

【临床资料】

患者，男，21 岁。主诉"发作性意识不清伴肢体抽搐 4 年余"。

现病史：患者 4 年前无明显诱因出现抽搐发作，表现为右侧嘴角及右上肢抽搐，严重时继发四肢强直性抽搐，每个月发作 3 ~ 4 次，曾服用过奥卡西平等药物仍发作较频繁。2 年前患者来我院就诊并行"左侧额岛中央区脑深部电极置入术 + 致痫灶热凝毁损术"，术后恢复可。半年前开始发作逐渐增多，为进一步诊治以"症状性局灶性癫痫"收入院。

既往史：出生史无特殊，否认"脑炎"、高热惊厥等病史。

家族史：无明确家族史。

查体：患者发育正常，意识清醒，无异常行为，无幻觉、妄想，无失语、失读、失写，姿势、步态正常。脑膜刺激征（－），脊神经根刺激征（－），各组颅神经正常。肌力、肌张力正常，感觉正常，生理反射正常，病理反射未引出。浅表淋巴结未触及肿大。自发病以来患者饮食、睡眠可，大小便正常，体重无明显减轻。

辅助检查：头颅 MRI 显示双侧侧脑室颞角旁脑白质示斑片状高信号影（图 72-1）。

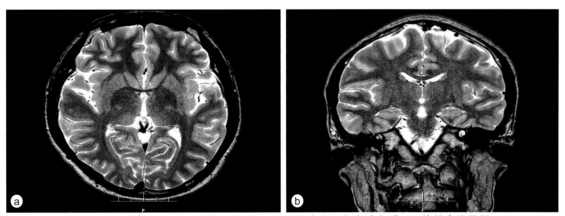

图 72-1 轴位（a）和冠状位（b）示双侧侧脑室颞角旁脑白质示斑片状高信号影

【病理结果】

大体所见：灰白色组织 1 块，大小 2.2 cm × 1 cm × 0.7 cm，切面灰白，质稍韧，全部制片。

镜下所见：皮层结构基本正常，无形态异常神经元（dysmorphic neuron）和气球样细胞（Balloon cell）。灰白质分界不清，白质内可见散在异位神经元。局部区域灰白质交界区细胞密度增加，细胞呈少突胶质细胞样，未见明显异型性（图 72-2a ~ 图 72-2c）。

免疫组化检查：GFAP（＋），Olig-2（＋），IDH1 R132H（－），ATRX（＋，未见缺失），p53（－），BRAF（－），H3K27M（－），CD163（－），Ki-67 增殖指数（个别细胞+），CD34（－），P16（弱+），Syn（＋），NF（＋），NeuN（神经元+）（图 72-2d ~ 图 72-2f）。

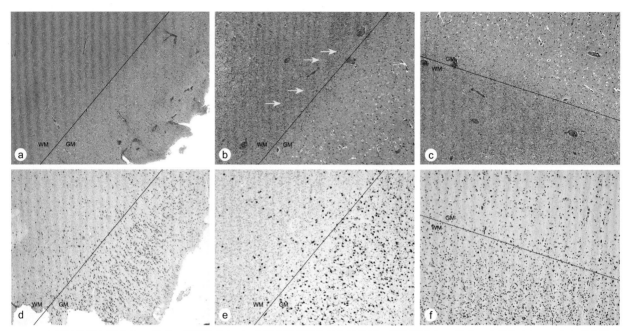

a. 皮层结构基本正常（HE 染色，低倍放大）；b. 白质内可见散在异位神经元，箭头所示（HE 染色，中倍放大）；c. 灰白质交界区细胞密度增加，细胞呈少突胶质细胞样（HE 染色，中倍放大）；d. NeuN 染色示皮层结构基本正常（免疫组化染色，低倍放大）；e. 白质内异位神经元 NeuN 染色阳性（免疫组化染色，中倍放大）；f. 灰白质交界区增生的细胞 Olig-2 阳性（免疫组化染色，中倍放大）。

图 72-2　光学显微镜观察所见（HE 染色）和免疫组织化学染色（EnVision 二步法）

分子病理结果：*IDH1/IDH2* 基因突变（-），1p/19q（无缺失），*TERT* 基因启动子突变（-），BRAF V600E 突变（-），*SLC35A2* 基因检测到突变：c.640C＞T。

病理诊断：轻度皮质发育畸形伴少突胶质细胞增生（mild malformation of cortical development with oligodendroglial hyperplasia，MOGHE）。

【讨论】

2017 年 Schurr 等总结了 2003—2013 年欧洲多个癫痫外科中心共 1381 例手术标本的病理诊断，发现除皮质发育不良、海马硬化、肿瘤、血管畸形等明确病变外，尚有 52 例无典型病理改变，其中 22 例病变均位于额叶的患者临床和病理改变非常相似。临床均表现为药物难治性额叶癫痫，术前电生理明确定位于额叶，MRI 均显示局部额叶皮质和白质分界不清，白质内信号轻微异常，术前均拟诊为局灶性皮质发育不良。组织学上，所有病例皮质 6 层结构正常，未见微柱状结构形成，未见形态异常神经元，不满足现有局灶性皮质发育不良的诊断标准。局部灰白质界限不清，皮质下白质有异位神经元，少突胶质细胞增生明显，较深部白质少突胶质细胞数量显著增多。免疫组织化学染色示增生细胞为 Olig-2 阳性，*IDH1/IDH2* 无突变，1p/19q 无联合缺失，增殖指数低，并经随访未见肿瘤发生，因此除外了少突胶质细胞来源的肿瘤。综上，Schurr 等定义该临床和病理表现的额叶癫痫为 MOGHE。

迄今，文献中报道 MOGHE 约 92 例。多发病于儿童，起病年龄中位值为 2 岁（3 月龄至 34 岁），其中 ≤ 2 岁者 42 例（54.5%），≤ 5 岁者 55 例（71.4%），≤ 10 岁者 64 例（83.1%），≤ 15 岁者 75 例（96.4%）。病变多定位于额叶（81.5%），少数在颞顶或颞枕区。临床表现为严重癫痫，药物治疗无效。外科治疗效果也不理想，Schurr 报道的 22 例中有 11 例术后评估为 Engel Ⅲ～Ⅳ级。

影像学上，Coello 等认为 MOGHE 的 MRI 有 4 个标准：①沟回形态异常（在后处理的曲线重建最易看到）；②皮质及皮质下白质高信号；③灰白质交界模糊；④皮质增厚。Hartlieb 等将 MOGHE 的 MRI 分为两型。Ⅰ型：在灰白质交界处有层状 T_2 及 FLAIR 高信号，发生在 1.5 ~ 5.1 岁（中位值为 2.6 岁），类似生理性儿童（<4 岁）额颞叶髓鞘化延迟的表现；Ⅱ型：灰白质交界模糊，邻近白质信号高。发生在 3.4 ~ 20.7 岁（中位值为 14.1 岁）。

组织病理学上，MOGHE 的病理学改变包括皮质分层无异常，无形态异常神经元亦无气球样细胞。虽然影像学与 FCD 相似，但病理所见与 FCD 不符；灰白质交界不清楚，皮质深部及相邻的白质有少突胶质细胞成簇状或层状增生；皮层下白质内异位神经元增多；并有髓鞘密度下降。其中，在皮质与白质交界处呈簇状或层状增生的少突胶质细胞 Olig-2 阳性，其密度要显著高于 FCD Ⅰ型、海马硬化和胚胎发育不良性神经上皮肿瘤（$P < 0.001$），达到少突胶质细胞肿瘤的水平。

MOGHE 的发生机制尚不清楚。SLC35A2 基因变异可能是 MOGHE 的生物标志物。2021 年，Bonduelle 等对 20 例 MOGHE 病例进行深度测序，发现 9 例（45%）存在体细胞致病性 SLC35A2 基因变异。同时结合其他多中心的 17 例病例，首次系统报道了 26 例 SLC35A2 突变型 MOGHE。SLC35A2 基因变异有三大特点。①变异的类型多：替换、删失、重复和删失/插入；②变异的位点广：几乎涵盖 SLC35A2 基因的全部片段；③变异的重复性低：热点变异少，本例 c.640C＞T 以前未见报道，属于新的变异类型。激光捕获显微切割分析显示 SLC35A2 基因变异主要位于白质内异位神经元和灰白质交界处增生的少突胶质细胞。统计学分析显示，SLC35A2 突变型 MOGHE 和 SLC35A2 野生型 MOGHE 在临床表现上无显著性差异。SLC35A2 基因位于 X 染色体，编码蛋白位于人类细胞高尔基体膜，负责将 UDP-半乳糖从细胞质转运至高尔基体内，参与蛋白糖基化。SLC35A2 基因变异导致功能丧失，出现糖基化异常，进而出现相应的病理学和电生理学改变。目前已有临床试验显示：补充半乳糖可以显著降低 MOGHE 患者手术后癫痫发作的频率。

综上所述，MOGHE 是尚未被广泛认识的新的临床组织病理学实体。根据目前有限的病例报道 MOGHE 有以下特点：多见于儿童药物难治性癫痫；在电临床方面以额叶发作为主，也可见于颞叶及与颞叶相关的发作；MRI 的异常与 FCD 相似；组织病理学可以见到皮质白质交界处少突胶质细胞增生和白质内异位神经元增多，这是 MOGHE 最独特的表现；分子生物学上，约 45% 的 MOGHE 病例存在 SLC35A2 基因变异。MOGHE 的发病机制及致痫机制尚未完全阐明，需要积累更多的病例深入分析，以期更精准地指导治疗。

（广东省人民医院　张明辉　中山大学孙逸仙纪念医院　李　智）

参考文献

［1］SCHURR J, CORAS R, RÖSSLER K, et al. Mild malformation of cortical development with oligodendroglial hyperplasia in frontal lobe epilepsy: a new clinico-pathological entity［J］. Brain Pathol, 2017, 27（1）: 26-35.

［2］BONDUELLE T, HARTLIEB T, BALDASSARI S, et al. Frequent SLC35A2 brain mosaicism in mild malformation of cortical development with oligodendroglial hyperplasia in epilepsy（MOGHE）［J］. Acta Neuropathol Commun, 2021, 9（1）: 3.

病例 73　男，46 岁，左侧颞叶占位

【临床资料】

患者，男，46 岁。主诉"头痛伴言语不清 3 天"。

现病史：患者入院前 3 天无明显诱因出现头痛，表现为全头部疼痛，尤以左侧颞部显著，呈持续性进展，无法缓解，伴头晕和言语不清，呕吐 1 次，呈非喷射状，呕吐物为胃内容物，无视物旋转、意识障碍、四肢抽搐等表现，未予特殊处理。头痛症状进行性加重，至当地医院急诊就诊，头部 CT 显示左侧颞叶出血，CT 检查后突发意识障碍，伴四肢抽搐、双眼凝视，持续数分钟后自行缓解，发作后精神差；进一步行 MRI 检查，提示左侧颞叶占位性病变并出血可能，临床诊断为"左侧颞枕叶肿瘤并出血可能"。为求进一步诊断与治疗，至我院门诊就诊，以"颅内占位性病变"收入神经外科。

既往史及家族史：无特殊。

个人史：吸烟 20 余年，约 20 支/天。

查体：神志清楚，言语含糊，对答错误，记忆力下降，脑神经检查未见异常，心、肺、腹部查体未见异常，四肢肌力 V 级，肌张力正常。

辅助检查：实验室检查：血常规白细胞计数 16.80×10^9/L，中性粒细胞比例 80.50%；血浆纤维蛋白原为 5.20 g/L，降钙素原 0.060 ng/mL，D-二聚体为 2.13 mg/L。头颅 MRI 检查：左侧颞叶后部团片状长 T_1、长 T_2 信号为主的混杂信号影，其内似可见小液液平，增强扫描强化不明显，邻近脑沟、脑裂可见线样强化和脑膜强化，T_1WI 可见上矢状窦血栓呈高信号；MRV 显示左侧横窦、乙状窦未见显影，考虑左侧上矢状窦、横窦、乙状窦血栓形成。胸部 CT 平扫：双肺下叶后基底段少许坠积性肺炎（图 73-1）。

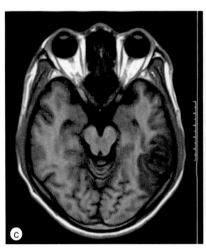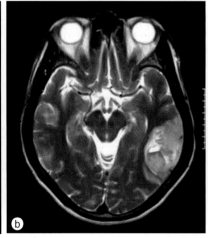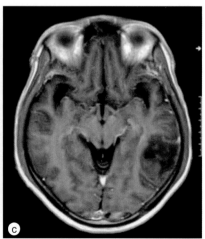

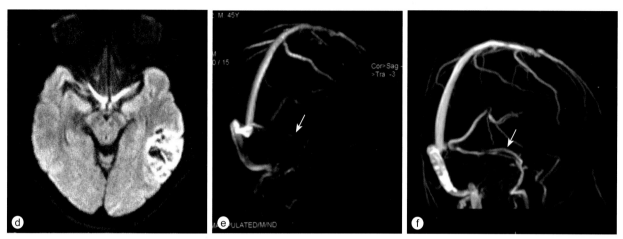

a. 头颅 MRI 检查 T_1WI 提示左侧颞叶后部示团片状高低混杂信号,提示有出血;b. 头颅 MRI 检查 T_2WI 可见小液液平;c. 增强后强化不明显,邻近脑沟、脑裂内见线样强化;d. DWI 示高低混杂信号,提示内有梗死和出血;e. 头颅 MRV 治疗前左侧横窦、左侧乙状窦未见显示(箭头所示);f. 头颅 MRV 治疗后左侧横窦、左侧乙状窦可见显示(箭头所示)。

图 73-1　头颅及胸部影像学检查结果

【病理结果】

大体检查:灰黄、灰褐色不规则破碎脑组织一堆,大小约 3.5 cm × 3.0 cm × 2.0 cm,切面呈灰白色,质软,局部可见出血。

镜下所见:脑组织结构疏松、解离、坏死,可见皮质内灶性出血,小血管增生,神经细胞明显减少,残留神经细胞呈缺氧性改变,胶质纤维空泡化,可见大量富含脂质的吞噬细胞浸润,血管周围淋巴细胞浸润形成"淋巴袖套";蛛网膜下腔浅静脉管腔内可见混合血栓形成(图 73-2)。

免疫组化检查:病灶细胞 GFAP 呈阳性,提示为反应性增生的神经胶质细胞;CD31 呈阳性,提示为血管内皮细胞;CD163 和 CD68 呈阳性,提示为组织细胞;CD3 和 CD20 呈阳性,提示为淋巴细胞;NF 呈阳性,并可见神经轴索相对保留完好;弹力纤维染色显示血栓周围血管壁未见弹力纤维,左侧邻近小动脉内可见弹力纤维;IDH1 R132H 和 p53 呈阴性,Ki-67 增殖指数约为 5%(主要为淋巴细胞阳性)(图 73-3)。

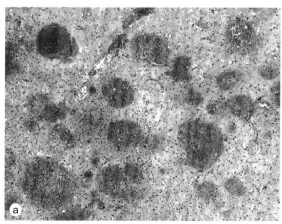
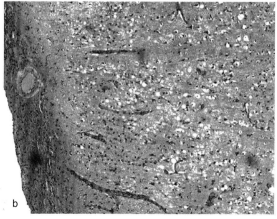

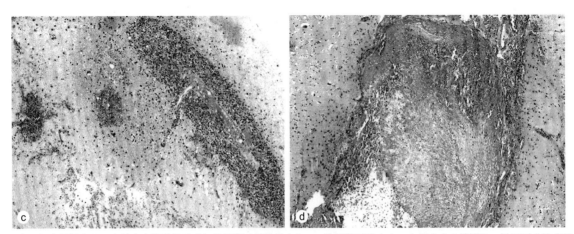

a. 脑组织内灶性出血，大量富含脂质的吞噬细胞浸润（低倍放大）；b. 蛛网膜下腔出血，皮层内小血管增生，神经元空泡变性（中倍放大）；c. 血管周围出血并淋巴细胞浸润（低倍放大）；d. 浅静脉管腔内可见混合血栓形成（低倍放大）。

图 73-2　光学显微镜观察所见（HE 染色）

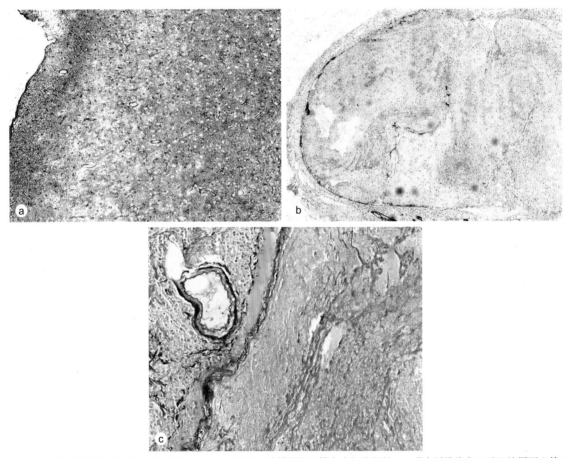

a. GFAP 染色示神经胶质细胞反应性增生；b. CD31 提示血栓周围的血管内皮细胞阳性；c. 弹力纤维染色显示血栓周围血管壁未见弹力纤维，左侧邻近小动脉内可见弹力纤维。

图 73-3　免疫组织化学染色（低倍放大）

病理诊断：大脑静脉系统血栓形成；亚急性期脑梗死出血性转化。

【讨论】

颅内静脉窦血栓形成系指大脑一个或多个引流静脉或静脉窦阻塞导致的脑静脉系统疾病，临床少见，年发病率为（2~5）/1000万，占全部脑卒中的0.5%~1.0%。发病年龄分布广，常见于中青年，多数患者发病年龄<50岁，女性多发，我国关于其流行病学统计数据相对较少，确切发病率尚不清楚。临床表现包括头痛、局灶性神经功能缺损、失语、吞咽困难、偏瘫、视觉障碍、遗忘症和癫痫发作等，其中，约80%的患者初始症状表现为头痛，通常为持续性，呈弥漫性或局限性，咳嗽、打喷嚏等导致颅内压升高时疼痛加剧。研究认为，颅内静脉窦血栓形成后可直接增加微静脉和毛细血管压力，造成脑脊液吸收减少，颅内压升高，进而导致脑灌注减少、血脑屏障破坏、脑缺血性损伤或脑实质出血，故其临床表现取决于静脉窦血栓形成的部位、性质、程度及继发性脑损伤程度。本例患者初始症状即为无法缓解的全头部疼痛，伴头晕和言语不清，且随病程进展逐渐加重，出现癫痫发作，推测随着病情进展，脑组织缺血、缺氧导致神经元损伤、丢失是颅内静脉窦血栓形成致癫痫发作的主要原因。

颅内静脉窦血栓形成的危险因素主要包括导致血液淤滞、血管内皮损伤和血液高凝状态的各种因素，也有极少数病例无明显基础疾病或者危险因素。其中，局部感染致血管内皮损伤和促凝途径激活是重要危险因素；此外，流行病学调查显示，吸烟是导致心肌梗死的主要危险因素，可使血液中一氧化碳含量增加，导致血管内皮细胞缺氧性损伤、内皮功能障碍、血脂异常和血小板活性增强，进而导致血栓形成。本例患者入院时胸部CT显示双肺下叶后基底段坠积性肺炎，血常规显示白细胞计数和中性粒细胞比例均明显升高，提示存在较重的感染，加之吸烟史20余年（约20支/天），因此推测，感染和长期大量吸烟是其颅内静脉窦血栓形成的重要危险因素。目前，颅内静脉窦血栓形成的临床诊断有一定难度。影像学检查虽为最常用的诊断方法，但CT的敏感性和特异性均较低，MRI较CT更敏感。实验室检查方面，血浆D-二聚体异常升高可以在缺乏影像学证据的情况下超早期预测颅内静脉窦血栓形成的发生。D-二聚体是一种可溶性纤维蛋白降解产物，可以作为纤溶激活和血栓形成的特异性标志物，同时也可以作为敏感性和特异性均较高的颅内静脉窦血栓形成超早期预测因子。抗凝治疗过程中或停止治疗后，测定D-二聚体有助于对复发性静脉血栓栓塞进行风险分层，以提供个性化治疗。本例患者入院时血浆D-二聚体水平明显升高，为诊断颅内静脉窦血栓形成提供重要依据，同时监测D-二聚体表达变化也有助于确定后续溶栓治疗的时间及效果评估。

鉴别诊断方面，颅内静脉窦血栓形成应注意与以下疾病相鉴别。①中枢神经系统脱髓鞘疾病：发病年龄相对更年轻；组织学形态较少见组织坏死，常见血管周围淋巴"袖套"，典型病理特征为髓鞘脱失病灶内轴索相对保留完好，周围浸润的巨噬细胞胞质内可见被吞噬的髓鞘碎片，常可见具有诊断意义的含多个小核的反应性星形细胞；对激素治疗更敏感。②原发性中枢神经系统血管炎：血管造影可见多灶性、节段性狭窄、扩张，或软脑膜中小动脉呈"串珠状"等典型改变；典型组织学形态为软脑膜和皮质浅层中小血管节段性坏死或肉芽肿性血管炎，血管周围2层以上的成熟淋巴细胞浸润，管壁模糊不清，并在明显增厚的内膜中可见多核巨细胞，此外还可见脑水肿、缺血及噬神经细胞现象等。③高级别胶质瘤：影像学鉴别诊断颅内静脉窦血栓形成与高级别胶质瘤较为困难，二者均表现为明显的占位效应；组织学形态，高级别胶质瘤表现为正常脑组织结构破坏，肿瘤细胞呈浸润性生长，细胞密度高，异型性明显，核分裂象活跃，以及微血管增生和坏死；免疫组化染色可资鉴别。

抗凝治疗是颅内静脉窦血栓形成最常用的治疗方法，急性期静脉注射普通肝素或皮下注射低分子量肝素抗凝，急性期后，再服用华法林等序贯抗凝至少 3 ～ 6 个月。前瞻性随机对照临床试验显示，华法林预防复发性颅内静脉窦血栓形成安全、有效。预后方面，由于脑静脉与硬脑膜静脉窦之间存在多支吻合，因此临床表现和预后差异较大，从症状完全缓解至永久性神经功能缺陷甚至因脑卒中和脑水肿而死亡，病死率为 5% ～ 15%，有 35% ～ 85% 的患者完全康复。由此可见，预后主要取决于颅内静脉窦血栓形成的部位和侧支代偿情况，预后不良危险因素包括高龄、昏迷、颅内压明显升高、感染或恶病质、顽固性癫痫发作、肺栓塞等。

（广东三九脑科医院　范冲竹　李海南）

参考文献

［1］SAPOSNIK G，BARINAGARREMENTERIA F，BROWN R D，Jr，et al. diagnosis and management of cerebral venous thrombosis：a statement for healthcare professionals from the American Heart Association/American Stroke Association［J］. Stroke，2011，42：1158–1192.

［2］DONG Y，GUO Z N，LI Q，et al. Chinese Stroke Association guidelines for clinical management of cerebrovascular disorders：executive summary and 2019 update of clinical management of spontaneous subarachnoid haemorrhage［J］. Stroke Vasc Neurol，2019，4：176–181.

［3］MENG R，KONAKONDLA S，WANG X，et al. Plasma biomarker may help to distinguish acute CVST from non–thrombotic CVSS in emergency［J］. Int J Stroke，2012，7：183–184.

［4］KEARON C，AKL E A，ORNELAS J，et al. Antithrombotic therapy for VTE disease：CHEST guideline and expert panel report［J］. Chest，2016，149：315–352.

病例 74　男，41 岁，颅内多发性占位

【临床资料】

患者，男，41 岁。主诉"5 天前无明显诱因下出现头晕、摔倒"。

现病史：患者 5 天前无明显诱因下出现头晕、摔倒，意识丧失约半小时，醒后发现头面部及全身多处擦伤，自行到医院就诊。完善相关检查提示颅内多发囊性占位、继发性癫痫。门诊拟"颅内多发性囊性占位、继发性癫痫"收入院。临床考虑寄生虫感染。

既往史：既往有高血压病史，否认肝炎、结核、疟疾病史，否认心脏病病史、糖尿病病史、脑血管疾病病史，否认手术史、外伤史。

家族史：无明确家族史。

查体：意识蒙眬，查体不合作，定向力不配合，共济运动不配合，反射征无法引出。

辅助检查：头颅 CT 示脑实质内多发类圆形低密度影，其中右侧较大者直径 2.1 cm，周围见广泛水肿、散在钙化及白质区异常信号（图 74-1a）。头颅 MRI 示脑实质内多发低密度影，T_1 增强扫描显示病灶未见强化（图 74-1b，图 74-1c）。寄生虫全套 7 项检查：血吸虫抗体（-），肺吸虫抗体（-），囊虫抗体（-），旋毛虫抗体（-），肝吸虫抗体（-），裂头蚴抗体（-），包虫抗体（-）。

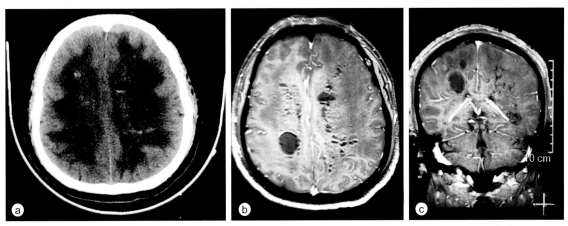

病变位于左额部、双侧半卵圆中心、双侧侧脑室旁、左侧颞枕叶，呈囊性，可见散在钙化灶。a. CT 轴位呈低信号；b. MRI 轴位 T_1WI 增强扫描未见明显强化；c. MRI 冠状位 T_1WI 增强扫描未见明显强化。

图 74-1　头部影像学检查

术中所见：逐层切开头皮、肌肉，颅骨钻孔，切开骨瓣、硬膜，见脑表面正常，病灶位于额叶皮层下 2 cm，大小为 4 cm×3 cm×2 cm，囊性、质软，血供一般，囊壁呈黄色，沿病灶分块切除。

【病理结果】

大体所见：灰白灰红色碎组织一堆，大小为 2 cm×2 cm×1 cm，局部呈囊壁样，质地软。

镜下所见：病变区域脑组织内可见明显的毛细血管扩张、充血、血管瘤样增生（图 74 - 2a，图 74 - 2b），部分血管壁呈小血管炎改变，伴有纤维素样坏死和血栓形成（图 74 - 2c），在扩张、增生的毛细血管之间的脑组织内，可见胶质细胞增生、Rosenthal 纤维及嗜酸性小体形成（图 74 - 2d）。周围脑组织可见小血管管壁玻璃样变性、含铁血黄素沉积及营养不良性钙化（图 74 - 2e），周围脑实质水肿、髓鞘苍白、微囊变（图 74 - 2f）。

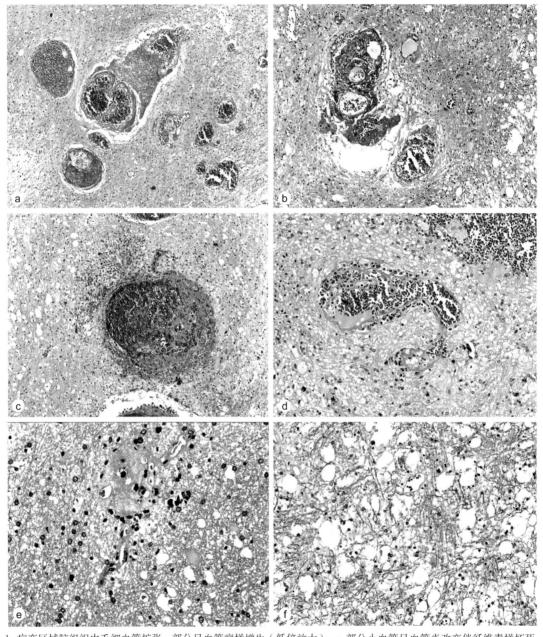

　　a、b.病变区域脑组织内毛细血管扩张，部分呈血管瘤样增生（低倍放大）；c.部分小血管呈血管炎改变伴纤维素样坏死、血栓形成（中倍放大）；d.在扩张、增生的毛细血管之间的脑组织内，可见胶质细胞增生、Rosenthal 纤维及嗜酸性小体；e.周围脑组织内可见小血管管壁玻璃样变性、含铁血黄素沉积及营养不良性钙化（中倍放大）；f.周围脑实质水肿、髓鞘苍白、微囊变（中倍放大）。

图 74 - 2　光学显微镜观察所见（HE 染色）

病理诊断（整合诊断）：（左额）伴钙化与囊变的脑白质病（leukoencephalopathy with cerebral calcifications and cysts，LCC）。

【讨论】

伴钙化与囊变的脑白质病是一种缓慢进展性神经系统疾病，为 *SNORD118* 基因变异引起的常染色体隐性遗传的核糖体病。该疾病在 1996 年由 Labrune 等首次报道，以影像学出现多发颅内钙化、脑实质内囊变、白质弥漫性异常信号三联征为主要特点，又称 Labrune 综合征。该疾病罕见，目前文献报道不足 100 例。文献报道的发病年龄在 1 个月至 70 岁，无明显性别差异，临床表现差异较大，部分表现为颅内压升高引起的头痛、呕吐等急性神经系统症状，部分则取决于发病位置，可出现认知能力下降、癫痫发作、共济失调、肢体瘫痪等。LCC 通常表现为一种孤立的中枢神经系统疾病，目前只有 1 例出现全身累及的报道。

影像学检查是诊断 LCC 的关键，可见多发颅内钙化、脑实质内囊变、白质弥漫性异常信号三联征。钙化分布多不对称，少数可相对对称，常见于基底节、丘脑和皮层下白质，形态往往不规则。囊变可见于脑实质的任何部位，以幕上居多，大小不等，脊髓一般不受累。可随病程延长而缓慢增大增多，极少数情况下可缩小。囊壁可有完整或不完整的环形增强，其内可有附壁结节(病理证实为血肿合并机化)。脑白质异常主要见于脑室周围及深部白质区弥漫异常信号改变。SWI 序列可见脑内多发微出血灶和钙化。本例影像学表现为左额部、双侧半卵圆中心、双侧侧脑室旁、左侧颞枕叶多发性囊性占位，CT 可见散在钙化灶、白质区弥漫异常信号，符合 LCC 的典型影像学表现。

LCC 的组织病理学改变主要包括病变区域脑组织的毛细血管扩张，部分呈血管瘤样增生，小血管管壁增厚伴玻璃样变性，可有钙化，可见纤维素样坏死伴腔内血栓形成；周围脑组织变性，髓鞘苍白，伴胶质细胞增生、Rosenthal 纤维和嗜酸性小球形成及含铁血黄素沉积、营养不良性钙化。早期认为本病是一种微血管病变，引起脑组织慢性缺氧，从而导致囊变、钙化和脑白质病。囊变可能是由于脑血管及脑组织变性坏死所致逐渐积聚的渗透性液体，而非真性囊肿。脑白质病可能是由于小血管破裂引起的血管源性水肿和缺氧缺血造成的髓鞘苍白变性，这和磁共振波谱上观察到的 NAA 和 Cho 峰值下降相一致，表明 LCC 中观察到的脑白质病是由于髓鞘磷脂的含水量增加，而不是脱髓鞘。直到 2016 年 Jenkinson 等发现，LCC 是一种常染色体隐性遗传的核糖体病，*SNORD118* 双等位基因变异是 LCC 的致病因素。*SNORD118* 位于染色体 17p13.1 上，是一种介导 rRNA 合成的非蛋白编码基因，编码 U8 小核仁 RNA，后者是核糖体生物发生的一部分，帮助 rRNA 加工。在 Jenkinson 等报道的来自 33 个家庭的 40 例 LCC 患者中，均发现了 *SNORD118* 基因的突变，复合杂合突变是主要的致病机制。*SNORD118* 基因变异可影响 U8 的表达和结构稳定，并破坏 box C/D 与 LSm 蛋白的结合位点，从而引起下游调控功能异常，引起微血管病变，导致局灶性水肿和脑白质含水量增加，最终导致 LCC 的发生。虽然其确切的发病机制还有待进一步研究，但 *SNORD118* 基因诊断已成为 LCC 确诊的有效手段。

在组织病理学上，LCC 应与以下几种病变进行鉴别。①Coats plus 综合征（Coats plus syndrome，CPS）：CPS 在影像学上与 LCC 难以区分，均表现为典型的脑白质病、囊变和钙化三联征，该病的组织病理学特点主要表现为小血管呈血管瘤样增生伴广泛钙盐沉积，与 LCC 也很类似。然而在遗传学上却属于两种完全不同的疾病。CPS 是一种由 *CTC1* 基因变异引起的常染色体隐性遗传病，除了出现典型的

LCC颅内表现，还会出现颅外症状，包括骨质减少、胃肠道出血、门脉高压、双侧视网膜毛细血管扩张伴渗出性视网膜病变等。而LCC仅有神经系统受累，颅外症状罕见。②寄生虫感染：囊虫等寄生虫感染时亦可出现钙化、囊变及脑白质病，患者的暴露史、病程表现、影像学演变过程、血与脑脊液寄生虫抗体检测可与LCC鉴别。本例患者初发入院时影像学提示寄生虫感染，但是血清寄生虫抗体均阴性，而组织学也未见由虫卵或虫体引起的类上皮细胞、多核巨细胞组成的肉芽肿改变。③低级别胶质瘤：LCC出现胶质细胞增生伴Rosenthal纤维形成有时可被误诊为低级别胶质瘤，尤其是毛细胞型星形细胞瘤。毛细胞型星形细胞瘤常无锥体系和（或）锥体外系定位性症状，多发生于幕下，影像学上为多为单发、边界清楚的囊性病变，可见附壁结节。组织学上表现为双向性结构，致密区由含Rosenthal纤维的双极细胞构成，疏松区富含少突胶质样细胞。常见的基因改变是*KIAA1549-BRAF*基因融合。④血管畸形：包括各种血管瘤、动静脉畸形，由多个紧密排列的毛细血管或海绵状血管等组成，通常表现为单发性病灶，影像学有助于诊断，无*SNORD118*基因复合杂合变异。

由于LCC较为罕见，目前还没有建立LCC患者完整的管理规范。由于其钙化及囊性灶体积进行性增大且数量进行性增多，一般预后不良。治疗上以对症治疗和缓解症状为主，包括囊肿的外科切除、抗癫痫药物和抗精神病药物的使用等。重组人源化靶向VEGF的单克隆抗体贝伐珠单抗在一些案例中已经被实验性地使用，可以通过减少微血管病变继发的血管渗漏来减少囊肿体积，并取得了一定的疗效。

综上所述，在临床诊断工作中遇到中枢神经系统微血管病变时，需结合影像学检查，若出现多发颅内钙化、脑实质内囊变、白质弥漫性异常信号三联征而无颅外症状时应考虑LCC，进一步*SNORD118*基因诊断可成为LCC确诊的有效手段。

［中国科学技术大学附属第一医院（安徽省立医院）吴海波　张安莉］

参考文献

［1］LABRUNE P, LACROIX C, GOUTIÈRES F, et al. Extensive brain calcifications, leukodystrophy, and formation of parenchymal cysts: a new progressive disorder due to diffuse cerebral microangiopathy［J］. Neurology, 1996, 46（5）: 1297-1301.

［2］BONOMO G, MONFRINI E, BORELLINI L, et al. Systemic involvement in adult-onset leukoencephalopathy with intracranial calcifications and cysts（Labrune syndrome）with a novel mutation of the SNORD118 gene［J］. Eur J Neurol, 2020, 27（11）: 2329-2332.

［3］MURPHY S, GRIMA G, MANKAD K, et al. Pediatric neurosurgical implications of a ribosomopathy: illustrative case and literature review［J］. Childs Nerv Syst, 2022, 38（3）: 643-648.

［4］JENKINSON E M, RODERO M P, KASHER P R, et al. Mutations in SNORD118 cause the cerebral microangiopathy leukoencephalopathy with calcifications and cysts［J］. Nat Genet, 2016, 48（10）: 1185-1192.

［5］FAY A J, KING A A, SHIMONY J S, et al. Treatment of leukoencephalopathy with calcifications and cysts with bevacizumab［J］. Pediatr Neurol, 2017, 71: 56-59.

病例 75　男，37 岁，脑白质病变

【临床资料】

患者，男，37 岁。主诉"体重减轻 8 个月，口齿不清 5 个月，反应迟钝 3 个月"。

现病史：患者 2017 年 7 月出现不明原因消瘦，2 个月内体重减轻 15 ~ 20 斤，为查明消瘦原因，2017 年 9 月就诊于当地医院。头颅 MRI 发现双侧半卵圆中心、胼胝体体部及压部多发异常信号，考虑为亚急性脑梗死。脑血管评估未见异常。CT：双肺上叶小结节；胃大弯局部胃壁可疑增厚。胃镜：慢性浅表性胃炎伴糜烂。NSE：60 ng/mL。梅毒 TPPA（+），TRUST（+），滴度 1 : 1。血常规、DIC、甲状腺功能、免疫指标、叶酸及维生素 B_{12} 未见异常；HIV 阴性，未做腰穿。按"多发性亚急性脑梗死，隐形梅毒"予以改善循环、抗血小板聚集、青霉素驱梅治疗。2017 年 10 月出现口齿不清，偶有饮水呛咳，伴口周、颈部麻木感，之后逐渐出现右手活动不灵，表现为右手旋转健身球变慢、抓握力器笨拙。2017 年 12 月患者逐渐出现反应迟钝，易怒。2018 年 1 月再次就诊于当地医院，完善腰穿，总蛋白 0.48 g/L，血及脑脊液梅毒 TPPA 及 TRUST（-），血及脑脊液 IgG 型寡克隆带（-），脑脊液 CNS 脱髓鞘疾病抗体、自身免疫性脑炎抗体、副肿瘤综合征抗体（-）；考虑为"脑梗死、记忆力减退"，予以改善循环、抗血小板聚集、盐酸多奈哌齐改善认知，患者症状无明显好转。后口齿不清症状逐渐加重，2018 年 2 月，头颅 MRI 增强：颅内多发异常信号较前进展。考虑"多发性硬化"可能，予以甲强龙冲击治疗（500 mg 7 天—240 mg 3 天—120 mg 3 天—60 mg 3 天），后改甲泼尼龙 48 mg qd 口服，每周减量 4 mg，症状无明显好转。2018 年 2 月 27 日就诊于我院，入院后完善相关检查：脑电图示轻度慢波活动，肌电图及诱发电位示右侧 BAEP 外周性异常、双侧 BAEP 颅内段潜伏期相对偏长；Pr-VEP P100 形态稍差、潜伏期正常范围；胫神经 SEP 形态稍差、P40 潜伏期正常。电测听、腰穿未见明显异常。予长春西汀改善循环，胞磷胆碱改善脑代谢，奥拉西坦改善认知，甲泼尼龙治疗原发病，巴氯芬减低肌张力，患者病情稳定带药出院，出院后患者自觉药物改善症状无效遂停用所有口服药物。2018 年 4 月 17 日症状不能控制，再次来院，门诊以"脑白质病"收入院。病程中，大小便可，睡眠、食欲可，体重较前减轻 20 斤，无发热、头痛、意识丧失、四肢抽搐，无肌肉萎缩及肉跳。

既往史：2004 年发现梅毒感染，曾接受青霉素治疗，目前复查示梅毒 TPPA（+），TRUST（-）。否认高血压、糖尿病、冠心病等；否认结核、肝炎；否认家族遗传病；否认吸烟、饮酒史。

家族史：父母、2 个姐姐、1 个哥哥、1 个儿子体健，无类似症状。

专科检查：意识状态清醒、语言构音障碍；颅神经检查视力、听力不合作，其余无异常；右侧指鼻试验、轮替试验、反跳试验阳性，跟膝胫试验、闭目难立征、直线行走不合作，阔基底步态；运动觉、位置觉、振动觉、实体辨别觉、两点辨别觉、图形觉、定位觉不合作。

辅助检查：

1. 影像学：2017 年 9 月 27 日外院 MRI（图 75-1）示双侧半卵圆中心、胼胝体体部及压部多发异常信号，考虑为亚急性脑梗死。2018 年 2 月 20 日外院 MRI（图 75-2）示双侧半卵圆中心、胼胝体体部及压部多发异常信号，较前进展。2018 年 4 月 19 日我院第二次住院 MRI（图 75-3）示双侧半卵圆中心、侧脑室后角-三角区旁白质、胼胝体体部及压部多发脑白质病变，较前无改善。

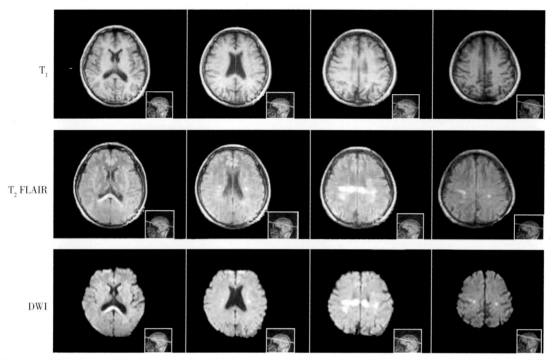

胼胝体压部及双侧侧脑室体部、额顶叶对称分布异常信号，T_1WI 呈低信号、T_2FLAIR 呈高信号，DWI 呈明显高信号。

图 75-1　2017 年 9 月 27 日头颅 MRI

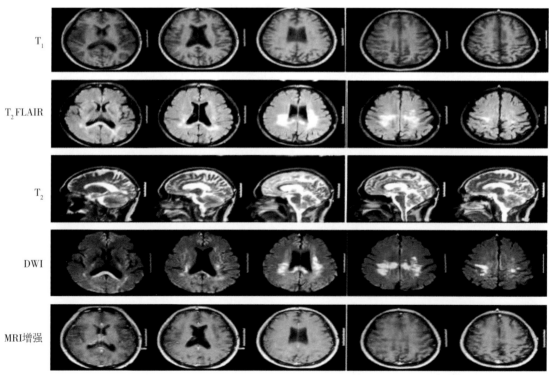

胼胝体压部及双侧侧脑室体部、额顶叶对称分布异常信号，T_1WI 呈低信号，T_2FLAIR 呈高信号，DWI 呈明显高信号，增强后未见明显强化；病变范围比 2017 年 7 月增大。

图 75-2　2018 年 2 月 20 日头颅 MRI

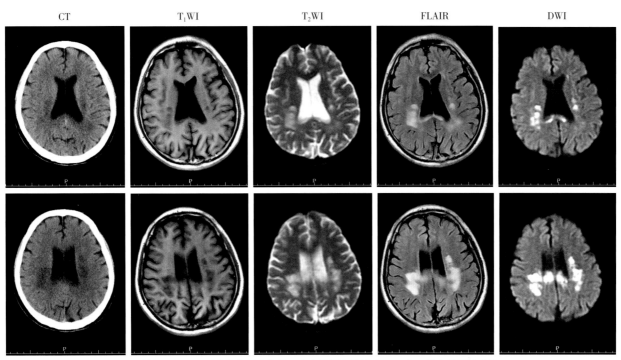

胼胝体压部及双侧侧脑室体部、额顶叶对称分布异常信号，病变范围和信号比 2018 年 2 月未见明显改善。

图 75-3 2018 年 4 月 19 日头颅 MRI

2. 其他检查：MRS（2018 年 4 月 19 日）示双侧侧脑室旁、胼胝体压部病灶 NAA 峰减低，Cho 峰增高。脑电图示轻度慢波活动，肌电图及诱发电位示右侧 BAEP 外周性异常、双侧 BAEP 颅内段潜伏期相对偏长；Pr-VEP P100 形态稍差、潜伏期正常范围；胫神经 SEP 形态稍差、P40 潜伏期正常范围。抗梅毒螺旋体抗体 11.87 ↑；脑脊液：581.93 mg/L ↑。HIV、梅毒（-）；血及脑脊液 IgG 型寡克隆带（-）；脑脊液 CNS 脱髓鞘疾病抗体、自身免疫性脑炎抗体、副肿瘤综合征抗体（-）；血清病毒（-）；血细胞、生化、免疫球蛋白（-）；T-SPOT（-）；肿瘤标志物（-）；内分泌激素（-）；免疫球蛋白、微生物（-）。

【手术】

2018 年 4 月 25 日行立体定向穿刺活检。

【病理结果】

大体所见：灰白色穿刺组织 1 条，大小 0.9 cm × 0.1 cm × 0.1 cm。

镜下所见（图 75-4）：送检组织主要为大脑白质伴水肿变性；散在可见均质红染的球状结构。

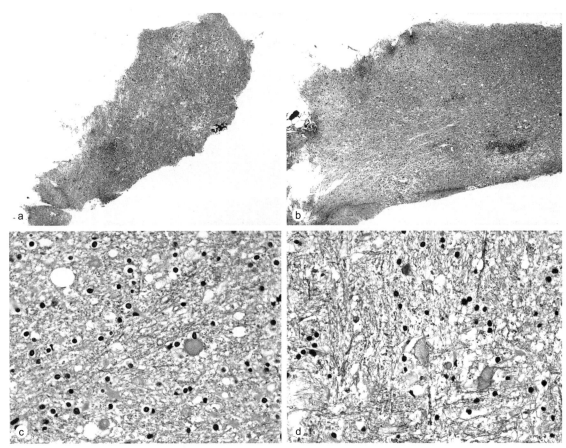

a、b. 示大脑白质伴水肿变性（低倍放大）；c、d. 示散在分布均质红染的球状结构（高倍放大）。

图 75-4　HE 染色结果

　　免疫组化及特殊染色（图 75-5）：球状结构表达 NF、MAP-2，且特殊染色示 PAS（+）、网状纤维染色（+），符合肿胀的轴索；另见少数淋巴细胞浸润，主要位于血管周围，以 CD3+ 的 T 淋巴细胞为主，仅见个别 CD20+ 的 B 淋巴细胞；散在可见 PGM-1（+）的组织细胞；髓鞘染色示髓鞘苍白。

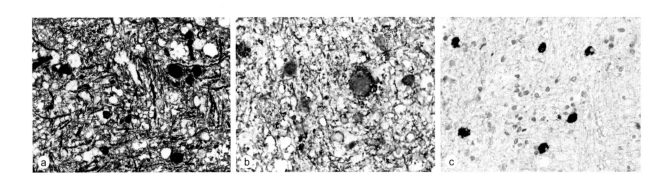

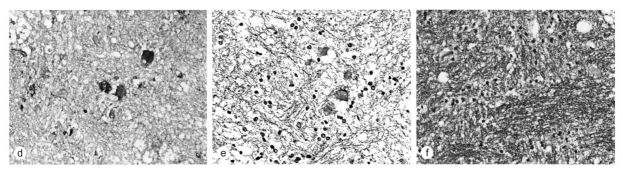

a、b. 免疫组化染色示球状结构表达 NF、MAP-2；c. PGM-1 染色示散在的泡沫组织细胞；d、e. PAS 和网状纤维染色示球状结构阳性；髓鞘染色示髓鞘苍白改变。

图 75-5　免疫组化、特殊染色结果（高倍放大）

分子检测结果（图 75-6）：运用 NGS 对送检样本进行全外显子测序，发现 *CSF1R* 基因第 14 号外显子与 14 号内含子交界处存在杂合剪切位点改变：c. 1858+1G＞T，该变异可能引起非正常的基因剪切，从而导致编码蛋白的结构和功能改变而致病。

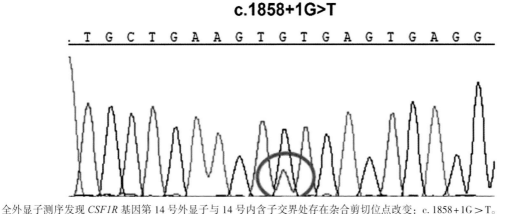

全外显子测序发现 *CSF1R* 基因第 14 号外显子与 14 号内含子交界处存在杂合剪切位点改变：c. 1858+1G＞T。

图 75-6　分子检测结果

病理诊断：符合成人起病的遗传性弥漫性白质脑病合并轴索球样变（hereditary diffuse leukoence-phalopathy with axonal spheroid，HDLS）。

【讨论】

HDLS 是临床罕见的遗传性中枢神经系统白质变性病，由 Axelsson 等于 1984 年首次报道并命名，Rademakers 等于 2011 年通过全基因组相关性研究和全外显子组测序，确定位于染色体 5q32 的 *CSF1R* 基因是遗传性弥漫性白质脑病合并轴索球样变的致病基因，临床可表现为性格改变、精神行为异常、认知功能障碍、帕金森样症状和癫痫发作等。

HDLS 的临床表现个体间存在显著差异，即使同一家系中携带同一突变的个体之间的也不同，且存在疾病外显不全等特点，即部分患者出现早期影像学改变或携带 *CSF1R* 突变基因而无任何临床表现。发病年龄为 15～78 岁，首发症状主要是显著的神经精神症状，包括性格和行为改变、精神症状、进行性认知功能障碍；随后或同时出现运动障碍和步态障碍，包括非对称性帕金森综合征、锥体束征、步态拖曳等；随着病情进展，逐渐出现皮层功能障碍，包括失用症、癫痫发作、共济失调、构音障碍、吞咽困难等；最终丧失运动功能、缄默、长期卧床，死于各种并发症。

HDLS 典型 MRI 表现为早期双侧、非对称性、局限性 T_2WI 或 FLAIR 成像高信号和 T_1WI 低信号，以额叶或额顶叶显著，累及深部脑白质和皮质下脑室周围白质纤维束；亦可见皮质脊髓束受累，弥漫性脑萎缩和脑室扩大，伴胼胝体发育不良和异常信号。随着病情进展，病灶逐渐融合呈片状，并呈对称性分布，一般不累及皮质下 U 形纤维、脑干和小脑皮质。DWI 呈小点状高信号，同时伴水分子扩散受限被认为是该病的特征性影像学表现。

HDLS 的尸体解剖学研究结果显示，大体标本可见脑组织广泛萎缩，弥漫性脑白质变性，呈黄褐色、海绵状或胶冻状，胼胝体变薄，皮质下 U 形纤维和小脑皮质多保留；光镜下轴索球样变伴色素性胶质细胞及弥漫性轴索变性、髓鞘缺失是特征性病理改变，可见反应性胶质细胞增生及少量富脂质的巨噬细胞和钙化灶。免疫组织化学染色示轴索肿胀、球样变，髓鞘变薄或消失。超微结构观察可见肿胀、球样变的轴索内含杂乱的神经纤维丝、线粒体和非特异性电子致密物，髓鞘不连续，呈碎片状或缺失。

HDLS 呈常染色体显性遗传，亦可见散发病例，*CSF1R* 基因突变是其唯一致病基因，迄今已报道 70余种致病性 *CSF1R* 基因突变，但尚无明确的表型 – 基因型关联性。*CSF1R* 基因突变主要为错义突变、无义突变、插入/缺失、移码突变，亦有剪切位点突变的报道。绝大多数突变位于酪氨酸激酶结构域（外显子 12 ~ 22），其中外显子 17 ~ 20 为突变高发区域心。研究显示，*CSF1R* 基因突变可使酪氨酸激酶失活，但不影响受体同源二聚体形成，可能导致无信号转导功能的突变同源二聚体或野生型—突变型异源二聚体形成，从而影响下游靶点磷酸化；也有研究显示，与野生型相比，致病性 *CSF1R* 基因突变在全身各组织的表达水平和自身磷酸化程度均降低。但位于不同结构域的 *CSF1R* 基因突变对自身和下游靶点磷酸化的影响不同：位于酪氨酸激酶结构域的致病性突变，其磷酸化信号完全丧失；而位于近膜区或激酶插入区的致病性突变，残留部分磷酸化信号。突变的 *CSF1R* 基因编码蛋白仍表达于细胞膜表面，且不影响野生型 *CSF1R* 基因编码蛋白结合配体形成二聚体，以及后续功能发挥。

HDLS 临床表现多样，且部分病例不典型、临床医师认识不足，故极易被误诊。如果出现进行性认知功能下降、记忆力减退和人格障碍，结合可疑阳性家族史和典型脑白质改变时需考虑该病，同时应注意与多种其他遗传性脑白质病变或伴脑白质病变的遗传性脑小血管病等相鉴别。2018 年，Konno 等提出特异度较高（＞96%）的诊断标准。其核心特征：①发病年龄 ≤ 60 岁。②至少具备以下 2 种症状与体征：认知功能障碍或精神症状、锥体束征、帕金森综合征、癫痫发作。③常染色体显性遗传或散发。④头部 CT 和（或）MRI 显示，双侧脑白质病变及胼胝体变薄。⑤排除导致脑白质病变的其他原因：血管性痴呆，多发性硬化；脑白质营养不良，如肾上腺脑白质营养不良、克拉伯病、异染性脑白质营养不良等。其排除依据包括发病年龄 ≤ 10 岁；除癫痫发作外，脑卒中样发作 ≥ 2 次；突出的周围神经病变。其支持依据包括临床表现或认知功能评价提示额叶功能障碍；病情进展迅速（发病 5 年内卧床）；头部CT 显示脑白质斑点状微小钙化灶；与遗传性弥漫性白质脑病合并轴索球样变相符的病理改变。根据上述特征，分为确定诊断，即满足核心特征②、③和④中的头部 CT 和（或）MRI 显示双侧脑白质病变，

且存在 *CSF1R* 基因突变；很可能诊断，即满足核心特征①～⑤，但未行基因检测；可能诊断，即满足核心特征②中的认知功能障碍或精神症状、③和④中的头部 CT 和（或）MRI 显示双侧脑白质病变，但未行基因检测。

因为 HDLS 无有效治疗方法，通常采取对症支持治疗，辅以适当康复治疗，提高患者生活质量。有个案报道异体造血干细胞移植能够控制症状、延缓进展，但长期疗效尚待进一步研究。

（上海交通大学医学院附属瑞金医院　张本炎）

参考文献

［1］WU J, LIU T, ZHANG B, et al. An AARS1 variant identified to cause adult-onset leukoencephalopathy with neuroaxonal spheroids and pigmented glia［J］. Transl Neurodegener, 2023, 12（1）: 19.

［2］TIAN W T, ZHAN F X, LIU Q, et al. Clinicopathologic characterization and abnormal autophagy of *CSF1R*-related leukoencephalopathy［J］. Transl Neurodegener, 2019, 8: 32.

［3］KÖHLER W, CURIEL J, VANDERVER A.Adulthood leukodystrophies［J］. Nat Rev Neurol, 2018, 14（2）: 94-105.

［4］KONNO T, YOSHIDA K, MIZUTA I, et al. Diagnostic criteria for adult-onset leukoencephalopathy with axonal spheroids and pigmented glia due to CSF1R mutation［J］. Eur J Neurol, 2018, 25（1）: 142-147.

［5］STABILE C, TAGLIA I, BATTISTI C, et al. Hereditary diffuse leukoencephalopathy with axonal spheroids（HDLS）: update on molecular genetics［J］. Neurol Sci, 2016, 37（9）: 1565-1569.

病例 76　男，57 岁，周围神经病变

【临床资料】

患者，男，57 岁。主诉"间断胸闷 4 年，肢体无力 3 年"。

现病史：患者入院前 4 年（2012 年冬天）静息状态下出现阵发性胸闷，持续 1 分钟左右自行缓解，日常活动不受限。就诊于外院，查心电图提示"心律失常"（具体不详）。胸片未见异常。予稳心颗粒治疗。3 年前出现双下肢力弱，易疲劳，上 1 ~ 2 层楼费力，蹲起、上楼困难。1 年前出现双手小肌肉萎缩，持物、写字力弱，伴全身"肉跳"，曾于外院查肌电图提示周围神经病。头颅 MRI 未见明显异常，予维生素 B₁、甲钴胺治疗，症状进行性加重。入院前 7 个月（2016 年 4 月）"感冒"后胸闷加重，伴气短、呼吸困难、咳嗽、咳痰、喘息明显，伴双下肢轻度水肿。入院前 1 个月（2016 年 10 月）"感冒"后再次出现咳嗽、胸闷加重，当时于外院查胸片提示扩张型心肌病？为求进一步诊治收入院。

既往史：30 岁左右左眼"白内障"，于当地医院行手术治疗，术后无改善，目前左眼失明。高血压病史 4 年，血压（140 ~ 150）/80 mmHg，未予治疗。近两年有双手指间关节、双膝关节、双踝关节疼痛，伴腰背痛；X 线提示退行性变，考虑骨关节炎。2016 年 8 月就诊于外院，查血常规、ESR、CRP、RF、HLA–B27、抗 CCP、尿酸未见异常。追问患者入院前 13 年出现右手中指指尖麻木，逐渐进展，2010 年感双手指尖麻木疼痛，2011 年出现双足麻木伴疼痛，2012 年麻木扩展至双前臂及小腿。2016 年 6 月就诊于我院神经内科，考虑腓骨肌萎缩症 2 型，查相关基因未见异常。

个人史：无特殊。

家族史：父亲 40 岁诊断"心脏病"，50 岁因"心力衰竭"去世；母亲 30 余岁去世，原因不清；姐姐有双上肢麻木，无明显力弱，活动正常。

体格检查：具体如下。

内科查体：脉搏 75 次/分，右侧血压 118/81 mmHg，左侧血压 123/75 mmHg。颈静脉充盈，肝颈静脉回流征阴性。心前区无隆起，心尖搏动位于左侧第 5 肋间锁骨中线外侧 1 ~ 2 cm 处，心浊音界扩大。心率 75 次/分，律齐，第一心音弱，各瓣膜听诊区未闻及杂音，无心包摩擦音。其余系统无异常。

神经系统查体：神清语利，高级皮层功能未见异常。左眼失明，右侧瞳孔直径 3 mm，光反射灵敏。面纹对称，伸舌居中，舌肌未见萎缩及肥大。双手骨间肌及双侧胫前肌、腓肠肌、股四头肌萎缩，右上肢近端肌力 Ⅳ 级、远端 Ⅳ - 级，左上肢近端肌力 Ⅲ + 级、远端肌力 Ⅲ 级，双下肢近端肌力 Ⅳ - 级、远端肌力 Ⅲ + 级，肌张力适中。双上肢肘关节、双下肢膝上 10 cm 远针刺觉减退，以双手及双膝关节以下明显。四肢腱反射未引出，病理征阴性。

辅助检查：具体如下。实验室检查：血尿便常规正常。HbA1c 5.6%；术前免疫八项（-）。尿素 9.4 mmol/L，尿酸 459 μmol/L。BNP 1886 pg/mL；cTnT 0.137 ng/mL；D- 二聚体 0.57 mg/L。甲状腺功能正常。轻链蛋白（-）；铁及铁蛋白正常。免疫球蛋白七项、免疫球蛋白固定电泳未见异常。

dsDNA、ANA、ANCA、ACL（－）。β_2-MG 2.50 mg/L。动态心电图：窦性心律，总心搏87 554次，平均心率64 bpm；偶发房早87次、短阵房速2阵；室早162次；完全性右束支传导阻滞；异常Q波。颈部血管B超：右侧颈动脉及锁骨下动脉起始端强回声示粥样硬化斑块形成，管腔狭窄＜50%。双下肢静脉超声：未见血栓。腹部B超：胆囊息肉样病变。超声心动图结论：左心房增大，左心室各壁弥漫增厚，右心室前壁增厚，二尖瓣轻度反流，左心室舒张功能减退（充盈受限），左心房压增高，心包积液（中量），LVEF 60%。肌电图：双正中神经腕点CMAP潜伏期延长、右侧各段波幅下降；左尺神经肘上点CMAP潜伏期延长、波幅下降；右尺神经各段CMAP波幅下降；双腓总神经、双胫神经CMAP潜伏期延长、波幅明显下降；双正中神经、双尺神经、双腓肠神经SNAP未测出；左尺神经F波潜伏期延长；双胫神经H反射潜伏期延长；下肢皮肤交感反应未测出；左第一骨间肌、右肱二头肌、右胫前肌、左股四头肌示神经源性损害。

行左腓肠神经活检术。

【病理结果】

大体所见：（左腓肠）神经活检组织1束，长约1 cm，直径约0.3 cm。

镜下所见（整合电镜及免疫组化结果）：神经束膜轻度不均匀增厚，神经束内神经纤维排列较整齐，有髓及无髓纤维数量均有减少，以大直径厚髓纤维为主；残存有髓纤维少数呈脱髓鞘改变伴施万细胞变性；无髓纤维-施万细胞单位亦有轻度减少，轴索轻度变性，施万细胞轻度增生，未见洋葱头样结构形成。间质轻度增生，神经束膜内间质中偶见团片状粉染物质沉积，神经束内个别小血管壁有增厚（图76-1）。特殊染色：刚果红染色于神经束膜内粉染物质及小血管壁增厚处偶见折光性物质沉积，刚果红染色切片在偏振光镜下呈苹果绿色。电镜下神经束内间质中可见排列散乱的纤维性、可疑丝管状结构（图76-2）。

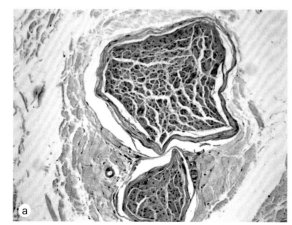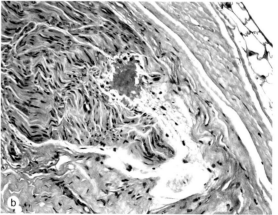

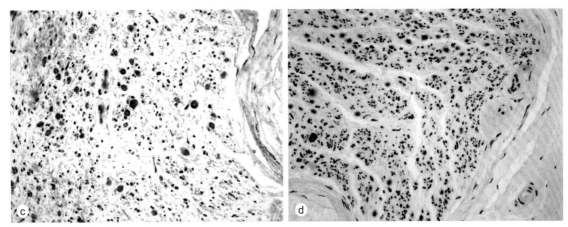

a. 神经束膜呈轻度不均匀增厚，神经束内神经纤维排列较整齐，神经纤维数量有减少（HE 染色，低倍放大）；b. 神经束膜及束内间质轻度增生，部分区域似有淡粉染物质沉积（HE 染色，高倍放大）；c. 有髓纤维减少，部分有髓纤维髓鞘松解及脱失（MBP 免疫标记，高倍放大）；d. 大直径有髓纤维中度减少，无髓纤维–施万细胞单位轻度减少（NF 免疫标记，高倍放大）。

图 76-1　光学显微镜观察所见

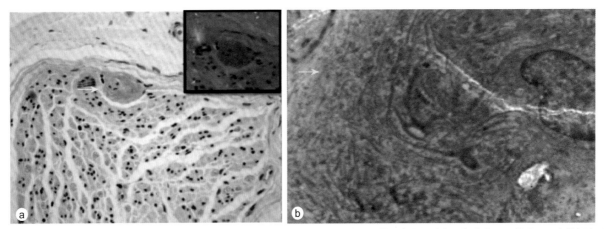

a. 光学显微镜观察，刚果红染色中沉积物质染色呈阳性（箭头所示），部分位于神经束内间质中，部分位于血管壁上，在偏振光显微镜下呈苹果绿色双折射（如小图中所示）（刚果红染色，高倍放大）；b. 透射电子显微镜下观察，图右侧及下方为正常胶原，其余间质中可见排列散乱的纤维性、可疑丝管状结构（箭头所示）。

图 76-2　光学显微镜及透射电子显微镜观察所见

　　分子病理结果：*TTR* 基因测序结果显示，c.349G > T（p.Ala117Ser）的错义变异，该位点为杂合子。该变异的致病性已经有文献报道，与淀粉样多发性神经病相关。患者儿子该位点也检出同样错义变异，且为杂合子。

　　临床病理诊断：*TTR* 基因突变的遗传性转甲状腺素蛋白介导的淀粉样变性多发性神经病（hereditary transthyretin amyloidosis polyneuropathy，ATTRv-PN）。

【讨论】

　　遗传性转甲状腺素蛋白淀粉样变性多发性神经病是由 *TTR* 基因突变引起的常染色体显性遗传病，全球估计患病率约为 1.1/100 000。本病是一种以转甲状腺素蛋白为沉积物的淀粉样变性疾病，以多系统受累为特点，严重者可危及生命。本病于 1952 年于葡萄牙首次报道，我国最早的文献记录 *TTR* 基因突变家系是在 2001 年。

发病机制方面，90% 转甲状腺素蛋白由肝脏产生进入血液，还有少部分由脉络丛及视网膜色素上皮产生，进入脑脊液和血液。正常情况下，转甲状腺素蛋白是一种可溶性蛋白质，以四聚体的形式发挥功能，而在 ATTRv-PN 患者中，*TTR* 的突变导致四聚体裂解为单体，从而不断形成纤维并沉积于身体各组织中，引起器官损害从而致病。目前已知报道中，*TTR* 基因最常见的突变位点是 *V30M* 突变，在欧洲地区性分布（葡萄牙、瑞士等），而非地区性病例突变位点分布于第 2～4 外显子。目前已有超过 80 个致病位点的报道。但值得注意的是，除了突变蛋白沉积可引起淀粉样变性外，在老年患者中也可以由"野生型"蛋白引起。

ATTRv-PN 的临床表现与突变位点相关，并非所有患者均有典型的周围神经表现。临床表现常以麻木疼痛为首发症状，表现为下肢远端起病，向上进展，逐渐出现无力症状。典型的神经系统表现包括正中神经和腰神经根的神经外膜［和（或）束膜］压迫，分别引起腕管综合征和椎管狭窄，以及持续进展的小纤维、自主神经和大纤维感觉运动神经病。由此可见累及周围神经系统时表现为多发性周围神经病。当其累及心脏时，可引起心肌淀粉样变性，表现为心律不齐、心功能不全，由于变异位点不同，晚发者更易累及心脏。ATTRv-PN 患者还可出现淀粉样变性累及肾脏的肾功能不全、累及眼的青光眼、玻璃体浑浊及累及肝脏、脑膜组织的淀粉样变性。

淀粉样变性病的组织学特征是受累组织内检出淀粉样物质沉积，淀粉样沉积物在光学显微镜下为无定形粉染物质，刚果红染色后在偏振光显微镜下具有苹果绿色的双折光性。而在电子显微镜下，表现为笔直且无分支的丝管状物质沉积，丝管状物质的宽度为 8～10 nm。此外，ATTRv-PN 的周围神经活检可表现为神经纤维的丢失，间质的淀粉样物质沉积。在实际工作中，ATTRv-PN 在神经活检中的检出率比较低，可以考虑脂肪活检或皮肤活检等。对于多器官受累患者的首次活检，往往建议进行皮下脂肪抽吸或活检。淀粉样变性病种类多样且病因不同，如原发性淀粉样变性病是由浆细胞增生性疾病引起的，由来源于免疫球蛋白轻链片段的蛋白质沉积所致；继发性淀粉样变性是慢性病伴持续或反复炎症的一种潜在并发症，其中炎症会导致血清淀粉样蛋白 A 持续大量产生，该蛋白是急性期反应物，可形成淀粉样沉积；淀粉样 IgM 沉积性神经病中，淀粉样物质刚果红染色可以呈阴性。因此，在上述病因及沉积蛋白各异的情况下，免疫组织化学染色是必要的鉴定蛋白质类型的检查方法。

另外，目前国际上检验淀粉样蛋白沉积的金标准是采用质谱法直接识别淀粉样沉积物中的蛋白质。此方法采用激光捕获显微切割技术从福尔马林固定的淀粉样组织中分离淀粉样蛋白，然后行胰蛋白酶消化、质谱分析和直接肽序列分析，可用于神经活检、肾活检、脂肪活检等标本，用来验证原发性、继发性淀粉样变性，经过改良后，还可用于鉴定遗传性淀粉样变性的致病突变和原发性淀粉样变性的轻链亚型。

本病例中，患者出现以远端为主的肢体无力伴麻木，腱反射消失，结合肌电图，提示为多发性周围神经病，感觉运动均受累，以轴索受累为主。本例神经活检的组织病理学特点是刚果红阳性的淀粉样物质主要沉积于束膜及束膜下间质或小血管壁上，周围神经组织中表现为神经纤维减少，神经纤维的病变以轴索变性为主，与肌电图吻合。患者父亲有"心脏病"病史，其儿子检出同样 *TTR* 变异位点，符合遗传性转甲状腺素蛋白淀粉样变性多发性神经病。结合患者超声心动图、影像学表现及心功能不全的症状，提示心脏受累，预后不良。

各型淀粉样变性的治疗策略多取决于淀粉样物质的前体产生的原因。如治疗原发性患者的浆细胞病、控制继发性患者的基础炎症或感染。遗传性转甲状腺素蛋白淀粉样变性已有新疗法，如使用干扰肝脏转甲状腺素蛋白合成的 RNA 靶向疗法、使用其他药物稳定四聚体构型、阻止促淀粉样蛋白单体释放，从而减少转甲状腺素蛋白淀粉样蛋白形成。另外，促进组织中淀粉样沉积物清除的策略也在临床试验阶段。因此淀粉样变性病的诊断及淀粉样蛋白类型的鉴别就变得至关重要，这是靶向治疗的基础。

（北京大学医学部 / 北京大学第三医院　郑丹枫　钟延丰）

参考文献

［1］COHEN A S, CALKINS E. Electron microscopic observations on a fibrous component in amyloid of diverse origins［J］. Nature，1959，183（4669）：1202－1203.

［2］FIGUEROA J J, BOSCH E P, DYCK P J, et al. Amyloid－like IgM deposition neuropathy：a distinct clinico－pathologic and proteomic profiled disorder［J］. J Peripher Nerv Syst，2012，17（2）：182－190.

［3］ADAMS D, POLYDEFKIS M, GONZÁLEZ－DUARTE A, et al. Long－term safety and efficacy of patisiran for hereditary transthyretin－mediated amyloidosis with polyneuropathy：12－month results of an open－label extension study［J］. Lancet Neurol，2021，20（1）：49－59.

［4］ADAMS D, GONZALEZ－DUARTE A, O'RIORDAN W D, et al. Patisiran, an RNAi therapeutic, for hereditary transthyretin amyloidosis［J］. N Engl J Med，2018，379（1）：11－21.

病例 77　女，61岁，颅内多发病变

【临床资料】

患者，女，61岁。主述"头痛伴恶心、呕吐2月余，精神障碍1个月"。

现病史：患者于2019年3月中旬起无明显诱因出现间断性头痛，以顶枕部为著，且偶有双眼"闷胀"不适，症状逐渐加重，3月末出现恶心、呕吐，喷射样呕吐胃内容物，无发热等。当地考虑为"脑血栓"，给予相应治疗无好转。患者发病1个月出现精神障碍，表现为愣神、自言自语、胡言乱语、呼之不应答，不认识家人，出现幻觉，偶有躁动、夜间不睡觉。腰穿脑脊液显示淡黄色、压力及蛋白高。颅脑MRI示"双侧皮层、皮层下、双侧侧脑室周围及左侧颞叶散在点片状长 T_1 长 T_2 信号，部分DWI高信号，ADC低信号"。为求进一步诊治，来院就诊。初步考虑感染，给予抗生素及激素治疗无好转，为明确诊断行脑活检术。

既往史：否认高血压、银屑病病史。曾行右乳腺炎手术治疗，否认外伤史。

家族史：无特殊。

查体：嗜睡，高级皮层功能检查无法配合，双侧瞳孔等大等圆，直径约3.5 mm，对光反射灵敏，余颅神经未见明显异常。四肢活动自如，肌容积正常，共济运动不配合，感觉查体不配合，四肢腱反射减低，双侧Babinski征阳性，双侧掌颌反射阳性，颈强直检查下颌至胸部距离为3横指，Kernig征阴性。

辅助检查：头颅MRI示双侧额叶、颞叶、顶枕叶皮层下及邻近脑沟内、胼胝体压部可见弥漫性条片状、细条状稍长 T_1 稍长 T_2、稍短 T_1 稍长 T_2 信号，DWI呈高信号；SWI示脑内皮层下及脑沟内可见散在低信号。真菌感染可能性大（图77-1）。

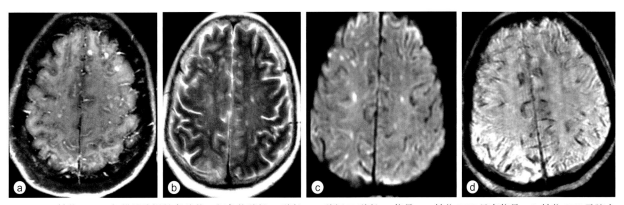

a、b.轴位 T_1、T_2 扫描呈弥漫性条片状、细条状稍长 T_1 稍长 T_2、稍短 T_1 稍长 T_2 信号；c.轴位DWI呈高信号；d.轴位SWI示脑内皮层下及脑沟内可见散在低信号。

图77-1　头部MRI检查结果

手术所见：切开硬脑膜可见脑组织呈黄染，向外膨出提示颅内高压，按照导航标记的短 T_1 异常信号范围，避开中央区和枕叶视放射，楔形切除直径约4 cm的顶叶脑皮层和皮层下组织，可见病变质地韧，色黄染，血供丰富。

【病理结果】

大体所见：手术切除组织标本为灰白间灰红色碎组织一堆，大小为 3 cm × 2 cm × 0.5 cm，质软。

镜下所见：蛛网膜增厚，蛛网膜下腔及皮层浅层内见大量不规则扩张的血管伴慢性炎细胞浸润。部分血管管壁增厚、管腔狭窄甚至闭塞，血管周围见多核巨细胞样肉芽肿形成（图 77-2a），部分管壁纤维素样坏死（图 77-2b）。部分可见"双管"现象（即动脉弹力层与内膜分离）（图 77-2c）。另皮层中小动脉血管壁中层见均质粉染物质沉积（图 77-2d），周边见淋巴细胞及多核巨细胞反应（图 77-2e），部分管壁纤维素样坏死，部分血管管腔狭窄或闭塞。皮层浅层脑组织呈疏松网状，代之以大量格子细胞聚集（亚急性脑梗死）（图 77-2f）。另见新鲜出血，含铁血黄素沉积及炎性坏死。皮层内大部神经元消失，可见多小灶格子细胞聚集区及反应性星形细胞增生。

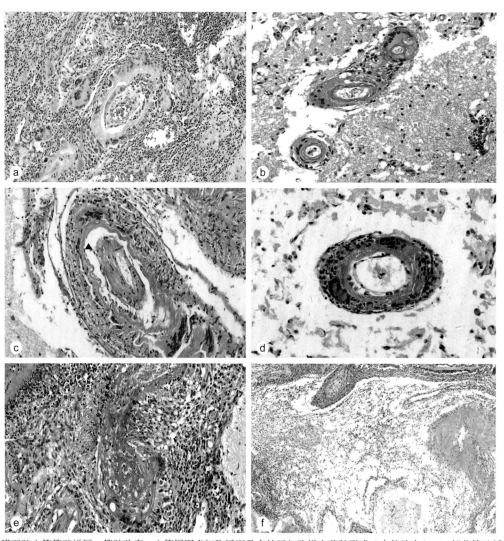

a. 蛛网膜下腔血管管壁增厚、管腔狭窄，血管周围炎细胞浸润及多核巨细胞样肉芽肿形成（中倍放大）；b. 部分管壁纤维素样坏死（中倍放大）；c. 部分管壁可见"双管"现象（动脉弹力层与内膜分离）（三角号，高倍放大）；d. 皮层内小动脉血管壁中层见均质粉染物质沉积（高倍放大）；e. 血管周围见淋巴细胞及多核巨细胞浸润（高倍放大）；f. 皮层浅层脑组织呈疏松网状，替代以大量格子细胞聚集（亚急性脑梗死）（中倍放大）。

图 77-2　光学显微镜观察所见

免疫组织化学染色：CD3（T 细胞 +），CD20（散在 B 细胞 +），CD68（组织细胞及多核巨细胞 +）（图 77-3a），Olig-2（+），GFAP（星形细胞 +），CD31、CD34（血管 +），CK（-），Calretinin（-），Ki-67 增殖指数（+10%），Vimentin（+），Tua 蛋白（-），泛素（血管壁 +），β-淀粉样蛋白（β-amyloid protein，Aβ）染色（血管壁 +）（图 77-3b）。

特殊染色结果：PAS（±），刚果红染色（+ 及血管壁苹果黄绿折光 +）（图 77-3c，图 77-3d），抗酸染色（-），LFB 髓鞘染色（局灶缺失）。

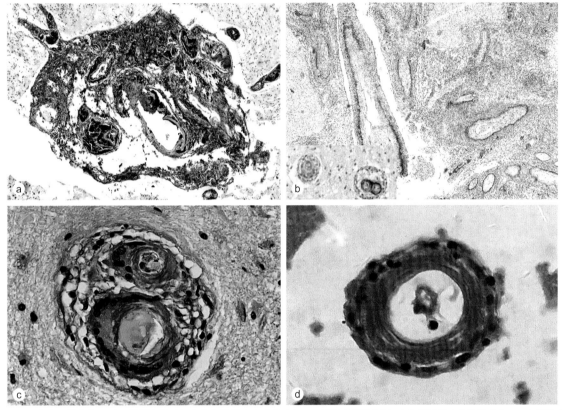

a. CD68 免疫组化染色显示血管周多核巨细胞染色阳性（中倍放大）；b. 显示血管壁中层 Aβ 染色阳性（中倍放大）；c. 血管壁中层显示均质粉染物，血管周围见多核巨细胞（刚果红特殊染色，高倍放大）；d. 偏正光显微镜下呈黄色折光（刚果红特殊染色，高倍放大）。

图 77-3　免疫组化染色及特殊染色结果

病理诊断：结合病史、影像学、免疫组化及特殊染色结果，病变符合脑淀粉样血管病相关性炎症（cerebral amyloid angiopathy-related inflammation，CAA-RI）或 β-淀粉样蛋白相关性血管炎，并多发亚急性脑软化及反应性星形细胞增生。

【讨论】

淀粉样沉积症是一组少见的、异质性病变，其特征是异常的折叠蛋白沉积于组织中，并最终导致器官损坏。根据所沉积的淀粉样蛋白种类，包括 Aβ、淀粉样胱抑素 C、淀粉样朊蛋白、Abri/Adan 蛋白、淀粉样转甲状腺素蛋白、淀粉样凝溶胶蛋白及淀粉样免疫球蛋白轻链 7 种类型。

脑淀粉样血管病（cerebral amyloid angiopathy，CAA）是以 Aβ 沉积于颅内微血管为特点的一增龄性疾病，缺乏全身系统性淀粉样变性的证据。其发病率与年龄密切相关，根据尸体解剖的病例研究显示，60～69 岁人群 CAA 的患病率约为 30%，而 70～89 岁人群 CAA 的患病率可 >50%。CAA 病理表现为淀粉样蛋白沉积在蛛网膜下腔、脑皮层浅层的中小动脉，微动脉为主性病变部位，部分严重者可波及毛细血管及小静脉。其病变部位主要在大脑半球，枕叶、颞叶浅皮层和软脑膜中小动脉及毛细血管管壁上。多数呈局限性、小片状及对称分布，少数可遍及整个大脑皮层，顶叶和额叶亦可受损。但大脑白质，基底节区，小脑，脑干和脑静脉很少被累及。其显微镜下主要改变表现为大脑皮质和软脑膜微小血管中膜和外膜见不溶性 Aβ 沉积（刚果红染色呈橘红色），严重时血管壁中层弹力层完全被淀粉样物质取代，致中层薄弱、断裂，形成"双管"现象、血管扩张、微动脉瘤形成或破裂出血，或出现脑梗死。CAA 绝大多数为散发型，少部分为家族性 CAA。

脑淀粉样血管病相关炎症也称为炎症性脑淀粉样血管病和 β-淀粉样蛋白相关性血管炎，是 CAA 的独特亚型，其特征是对脑血管 β-淀粉样沉积物的自身免疫反应，由两种类型组成：炎症性脑淀粉样蛋白血管病（inflammatory CAA，ICAA）和 Aβ 相关性血管炎（Aβ-related angiitis，ABRA）。2004 年，Eng 等分析了 42 例病理诊断为 CAA 的患者，其中 7 例发现淀粉样血管周围有巨噬细胞反应引起的炎症，其临床症状均为亚急性认知功能减退或癫痫发作，而不同于 CAA 常见的出血性卒中；其他 35 例 CAA 患者病理检查未发现上述炎症反应。淀粉样血管周围炎症反应的发现成为最初的 CAA-RI 定义的由来，有文献亦称此病理类型为炎症性脑淀粉样血管病。作为 CAA-RI 里最先发现的亚型，其主要表现为血管周围炎症细胞浸润，而无明显血管破坏。

2005 年 Scolding 等定义了 Aβ 相关性血管炎。与 ICAA 不同，这一 CAA-RI 亚型表现为血管内炎症，可伴肉芽肿形成。其病理显示皮质、脑膜血管破坏性炎症，通常是肉芽肿和脑膜淋巴细胞浸润，同时还显示了非炎症性 CAA 所描述的病理特征，如血管壁破裂、管壁纤维蛋白样坏死、急性血栓形成和血栓形成再通等。据此 CAA-RI 炎性表现为两种亚型：CAA-RI（具有血管周围炎症细胞浸润但无血管壁损坏）和 ABRA（血管炎伴肉芽肿形成），这两种亚型可单发也可同时发生，提示其发病机制可能有部分重叠。目前研究显示，35.2% 的患者病理类型为 ABRA（伴或不伴肉芽肿的血管炎），14.8% 为外周血管炎，50% 患者具有外周血管炎和 ABRA 两者的重叠病理特征。目前 CAA-RI 具体发病机制尚不明确，考虑与 Aβ 沉积导致的自身免疫炎症反应相关。

目前 CAA-RI 诊断金标准仍是病理活检。2016 年，AURIEL 等提出了该病临床及病理的诊断标准：①患者急性、亚急性或者慢性起病；②发病年龄 ≥40 岁；③至少出现 1 种以下症状：头痛、行为或意识改变、局灶性神经功能障碍、癫痫（非急性脑出血继发）；④ MRI 可见单发或多发的脑白质异常信号；⑤ SWI 提示 ≥1 处皮质或皮质下出血病灶（包括脑出血、脑微出血、皮层表面铁沉积）；⑥排除肿瘤，感染或其他病因。满足以上，则可诊断为很可能的 CAA-RI；若满足以上①至⑥中任意一条，有病理学证实的皮质或软脑膜血管 Aβ 蛋白沉积及血管内或血管周围炎症，则可确诊为 CAA-RI。

本例患者是 61 岁女性，慢性起病，出现头痛及精神障碍，颅内为多发病变。在排除肿瘤、感染或其他病因，经病理学证实的皮质及软脑膜血管 Aβ 沉积及肉芽肿性血管炎，是一确诊的 CAA-RI 病例。文献报道显示经活检证实的 CAA-RI 病例中，70%～80% 的患者对治疗有反应，一般使用大剂量激素冲击疗法，如有效，可进一步使用免疫抑制剂如环磷酰胺或甲氨蝶呤等加强。Castro Caldas A 等对 98 例 CAA-RI 患者的免疫抑制治疗进行统计，发现其中 57.65%（49 例/85 例）治疗后临床症状有所改善，14.12%（12 例/85 例）无明显变化，28.24%（24 例/85 例）进行性恶化。很遗憾，本例患者虽活检被证实为 CAA-RI，但由于病变广泛，经抢救治疗后无效死亡。

CAA 发病隐匿，是一类与年龄高度相关的疾病，随着人口老龄化，其潜在发病人群逐渐增多。CAA-RI 是一种少见的可治性 CAA 亚型，包含 ICAA 及 ABRA 两类，与 CAA 相比，存在更有效的治疗措施。因此有必要提高对该类疾病的认识和诊断。

（解放军总医院第一医学中心　桂秋萍　晋　薇）

参考文献

［1］YAMADA M. Cerebral amyloid angiopathy：emerging concepts［J］. J Stroke，2015，17（1）：17-30.

［2］朱慧，贺大权，王凌霄，等.脑淀粉样血管病三例病例报告及文献复习［J］.中华老年心脑血管病杂志，2021，23（10）：1100-1102.

［3］CASTRO CALDAS A，SILVA C，ALBUQUERQUE LI，et al. Cerebral amyloid angiopathy associated with inflammation：report of 3 cases and systematic review［J］. J Stroke Cerebrovasc Dis，2015，24（9）：2039-2048.

［4］AURIEL E，CHARIDIMOU A，GUROL ME，et al. Validation of clinic-radiological criteria for the diagnosis of cerebral amyloid angiopathy related inflammation［J］. JAMA Neurol，2016，73（2）：197-202.

病例 78 女，55 岁，左颞叶占位

【临床资料】

患者，女，55 岁。主诉"语言表达障碍伴记忆力障碍 2 月余"。

现病史：患者于入院前 2 个月自觉言语表达障碍，能理解文字语言，不能正常表达，伴明显记忆障碍，以顺行性记忆障碍为主，偶伴头痛，以左颞部为重，阵发性发作，无明显规律，无恶心呕吐，无明显意识障碍，无双眼视物模糊，无视物变形，无耳鸣及听力下降，无肢体抽搐，无二便失禁，就诊于当地医院行头颅 MRI 检查示"左颞占位病变"，为求进一步诊治遂来院就诊，收入院。患者自发病以来，精神饮食可，二便正常，体重无明显下降。

既往史：无。

家族史：无明确家族史。

查体：神清，对答切题，颈软，双瞳孔等大等圆，直径约 2.5 mm，对光反射（+），视力、视野粗测正常，伸舌居中，额纹对称，无四肢麻木抽搐，肌力、肌张力正常，生理反射存在，双侧 Babinski 征（－），感觉性共济正常。

辅助检查：头颅 MRI 示左侧颞叶斑片状异常信号，呈长 T_1 长 T_2 信号，局部脑沟内可见线样强化，占位效应不著（图 78-1）。

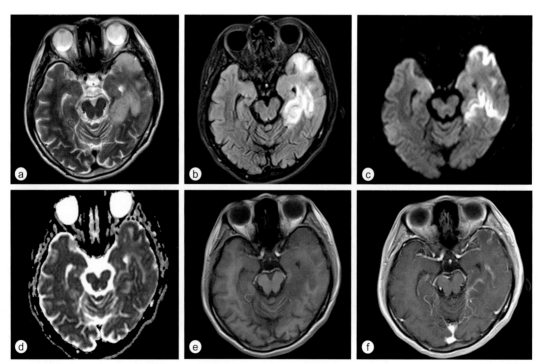

a. 轴位 T_2WI 扫描呈稍高信号；b. 轴位 FLAIR 扫描呈稍高信号；c. 轴位 DWI 扫描皮层呈高信号；d. 轴位 ADC 扫描皮层未见扩散受限；e. 轴位 T_1WI 扫描呈稍低信号；f. 轴位 T_1WI 增强扫描示局部脑沟内线样强化。

图 78-1 头部 MRI 检查见病变位于左侧颞叶，占位效应不著

行左侧颞叶开颅病灶切除术。

【病理结果】

大体所见：手术切除脑组织标本为不整形组织，大小为 3 cm × 3 cm × 2 cm，切面呈灰白色，实性、质软。

镜下所见：检材呈片状灰白质结构，可见散在嗜碱性小体及灶性出血，部分区域小血管明显增生，部分小血管管腔扩张、充血，周边胶质细胞轻度增生，较多泡沫细胞沉积，散在淋巴细胞浸润，局部血管管壁嗜中性粒细胞浸润，局部脑膜血管增生，部分血管管壁透明变性、坏死伴出血（图 78-2）。

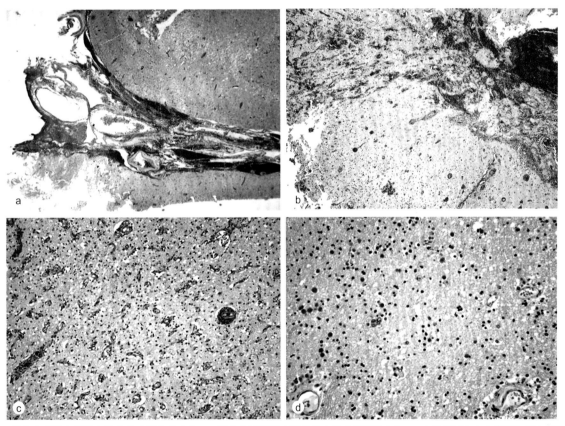

a. 脑沟内可见血管增生伴出血（低倍放大）；b. 部分皮层区域内可见出血灶（低倍放大）；c. 白质区域内小血管增生伴血管周围淋巴细胞浸润（中倍放大）；d. 白质区域内可见散在的嗜碱性小体（中倍放大）。

图 78-2 光学显微镜观察所见（HE 染色）

后患者行血乳酸检查显示乳酸 5.25 mmol/L 明显高于正常，反复追问病史不能排除线粒体脑病可能，遂行肱二头肌活检术。

大体所见：手术活检肌肉组织标本，大小为 1 cm × 0.5 cm × 0.5 cm。

镜下所见：肌纤维轻度大小不等，可见少量萎缩纤维及再生纤维，较多嗜碱性变性纤维，结缔组织无明显增生，无炎细胞浸润，核内移增多（图 78-3）。

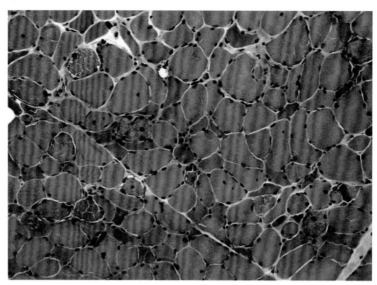

肌纤维轻度大小不等，直径 20 ~ 80 μm，可见少量萎缩纤维，未见肥大纤维，未见坏死纤维，可见少数再生纤维，较多嗜碱性变性纤维，结缔组织无明显增生，无炎细胞浸润，核内移增多，约占 3%。

图 78-3 光学显微镜观察所见（HE 染色）

特殊染色检查：肱二头肌活检标本，改良 Gomori 三色染色（modified Gomori trichrome staining，MGT）可见较多散在破碎红纤维，约占 10%，未见镶边空泡，未见杆状体；还原型辅酶Ⅰ（nicotinamide adenine dinucleotide，NADH）染色可见部分肌纤维、肌原纤维网紊乱；琥珀酸脱氢酶（succinate dehydrogenase，SDH）染色可见散在破碎蓝纤维，可见可疑略深染小血管；细胞色素氧化酶（cytochrome c oxidase，COX）可见散在 COX 阴性纤维；油红 O（oil red O，ORO）染色可见部分纤维脂肪滴中重度增多；过碘酸 - 雪夫染色可见部分破碎红纤维（ragged-red fibers，RRF）中糖原增多。ATP 酶：Ⅰ型、Ⅱ型纤维各占约 40% 及 60%，未见明显群组化现象（图 78-4）。

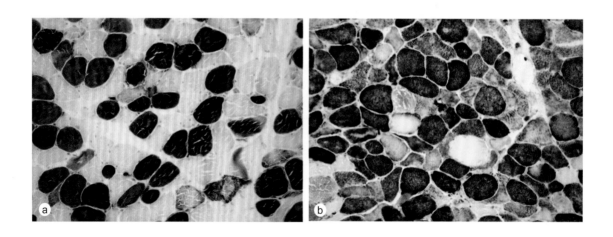

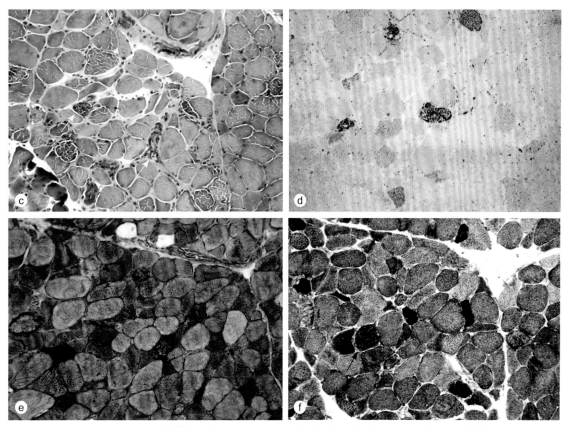

a. ATPase（pH 4.6）：Ⅰ型、Ⅱ型纤维各占约 40% 及 60%，未见明显群组化现象；b. COX 染色可见散在 COX 阴性纤维（箭头所示）；c. MGT 染色可见较多散在破碎红纤维，约占 10%，未见镶边空泡，未见杆状体（箭头所示）；d. ORO 染色见部分纤维脂肪滴中重度增多（箭头所示）；e. PAS 显示部分 RRF 中糖原增多（箭头所示）；f. NADH 染色见部分肌纤维、肌原纤维网紊乱（箭头所示）。

图 78-4　肱二头肌活检特殊染色（中倍放大）

分子病理结果：取患者血液行线粒体相关基因测序，检测到致病突变 *m.3243A > G*（约 9%）。

病理诊断（整合诊断）：（左额叶）灰白质结构中散在嗜碱性小体及灶性出血，部分区域小血管明显增生，间质内散在淋巴细胞浸润伴局部脑膜血管增生。（肱二头肌）符合线粒体脑肌病肌肉病理改变。

【讨论】

关于伴有高乳酸血症、卒中样发作的线粒体脑肌病（mitochondrial myopathy，encephalopathy，lactic acidosis，and-stroke-like episodes，MELAS）的介绍如下。

本病在线粒体病中发病率仅次于慢性进行性眼外肌瘫痪（chronic progressive external ophthalmoplegia，CPEO）。多见于小儿，在儿科线粒体病中发病率最高。Goto 等研究发现，本病基因突变发生于 mtDNA 的第 3243 位置上编码 tRNALeu 的 A → G 的碱基置换。80% 显示 MELAS 的患者存在这种突变，其他变异位点为 13513G → A 及 3271T → C 突变等。与 CPEO 相同，正常和变异的 mtDNA 在同一组织内共存。

临床症状方面，本病与伴有破碎红纤维的肌阵挛型癫痫（myoclonus epilepsy associated with ragged-red fiber，MERRF）同样，属于母系遗传，在同一家系内具有 mtDNA 突变的病例中，从没有症状的病例到反复出现卒中样症状的病例，差别很大。考虑症状的多样性与变异 mtDNA 和正常 mtDNA 数量的比例不同有关。

典型病例中，20% ~ 80% 的患者在 2 ~ 15 岁发病。很多患者在发病前就已经存在身高矮、肌力低下、易疲劳性症状。智力发育迟缓有时作为首发症状出现，但智力正常或聪明的孩子突然发病的情况也不少，耳聋也高频率出现。

卒中样症状中，表现最多的是突发头痛和呕吐，这在所有的病例中出现。伴随着头痛，出现全身性或偏身性抽搐等多样性的抽搐发作。发作后留有偏盲、麻痹等一过性后遗症。也有在第一次发病时出现呼吸停止而死亡的病例。发作频率在发病初期还比较低，然后逐渐增加。智能减退逐渐进展，反复出现严重的精神症状，重症病例经过几年的进展而死亡。

血液、脑脊液的乳酸值高，特别是脑脊液的乳酸值超过正常值 2 倍。CT/MRI 异常（局灶性缺血性变化，脑萎缩、基底节钙化），脑电图异常（高幅波、左右不对称、棘波等）高频率出现。尸检病例在大脑多个部位发现梗死性变化。MELAS 中比较特殊的是血管病变（图 78-5）。

Ohama 等在尸检病例大脑中发现，中小动脉的平滑肌内部线粒体异常增加和部分性坏死。这些变化对于解释卒中样症状是很重要的依据。活检肌肉的生化检查中，复合体 I 缺损最多，也可见单纯复合体 IV（COX）缺损和 I + IV 缺损。

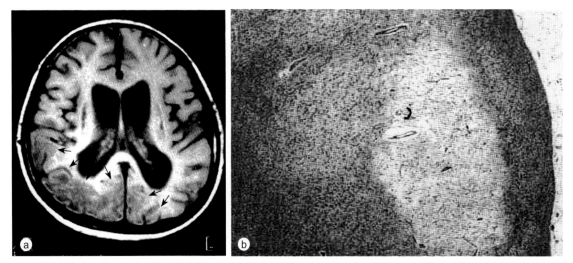

a. 梗死部位（箭头）在 MRI 中显示为低信号，T_2 加权像为高信号，但与大、中血管的支配区域不一致，如图半数以上患者易侵犯枕叶，约 20% 患者 CT 中能看到基底核的钙化；b. 梗死部位呈囊状，内部和周边有神经胶质细胞增殖和血管增生（中倍放大）。

图 78-5 MELAS 的 MRI 检查及梗死部位的神经病理改变

肌肉活检病理表现上，在肌纤维大小不等的同时，可见大量 RRF。线粒体病中 RRF 出现频率最高，且大量存在。临床上约 10% 的 MLAS 患者没有破碎红纤维（RRF），但血管壁上线粒体会异常聚集，形成所谓强 SDH 反应性血管（strongly SDH-reactive blood vessels，SSV）。组织化学表现上，COX活性低下，经常能发现 COX 部分缺失，但不是必须存在的表现。另外，COX 染色中，RRF 有浓染和淡染的不同，结果不一样，这是 CPEO、MERRF 的最大区别。

尸检病例中发现的中小动脉变化在肌肉活检、电子显微镜中也得到确认，平滑肌细胞内可见大量线粒体聚集。因为SDH是线粒体固有的酶，血管壁内线粒体大量聚集，导致染色出现明显异常改变。这种血管根据其染色性的特征命名为SSV，可见于85%的MELAS活检肌中，诊断意义很大。骨骼肌内血管中也高频率出现此种异常改变，说明MELAS是容易侵犯全身中小动脉的疾病。MERRF中SSV是COX染色（-），而MELAS中是COX染色（+），即意味着SSV在MERRF和MELAS中的发生形态是不同的。

（天津市环湖医院　张学斌　阎晓玲）

参考文献

[1] 埜中征哉.临床肌肉病理学 [M].北京：人民军医出版社，2007：126-131.

[2] OHAMA E, OHARA S, IKUTA F, et al. Mitochondrial angiopathy in cerebral blood vessels of mitochondrial encephalomyopathy [J]. Acta Neuropathol, 1987, 74（3）：226-233.

病例 79 女，76 岁，双侧大脑半球皮层下广泛对称性病变

【临床资料】

患者，女，76 岁。主诉"小便难解 30 年，小便失禁伴步态不稳 5 年"。

现病史：患者自 30 年前起无明显诱因出现小便难解，多次在泌尿外科诊治，无明显好转，5 年前逐渐出现小便失禁，伴步态不稳，动作迟缓，行走时向前倾倒。我院头颅 MRI 示双侧大脑半球皮层下广泛对称性病变。

既往史：高血压病史 10 年。有尿路感染多年。否认糖尿病病史，无传染病病史，无外伤史，无输血史。

家族史：家族中无传染病及遗传病病史。

查体：双上肢肌力Ⅴ级，双下肢肌力Ⅳ级，肌张力正常，双侧腱反射（＋＋），双侧病理反射未引出。浅感觉未见明显异常，双下肢深感觉减退。脑膜刺激征（－）。

辅助检查：头颅 MRI 示双侧大脑半球侧脑室旁及半卵圆中心白质区可见广泛对称性病变，T_1WI 呈等低信号，T_2WI 呈稍高信号，T_2 FLAIR 呈高信号。T_1WI 增强扫描未见明显强化。DWI 示双侧大脑半球皮髓交界区高信号，呈火焰状分布（图 79-1）。

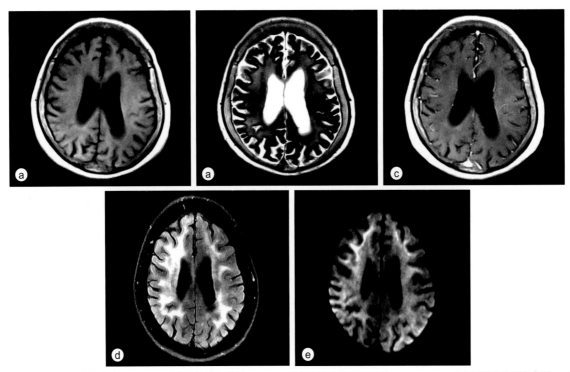

a. T_1WI 示病变呈等低信号；b. T_2WI 示病变呈稍高信号；c. T_1WI 增强扫描未见明显强化；d. T_2 FLAIR 示广泛的脑白质高信号；e. DWI 示双侧大脑半球皮髓交界区高信号，呈火焰状分布。

图 79-1 头颅 MRI 检查结果

住院期间先后行"左外踝上 10 cm 处"皮肤活检及"直肠 10 cm 处"黏膜活检。

【病理结果】

大体所见："左外踝上 10 cm 处"皮肤组织两块,分别为 0.8 cm × 0.4 cm × 0.2 cm 及 0.5 cm × 0.3 cm × 0.2 cm,灰白质中。"直肠 10 cm 处"黏膜组织两小块,各 0.1 cm。

镜下所见:皮肤活检病理检查示皮肤真皮层部分汗腺细胞核内见嗜酸性透明包涵体样物。直肠黏膜活检病理检查示黏膜下层见到极少量神经元,其核内见嗜酸性透明包涵体样物(图 79-2)。

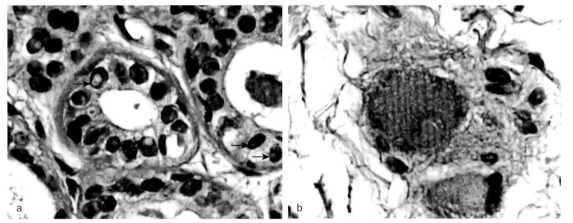

a. 真皮层部分汗腺细胞核内见弱嗜酸性透明包涵体样物(箭头所示,高倍放大);b. 直肠黏膜下层神经元核内见嗜酸性透明包涵体样物(箭头所示,高倍放大)。

图 79-2　光学显微镜观察所见(HE 染色)

免疫组化检查:真皮层汗腺细胞核内的嗜酸性透明包涵体样物呈 p62 阳性表达。直肠黏膜下神经元核内嗜酸性透明包涵体样物呈 p62 阳性表达(图 79-3)。

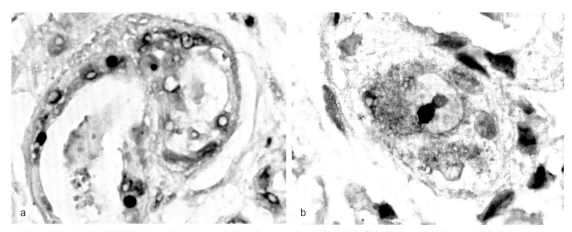

a. 汗腺细胞核内的包涵体样物呈 p62 阳性表达(高倍放大);b. 神经元核内包涵体样物呈 p62 阳性表达(高倍放大)。

图 79-3　免疫组织化学染色(EnVision 二步法)

病理诊断（整合诊断）：①"左外踝上 10 cm 处皮肤活检组织"示真皮层部分汗腺细胞核内见嗜酸性透明包涵体样物。②"直肠 10 cm 处黏膜活检组织"示黏膜下层见到极少量神经元，其核内见嗜酸性透明包涵体样物。结合临床、影像学及免疫组化标记结果（皮肤汗腺细胞及直肠黏膜神经元的核内嗜酸性透明包涵体样物均呈 p62 阳性表达），符合神经元核内包涵体病（neuronal intranuclear inclusion disease，NIID）。

【随访】

2024 年 1 月随访，患者家属提供，患者出院已 5 年，近两年来经常嗜睡，意识不太清，说胡话，不思饮食，有明显消瘦，大小便失禁，常有尿路感染。

【讨论】

神经元核内包涵体病是一种罕见的多系统慢性进展性神经变性疾病，以中枢神经系统、外周神经系统及内脏器官内形成嗜酸性透明包涵体为特征。多数为婴儿或年少时发病，成年人发病少见。主要临床症状为中枢神经系统、周围神经系统和自主神经系统受累，如痴呆、意识障碍、全身性痉挛发作、锥体外系病变、末梢神经障碍及自主神经障碍等。临床表现多样，常常被误诊或漏诊。影像学对 NIID 可做出疑似诊断。以往通过尸检才能确诊 NIID，本文研究证实通过皮肤或直肠黏膜病理活检等即可确诊 NIID。

1968 年 Lindenberg 等首先在 1 例 28 岁男性患者尸检病例的脑及内脏细胞内发现核内嗜酸性透明包涵体，提出了"神经元核内包涵体病"的诊断。2011 年前由欧美学者主导，通过尸检、胃肠道及神经活检确诊了 40 余例；2011 年后主要由日本学者主导，大部分通过皮肤活检确诊了 60 余例。至 2019 年国外文献共报道 NIID 100 余例，国内文献仅报道了 2 例（其中 1 例经皮肤活检病理诊断证实）。

NIID 根据发病年龄可分为未成年型（婴儿型、青少年型）和成年型，按遗传方式分为散发型和家族型，尽管有数例家族性病例被报道，但其遗传方式及基因突变位点均不明确，有学者提出该病为常染色体显性遗传，未被确认，且在研究的任何婴儿型病例中均未发现明确的家族史。欧美报道中绝大多数为未成年型，日本报道中绝大多数为成人散发型，多数 > 50 岁。未成年型最早可 3 岁起病，一般在 11 岁前发病，男女发病相当。其中婴儿型的最初症状主要表现为共济失调和语言障碍；青少年型则以人格改变或学习困难为最典型的临床症状，一般 30 岁以前死亡。成年型多起病于 51～76 岁，病程在 1～19 年，临床表现以中枢神经系统、周围神经系统及自主神经系统受累症状为主。本文已报道的两例中本例主要临床表现为尿失禁，即自主神经功能障碍的症状；另一例主要临床表现为四肢深感觉通路障碍，即周围神经受累，两例患者均为成人散发型病例。

影像学检查在本病诊断中具有重要价值。MRI 显示 NIID 好发于双侧大脑半球灰白质交界区，呈 T_1WI 等低信号，T_2WI 高信号，增强扫描后未见强化，病灶无占位效应。灰白质交界区病变对称性分布，表现为特征性的火焰样（曲线样、鸡冠花样、绸带样）DWI 高信号改变。病程早期，在额叶皮髓交界处的一小部分区域内可观察到少量 DWI 高强度信号，随着病情恶化，DWI 高强度信号沿大脑皮髓交界处延伸，但不会延伸到脑白质。T_2WI 和 FLAIR 序列还可能出现明显的脑白质病变，这些白质病变在 T_2WI 呈双侧对称并相互融合，有学者认为，额叶型脑白质病可能是一个更敏感和早期诊断的指标。

影像学鉴别诊断包括克-雅病（Creutzfeldt-Jakob disease，CJD）、缺血缺氧性脑病及有机物中毒等。我院2018—2019 年临床及影像学 NIID 疑似诊断 7 例，均为散发型中老年患者，均具备灰白质交界区病变对称性分布、特征性火焰样 DWI 高信号改变。7 例中包括本例经皮肤活检、直肠黏膜活检及另一例经皮肤活检（包括电镜观察）证实为 NIID。

早期 NIID 的诊断，以尸检为主要的检查手段，病理学检查结果显示，患者脑部存在区域性神经元丢失和核内包涵体。在儿童期发作的 NIID 病例中，通常在神经元中观察到核内包涵体，而在成人期发作的病例中，核内包涵体在胶质细胞中比在神经元中更常见。随后研究发现，核内包涵体并不局限于中枢神经系统，它们也存在于外周神经和内脏的神经元中。髓鞘丛中的神经节细胞和肾上腺髓质中的实质细胞通常含有核内包涵体，胃肠道黏膜下层的神经元及腓肠神经内也存在核内包涵体。Sone 等在患者皮肤的 HE 染色切片中，观察到脂肪细胞、成纤维细胞和汗腺细胞中存在核内包涵体，其与神经元核内包涵体有相似的病理改变，有助于 NIID 的诊断。核内包涵体主要分布如下。（神经元和体细胞）①中枢神经系统：广泛存在于大脑、小脑和脊髓的神经元和星形细胞中；②周围神经：交感神经节、肠肌丛神经节、施万细胞；③非神经组织：全身各大器官，如肾小管上皮细胞、肾上腺髓质细胞、肝细胞、胰腺细胞、汗腺细胞、脂肪细胞、成纤维细胞、平滑肌细胞、心肌细胞等。以往通过尸检才能确诊 NIID，目前建议做外踝上 10 cm 处的皮肤活检来诊断此病，取至真皮下以获取足够的汗腺组织，可获得核内包涵体较高的阳性率。显微镜观察，核内包涵体呈球形、透明、嗜酸性，通常单独出现。免疫组化标记显示，包涵体 p62、泛素、视神经素和肌球蛋白 6 抗体染色阳性。本例患者行左外踝上 10 cm 处的皮肤活检及直肠黏膜活检，组织学于皮肤真皮层部分汗腺细胞核内及直肠黏膜下层极少量神经元的核内均可见嗜酸性透明包涵体样物。免疫组化标记发现皮肤汗腺细胞及神经元核内包涵体均呈 p62 阳性表达，由此确诊为 NIID。我院另一例电镜下皮肤汗腺细胞找到核内包涵体，为类圆形无膜结构，直径约 2 μm，由 8～18 nm 的微丝组成，进一步显示了 NIID 的核内包涵体特征性超微结构。

NIID 的临床特征和组织病理学特征部分与脆性 X 染色体相关震颤/共济失调综合征（fragile X-associated tremor/ataxia syndrome，FXTAS）相似。FXTAS 患者可表现为痴呆和脑白质病，在患者的神经元、胶质细胞和体细胞内亦可见嗜酸性、泛素抗体阳性的核内包涵体。但 FXTAS 患者存在其他临床特征如抑郁、焦虑等精神问题及 FXTAS 家族史等，且没有 NIID 的特征性影像学改变，这些对它们的鉴别诊断具有重要意义。此外，研究表明 NIID 患者中不存在 FXTAS 的基因改变，如 *FMR1 CGG* 基因扩增。

NIID 的发病机制尚不明确。部分研究认为，视神经素、肌球蛋白 6 及泛素等蛋白的异常表达，可导致细胞内蛋白降解或异常不溶性蛋白聚集，从而使 NIID 的核内包涵体形成。另有研究提示 NIID 的核内包涵体形成可能与多聚谷氨酰胺疾病具有相似的病理生理途径，由三核苷酸重复序列（胞嘧啶-腺嘌呤-鸟嘌呤，编码谷氨酰胺）特异性基因扩增引起，但目前还未发现 NIID 由多聚谷氨酰胺异常扩增所致的直接证据。

目前尚无关于 NIID 治疗的大宗文献报道，并无特异性治疗方法，以对症支持治疗为主。个别研究报道在表现为亚急性脑炎的病例中，激素冲击治疗对于短期内减轻脑水肿、改善意识状态可能有效。本病预后较差，一般发病 10～20 年后死亡。本例于 2024 年 1 月随访，患者家属提供，患者出院已 5 年，近两年来经常嗜睡，意识不太清，说胡话，不思饮食，有明显消瘦，大小便失禁，常有尿路感染。

综上所述，NIID 是以病理学上在神经元和部分体细胞内观察到嗜酸性核内包涵体作为诊断金标准，推荐采用直肠黏膜活检或外踝上 10 cm 处皮肤活检，寻找神经元及汗腺细胞的嗜酸性核内包涵体，选择特征性阳性表达的 p62、泛素抗体做免疫组化标记证实。

（解放军东部战区总医院　吴　楠　李南云）

参考文献

［1］SONE J，MORI K，INAGAKI T，et al. Clinicopathological features of adult－onset neuronal intranuclear inclusion disease［J］. Brain，2016，139（12）：3170－3186.

［2］SONE J，SOBUE G. Neuronal intranuclear inclusion disease［J］. Brain Nerve，2017，69（1）：5－16.

［3］LINDENBERG R，RUBINSTEIN L J，HERMAN M M，et al. A light and electron microscopy study of an unusual widespread nuclear inclusion body disease. a possible residuum of an old herpesvirus infection［J］. Acta Neuropathol，1968，10（1）：54－73.

［4］TAKAHASHI－FUJIGASAKI J.Neuronal intranuclear hyaline inclusion disease［J］. Neuropathology，2003，23（4）：351－359.

［5］吴楠，王璇，章如松，等 . 神经元核内包涵体病二例临床病理学观察［J］. 中华病理学杂志，2020，49（10）：1031－1035.

［6］SUGIYAMA A，SATO N，KIMURA Y，et al. MR imaging features of the cerebellum in adult － onset neuronal intranuclear inclusion disease［J］. Am J Neuro－radiol，2017，38（11）：2100－2104.

［7］KULIKOVA－SCHUPAK R，KNUPP K G，PASCUAL J M，et al. Rectal biopsy in the diagnosis of neuronal intranuclear hyaline inclusion disease［J］. J Child Neurol，2004，19（1）：59－62.

［8］SONE J，HISHIKAWA N，KOIKE H，et al. Neuronal intranuclear hyaline inclusion disease showing motor－sensory and autonomic neuropathy［J］. Neurology，2005，65（10）：1538－1543.

［9］SONE J，TANAKA F，KOIKE H，et al. Skin biopsy is useful for the antemortem diagnosis of neuronal intranuclearinclusion disease［J］. Neurology，2011，76（16）：1372－1376.

［10］BUIJSEN R A，SELLIER C，SEVERIJNEN L A，et al. FMRpolyG－positive inclusions in CNS and non－CNS organs of a fragile X premutation carrier with fragile X－associated tremor/ataxia syndrome［J］. Acta Neuropathol Commun，2014，26（2）：162.

［11］NAKAMURA M，MURRAY M E，LIN W L，et al. Optineurin immunoreactivity in neuronal and glial intranuclear inclusions in adult－onset neuronal intranuclear inclusion disease［J］. Am J Neurodegener Dis，2014，3（2）：93－102.

［12］TAKAHASHI－FUJIGASAKI J，NAKANO Y，UCHINO A，et al. Adult－onset neuronal intranuclear hyaline inclusion disease is not rare in older adults［J］. Geriatr Gerontol Int，2016，16（1）：51－56.

［13］GELPI E，BOTTA－ORFILA T，BODI L，et al. Neuronal intranuclear（hyaline）inclusion disease and fragile X－associated tremor/ataxia syndrome：a morphological and molecular dilemma［J］. Brain，2017，140（8）：e51.

病例 80 女, 63 岁, 尸检

【临床资料】

患者, 女, 63 岁。1 年 10 个月前小脑性共济失调进行性加重, 1 年 8 个月前抽搐、意识障碍进行性加重, 1 年 6 个月前呈睁眼无意识状态, 最终因肺炎、呼吸衰竭去世。

现病史: 2014 年 4 月患者劳累后逐渐出现头晕, 与体位变化无关, 无明显视物旋转, 偶有复视、恶心, 行走不受影响。1 个月后出现左上肢持物不稳, 伴双下肢步态不稳, 无踩棉感, 无跌倒, 头颅 MRI 及 MRA 检查未见明显异常, 但症状进行性加重, 并出现上肢的不自主抽动, 无意识障碍, 就诊于我院门诊, 考虑为亚急性小脑变性。2014 年 6 月出现意识障碍并逐渐加重, 予阿昔洛韦治疗无明显变化。患者抽动频率增多 (每天 3 次以上)。并予甲强龙 500 mg 冲击治疗, 逐渐减量至停药, 病情无明显改善。2014 年 8 月患者呈睁眼无意识状态, 双侧腱反射存在, 左侧掌颌反射 (+), 左侧霍夫曼征 (+), 余病理征阴性。肢体抽动频率逐渐减低。2015 年 1 月留置胃管、尿管状态, 仅予支持对症治疗。患者于 2016 年 2 月因循环衰竭临床死亡。行尸体解剖。

既往史: 高血压。

家族史: 无类似家族史。

实验室检查: 血尿便常规、生化及肝肾功能正常。肿瘤标志物未见异常。自身免疫检查: ESR、ANA、抗 ENA 谱、ANCA 等正常。免疫球蛋白固定电泳正常。甲状腺功能正常。血和脑脊液自身免疫脑炎抗体及 14-3-3 蛋白正常。PET-CT: 右侧额顶颞叶及纹状体代谢相对减低, 双侧小脑半球皮质代谢减低。EEG: 弥漫性慢波, 肢体抽动时可见周期性不典型三相波。

影像学: 起病 2 个月时, 颅脑 MRI 显示左颞异常信号 (箭头所示, 图 80-1)。

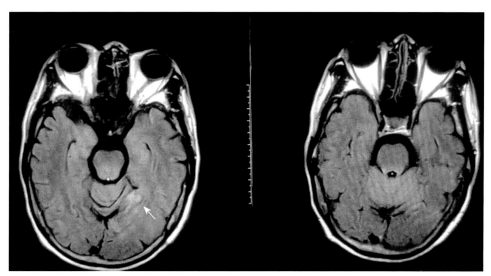

图 80-1 轴位 FLAIR 扫描中左颞叶见异常不规则稍高信号

【尸体解剖结果】

大体所见：

神经系统：脑重 997 g，双侧大脑半球对称。锥-基底动脉可见灶状粥样斑块形成，大脑中动脉开口处粥样斑块形成。大脑各叶均可见脑回变窄，脑沟变深，表面以额叶、顶叶、颞叶为著。脑桥腹侧略平坦。切面皮髓质界限尚清，大脑各叶（额叶、顶叶、枕叶及颞叶外侧）皮质明显变薄，基底节略缩小，脑室扩张。脑干、中脑黑质结构尚清。大脑、小脑及脑干各切面未见出血、肿瘤、脓肿等病变。

其他系统重点病变：双侧胸腔积液（左侧约 500 mL，右侧约 700 mL）。双肺外形饱满，表面光滑，呈暗红色，切面呈暗红色、质实。主动脉各主要分支内膜可见粥样斑块形成。

组织学所见：

神经系统：蛛网膜下腔血管扩张充盈。脑实质血管扩张，周围间隙增宽。大脑灰质变薄，神经细胞数量减少，部分区域 6 层结构不甚清晰。神经细胞胞体及突起部位可见空泡变性，局灶间质可见海绵状空泡形成。白质大片层状脱髓鞘改变，星形胶质细胞增生，部分区域轻度空泡样改变。以上病变弥漫分布，累及大脑各叶、基底节各核团、脑干及小脑，病灶严重程度不一。橄榄核部分神经细胞内可见脂性包涵体。脑实质内小血管轻度增生。小脑皮层颗粒细胞明显减少，浦肯野细胞变性（图 80-2）。中脑黑质神经细胞轻度减少。脑桥局灶脱髓鞘。脊髓神经细胞减少，白质疏松、侧索颜色变淡、脱髓鞘，脊髓各段病变严重程度不一，以颈段为著。局灶淀粉样小体形成。未见脑出血、脑肿瘤。电镜：（尸检组织，组织自溶明显，结构保存欠佳）神经元大量脱失，残存神经元呈自溶性变化，神经元胞体、突起及突触部位空泡变性，部分细胞器亦可见空泡变性及破坏。基质区可见大量大小不等的空泡形成、膜结构不清（图 80-3）。

其他系统重点病变：气管壁黏膜慢性炎，大部分黏膜脱落，黏膜下间质轻度水肿，血管扩张充盈，散在淋巴浆细胞浸润。双侧肺脏肺泡间隔明显增宽，毛细血管高度扩张充盈。局灶肺泡腔内多少不等的中性粒细胞浸润，肺泡壁被破坏。肺内部分支气管壁及支气管腔内多量中性粒细胞浸润，支气管壁被破坏，病灶分布不均匀，以左下肺为著。部分肺泡腔可见脱屑性改变，部分可见纤维素性渗出。部分肺泡腔内充满淡粉色均质液体，部分肺泡腔内并可见少量红细胞。

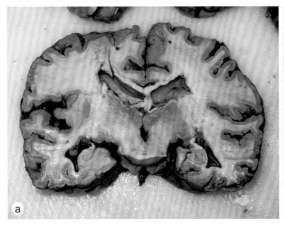

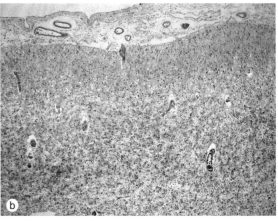

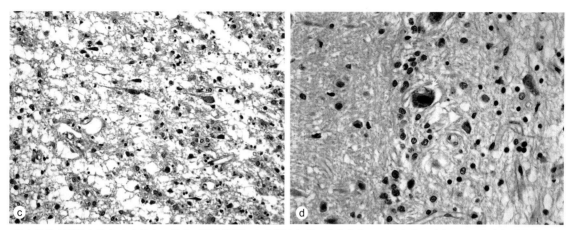

a. 脑大体检查可见大脑各叶（额叶、顶叶、颞叶外侧）皮质明显变薄，脑室扩张；b. 图片采于顶叶，可见大脑灰质变薄，皮层6层结构不甚清晰，神经元丢失，数量减少，脑实质内可见海绵状空泡形成（低倍放大）；c. 顶叶白质可见细胞数量增多（星形胶质细胞增生），血管周间隙增大，局灶可见海绵状空泡形成（中倍放大）；d. 小脑皮层颗粒细胞明显减少，浦肯野细胞减少、变性，可见胞质内空泡（箭头所示，高倍放大）。

图 80-2　脑大体检查及光学显微镜观察所见（HE 染色）

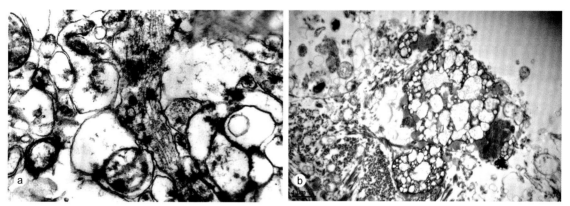

a. 神经元胞体、突起及突触部位空泡变性，部分细胞器亦可见空泡变性及破坏（高倍放大）；b. 基质区可见大量大小不等的空泡形成、膜结构不清，另见小胶质细胞吞噬大量脂类物质，形成脂性溶酶体（中倍放大）。

图 80-3　电子显微镜下所见

特殊染色及免疫组化：

特殊染色：LFB 示（脑颞叶、额叶、胼胝体+尾状核、小脑、脊髓 C3）白质片状脱髓鞘。PAS/D-PAS 示脑颞叶、小脑未见病原体。刚果红染色示海马（-）。

免疫组化（图 80-4）：脑颞叶、额叶、小脑、脊髓 C3 神经元及突起 NF（+），显示神经细胞减少及部分轴突断裂；Ubiquitin、Tau 蛋白（-），提示未见神经元内特殊包涵体形成；Aβ（-）；脑颞叶、额叶、小脑、脊髓 C3 GFAR（+）显示胶质细胞弥漫性增生；脑颞叶、额叶、小脑显示脱髓鞘区吞噬细胞增生；脑颞叶、额叶 LCA（少量+）。

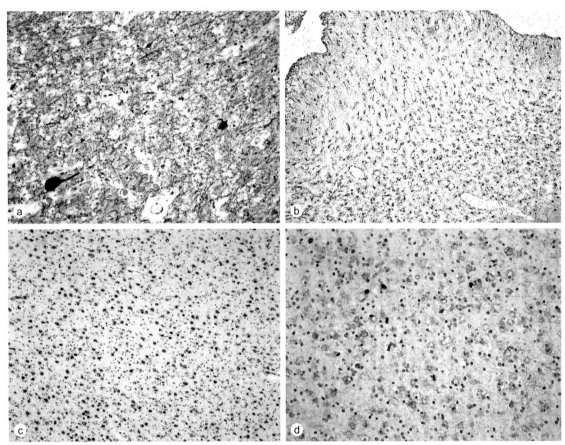

a. NF 显示神经元丢失，残存神经元气球样变性、轴索断裂（高倍放大）；b. GFAP 标记显示白质星形细胞增生（低倍放大）；c. CD68 标记显示小胶质细胞吞噬浸润（中倍放大）；d. LCA 标记显示未见显著淋巴细胞、粒细胞等炎症细胞浸润（中倍放大）。

图 80-4　免疫组织化学染色（EnVision 二步法）

病毒学相关检测（中国疾病预防控制中心病毒病预防控制所朊病毒病室检测）：羊瘙痒病朊粒蛋白（scrapie prion protein，PrPSc）免疫组化染色（石蜡切片标本）示额叶、顶叶基底节平面、海马、小脑（＋）（图 80-5）。

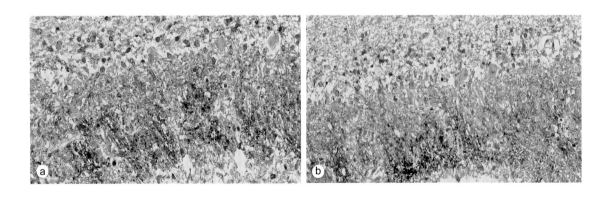

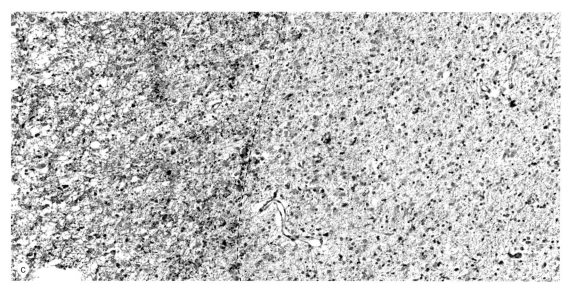

a、b.海马小脑实质中可见 PrPSc 阳性沉积（高倍放大）；c.脑实质的灰质、白质均可见点灶状着染（虚线为灰白质分界处，中倍放大）。

图 80-5　PrPSc 免疫组织化学染色（EnVision 二步法，使用蛋白酶 K 预处理）

分子病理结果：*PRNP* 基因全序列测定结果显示，*PRNP* 基因序列未见突变。129 位氨基酸多态性：M/M 型，219 位氨基酸多态性：E/E 型。

尸检病理诊断：①神经系统。海绵状脑病（朊蛋白病）：克-雅病，全脑型。②其他脏器。化脓性小叶性肺炎、多器官淤血水肿、双侧胸腔积液、动脉粥样硬化症（主动脉、冠状动脉及基底动脉等）。

【讨论】

朊蛋白病是一种神经退行性疾病，潜伏期较长，一旦出现临床症状，则会不可逆地发展至死亡。目前公认的朊蛋白病包括 3 类：一类是散发性的，包括散发性克-雅病、散发性致死性失眠和不同程度的蛋白酶敏感性朊蛋白病；一类具有遗传性，包括遗传性克-雅病、致命性家族性失眠和格斯特曼-施特劳斯勒尔-沙因克尔综合征；还有一类是获得性的，如库鲁病、医源性克-雅病和变异型克-雅病。其中以散发性克-雅病最多见，占散发性朊蛋白病的 90% 以上。此外可依据 *PRNP* 基因型中第 129 位密码子（甲硫氨酸/缬氨酸）及 PrPSc 病理特点进一步分为 6 类：MM1、MV1、VV1、MM2、MV2、VV2。本例患者未检出 *PRNP* 基因突变，其 129 位氨基酸多态性结果显示为 MM1 型。

目前认为朊蛋白病的发病机制与异常的朊蛋白蓄积有关。正常生理状态下，朊蛋白存在于正常人脑的神经元和非神经元细胞中，正常细胞朊粒蛋白（cellular prion protein，PrPc）由糖基磷脂酰肌醇锚定于细胞膜上。而异常朊蛋白 PrPSc 是 PrPc 的构象异构体，PrPSc 主要以 β 折叠结构存在，无法溶解或降解，可形成淀粉样原纤维，进而形成淀粉样斑块，PrPSc 在细胞内蓄积并产生神经毒性而致神经元丢失。此外，PrPSc 还具有传播性，目前尚不清楚首个 PrPSc 分子如何在宿主体内产生，但最初（可能是新发）的分子或可触发 PrPSc 复制。

典型的克-雅病脑组织的病理特征为严重的脑萎缩、低脑重（＜1000 g），神经元胞体、突起及突触部位空泡变性，光镜下脑组织内可见大量大小不等的空泡形成，以灰质为著，称为"海绵样变性"；

神经元丢失使皮层细胞层状结构破坏，可见神经胶质细胞增生和（或）出现 PrPSc 阳性斑块，几乎没有淋巴细胞等炎症细胞反应也是其特点之一。全脑型克－雅病（panencephalopathic Creutzfeldt–Jakob disease，PECJD）是一种罕见的特殊类型 CJD，其病理脑组织还可出现白质不同程度受累，伴有海绵样变性、胶质增生、髓鞘脱失及泡沫样巨噬细胞浸润。灰质与白质均有受累，故称为 PECJD。本例的病理特点为广泛严重的皮层萎缩、海绵样变性、结构破坏，以顶叶和小脑最严重，伴神经元丢失和胶质增生；基底节部、丘脑、脑干出现不同程度的神经元丢失。残存的部分神经元可见气球样变性，未见神经元内包涵体等异常结构；白质同样出现严重的组织疏松、海绵状变性，以及胶质细胞和组织细胞增生。免疫组化显示 PrPSc 阳性。因此支持全脑型克－雅病的诊断。

在临床方面，CJD 均为致命性疾病，目前尚无有效治疗，患者通常在出现症状的 1 年内死亡，中位生存期为 6 个月。而 PECJD 生存时间相对延长（1～3 年），其起病年龄为 45～72 岁，多以步态不稳、人格改变或遗忘起病，在病程中表现为痴呆、肌阵挛、锥体束征、锥体外系症状，病程可分为症状快速进展期（约 6.5 个月）和相对稳定的无动性缄默期（约 14.2 个月）。在鉴别诊断方面，必须区分 CJD 与其他类型的痴呆，因为少数阿尔茨海默病、路易体痴呆和皮质基底节变性等可引起肌阵挛，或是比典型病程更快的进展，因此容易被误认为 CJD。还有少数相对罕见的疾病可引起表现为快速进展性痴呆的综合征，故可能被误认为 CJD。虽然此类疾病少见，但其中一些病例是可以治疗的，因此应全面评估患者。鉴别诊断还应包括副肿瘤综合征和自身免疫性脑炎。因此，还必须进行神经影像学检查和脑脊液分析。在 CJD 病程早期，由于明显的行为和人格改变可能掩盖了伴随的认知障碍，故还可能疑诊为原发性精神障碍，但随着疾病进展和神经系统症状越来越明显，一般需评估是否有痴呆综合征。

还有一点值得关注，即朊蛋白可以通过"动物—动物、动物—人、人—人"的方式传播，因此也曾被称为"朊病毒"。朊蛋白的典型特征是无法通过根除核酸的去污程序清除，即使经 10% 的甲醛处理后，不锈钢器械还可能有传染性。可以通过长时间高压灭菌法、浸入有浓度要求的氢氧化钠或浸入硫氰酸胍浓缩溶液的方法来灭活。在尸体解剖、病理检查等操作过程中要做好必要的防护工作。

（北京大学医学部 / 北京大学第三医院　郑丹枫　钟延丰）

参考文献

［1］IRONSIDE J W，RITCHIE D L，HEAD M W.Phenotypic variability in human prion diseases［J］. Neuropathol Appl Neurobiol，2005，31（6）：565–579.

［2］HAMA T，IWASAKI Y，NIWA H，et al. An autopsied case of panencephalopathic–type Creutzfeldt–Jakob disease with mutation in the prion protein gene at codon 232 and type 1 prion protein［J］. Neuropathology，2009，29（6）：727–734.

［3］HERMANN P，APPLEBY B，BRANDEL J P，et al. Biomarkers and diagnostic guidelines for sporadic Creutzfeldt–Jakob disease［J］. Lancet Neurol，2021，20（3）：235–246.

［4］IWASAKI Y. Creutzfeldt–Jakob disease［J］. Neuropathology，2017，37（2）：174–188.

［5］KOHAMA H，KUSUNOKI–LI M，KATO K，et al. Immunohistochemical and ultrastructural evidence for the pathogenesis of white matter degeneration in patients with panencephalopathic–type Creutzfeldt–Jakob disease：Inducible nitric oxide synthase overexpression in bizarre astrocytes［J］. Neuropathology，2020，40（4）：319–327.

病例 81　男，32岁，左额叶占位

【临床资料】

患者，男，32岁。主诉"发作性右侧肢体无力伴右侧面部麻木19月余"。

现病史：患者于入院前19个月无明显诱因出现发作性右肢及右侧面部麻木无力，发作时言语不能，右侧上下肢均不能抬起，症状持续1分钟左右完全缓解，每个月发作3~4次。未予以特殊诊治。入院前1年左右患者于外院开始输丙球治疗，同时期患者发作性症状基本缓解。入院前3个月，患者出现右手持筷不稳，逐渐进展为右手持筷不能，右上肢无力，勉强上抬，外院门诊考虑"胶质瘤可能"。后患者出现右下肢无力，可上抬，行走拖曳，需人搀扶，就诊于我院神经外科住院治疗，完善头颅MRI+MRA+增强+波谱分析示脱髓鞘假瘤可能性大，肿瘤性病变不除外。完善腰穿检查，脑脊液常规示总细胞$4 \times 10^6/L$；白细胞$4 \times 10^6/L$；脑脊液生化示蛋白0.67 g/L，相关抗体检查阴性。完善风湿免疫全项：免疫球蛋白E 246 mg/dL；免疫球蛋白A 9.51 mg/dL；免疫球蛋白M 5.05 mg/dL；抗SSA抗体阳性，抗Ro-52抗体阳性。免疫科会诊，考虑免疫缺陷，低丙种球蛋白血症诊断明确，予以丙种球蛋白15 g/d，连用5天。患者症状较前无明显好转。复查头颅MRI示左额叶-侧脑室旁异常信号。后患者症状稳定出院，入院前半小时，患者自觉右肢麻木较前加重，为求进一步诊治急诊收入院。

既往史：无。

家族史：无明确家族史。

查体：神清，构音障碍，双瞳孔等大等圆，对光反射（+），眼动可，眼位居中，无眼震及复视，右侧鼻唇沟浅，伸舌右偏，颈软，右上肢肌力Ⅲ-级，远端Ⅱ级，右下肢肌力Ⅲ级，左肢肌力Ⅴ级，肌张力可，腱反射（++），右侧Babinski征（+），双侧浅感觉对称，右肢共济检查欠合作。

辅助检查：头颅MRI示左侧额顶叶斑片状异常信号，呈长T_1长T_2信号，未见明显异常强化，占位效应不著（图81-1）。

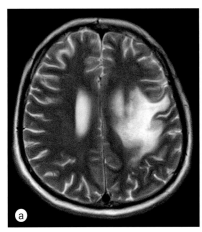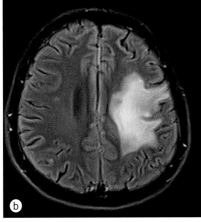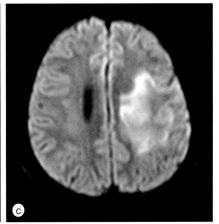

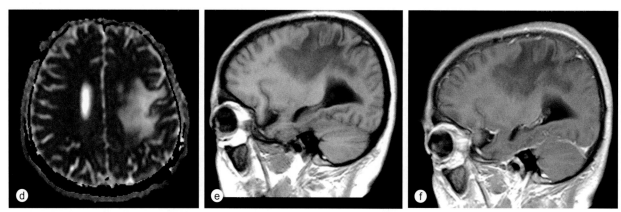

a. 轴位 T_2WI 扫描呈高信号；b. 轴位 FLAIR 扫描呈高信号；c. 轴位 DWI 扫描呈高信号；d. 轴位 ADC 扫描未见扩散受限；e. 矢状位 T_1WI 扫描呈稍低信号；f. 矢状位 T_1WI 增强扫描位见明显异常强化。

图 81-1　头部 MRI 检查见病变位于左侧额顶叶，占位效应不著

行左侧额叶开颅病灶切除术。

【病理结果】

大体所见：手术切除组织标本为不整形脑组织，大小为 2 cm × 1 cm × 1 cm，质软，切面见灰白质界限尚清。

镜下所见：组织学表现为脱髓鞘病变，白质内可见灶性或片状分布的坏死区伴大量泡沫细胞聚集及反应性星形细胞增生，间质内散在淋巴细胞浸润，部分血管周围可见淋巴袖套形成。部分区域可找到 Creutzfeldt 细胞，个别胶质细胞胞核明显增大伴毛玻璃样改变，并可见核内包涵体（图 81-2）。

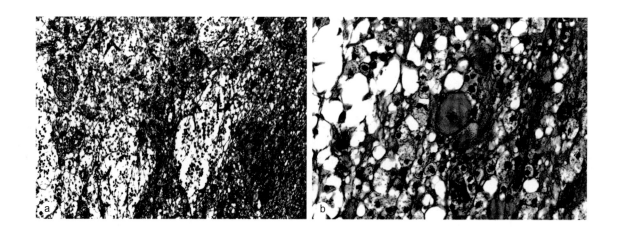

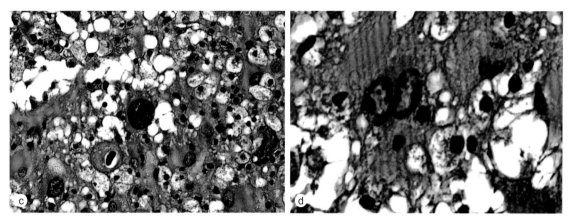

a. 白质区域内大量泡沫细胞聚集，血管周围伴有淋巴细胞浸润（低倍放大）；b. 部分区域可以找到 Creutzfeldt 细胞（高倍放大）；c. 个别胶质细胞胞核明显增大伴毛玻璃样改变（高倍放大）；d. 红染的球形核内包涵体（高倍放大）。

图 81-2　光学显微镜观察所见（HE 染色）

免疫组化检查：受病毒感染的胶质细胞（毛玻璃样核）SV40（＋）、p53（＋），皮层残留神经元 NeuN（＋），泡沫细胞 CD68（＋），胶质细胞 GFAP（＋），保留的轴索 NF（＋），未脱失的髓鞘 MBP（＋），IDH1 R132H（－），CMV（－），Ki-67 增殖指数为 10%～15%（大细胞表达）。特殊染色：LFB/PAS（部分＋）（图 81-3）。

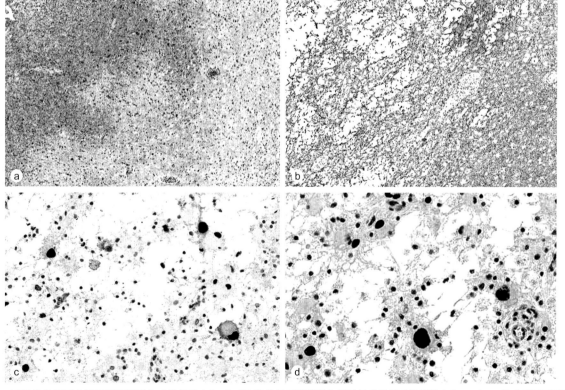

a. MBP 染色显示白质区域髓鞘脱失（低倍放大）；b. NF 染色显示髓鞘脱失区域轴索保留（低倍放大）；c. SV40 染色显示受病毒感染的体积增大的胶质细胞（高倍放大）；d. p53 染色显示 SV40 阳性细胞同时表达 p53 蛋白。

图 81-3　组织化学及免疫组织化学染色（EnVision 二步法）

分子病理结果：脑脊液微生物 DNA 高通量基因检测回报为 JC 病毒 2 型，检测出序列数 81。

病理诊断（整合诊断）：（左额）免疫表型及特殊染色结果符合脱髓鞘性病变，结合临床考虑进行性多灶性白质脑病（progressive multifocal leukoencephalopathy，PML）。

【讨论】

脱髓鞘病变临床上可以分为原发性脱髓鞘和继发性脱髓鞘，而在中枢神经系统中脱髓鞘病变又可以按照病因进一步分为髓鞘形成障碍亚型和髓鞘脱失亚型。髓鞘形成障碍亚型通常是遗传性疾病，由于髓鞘形成过程中某些酶的缺失最终导致髓鞘无法正常形成，常见的疾病如肾上腺脑白质营养不良（adrenoleukodystrophy，ALD）、异染性脑白质营养不良（metachromatic leukodystrophy，MLD）等。髓鞘脱失亚型则是由于正常髓鞘崩解导致的病变，如创伤或是卒中导致的脱髓鞘，以及特异性感染（JC 病毒感染—PML）、中毒（一氧化碳中毒—Grinker 脑病）、电解质紊乱（脑桥中央髓鞘溶解症）、慢性酒精中毒（自发性胼胝体变性）等病因导致的脱髓鞘。

脱髓鞘病变的特点：临床上通常发生于 30 ~ 40 岁的人群，但任何年龄组的人群均可以发病，病变往往是孤立性的，但有时也呈多发，常被疑为是肿瘤性病变。影像学上病变可以发生于中枢神经系统的任何部位，但能获得手术标本的取材部位通常是皮层下或是室管膜下区域。注入造影剂后，病变通常呈"开环"或"马蹄形"强化，并且开环或是马蹄形开口的方向总是背对着皮层区域，而面向脑室区域。脱髓鞘病变的组织病理学特征主要有以下几点：病变部位定位于白质；有相对清楚的边界；病变中大量泡沫细胞浸润；血管周围淋巴细胞浸润；轴索保留；星形细胞反应性增生；可以见到 Creutzfeldt 细胞。鉴别诊断包括：胶质瘤，尤其是低级别胶质瘤、少突胶质细胞瘤和颗粒细胞型星形细胞瘤；富含巨噬细胞的非肿瘤性病变，如脑梗死、进行性多灶性白质脑病等；原发中枢神经淋巴瘤，特别是激素治疗后的病例也需要纳入鉴别诊断之中。

进行性多灶性白质脑病是由 JC 病毒感染少突胶质细胞为主要特征的致命性中枢神经系统脱髓鞘性疾病。JC 病毒为直径约 40 nm 的 20 面体，由 72 种蛋白质壳粒组成，内含环状双链 DNA，无包膜。与 BK 病毒（Bovine Kobu virus，BKV）同属于多瘤病毒科，其 DNA 与 SV40 和 BK 病毒具有 70% 的同源性。JC 病毒的原发感染多不产生临床症状，血清流行病学研究发现，约 80% 正常成人体内存在 JC 病毒抗体。

从 JC 病毒潜伏感染至发生进行性多灶性白质脑病，共需经历 5 个关键步骤：①神经系统以外的 JC 病毒的潜伏感染。②非编码控制区序列发生重排使病毒颗粒从原型转变为嗜神经型。③病毒重新激活导致病毒血症，使中枢神经系统受累。④人体免疫监视功能失效。⑤少突胶质细胞被 JC 病毒感染。

中枢神经系统 JC 病毒感染表现如下。①经典型进行性多灶性白质脑病：最常见的临床表现是呈亚急性出现的偏瘫、偏身感觉障碍、视觉受累、失语、共济失调、意识模糊乃至痴呆，一般不伴发热症状。②炎症型进行性多灶型白质脑病：当 JC 病毒重新激活或 PML 在某些情况下进展时可伴有明显炎性反应。③ PML 相关免疫重建炎性综合征。④ JC 病毒小脑颗粒细胞神经元神经病。⑤ JC 病毒脑膜炎。⑥ JC 病毒脑病。

目前尚无针对 JC 病毒的特异性抗病毒药物或治疗方法，明确 JC 病毒原发感染后再激活的潜在诱发因素、避免医源性进行性多灶性白质脑病、控制进行性多灶性白质脑病相关免疫重建炎性综合征也同等重要。

（天津市环湖医院　张学斌　阎晓玲）

参考文献

［1］PETER C B，BERND W S. Tumors of the central nervous system（AFIP atlas of tumor pathology：series 4）［M］. Washington DC：American Registry of Pathology，2007：519-531.

［2］MICHAEL R，MOHANNAD I，HEMANT A. Secondary demyelination disorders and destruction of white matter［J］. Radiol Clin North Am，2014，52（2）：337-354.

［3］ROMANA H，HANS L. Inflammatory demyelinating diseases of the central nervous system［J］. Handb Clin Neurol，2017，145：263-283.

［4］BARKHOF F，KOELLER K K. Demyelinating diseases of the CNS（brain and spine）［M］.Cham（CH）：Springer，2020，165-176.

［5］SAJI A M，GUPTA V. Progressive multifocal leukoencephalopathy.Treasure Island（FL）：StatPearls Publishing，2024.

病例 82　男，69 岁，多发硬脑膜病变

【临床资料】

患者，男，69 岁。以"右耳听力下降 3 年余，左眼视物模糊 2 年余，左耳听力下降 1 年余，头晕 1 个月"为主诉入院。

现病史：患者 3 年前自行双侧枕部电疗，出现右侧听力下降及耳鸣，伴头和口角抽动，伴头晕、走路不稳，右侧口角发麻。停止治疗后头抽动停止，3 ~ 4 个月后走路恢复正常，但耳鸣持续存在。2 年前出现左眼视物不清，眼前云雾状，间断出现多次头晕、恶心，否认黑蒙及复视，右眼正常。改善循环药物症状缓解。就诊于外院，行眼科检查提示右眼鼻侧偏盲，左眼鼻下透亮区，左眼视力下降，眼压正常，眼底正常，双眼 P100 潜伏期延长，左眼 P100 波幅轻度减低。MRI 及增强扫描提示右侧桥小脑角区、鞍区、前颅窝底脑膜增厚伴显著强化。

既往史：患者既往眼干、嘴干 ≥ 3 个月，希尔默实验 < 5 mm/5 min，泪膜破裂时间降低，唇腺活检淋巴细胞浸润 > 1 灶/4 mm²，考虑为"干燥综合征"。右侧脑梗死。

家族史：无明确家族史。

查体：神志清楚，言语流利，记忆力减退，定向力、计算力等基本正常。左侧瞳孔 4 mm，右侧瞳孔 3 mm，左眼对光反应迟钝，右眼对光反应灵敏。左眼颞侧视野缺损，右眼视野粗测正常。双眼球居中，双眼球各向运动充分，无眼震。双侧额纹及鼻唇沟对称，伸舌基本居中。双侧软腭运动好，咽反射迟钝，悬雍垂居中。四肢肌张力正常，四肢肌力 V 级。双上肢轮替试验正常，双侧指鼻试验及跟膝胫试验稳准。双侧针刺痛觉、音叉震动觉、位置觉等感觉双侧对称。四肢腱反射减退。双侧病理征（-），脑膜刺激征（-）。

辅助检查：颅脑 MRI 平扫及 MRI 增强：双侧桥小脑角区、前颅窝底部及双侧鞍旁脑膜增厚；脑内多发陈旧梗死灶及软化灶；老年性脑改变（图 82-1）。

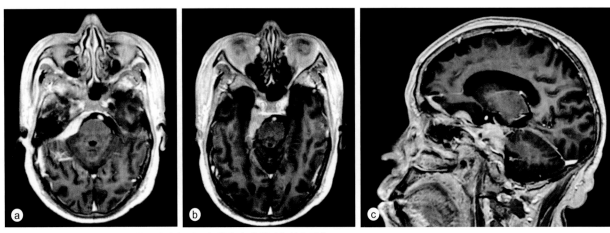

a ~ c. 双侧桥小脑角区、前颅窝底部及双侧鞍旁脑膜增厚伴异常强化。

图 82-1　头部 MRI 增强所见

神经外科就诊行脑膜活检，见硬脑膜增厚，切除部分硬脑膜＋脑外组织送病检。

【病理结果】

大体所见：灰白灰褐色碎组织一堆，大小为 1.2 cm × 0.9 cm × 0.2 cm。

镜下所见：送检硬脑膜组织，可见脑膜增厚，间质硬化，伴明显淋巴细胞、浆细胞浸润，局部可见闭塞性脉管炎（图 82-2）。

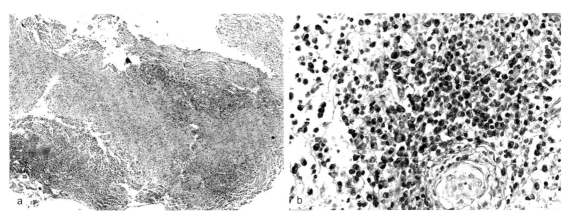

a. 脑膜及脑膜外组织，纤维组织增生，伴大量淋巴细胞、浆细胞浸润（低倍放大）；b. 浆细胞明显增生，可见 Russell 小体，分化较成熟（高倍放大）。

图 82-2　光学显微镜观察所见（HE 染色）

免疫组化检查：免疫组化结果，IgG4 阳性细胞 30 ~ 50 个/HPF，IgG4 密集区/IgG 阳性细胞约为 40%（图 82-3）。

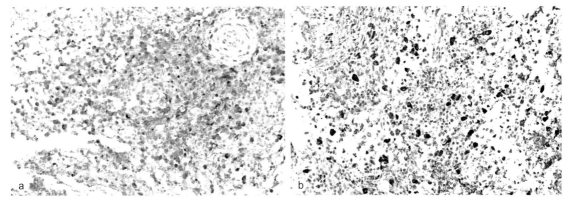

a. 免疫组化结果，IgG 阳性细胞 100 个/HPF（高倍放大）；b. 免疫组化结果，IgG4 阳性细胞 30 ~ 50 个/HPF（高倍放大）。

图 82-3　免疫组织化学染色（EnVision 二步法）

病理诊断（整合诊断）：（部分硬脑膜＋脑外组织）送检硬脑膜及脑外组织伴纤维组织增生，可见明显淋巴细胞、浆细胞浸润，局部有闭塞性脉管炎，结合免疫组化结果，IgG4 阳性细胞 30 ~ 50 个/HPF，IgG4 密集区/IgG 阳性细胞约为 40%，考虑符合 IgG4 相关性疾病（IgG4-related disease，IgG4-RD）。

【讨论】

2001 年，Hamano 等学者首先描述了一部分自身免疫性胰腺炎血清 IgG4 水平升高。胰腺切除标本的检查显示，胰腺及其周围组织被数量增加的 IgG4 阳性浆细胞浸润。自身免疫性胰腺炎病例已被描述为与干燥综合征、硬化性胆管炎、原发性胆汁性肝硬化和多灶性纤维硬化症相关。2003 年，Kamisawa 等首次提出 IgG4-RD 的概念，并于 2010 年正式定名。2011 年 10 月，波士顿 IgG4-RD 国际会议上对不同器官组织受累的 IgG4-RD 提出了推荐意见。随后发表的国际共识对其进行了定义：IgG4-RD 是一类原因不明的慢性进行性自身免疫病，患者血清 IgG4 水平通常升高，大量淋巴细胞和 IgG4 阳性浆细胞浸润伴有组织纤维化导致器官出现肿大或结节性病变。

IgG4-RD 主要发生在男性中，50 ~ 60 岁常见。患者通常患有高丙种球蛋白血症、血清 IgG 升高、血清 IgG4 升高及存在自身抗体。IgG4-RD 可以影响身体的多个器官系统，包括胰腺、肝脏、唾液腺、淋巴结和肺部，但较少累及中枢神经系统。

IgG4 相关脑膜疾病是 IgG4-RD 谱系中的一类相对少见的疾病，累及中枢神经系统，以硬脑膜受累最常见，以硬脑膜为主的病变代表了先前诊断为特发性肥厚性硬脑膜炎的一部分病例。病变可能表现为孤立性脑膜疾病，或延伸至邻近眶、鼻窦和脑实质。脑膜病变可与 IgG4-RD 的其他中枢神经系统表现同时发生，例如脑实质病变、垂体柄和垂体腺受累，也有报道累及脊髓硬脊膜。此外，IgG4-RD 可能单独累及脑膜或与全身其他器官同时出现。

神经影像学，特别是 CT 和 MRI，在诊断肥厚性硬脑膜炎中发挥着关键作用，但这些技术往往无法确定病因，特别是区分 IgG4 相关的硬脑膜病变和其他原因引起的肥厚性硬脑膜炎。在 CT 平扫中，可见硬脑膜增厚，显示为高密度影，有时伴有钙化。注射造影剂后，病灶会呈现强化，偶尔可见邻近颅骨增生和肥厚。MRI 是肥厚性硬脑膜炎的首选检查方法。在 T_1 加权图像上，病变通常表现为等信号或稍低信号；而在 T_2 加权图像上，因纤维化的硬脑膜肥厚通常呈现相对低信号，周围可能出现散在的局灶性高信号，提示淋巴浆细胞浸润性炎症。病灶附近的脑组织水肿较为罕见。增强扫描时，病变可能表现为局限性或弥漫性的线样或结节状较均匀强化，部分病例有明显的占位效应。特别是大脑镰和小脑幕同时强化时，冠状位上可形成类似奔驰标志的"奔驰征"。

IgG4-RD 的组织学特征包括以淋巴浆细胞为主的炎症、席纹状纤维化、闭塞性静脉炎和 IgG4 阳性浆细胞数量增加。淋巴细胞和浆细胞是多克隆的，HE 染色显示包含 T 细胞和 B 细胞的致密嗜碱性淋巴细胞浸润。T 细胞（主要是 $CD4^+$ 细胞）在 IgG4-RD 组织中容易见到，并且在整个组织中弥漫分布。相比之下，B 细胞聚集分布。经常观察到巨噬细胞及组织细胞，嗜酸性粒细胞也很常见，但中性粒细胞浸润很少见。所有病例都存在一定程度的纤维化，即使是症状出现不久的患者也是如此。席纹状纤维化的特征是呈放射状排列的胶原纤维，是 IgG4 相关疾病的典型表现。闭塞性静脉炎被定义为中等大小静脉的部分或完全闭塞，有时只能通过弹性蛋白染色才能将闭塞的静脉识别出来。共识认为，诊断 IgG4-RD 时应满足这 3 个组织学特征中的两个。当仅满足这些标准之一时，需要额外的信息来支持诊断，如血清 IgG4 浓度升高、组织内 IgG4 与 IgG 比率升高或多器官受累且不同器官中出现 IgG4-RD 的典型临床表现。IgG4-RD 的一个共同特征是免疫组织化学评估后 IgG4 与 IgG 浆细胞的比例增加。一般认为，IgG4 与 IgG 的比率大于 40% 则表明存在 IgG4-RD。尽管 IgG4 阳性浆细胞增多和血清 IgG4 升高为诊断标准，但器官纤维化程度具有器官和个体差异，很难制定 IgG4-RD 适用于所有器官的统一诊断标准。

临床上，IgG4 相关的硬化性疾病通常表现为肿块样病变，可能与恶性肿瘤相混淆。这种本质上是自身免疫的疾病对皮质类固醇治疗通常反应良好。

IgG4 相关的硬脑膜病变组织学表现为淋巴浆细胞炎症浸润硬脑膜致密结缔组织，并伴有不同程度的硬化。炎症往往发生在血管周围，并存在静脉炎，可见或未见闭塞性静脉炎，大多数病例中偶尔存在粒细胞，淋巴滤泡较为少见。

IgG4-RD 的发病机制复杂，尚未被完全了解，一种可能的模型表明，在遗传易感个体中，某些环境损伤（可能包括接触特定微生物）会引发组织损伤并破坏免疫耐受性。由自身抗原驱动的 CD4$^+$T 辅助反应的极化作用可以在一个或多个部位诱导纤维化，这些细胞可以在一个或多个器官中诱发纤维化，尽管为什么靶向特定器官的原因仍不清楚。在这些器官内，增加的 CD4$^+$T 细胞会激活先天免疫细胞，从而导致分泌驱动病理过程的各种细胞因子。B 细胞从产生其他抗体类型转向产生 IgG4 是 IgG4-RD 的一个关键方面，但促进这种转变的信号尚不完全清楚。然而，已知许多刺激 IgE 产生的细胞因子也促进 IgG4 的产生。白细胞介素-10（interleukin-10，IL-10）通过调节免疫反应从经典的 Th2 型（通常与 IL-4 和 IL-13 诱导的 IgE 反应相关）转向 IgG4 产生，在此过程中发挥关键作用。已证明 IL-10 通过诱导 IgG4 阳性 B 细胞分化来触发修饰的 Th2 反应。在 IL-4 存在的情况下，IL-10 指导 B 细胞进行类别转换并产生 IgG4。这提示 IL-10 起到调节免疫反应的作用。总之，由 B 细胞和 T 细胞组成的炎症浸润激活成纤维细胞并诱导胶原沉积，导致组织肥大和硬脑膜厚度增加，最终导致相应的临床病理表现。

本例为老年男性患者，具有长期慢性病程。患者有多系统受累，出现听力下降、视力模糊、头晕等多系统症状，涉及听觉、视觉和平衡系统。同时合并干燥综合征及免疫相关性皮炎。血清 IgG4 未见升高，脑膜组织活检发现大量淋巴浆细胞炎症浸润硬脑膜致密结缔组织，并伴有不同程度的硬化，可见闭塞性静脉炎，免疫组化显示 IgG4 阳性细胞 30～50 个/HPF，IgG4 密集区/IgG 阳性细胞约为 40%。排除了肿瘤性疾病，证实本例为 1 例少见的 IgG4 相关性硬脑膜炎。本例的诊疗过程反映了 IgG4 相关性疾病的复杂性和多系统受累的特点，同时也展示了对于此类慢性、多系统受累的疾病，需要结合临床、影像学及病理资料综合判断，并实行长期、个性化的治疗。

（北京医院　杜　俊　张劲松　刘东戈）

参考文献

[1] LINDSTROM K M, COUSAR J B, LOPES M B.IgG4-related meningeal disease: clinico-pathological features and proposal for diagnostic criteria [J]. Acta Neuropathol, 2010, 120（6）: 765-776.

[2] SATOGUINA J S, WEYAND E, LARBI J, et al. T regulatory-1 cells induce IgG4 production by B cells: role of IL-10 [J]. J Immunol, 2005, 174（8）: 4718-4726.

病例 83 男，57 岁，颅内多发病变

【临床资料】

患者，男，57 岁。主诉"右手精细功能减退 1 个月，反应迟钝、记忆力下降 2 周"。

现病史：患者 1 个月前无明显诱因出现右手精细功能减退，就诊于当地医院，行头颅 MRI 提示：颅内多发占位，予营养神经等治疗。2 周前出现反应迟钝、记忆力下降、言语缓慢。自发病以来，无头痛、头晕，无恶心、呕吐，无癫痫发作。病程中，饮食睡眠可，二便正常，体重无明显改变。

既往史：患者 10 余年前发现多发皮下脂肪瘤，未治疗；十二指肠溃疡病史。否认高血压、心脏病、呼吸系统疾病、消化系统疾病、泌尿系统疾病、内分泌系统疾病病史；否认肝炎、结核等传染病病史；否认颈椎病、腰椎间盘突出症病史；否认药物过敏史。

家族史：否认家族遗传疾病史。

查体：患者神志清楚，精神可，应答基本正常，言语缓慢，反应迟钝，记忆力下降。颈软，四肢肌张力不高，肌力正常，浅感觉基本正常。

辅助检查：头部 MRI 示双侧大脑半球白质、皮层/近皮层、双侧侧脑室旁多发结节状异常信号（图 83-1）。

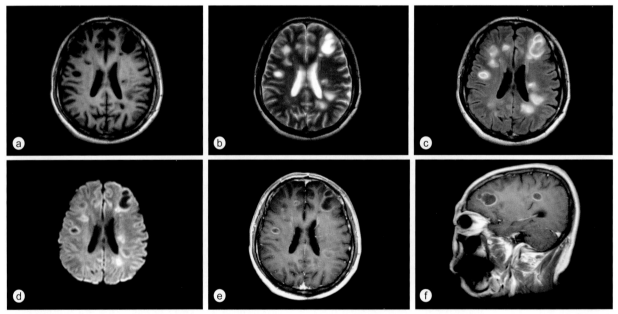

a. T_1WI 可见病变呈低信号；b. T_2WI 可见病变呈高信号；c. T_2 FLAIR 可见病变周围呈开环状的稍增强影；d. DWI 像可见病变周围存在稍增强影；e、f. T_1WI 增强后可见病变呈低信号，周围伴开环样稍强化影。

图 83-1 头部 MRI 检查结果（a-e 显示轴位，f 显示矢状位图像）

术中所见：左额中回皮层下约 0.5 cm 处可及肿物，呈囊性，壁薄、半透明，内含清亮囊液，血供一般，周围有明显质韧胶质增生带。

【病理结果】

镜下所见：脑组织，可见皮白质结构，白质内见多灶类圆形结构崩解破坏，泡沫细胞浸润，胶质细胞显著增生，另见散在慢性炎细胞浸润，血管周围淋巴细胞袖套形成（图 83-2）。

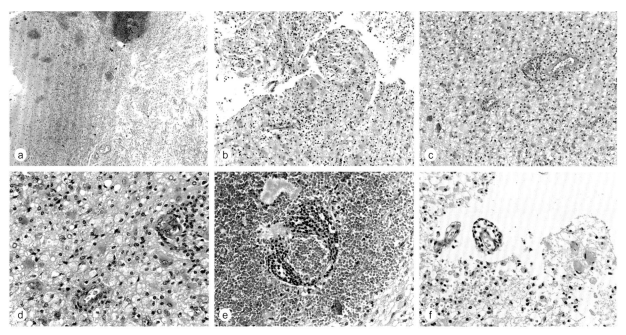

a、b. 以白质为主的脑组织崩解（图 a 为低倍放大；图 b 为中倍放大）；c. 崩解脑组织内见多量吞噬细胞浸润（中倍放大）；d. 可见清晰的吞噬细胞及散在的胶质细胞呈反应性增生（高倍放大）；e. 小血管周围见多量淋巴细胞浸润、淋巴袖套形成（高倍放大）；f. 可见 Creutzfeldt 细胞（箭头所示，高倍放大）。

图 83-2　光学显微镜观察所见（HE 染色）

免疫组化及特殊染色检查：LFB-HE、MBP 示崩解的脑白质内髓鞘脱失，与周围正常脑组织形成鲜明对比，伴随其内大量 CD68（+）的吞噬细胞浸润，部分吞噬细胞的细胞质内可见 LFB 阳性的髓鞘碎片，GFAP（+）示星形细胞反应性增生，NF（+）的轴索相对保存，小血管周围以 T 淋巴细胞浸润为主的淋巴套袖形成（图 83-3）。

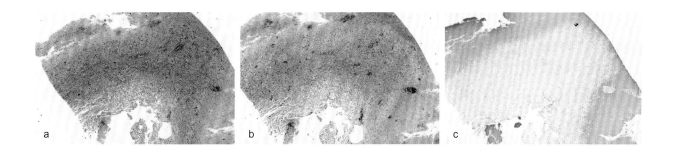

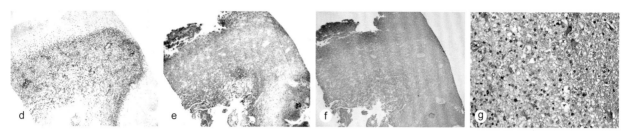

a～c. HE 染色、LFB-HE 及 MBP 标记示脑组织崩解区域髓鞘丢失（低倍放大）；d. CD68 标记示脑组织崩解区域内大量吞噬细胞浸润（低倍放大）；e. GFAP 标记示脑组织内胶质细胞呈反应性增生（低倍放大）；f. NF 标记示脑组织崩解区域轴索相对保存（低倍放大）；g. 吞噬细胞细胞质内可见 LFB 染色阳性的髓鞘碎片（高倍放大）。

图 83-3　HE 染色、免疫组织化学染色及特殊染色显示病变与周围形成对比

组织病理学诊断：（左额叶）免疫介导的炎性脱髓鞘病变，结合临床及影像学，符合多发性硬化（multiple sclerosis，MS）。

【讨论】

累及中枢神经系统的原发性或特发性炎性脱髓鞘疾病是一组与免疫因素相关的脱髓鞘病变，包括多发性硬化、视神经脊髓炎谱系疾病（neuromyelitis optica spectrum disorder，NMOSD）、急性播散性脑脊髓炎等。

MS 是一种免疫介导的中枢神经系统炎性脱髓鞘疾病，病因尚不明确，病变主要累及白质，主要特点是具有时间多发及空间多发的特点，它是中枢神经系统脱髓鞘疾病中最常见的一种类型。MS 可累及中枢神经系统各个部位，临床表现多样，与病变累及部位的功能相关。其常见症状包括运动功能受限，如肌肉僵硬、四肢无力或瘫痪、协调障碍等；感觉异常，如麻木、刺痛、针扎感等；大脑功能受损，如失忆、注意力不集中、思维紊乱等；语言和吞咽问题，如口齿不清、呛咳等；视力模糊、复视等；情绪问题，如焦虑、抑郁等。影像学方面，脱髓鞘病变的好发部位包括半卵圆中心、侧脑室旁白质、胼胝体、脑干等部位；CT 主要表现为等或低密度影，MRI T_1WI 病灶中心为低信号，外周为环状稍高信号，T_2WI 为双侧非对称性卵圆形高信号，胼胝体及脑室周围可见垂直征，可存在占位效应及灶周水肿；增强扫描可提示疾病的活动程度，活动期病灶强化；活动期病灶表现为 DWI 高信号。根据患者的临床表现、疾病进展及 MRI 影像学特征将 MS 临床病程分为 4 型：临床孤立综合征、复发缓解型 MS、继发进展型 MS 及原发进展型 MS。

MS 的组织学表现为脱髓鞘病变，在活动性病例中可以见到髓鞘的进行性破坏，在病变边缘可以见到吞噬脂质的吞噬细胞，在一些亚急性病变中可以见到吞噬了 LFB 染色阳性的髓鞘碎片的格子细胞，此外，病变边缘还可见星形细胞增生及少突胶质细胞增多。而在一些非活动性的病例中，病变内见不到髓鞘破坏，轴索大多是正常。在急性 MS 的新生斑块中细胞丰富，大量吞噬细胞吞噬髓鞘，伴有脑组织疏松崩解，星形细胞反应性增生，血管周围淋巴细胞袖套形成，值得注意的是，髓鞘脱失病灶内还保存有轴索。

MS 的鉴别诊断主要包括肿瘤样脱髓鞘病变、NMOSD 及其他炎性脱髓鞘病、病毒感染相关性脱髓鞘病、淋巴瘤及其前期病变、血管炎等。肿瘤样脱髓鞘病变又称脱髓鞘假瘤，女性发病明显多于男性，发病年龄在 20～50 岁，多急性起病，临床症状迅速达到高峰。影像学表现多呈现孤立性病灶，少数为多发性病灶，病变主要累及皮层下白质，CT/MRI中"肿瘤"伴明显的占位效应、水肿和血脑屏障破坏，增强后可出现弥漫或半环状增强，影像学上易诊断为脑肿瘤。其镜下表现与MS相似，但病变部位不同于典型MS常发部位，另外，部分患者有10天内流感疫苗注射史或近期感染史。另外，MS需要与NMOSD相鉴别，因为两者的临床表现相似。NMOSD主要累及视神经和脊髓，水通道蛋白4抗体在免疫发病机制中发挥重要作用。视神经病变累及视神经和视交叉，脊髓病变多见于胸髓、颈髓，脑病变见于脑室周围、丘脑和延髓等AQP4分布密集区。镜下脊髓白质显示脱髓鞘、硬化斑、局部坏死和空洞形成，可伴急性轴突损伤；可见血管周围炎性细胞如中性粒细胞及嗜酸性粒细胞浸润，IgG、IgM沉积和补体激活。

病毒感染相关性脱髓鞘病主要包括PML和亚急性硬化性全脑炎（subacute sclerosing panencephalitis，SSPE）。PML是一种罕见的进行性中枢神经系统多发脱髓鞘疾病，多见于慢性淋巴细胞白血病、淋巴瘤、肾移植后、结核、结节病、系统性红斑狼疮和巨球蛋白血症等免疫力低下或处于免疫抑制状态的患者，发病年龄多在40~60岁，男性多于女性。病理上大脑皮质下白质有广泛多发脱髓鞘改变，部分病变可融合，血管周围炎细胞浸润，病灶周围少突胶质细胞核内JCV颗粒组成嗜酸性包涵体，小脑、脑干与脊髓病灶较少见，晚期病灶呈囊性萎缩。SSPE是由潜伏在脑内的麻疹慢病毒感染所致的中枢神经系统退行性疾病，通常发生在既往有麻疹病毒感染病史的儿童和青少年中，病变常累及丘脑、基底节及大脑皮白质，脑干也可受累。其病理改变主要表现为亚急性脑炎，蛛网膜下腔、血管周围及脑实质内炎细胞浸润，神经元脱失，可见噬节现象，星形细胞和小胶质细胞增生，神经细胞和胶质细胞核内可见嗜伊红包涵体；白质可表现为片状脱髓鞘改变。

中枢神经系统淋巴组织增生性病变包括PCNSL、系统性淋巴瘤累及中枢神经系统、淋巴瘤样肉芽肿病、激素反应性慢性炎症性淋巴细胞性脑桥血管周围强化等。90%以上的PCNSL的病理学表型为弥漫性大B细胞淋巴瘤，多形成肿块性占位。另外还有一种特殊亚型——大脑淋巴瘤病，表现为肿瘤细胞沿神经纤维弥漫性浸润，而不形成肿块。大脑淋巴瘤病的临床表现多为亚急性或快速进展的认知功能障碍，行为改变和步态不稳等。影像学表现为大脑弥漫性及多发性病变，以白质受累为主。血管内弥漫性大B细胞淋巴瘤是弥漫性大B细胞淋巴瘤的罕见独立亚型，肿瘤细胞主要位于毛细血管和（或）小静脉内，可累及全身各器官，播散迅速，累及中枢神经系统时多表现为认知功能减退，还可出现反复多发性缺血性脑卒中等血管腔狭窄阻塞的表现。淋巴瘤等淋巴组织增生性病变对糖皮质激素治疗敏感，会造成激素治疗有效的假象，同时在病理组织学上也会因为肿瘤细胞在激素治疗后消减，导致病变与脱髓鞘性病变有很大程度的重合，故而大大增加了病理诊断的难度，需要结合临床及影像学进行鉴别诊断。

原发性中枢神经系统血管炎系原发于中枢神经系统的特发性血管炎症性病变，表现为颅内多发性占位性病变。通常呈急性发病，病灶更靠近皮质或以皮质受累为主，表现为癫痫发作。病理类型有肉芽肿型、淋巴细胞浸润型、急性坏死型；组织学形态可见血管壁炎性细胞浸润或坏死，部分受累血管闭塞，病变区髓鞘脱失，往往也伴随着不同程度的轴索损伤。

本病例在病理表现上为非常典型的免疫介导的炎性脱髓鞘病变，结合其影像学表现为特有的空间多发性，因此诊断为MS。及时、明确的病理诊断可辅助临床对患者尽早进行精准治疗。MS的治疗目标为全面控制疾病的炎症活动、延缓残疾进展、改善临床症状、促进神经修复、提高患者生活质量。

（首都医科大学宣武医院　王胜男　付永娟）

参考文献

［1］KUHKMANN T，LUDWIN S，PRAT A，et al. An updated histological classification system for multiple sclerosis lesions［J］. Acta Neuropathologica，2017，133（1）：13-24.

［2］JANKOWSKA A，CHWOJNICKI K，SZUROWSKA E. The diagnosis of multiple sclerosis：what has changed in diagnostic criteria？［J］. Polish Journal of Radiology，2023，88：e574-e581.

［3］ÖMERHOCA S，AKKAS S Y，İCEN N K. Multiple sclerosis：diagnosis and differential diagnosis［J］. Noro Psikiyatri Arsivi，2018，55（Suppl 1）：S1-S9.

病例 84　女，27 岁，左侧基底节区占位伴脑疝

【临床资料】

患者，女，27 岁。主述"头晕伴颈后疼痛 1 周，嗜睡 4 天"。

现病史：患者无明显诱因出现头晕伴颈后阵发性隐痛，疼痛发作无明显规律，可自行缓解，无明显导致加重或缓解疼痛的因素，无其他部位放射痛。4 天前患者颈部疼痛加剧，并出现嗜睡症状。来院做脑部 MRI 检查发现左侧基底节区占位伴脑疝而收入院治疗。

既往史：一般健康状况良好，否认特殊病史，个人居于浙江畲族自治县，否认疫源接触史。

家族史：否认家族遗传疾病史。

查体：体温 36.5 ℃，脉搏 80 次 / 分，呼吸 19 次 / 分；血压 102/71 mmHg；患者神清，正常面容，自主体位。头颅无畸形、压痛，颈软，无抵抗，左侧耸肩转颈力量差，伸舌偏左。左侧上肢肌肉萎缩，四肢肌力 III 级，运动未见异常；左侧颞侧偏盲；其他病理征（-）。

辅助检查：头颅 MRI 示大脑半球对称，脑灰白质分界清晰。左侧基底节区见一直径约 1.9 cm 的类圆形 T_2 混杂高信号影；FLAIR 序列示其信号稍减低，内部及边缘强化明显，弥散受限；病灶周围脑实质见水肿带。双侧侧脑室受压，左侧为著，中线结构向右移位。脑干及双侧小脑形态信号可，未见异常，强化无特殊（图 84-1）。

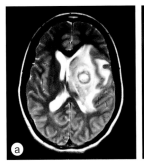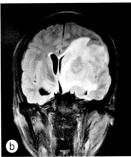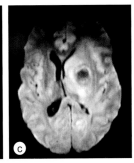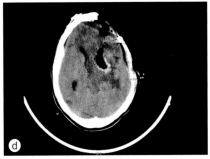

a. 轴位 T_2WI 扫描呈混杂高信号，见中央靶环样征，周围脑组织水肿；b. 冠状位 T_1WI 增强扫描内部及边缘强化；c. 弥散受限，中央靶环征显示低信号；d. 脑 CT 扫描显示手术后左侧基底节区肿物已全部切除。

图 84-1　头部 MRI 检查见病变位于左侧基底节区

全身麻醉下行左侧基底节区肿瘤切除及去骨瓣减压术。四周悬吊硬脑膜，切除额极脑组织直至打开侧脑室，释放脑脊液降低颅内压。侧脑室外侧见灰白色质硬肿瘤，血供丰富，沿肿瘤与周围水肿脑组织逐步分离，瘤周见粗大供血动脉，离断后镜下完整切除肿瘤。

【病理结果】

大体所见：灰白色组织 1 块，大小为 2.5 cm × 2 cm × 1.5 cm，切面见结节状肿物，大小为 1.5 cm × 1.4 cm × 1.2 cm，灰红色，实性，质地软。

镜下所见：左侧基底节区脑组织液化性坏死，未见肿瘤性病变。坏死灶中多量中性粒细胞、淋巴细胞浸润，较多细胞碎片，周围脑组织多灶性出血，纤维组织和肉芽组织增生，脑血管间隙增宽，淋巴细胞浸润。脑液化坏死病灶中仔细寻找可见少量嗜伊红染色均质状小球散在分布，周围少量组织细胞。

特殊染色检查：PAS 显示均质状小球阳性，散在小颗粒状阳性；六胺银染色、抗酸染色均呈阴性。

免疫组化检查：CD68（组织细胞＋）、GFAP（胶质细胞＋）、Olig-2（胶质细胞＋）、IDH1 R132H（－）、S-100（胶质细胞＋）、Ki-67 增殖指数（＋）、弓形虫抗体（＋）（图 84-2）。

分子检测：石蜡组织送检病原微生物 NGS 检测提示弓形虫感染。Sanger DNA 测序验证：石蜡组织抽提 DNA，经 PCR 扩增后，产物经双向 DNA 测序及 BLAST 比对 *NCBI* 基因库证实扩增片段与弓形虫基因 DNA 序列 98% 一致，样本中含有弓形虫（图 84-3）。

病理诊断：左侧基底节区弓形虫脑炎，脑组织液化性坏死。

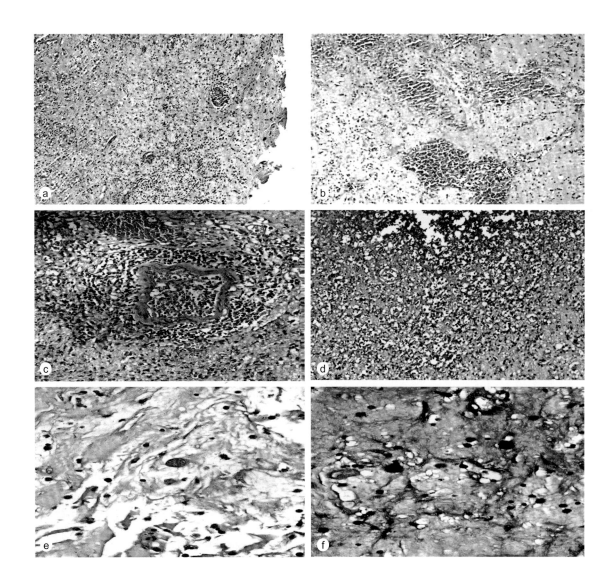

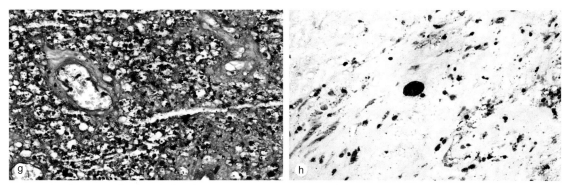

a. 脑组织炎性水肿，小血管扩张（低倍放大）；b. 脑组织小灶性出血（低倍放大）；c. 小血管周围间隙中淋巴细胞及组织细胞等炎细胞浸润（低倍放大）；d. 脑组织液化坏死（低倍放大）；e ~ g. PAS 特殊染色显示弓形虫包囊体和滋养体阳性（高倍放大）；h. 弓形虫抗体免疫组化结果显示包囊和滋养体阳性（高倍放大）。

图 84-2　光学显微镜观察所见（HE 染色）、PAS 特殊染色及免疫组织化学染色（EnVision 二步法）

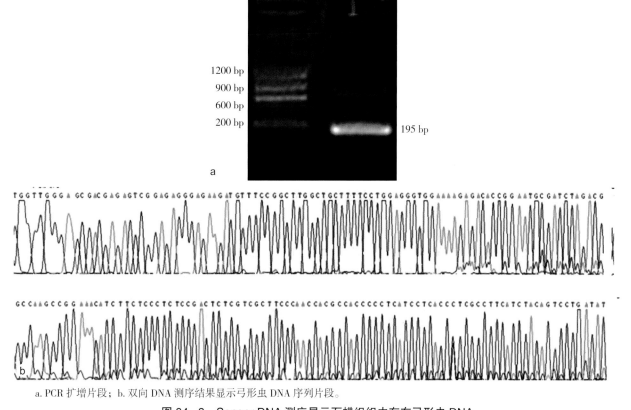

a. PCR 扩增片段；b. 双向 DNA 测序结果显示弓形虫 DNA 序列片段。

图 84-3　Sanger DNA 测序显示石蜡组织中存在弓形虫 DNA

【讨论】

这是 1 例弓形虫感染的中枢神经系统的病例。弓形虫脑炎（toxoplasma encephalitis，TE）是一种可危及生命的寄生虫感染，尤其在免疫功能低下的个体中病情发展较快。因此，早诊断、早治疗非常重要。TE 的准确诊断可通过组织学检查、组织中病原体分离或通过 PCR 检测弓形虫 DNA 来实现。通过组织培养分离病原体及小鼠接种实验直接检测弓形虫是诊断感染的可靠证据，但过程耗时。PCR 和产物 DNA 测序因方便快捷而被广泛用于 TE 的诊断。

刚地弓形虫属于形体最小、结构简单的一类原虫。其终宿主为猫和其他猫科动物，生活史中间宿主为哺乳动物及鸟类，经粪口传播。在其生活史中存在 5 种形态：滋养体（速殖子）、包囊（破裂后释出缓殖子）、裂殖体、配子体和囊合子。在终宿主（猫与猫科动物）体内，上述 5 种形态俱存；在中间宿主（包括禽类、哺乳动物）体内则仅有无性生殖而无有性生殖，无性生殖常可造成全身感染，有性生殖仅在终宿主肠黏膜上皮细胞内发育造成局部感染，囊合子由猫粪排出，发育成熟后含 2 个孢子囊，囊合子被猫舔食后，侵入回肠末端黏膜上皮细胞进行裂体增殖，细胞破裂后裂殖子逸出，或形成囊合子，后者落入肠腔，在适宜温度（24 ℃）和湿度环境中，经 2 ~ 4 天发育成熟，抵抗力强，可存活 1 年以上，如被中间宿主吞入，则进入小肠后囊合子内的孢子穿过肠壁，随血液或淋巴循环播散至全身各组织细胞内以孢内生殖方式进行增殖，在细胞内可形成多个虫体的集合体，称假包囊（pseudocyst），囊内的个体即为急性期病例的常见形态。宿主细胞破裂后，滋养体（速殖子）散出再侵犯其他组织细胞，如此反复增殖，可致宿主死亡，但更多见的情况是宿主产生免疫力，使原虫繁殖减慢，其外有囊壁形成，称包囊，囊内原虫称缓殖子，包囊在中间宿主体内可存在数月、数年，甚至终生（呈显性感染状态）。

人感染弓形虫的途径分为先天性经胎盘感染和后天性感染。后天性感染有下列途径：①食用被弓形虫卵囊污染的食物（含有包囊的生肉）和水经口感染；②经损伤的皮肤、黏膜感染；经眼结膜感染；③输血、器官移植等。人弓形虫病是严格的细胞内生长的寄生虫病，人畜共患；在人体多为隐性感染，当人体免疫力低下时容易并发成机会性感染，是艾滋病的致死原因之一，也是导致畸胎主要原因；人类弓形虫病绝大多数表现为中枢神经系统弓形虫病；致病因子中滋养体（速殖子）常导致急性感染，组织急性炎症、坏死；缓殖子常形成慢性感染，形成包囊挤压器官，包囊破裂后刺激机体超敏反应，形成肉芽肿和纤维化；其临床表现在大多数免疫功能正常的人群中表现为隐性感染（我国感染率为 5% ~ 10%）；在免疫功能低下的人群中，先天性感染会导致流产、畸胎和死胎；后天获得性弓形虫病表现为下列 4 型。①淋巴结肿大型：多见于颌下、颈后淋巴结；②脑型：形成脑炎、脑膜脑炎；③眼型：视网膜脉络膜炎；④多脏器损害型。

弓形虫脑炎的病理表现：大体可见有边界的出血坏死灶，周围有水肿带（常引起脑占位效应）。镜下改变：以坏死性病变为主，中心为坏死区，伴周围脑组织不同程度的炎症反应；坏死周围见到滋养体和包囊（PAS 特殊染色或经过弓形虫抗体免疫组化染色证实）；脑组织内小血管炎和血栓形成，偶可在血管壁内发现弓形虫；慢性期有巨噬细胞形成的环形带，邻近脑组织内胶质细胞增生。常见的鉴别诊断有胶质肿瘤、中枢神经系统淋巴瘤、脑脓肿、真菌感染（如隐球菌感染）、阿米巴感染、结核杆菌感染等。通过组织形态学及弓形虫免疫组化、特异性弓形虫基因 PCR 及 DNA 测序等分子检测手段可和上述疾病进行鉴别诊断。对于术前不能明确感染原因的病例，新近兴起的二代测序技术在排查弓形虫或其他病原体中具有高通量、高效率的优势，但是费用相对昂贵。

（海军军医大学第二附属医院　祝　峙）

参考文献

［1］KUMAR G G，MAHADEVIN A，GURUPRASAD A S，et al. Eccentric target sign in cerebral toxoplasmosis：Neuropathological correlate to the imaging feature［J］. J Magn Reson Imaging，2013，31：1469-1472.

［2］MIYAGI T，ITONAGA H，AOSAI F，et al. Successful treatment of toxoplasmic encephalitis diagnosed early by polymerase chain reaction after allogeneic hematopoietic stem cell transplantation：two case reports and review of the literature［J］. Transpl Infect Dis，2015，17：593-598.

［3］ROBERT-GANGNEUX F，DARDE M L. Epidemiology of and diagnostic strategies for toxoplasmosis［J］. Clin Microbiol Rev，2012，25：264-296.

［4］BROWN J R，BHARUCHA T，BREUER J. Encephalitis diagnosis using metagenomics：Application of next generation sequencing for undiagnosed cases［J］. J Infect，2018，76：225-240.

［5］SADATNIA G，GOLKAR M. A review on human toxoplasmosis［J］. Scand J Infect Dis，2012，44：805-814.

病例 85 男，57 岁，左侧额叶病变

【临床资料】

患者，男，57 岁。主诉"突发左侧肢体乏力 3 天"。

现病史：患者入院前 3 天无明显诱因突发左侧肢体乏力，伴头痛，程度不剧，左上肢抬起感费力，持物不稳，无畏冷、发热，无视物模糊，无恶心、呕吐，无肢体麻木。未予重视，未治疗。入院前 2 天无明显诱因突发四肢肢体抽搐，持续约 30 秒，呼之不应，牙关紧闭，伴小便失禁。

既往史：既往体健。

家族史：无明确家族史。

查体：患者体温 36.8 ℃，脉搏 69 次/分，呼吸 20 次/分，血压 147/108 mmHg。神清，反应迟钝，双侧瞳孔等大等圆，直径约 2.5 mm，对光反射灵敏，左侧肢体肌力 Ⅲ 级，右侧肢体肌力 Ⅴ 级，双侧病理征未引出。入院诊断：右侧额叶颅内占位性病变；症状性癫痫（继发性癫痫）；艾滋病；梅毒个人史；结核个人史（肺结核）。

检验：梅毒 TRUST（+），Anti-TP（+），HIV 抗原/抗体联合检验（+），Anti-HBC（+），抗结核抗体（+）。

辅助检查：颅脑 MRI 示双侧额顶叶及右颞枕叶见多发结节状稍长 T_1 稍长 T_2 异常信号影，DWI 呈不均匀稍高信号，ADC 呈不均匀低信号，FLAIR 呈高信号，病灶周围环绕片状水肿带影，大者位于右额叶，大小约 2.5 cm × 3.7 cm，边界尚清，增强扫描呈明显强化，双侧侧脑室受压变窄，右侧为著，中线结构稍向左偏移。右顶叶及左侧额顶枕叶多发斑点、斑片状等-稍长 T_1 长 T_2 异常信号影，DWI 呈等信号，T_2 FLAIR 呈高信号，边界欠清，增强无强化；余脑实质未见明显异常信号（图 85-1）。

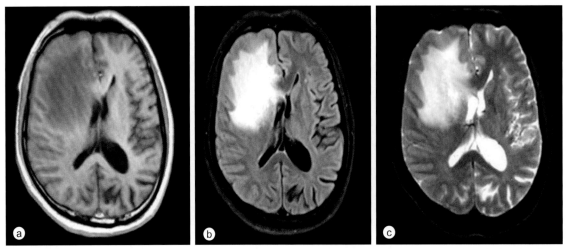

主要病变位于右侧额叶，呈不规则分布，边界尚清，水肿明显，伴右侧侧脑室受压变窄。a. 轴位 T_1WI 扫描部分呈稍长信号；b. 轴位 T_2 FLAIR；c. T_2WI 呈稍长信号。

图 85-1 颅脑 MRI 检查结果

行左侧额叶开颅病灶部分切除活检术。

【病理结果】

术中所见：病变质地中等，血供一般，边界不清，周围脑组织明显水肿。

大体所见：不整形脑组织数块，灰白质界欠清，总大小 6 cm × 4.9 cm × 1.9 cm，切面呈灰白灰黄色，质韧。质硬。

镜下所见：镜下见病变脑组织由不规则的坏死组织及炎症性改变为主（图 85-2a ~ 图 85-2c）。坏死组织中心为无细胞结构，可见部分残留血管影及坏死细胞核碎片；周边脑组织可见泡沫样组织细胞、淋巴细胞及浆细胞为主的炎性改变，部分围绕血管呈袖套样结构；可见个别小动脉管壁增厚，管腔闭塞；在坏死区域，尤其是坏死周边及炎症灶内可见大量类似核碎片样物质，呈瓜子样到小圆形不等，可见少量小包涵体样结构，即弓形虫包囊，内含多量缓殖子滋养体（图 85-2d）。周围脑组织明显水肿及反应性星形细胞增生。

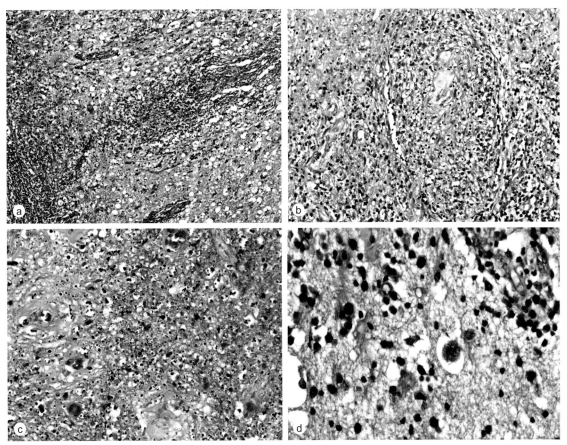

a. 病变组织见脑组织灰质大量炎细胞浸润（低倍放大）；b. 血管周围炎细胞浸润明显（低倍放大）；c. 坏死区以凝固性坏死为特征，其中可见多量形似核碎片样结构（高倍放大）；d. 可见包囊结构，内含多量缓殖子（箭头所示，高倍放大）。

图 85-2 光学显微镜观察所见（HE 染色）

免疫组织化学及分子检测：病变组织炎症细胞浸润区域免疫组化显示 CD68（＋），CD3（＋），CD20 少量（＋），GFAP 反应性星形细胞（＋）；Ki-67 标记显示淋巴细胞部分阳性；炎症反应区域少量细胞

EBER（+）。特殊染色显示，坏死区内及周边炎症区域内核碎片样成分（弓形虫滋养体）PAS（+）、六胺银（+）（图 85-3）。

分子病理检测：PMseq 病原微生物高通量基因检测，结果提示刚地弓形虫（检出序列数 18424）、EB 病毒（Epstein-Barr virus，EBV）dsDNA（检出序列数 26）阳性。

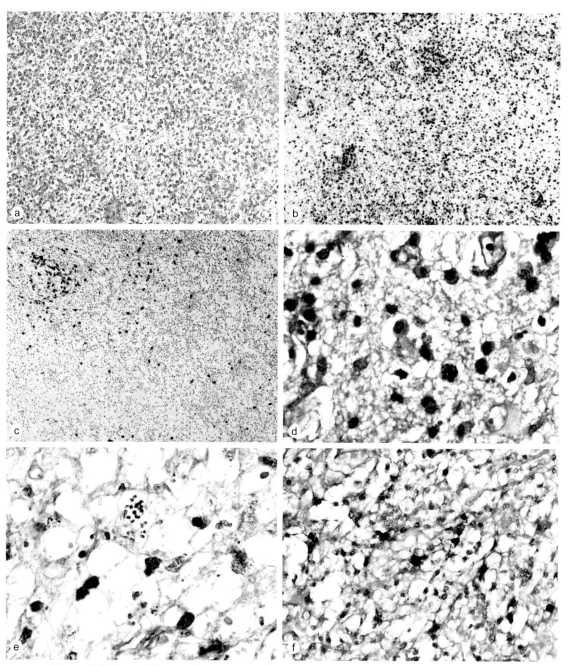

a. CD68 免疫组织化学染色显示大量组织细胞阳性表达（低倍放大）；b. CD3 免疫组织化学染色显示大量 T 淋巴细胞阳性表达（低倍放大）；c. CD20 阳性显示少量 B 淋巴细胞（低倍放大）d. PAS 显示包囊及其中缓殖子阳性（高倍放大）；e. 六胺银染色显示滋养体阳性（高倍放大）；f. EBER 显示少量细胞阳性表达。

图 85-3　免疫组织化学及特殊染色

病理诊断：（左侧颞叶）免疫缺陷相关继发性多重微生物（弓形虫及EBV）感染性脑炎。

【讨论】

随着全球化发展和异国旅行的增加，中枢神经系统寄生虫感染变得愈发普遍。各种原虫、绦虫、吸虫和线虫等均可感染中枢和外周神经系统。免疫抑制或缺陷导致的寄生虫机会性感染也日益增多。弓形虫病是由胞内原虫弓形虫引起的一种全球性感染。尽管该寄生虫的终极宿主是猫，但任何温血动物，包括人类，都可能成为中间宿主。人类感染通常通过摄入猫排泄物中的成熟孢子、食用感染动物肉中的卵囊，或在子宫中通过从急性感染母体传递滋养体而发生。初次感染通常在临床上是无症状和潜伏性的。如果潜伏感染重新激活，可能表现出严重的临床症状，其中中枢神经系统是最常见的累及部位。目前，HIV感染和免疫抑制是潜伏感染重新激活的最常见的基础原因，脑弓形虫病是HIV疾病进展的主要综合征之一。自20世纪80年代以来，脑弓形虫病的患病率急剧增加，几乎完全归因于HIV的大流行。脑弓形虫病是最常见的机会性中枢神经系统感染。尸检研究发现HIV感染者中中枢神经系统弓形虫病的患病率为4%~35%。在没有抗微生物药物预防的情况下，HIV感染者并潜伏感染弓形虫的人在死亡前发展成弓形虫脑炎/脑膜炎的比例高达25%~50%。本例患者同时患有HIV和梅毒螺旋体感染的基础疾病，且同时伴有结核感染，这种继发性免疫缺陷或抑制的背景下更易导致弓形虫机会性感染，甚至多重感染。

人类吞食包囊或卵囊时，包囊或卵囊破裂释放出大量的缓殖子或子孢子，通过自身的运动性，在短短几分钟内完成对宿主细胞（肠上皮细胞）的入侵。部分缓殖子或子孢子在感染宿主的肠上皮细胞后转化为速殖子，速殖子迅速增殖，通过血流扩散至全身。速殖子进入机体细胞后开始大量繁殖，这一阶段是弓形虫的主要致病阶段。速殖子侵入细胞大量增殖导致宿主细胞破裂，释放出几何倍数的新虫体。宿主细胞破损后，逸出的虫体又再次侵入其他健康细胞，重复破坏过程，激活宿主的免疫反应，继而引起炎症细胞的浸润，导致感染部位的急性炎症和坏死。在感染后期，速殖子转化为缓殖子，缓殖子形成包囊，是寄生虫缓慢分裂的阶段。缓殖子是引起弓形虫慢性感染的主要形式，包囊因缓殖子增殖而体积增大，甚至挤压组织，导致相应的功能障碍。

在免疫能力正常的宿主中，弓形虫通常引起亚临床感染。部分患者可能表现出非特异性症状，如淋巴结炎、发热、倦怠和体重减轻。而免疫受损的患者，尤其是艾滋病患者、接受造血干细胞移植或固体器官移植的患者更容易出现症状性弓形虫感染。弓形虫脑炎的症状通常不具特异性，包括头晕、头痛和癫痫发作。脑室旁感染的临床表现也是非特异性的，主要表现为发热、头痛，类似巨细胞病毒性脑室炎。中枢神经系统弓形虫病还可能同时出现多种颅内机会性感染性病变。在某些情况下，可能同时伴有EB病毒感染。罕见情况下，脊髓累及可能导致相应表现。胎内感染的表现取决于胎儿在妊娠期间感染弓形虫的时间。怀孕早期感染可能导致胎儿流产，而在妊娠期后期感染则可能在胎儿身上产生慢性感染的病症。大多数婴儿早产，并在出生后1~2年死亡。

弓形虫感染引起的脑组织病变在大体观察下通常呈坏死性病变，并可能伴有出血区域。在组织学上，中枢神经系统病变由不规则的凝固性坏死区域组成，其中包含明显的坏死血管。HIV感染背景的中枢神经系统弓形虫病引起的炎症反应是多样化的，可能包括急性和慢性炎症细胞。炎症的程度在一定程度上取决于免疫抑制的程度。急性炎症性改变通常在血管周围可见明显的中性粒细胞及以T细胞为主的各种淋巴细胞浸润，可见血管袖套样结构形成。小动脉可出现纤维素样坏死、内皮损伤及血栓形成，部分病例形成闭塞性动脉炎也是一个相对较特征性的改变。坏死中央为嗜酸性、无细胞的凝固性坏死特征，边缘可见含有泡沫样组织细胞及反应性增生的星形细胞。病原体成分通常位于病变的边缘区域。寄生虫可能在组织中自由存在（弓形体），也可能以包囊形式存在，是嵌着的、呈嗜碱性的核碎片样结构，部分实际上是弓形虫滋养体。

免疫组织化学染色对于鉴别弓形虫速殖子非常有用。包囊内的缓殖子同样对弓形虫抗原的特异性抗体呈阳性染色。另外，对于组织化学染色 PAS 及六胺银也可显示病原体阳性染色。脑脊液 PCR 也可用于确诊。目前对于病变组织的病原学 PMseq 二代测序检测更是能准确地检测出病原的 DNA 序列，具有高度的敏感性和特异性及高通量的特性，尤其对于多重感染的可疑患者尤为重要。该例病原学检测提示同时伴有 EBV 感染，但组织学并未表现出疱疹病毒性脑炎相对特征性的改变，因此在鉴别诊断中需要特别注意双重或多重感染的可能，这对于后期的治疗选择尤为重要。

脑弓形虫感染的鉴别诊断包括免疫受损患者中其他导致局灶性或肿块性的病变，包括淋巴瘤、结核瘤、疱疹性脑炎、肉芽肿性阿米巴脑炎、细菌性脑脓肿和梗死等，最常见的情况是在临床上将弓形虫感染与原发性中枢神经系统淋巴瘤混淆。在有疑问的情况下，患者通常在进行生物检查之前经验性地接受抗生素治疗。引起脑脓肿的其他感染也应包括在鉴别诊断中。坏死性血管炎和放射后脑坏死也是需要鉴别的疾病。

弓形虫感染是可以治疗的，对于免疫受损患者，通常使用嘧啶类和磺胺类药物的联合预防治疗。可采用辅助激素疗法，或克林霉素治疗。但目前还没有治愈潜伏的包囊阶段的方法，潜在的弓形虫病可以持续数十年。

（福建医科大学附属第一医院　王行富　张　声）

参考文献

［1］ELSHEIKHA H M, MARRA C M, ZHU X Q, et al. Epidemiology, pathophysiology, diagnosis, and management of cerebral toxoplasmosis［J］. Clin Microbiol Rev, 2020, 34（1）: e00115-119.

［2］GRAHAM A K, FONG C, NAQVI. A, et al. Toxoplasmosis of the central nervous system: manifestations vary with immune responses［J］. J Neurol Sci, 2021, 420: 117223.

［3］HOSODA T, MIKITA K, ITO M, et al. Cerebral toxoplasmosis with multiple hemorrhage lesions in an HIV infected patient: a case report and literature review［J］. Parasitol Int, 2021, 81: 102280.

［4］KURUPPU D K, GIULIARI G P, MACKAY D D, et al. Concurrent cerebral toxoplasmosis and cytomegalovirus retinitis in a patient with human immunodeficiency virus［J］. Can J Ophthalmol, 2019, 54（1）: e33-35.

［5］MOHOLE J, HO A L, SUSSMAN E S, et al. Focal intramedullary spinal cord lesion in human immunodeficiency virus/acquired immunodeficiency syndrome: toxoplasmosis versus lymphoma［J］. World Neurosurg, 2019, 127: 227-231.

［6］SCHÄFER G, HOFFMANN C, ARASTEH K, et al. Immediate versus deferred antiretroviral therapy in HIV infected patients presenting with acute AIDS-defining events (toxoplasmosis, Pneumocystis jirovecii-pneumonia): a prospective, randomized, open-label multicenter study (IDEAL-study)［J］. AIDS Res Ther, 2019, 16（1）: 34.

［7］KHAN K，KHAN M. Congenital toxoplasmosis：an overview of the neurological and ocular manifestations［J］. Parasitol Int，2018，67（6）：715-721.

［8］CANIGLIA E C，CAIN E E，JUSTICE A，et al. Antiretroviral penetration into the CNS and incidence of AIDS-defining neurologic conditions［J］. Neurology，2014，83（2）：134-141.

［9］LUMMUS S，KLEINSCHMIDT-DEMASTERS B K，et al. Predominantly periventricular necrotizing encephalitis due to toxoplasmosis：two unusual cases and review of literature［J］. Clin Neuropathol，2014，33（1）：29-37.

［10］MARTIN-BLONDEL G，ALVAREZ M，DELOBEL P，et al. Toxoplasmic encephalitis IRIS in HIV-infected patients：a case series and review of the literature［J］. J Neurol Neurosurg Psychiatry，2011，82（6）：691-693.

［11］BERTOLI F，ESPINO M，AROSEMENA J R，et al. A spectrum in the pathology of toxoplasmosis in patients with acquired immunodeficiency syndrome［J］. Arch Pathol Lab Med，1995，119（3）：214-224.

［12］WU S R，LIANG J S，WENG Y W，et al. Reactivated toxoplasmic encephalitis-a case report with histopathology，ultrastructure and pathogenesis analysis［J］. Indian J Pathol Microbiol，2022，65（3）：649-652.

［13］ZARATE-PINZON L，PEÑA-PULGAR L F，CIFUENTES-GONZÁLEZ C，et al. Panuveitis by coinfection with toxoplasma gondii and Epstein Barr virus.Should we use antiviral therapy？ - a case report［J］. Ocul Immunol Inflamm，2023，9：1-6.